Personzentrierte Pflegepraxis

Personzentrierte Pflegepraxis

Grundlagen für Praxisentwicklung, Forschung und Lehre

Christoph von Dach, Hanna Mayer

Christoph von Dach
Hanna Mayer
(Hrsg.)

Personzentrierte Pflegepraxis

Grundlagen für Praxisentwicklung, Forschung und Lehre

Unter Mitarbeit von

Corinne Auer
Teresia Bartolomeoli
Shaun Cardiff
Ana Cartaxo
Theresa Clement
Doris Eberhardt
Thomas Falkenstein
Irena Anna Frei
Catherine Gassmann
Florian Grossmann
Stefan Gschwenter
Kathrin Hirter
Susanne Knüppel-Lauener
Sabine Köck-Hodi
Jacqueline Martin
Nadine Saladin
Angela Schnelli
Maria Schwaighofer
Gabriela Tarnutzer
Martin Wallner

hogrefe

Christoph von Dach, Prof. Dr., (Hrsg.). Hochschuldozent an der Berner Fachhochschule, Klinischer Pflegewissenschaftler an der Solothurner Spitäler AG, Honorary Lecturer Queen Margaret University, Edinburgh UK
Berner Fachhochschule
Murtenstrasse 10
CH-3008 Bern, Schweiz
E-Mail: christoph.vondach@bfh.ch

Hanna Mayer, Univ.-Prof. Mag. Dr. (Hrsg.). Professorin für Pflegewissenschaft, Leiterin des Fachbereichs Pflegewissenschaft mit Schwerpunkt Person Centred Care an der Karl Landsteiner Privatuniversität für Gesundheitswissenschaften, Krems, Dozentin an der Universität Wien
Anschrift
Karl Landsteinern Privatuniversität für Gesundheitswissenschaften
Dr.-Karl-Dorrek Straße 30
A-3500 Krems
E-Mail: hanna.mayer@kl.ac.at

Bibliografische Information der Deutschen Nationalbibliothek
Die Deutsche Nationalbibliothek verzeichnet diese Publikation in der Deutschen Nationalbibliografie; detaillierte bibliografische Daten sind im Internet über https://www.dnb.de abrufbar.

Anregungen und Zuschriften bitte an:
Hogrefe AG
Lektorat Pflege
z. Hd. Jürgen Georg
Länggass-Strasse 76
3012 Bern
Schweiz
Tel. +41 31 300 45 00
info@hogrefe.ch
www.hogrefe.ch

Lektorat: Jürgen Georg, Sandro Bomio
Bearbeitung: Martina Kasper
Herstellung: Daniel Berger
Umschlagabbildung: Getty Images, SDI Productions
Umschlag: Claude Borer, Riehen
Satz: Claudia Wild, Konstanz
Druck und buchbinderische Verarbeitung: Multiprint Ltd., Kostinbrod
Printed in Bulgaria

1. Auflage 2023

(E-Book-ISBN_PDF 978-3-456-96123-1)
(E-Book-ISBN_EPUB 978-3-456-76123-7)
ISBN 978-3-456-86123-4
https://doi.org/10.1024/86123-000

Inhaltsverzeichnis

Widmung

Dem Andenken an Prof. Dr. Jan Dewing gewidmet, einer großen Frau, einer Pionierin der Personzentrierung und der Praxisentwicklung und einer Kämpferin für ein humanistisches Gesundheitswesen.
Sie bleibt uns als tiefsinnige Wissenschaftlerin, fundierte Praktikerin und als wunderbarer Mensch in Erinnerung.

Dank

Ein Buch wie dieses lebt von der Unterschiedlichkeit und der Vielfalt der Expertisen in Wissenschaft und Praxis und könnte nie in dieser Form von einer oder zwei Personen allein geschrieben werden. Wir danken daher allen Mitautorinnen und Mitautoren für die intensive und konstruktive Zusammenarbeit und die wertvollen Beiträge. Ohne sie wäre es nicht möglich gewesen, die Vielfältigkeit und Reichhaltigkeit der Thematik zu erfassen und im vorliegenden Buch zu beschreiben.

Ein besonderer Dank gilt Theresa Clement und Jasmin Eppel-Meichlinger, die all die Beiträge in mühevoller redaktioneller Arbeit zu einem Werk zusammengeführt haben.

Ohne die Möglichkeit zu haben, Personzentrierung in der Praxis oder der Lehre umzusetzen oder einen Einblick in bestehende Praktiken zu bekommen, oder auch ein Forschungsfeld zu haben, in dem man Methoden entwickeln, einsetzen und evaluieren kann, hätte sich das reichhaltige Wissen nie entwickeln können. Wir danken daher allen Praxisinstitutionen, allen voran den Solothurner Spitälern AG, dem Universitätsspital Basel, den Niederösterreichischen Pflege- und Betreuungszentren für den Einblick in deren Projekte zur Entwicklung einer personzentrierten Pflege und deren Offenheit, Forschung und Praxisentwicklung in diesem Feld praktizieren zu dürfen.

Unser ganz besonderer Dank gilt aber Brendan McCormack, Tanja McCance und Jan Dewing. Nicht nur für die Erlaubnis, deren Texte für die ersten beiden Kapitel zu nutzen, sondern für ihre Inspiration, ihre Gedanken, Ideen, wissenschaftlichen Arbeiten und praktischen Erfahrungen, die sie immer gerne teilen. Ohne diese inspirierenden Menschen wäre das Thema für uns eines wie viele andere geblieben, ohne sie hätten wir nie „Feuer“ gefangen, selbst etwas zur Entwicklung eines Personzentrierten Gesundheitswesen beitragen zu wollen und letztendlich dieses Buch herauszugeben.

Hanna Mayer und Christoph von Dach

Geleitwort

Preface – ‚Beyond Nice Ideas'

When Hanna and Christoph told me they wanted to write this book, I was excited! Both these lead authors and editors have been committed to person-centred ways of knowing, being, doing and becoming throughout their nursing careers, and so the opportunity to bring key concepts and ideas to a new audience is to be welcomed. As Hanna and Christoph assert,

„The idea of the book is to ... create foundations that can help in the development of a person-centred culture. We want to show that person-centredness is not just a nice idea, an utopia or an unattainable professional ideal, but can be researched, taught and guide practice development based on a solid theoretical and methodological foundation."

Person-centred practice is now a global movement and there are many policy and strategy frameworks driven by national, international and global organisations and decision-makers that are directing an array of developments in this field. For many of us who have been working with person-centred ideas, concepts, theories and practices, it sometimes surprises us how little is understood about what it means to be a person-centred healthcare practitioner beyond the ‚simple act of giving choices' – as if somehow, we own the choices in the first place! The field of person-centred healthcare has been populated with an abundance of initiatives and superficial developments that capture the ‚trappings' of person-centred practice, that at best change experience for a short time and at worst cause practitioners to be confused about what this way of practising is about! These initiatives I believe can be damaging to the overarching goal of humanising healthcare in a deep and meaningful way, as they reinforce entrenched ideas that we ‚are doing it anyway'. The development of person-centred cultures and practices is never a one-off project, initiative or innovation, but is instead a continuous commitment of health systems to continuously strive for places that enable all persons to flourish as human beings. Person-centredness is often confused with patient-centredness (and derivations thereof) and we need to remember that the distinct difference between these two healthcare philosophies is that person-centredness is an ethic of care that starts from the equality of all persons. It recognises that whilst patients and families should always be the central focus of healthcare practitioner work, person-centred care/services for patients and families is impossible to sustain without an equal commitment to the flourishing of individual practitioners and teams. This core ethic challenges all of us to rethink how we make decisions, what evidence we use to guide decision-making, how we manage relationships and how we build communities that are committed to the wellbeing of all persons. Traditional healthcare systems are not guided by these values, but instead are often dominated by cultures of efficiency and effectiveness, as if somehow people are a commodity that can be managed through a system.

So, books such as this are critical to deepening our understanding of what it means to be person-centred in all aspects of our life. Whilst the authors are committed to framing the work through an established theoretical framework, they also push the boundaries of this framework by introducing new ways of approaching the development of person-centred healthcare. Their focus is on extending and expanding our understanding of person-centred practice and ensuring that we don't take for granted the complexity of the work involved in creating these practices and the cultures needed to support and sustain them. It is a privilege to have the ‚Person-centred Practice Framework' positioned as the central theoretical lens through which the book is developed, but it is also exciting to know that this work is not being passively engaged with, and through this work, new knowledge is being added to the field, and to a whole new audience.

As Aristotle contends „*Flourishing is the highest good of human endeavours and that toward which all actions aim. It is success as a human being*". This book is another significant contribution in helping us all be successful as healthcare human beings!

Professor Brendan McCormack,
Professor of Nursing, Head of The Susan Wakil School of Nursing and Midwifery,
Dean of the Faculty of Medicine and Health,
The University of Sydney

Einleitung

Christoph von Dach und Hanna Mayer

Die Gesundheitssysteme weltweit, und im Speziellen die des so genannten D-A-CH Raumes (Deutschland, Österreich und Schweiz) befinden sich in einem Veränderungsprozess.

Zunehmende Ökonomisierung, der Versuch einer marktwirtschaftlichen Orientierung, daraus resultierende Rationalisierung des Gesundheitswesens, aber auch sichtbare Fragmentierungstendenzen und eine rasant zunehmende Arbeitsverdichtung sind nicht zu übersehende Faktoren, die die Gesundheitssysteme nachhaltige verändern. Medizin und Pflege sind schneller geworden, Aufenthalte in den Spitälern und Krankhäusern kürzer und Pflegefachpersonen haben weniger Zeit für die Pflege und Betreuung. Verschärft wird diese Situation durch demografische und epidemiologische Entwicklungen, die eine Steigerung des Bedarfs an Pflege in hoch komplexen Pflegesituationen mit sich bringen. Der Druck auf das Pflegepersonal steigt und damit auch die Gefahr, Prozesse in der Pflege wieder vermehrt funktionell zu organisieren bzw. Pflegehandlungen implizit zu rationieren. Hierarchische Systeme und fehlende positive und förderliche Arbeitsplatzkultur wirken verstärkend. Körperliche Erschöpfung, moralischer Distress und letztendlich das Verlassen des Berufs sind Folgen daraus – die Zusammenhänge lassen sich in einschlägigen Studien nachweisen. Verstärkt wird die angespannte Personalsituation noch durch die vielen (teilweise auch vorzeitigen) Pensionierungen von Pflegefachleuten der ‚Babyboomer' Generation und die Auswirkungen der Covid -19 Pandemie tragen ihres dazu bei, dass ein massiver Engpass an qualifiziertem Pflegepersonal zu verzeichnen ist. Für Patientinnen und Patienten, aber auch für andere Gesundheitsberufe, die mit der Pflege direkt in ihren Arbeitsprozessen verknüpft sind, wird das mittlerweile deutlich spürbar.

Dem gegenüber stehen aber auch ganz andere Entwicklungen, sowohl gesellschaftlich als auch das professionelle Selbstverständnis der Pflegenden betreffend. Akademisierung der Ausbildung, neue berufliche Rollen und Aufgabenbereiche sowie Emanzipationsbestrebungen der Pflege lassen ein anderes berufliches Selbstverständnis entstehen. Auf der anderen Seite zeichnen sich Gesellschaften in westlichen Industrieländern durch zunehmende Diversität und Individualisierung aus, was sich nicht nur in der Politik, im öffentlichen Diskurs und in Lebensstilen äußert, sondern auch auf die Gesundheitsversorgung Einfluss hat (bzw. haben muss). Ein willkommener „Nebeneffekt" dieser Individualisierung ist die gesteigerte Aufmerksamkeit auf die „Person hinter dem/der Patient*in" (McCormack et al., 2017). Dies entspricht wiederum einem ganz zentralen professionellen Ethos der Pflege, die durch den Fokus auf den Menschen als Individuum als Profession seit jeher mit Personzentrierung assoziiert ist. Personzentrierung ist aber nicht nur Kern des pflegerischen Selbstverständnisses, sondern es hat sich im Laufe der Zeit eine breitere, inklusive Philosophie der Gesundheitsversorgung mit strategischem Fokus entwickelt. Die Förderung und Entwicklung von Personzentrierung steht dabei im Einklang mit internationaler Health Care Policy (McCormack & McCance, 2017). So hat etwa die Weltgesundheitsorganisation eine globale Strategie für eine personzentrierte und integrierte Gesundheitsversorgung veröffentlicht (World Health Organization, 2015). Bei Personzentrierung handelt es sich demnach längst nicht mehr nur um professionsspezifische Praktiken, sondern um eine philosophische Grundhaltung in der Planung und Ausrichtung der Gesundheitsversorgung, die Personen ins Zentrum der Aufmerksamkeit rückt (McCormack & McCance, 2017).

Angesichts der aktuellen eher dramatisch wirkenden Situation im Gesundheitswesen und der scheinbar nicht zu durchbrechenden Spirale des zunehmenden Personalengpasses, scheint der Fokus auf Personzentrierung so utopisch wie notwendig.

Die Entwicklung einer personzentrierten Kultur, die auf alle Beteiligten fokussiert – d.h. auf Patient*innen, Bewohner*innen, Klient*innen und deren An- und Zugehörigen genauso wie auf das in Gesundheitswesen tätige Personal – führt zu einer, wie McCormack und McCance es bezeichnen, „healthful culture", einer Umgebung, die für alle gesundheitsförderlich ist. Personzentrierung hat daher nicht nur auf der Ebene von gezielten Interventionen das Potenzial, positive Patient*innen Outcomes zu bewirken, sondern durch das Schaffen einer personzentrierten Kultur die allgemeine Pflegeerfahrung positiv zu beeinflussen. Eine positive Pflegeerfahrung machen aber auch Pflegende. Dies, sowie ein gesundheitsförderliches Arbeitsklima, wo man wachsen und gedeihen kann, Ideen verwirklichen und das leben zu können, was dem pflegerischen Berufsethos entspricht, führt letztendlich auch dazu, dass Pflegpersonen zufriedener im System sind und weniger moralischen Distress empfinden. Personzentrierung – so wie sie in der Theorie von McCormack und McCance verstanden wird und im Modell dargestellt ist – hat somit auch das Potenzial, Pflegepersonen länger im Beruf zu halten und einen Teil der aktuellen Probleme im Gesundheitswesen zu lösen.

Auf breiter Policy-Ebene gibt es bereits Vorstöße, die Gesundheitsversorgung personzentriert auszurichten (World Health Organization, 2015; 2017). In Europa nimmt gewiss Großbritannien eine Vorreiterrolle diesbezüglich ein, wo Personzentrierung zumindest auf Policy-Ebene im Rahmen verschiedener Strategien und Initiativen implementiert wurde (De Silva, 2014; McCormack & McCance, 2017; The Health Foundation, 2014). Ähnliche Strategien und Initiativen sind auch in skandinavischen Ländern sowie weltweit, etwa in den USA, Kanada und Australien seit nunmehr mindestens einem Jahrzehnt zu beobachten (McCormack & McCance, 2017). Auch im deutschsprachigen Raum gewinnt Personzentrierung zunehmend an Bedeutung, (Eberhardt, 2018; Grossmann et al., 2018; Mayer et al., 2020; Weis, 2018) auch oder gerade durch die angespannte Situation.

Die große Kunst scheint es jedoch zu sein, Policy-Strategien in die konkrete Praxis zu transformieren – die nachhaltige Implementierung und Entwicklung einer personzentrierten Praxis gilt trotz zahlreicher Initiativen als Herausforderung (Dewing et al., 2017; McCormack et al., 2013; McCormack et al., 2017).

Die Idee des Buches schließt nun genau daran an: Grundlagen zu schaffen, die bei der Entwicklung einer personzentrierten Kultur helfen können. Wir wollen aufzeigen, dass Personzentrierung nicht nur eine schöne Idee, eine Utopie oder ein nicht zu erreichendes professionelles Ideal ist, sondern basierend auf einem soliden theoretischen und methodologischen Fundament erforscht, gelehrt werden und Praxisentwicklung leiten kann.

Den Ausgangspunkt des Buches und zugleich das Kernelement stellt das „Person-centred Practice Framework" dar. Hinter diesem steht eine von Brendan McCormack und Tanja McCance auf empirischen Grundlagen entwickelte Pflegetheorie (Middle Range Theorie). Jahrzehntelange Forschung und Erfahrung rund um diese Theorie haben sie zur Grundlage eines ebenfalls gut fundierten Praxisentwicklungsansatzes sowie zahlreicher (empirisch geprüfter) Instrumente gemacht. International ist das Modell und die dahinterstehende Middle Range

Theorie bereits ein international gut etablierter Hintergrund für Praxisentwicklung in der Pflege, der Forschung und auch für die Entwicklung von Curricula. Der deutschsprachige Raum bildet hier noch eine Ausnahme. Dies mag unter anderem daran liegen, dass das Modell (bzw. die Theorie) noch nie in deutscher Sprache publiziert wurde. Nichtsdestotrotz gibt es seit einiger Zeit in der Schweiz, in Österreich und auch in Deutschland erste Projekte, die das Person-centred Practice (PCP) Framework dazu nutzen, eine personzentrierte Praxis zu entwickeln und zu evaluieren oder Personzentrierung curricular zu verankern.

An diesem Punkt setzt dieses Buch an: Statt einer reinen Übersetzung eines Werkes aus dem angloamerikanischen Raum vereint es den Originalansatz (das Person-centred Practice Framework sowie die theoretischen Ansätze zur Praxisentwicklung) mit der Anwendungsperspektive und den Erfahrungen aus dem deutschsprachigen Raum. Konkrete Beispiele aus der Schweiz, Österreich und Deutschland machen das Modell auch für den D-A-CH Raum greifbar und sollen zu einem breiten Verständnis des Frameworks von McCormack und McCance als Grundlage der personzentrierten Praxisentwicklung im Akut- sowie im Langzeitpflegebereich beitragen.

Zu den Inhalten

Das erste Kapitel widmet sich dem Person-centred-Practice Framework (PCP Framework) und seinem philosophischen Hintergrund. Diese beiden Abschnitte wurden mit freundlicher Genehmigung von Brendan McCormack und Tanja McCance sowie von Wiley Blackwell zur Verfügung gestellt und von uns übersetzt und bearbeitet. Ergänzt wird es durch ein erweitertes Modell, welches das PCP-Framework durch die Entwicklung von Grundprinzipien näher an ein spezielles Anwendungsfeld – das der stationären Langzeitpflege – bringt.

Praxisentwicklung ist der zentrale Prozess, wenn es darum geht, Personzentrierung zu Leben zu erwecken und eine personzentrierte Kultur zu schaffen. Daher widmet sich das zweite Kapitel diesem Thema.

Im dritten Kapitel geht es um Leadership. Denn Führungspersonen spielen eine zentrale Rolle bei der Entwicklung einer personzentrierten Praxis. Personzentriertes Leadership ist mehr als „Management“. Es ist eine Führungskultur, die systematisch und kontinuierlich entwickelt und gepflegt werden muss.

Wissenschaftliche Forschung spielt nicht nur bei der Entwicklung von theoretischen Grundlagen eine wichtige Rolle, sie ist auch zentral dabei, Praxisentwicklung zu evaluieren und gezielt voranzutreiben. Daher findet sich im Kapitel 4 ein erster Einblick in die Prinzipien personzentrierter Forschung, in die Möglichkeiten der Evaluation und die verschiedenen Instrumente zur Messung von Personzentrierung.

Last but not least geht es im Kapitel 5 um den Ort, wo alles anfängt: das Thema Ausbildung. Hier wird der Fokus vor allem auf Konzepte und Anwendungsbeispiele gelegt, wie Personzentrierung in ganz unterschiedlichen Ausbildungsstufen und Settings umgesetzt werden kann.

Falls Sie sich gewundert haben, weshalb wir den Begriff „personzentriert“ und nicht „perso*nen*zentriert“ benutzen, so liegt dies daran, dass die Verwendung des Singulars sowohl semantisch als auch inhaltlich dem Originalbegriff „person-centred“ – auch im Sinne des Personverständnisses von Carl Rogers (eine zentrale Grundlage) besser entgegenkommt.

Und nun zu guter Letzt: Wenn Sie Näheres über Modelle oder Instrumente, die ins Deutsche übersetzt worden sind, wissen wollen oder darauf zurückgreifen möchten, so können Sie auf die ICOP-G Website (https://www.curaviva.ch/files/BTUYACC/erfassung_personzentrierter_momente_arbeitsinstrument_mayer__koeck_hodi__2022.pdf) zugreifen. Hier haben wir, als Mitglieder der internationalen PCP ICOP CIC (Person-centred Practice International Community of Practice) eine Gruppe aus dem D-A-CH Raum ins Leben gerufen, die sich der konsensualen Übersetzung englischsprachiger

Modelle und Instrumente sowie der Zusammenarbeit in Forschung und Praxis und der Verbreitung der Idee der Person-centred Praxis im deutschsprachigen Raum zum Ziel gesetzt haben.

In der Hoffnung, dass Sie sich auch für das Thema Personzentrierung begeistern lassen, wünschen wir Ihnen viel Freude beim Lesen des Buches.

Literatur

De Silva, D. (2014). *Helping measure person-centred care: A review of evidence about commonly used approaches and tools used to help measure person centred care*. http://www.health.org.uk/sites/health/files/HelpingMeasurePersonCentredCare.pdf

Dewing, J., Eide, T. & McCormack, B. (2017). Philosophical Perspectives on Person-Centredness for Healthcare Research. In B. McCormack, S. van Dulmen, H. Eide, K. Skovdahl & T. Eide (Eds.), *Person-Centred Healthcare Research* (pp. 19–30). Wiley Blackwell. https://doi.org/10.1002/9781119099635.ch2

Eberhardt, D. (2018). Personenzentrierung als gelebte Praxis. *PADUA, 13*(1), 5–5. https://doi.org/10.1024/1861-6186/a000408

Grossmann, F. F., Schäfer, U. B., Lieshout, F. v. & Frei, I. A. (2018). Personenzentriert pflegen am Universitätsspital Basel. *PADUA, 13*(1), 7–12. https://doi.org/10.1024/1861-6186/a000409

Mayer, H., Wallner, M., Hildebrandt, C., Gschwenter, S. & Köck-Hódi, S. (2020). *Konzeption und theoriebasierte Evaluation eines Programms zur Gestaltung personzentrierter Praxis in den Pflege- und Betreuungszentren Niederösterreichs*. Universität Wien, Institut für Pflegewissenschaft.

McCormack, B. & McCance, T. (2017). *Person-Centred Practice in Nursing and Health Care: Theory and Practice*. Wiley.

McCormack, B., McCance, T. & Maben, J. (2013). Outcome Evaluation in the Development of Person-Centred Practice. In B. McCormack, K. Manley & A. Titchen (Eds.), *Practice Development in Nursing and Healthcare* (Vol. 2, pp. 190–211). Wiley-Blackwell.

McCormack, B., van Dulmen, S., Eide, H., Skovdahl, K. & Eide, T. (2017). Person-Centredness in Healthcare Policy, Practice and Research. In B. McCormack, S. van Dulmen, H. Eide, K. Skovdahl & T. Eide (Eds.), *Person Centred Healthcare Research* (pp. 3–18). Wiley Blackwell. https://doi.org/10.1002/9781119099635.ch1

The Health Foundation. (2014). *Person-centred care made simple. What everyone should know about person-centred care*. Retrieved 26.02.2020 from https://www.health.org.uk/publications/person-centred-care-made-simple

Weis, M. L. D. (2018). *Übersetzung und Testung des PCPI-S (G-LTC) zur Evaluierung der Personenzentrierung aus der Perspektive der MitarbeiterInnen in der Langzeitpflege*. Universität Wien. Wien.

World Health Organization. (2015). *People-centred and integrated health services: an overview of the evidence. Interim Report*. http://apps.who.int/iris/bitstream/10665/155004/1/WHO_HIS_SDS_2015.7_eng.pdf?ua=1&ua=1

World Health Organization. (2017). *Global action plan on the public health response to dementia 2017–2025*. World Health Organization.

1 Das Modell der personzentrierten Pflegepraxis

Das erste Kapitel führt in die grundlegenden Prinzipien der personzentrierten Praxis ein, stellt die Entwicklung und die Elemente des Person-centred-Framework vor und beschreibt mit dem PeoPLe-Modell einen theoretischen Rahmen für die Entwicklung einer personzentrierten Praxis in der Langzeitpflege.

1.1 Grundlegende Prinzipien personzentrierter Praxis

Brendan McCormack und Tanya McCance
Übersetzung: Theresa Clement
und Martin Wallner

Vorwort
Martin Wallner

Der vorliegende Beitrag von Brendan McCormack und Tanya McCance (2017, S. 55) erschien zuerst in englischer Sprache (hier übersetzt und bearbeitet mit Genehmigung) unter dem Titel „Underpinning principles of person-centred practice“ in dem Sammelwerk „Person-centred practice in nursing and health care: theory and practice (McCormack & McCance, 2017). Wie der Beitragstitel bereits verrät, werden darin grundlegende Prinzipien von Personzentrierung erörtert. Der Inhalt des Beitrags reicht dabei weit über bloße Begriffsbestimmungen hinaus; vielmehr erfolgt hier eine programmatische (richtungsweisende) Grundlegung des Kerns personzentrierter Praxis. Die hier eingeführten und diskutierten Konzepte bilden damit das theoretisch-philosophische Fundament zeitgenössischer personzentrierter Theorie im Gesundheitswesen. Um dem Rechnung zu tragen, wird ein notwendigerweise weiter Bogen gespannt. Das zentrale Konzept *Personhood* erweist sich dabei zugleich grundlegender, weitreichender und – mit Verlaub – auch widerspenstiger, als es zunächst den Anschein erwecken mag. Und auch wenn der hier umrissene Diskurs kursorisch anmutet, ist dies kein Defizit, sondern ein Merkmal personzentrierter Theorie. Denn eine letzt- oder allgemeingültige Antwort auf die Frage, was *Personhood* ausmacht, wird es nicht geben. Seine Bedeutung wird immer von verschiedenen gegenwärtigen gesellschaftlichen, kulturellen, politischen und letztlich lokalen Bedingungen geprägt sein, muss sozial ausgehandelt werden und hat damit diskursiven und dynamischen Charakter.

Vieles von dem, was hier theoretisch bearbeitet wird, wird praktizierenden Pflegepersonen (und anderen Gesundheitsfachpersonen) auf geradezu intuitive Weise vertraut vorkommen, werden darin doch wesentliche, in professioneller Hinsicht Identität stiftende und zutiefst humanistische Grundsätze pflegerischen Handelns thematisiert. Der Wert der nachfolgenden Zeilen besteht vor diesem Hintergrund nicht zuletzt darin, diese häufig impliziten Ideen zu versprachlichen, philosophisch einzuordnen und zu erörtern und damit einen Beitrag dazu zu leisten, das Wesen pflegerischen Handelns zu artikulieren.

1.1.1 Einleitung

In diesem Kapitel wird auf grundlegende Begriffe im Zusammenhang mit Personzentrierung und personzentrierter Praxis sowie auf ihre Verbindungen und Spannungen eingegangen.

Während Personzentrierung mittlerweile ein relativ geläufiger Begriff ist, verbirgt sich dahinter ein komplexer Gegenstand, der eine Vielzahl an Bedeutungen umfasst. Ein Teil dieser Komplexität steht im Zusammenhang mit dem zugrundeliegenden philosophischen Gedanken von Personzentrierung, dem Konzept „Personhood" („Personsein"). In der Philosophie gibt es darauf ebenso viele unterschiedliche Sichtweisen, wie es verschiedene Verwendungen des Begriffs in der Praxis gibt.

Diese unterschiedlichen philosophischen Perspektiven haben sowohl die Entwicklung theoretischer Rahmenmodelle geprägt und ebenso die Art und Weise, wie diese Rahmenmodelle in der Praxis angewendet werden.

Im Folgenden wird auf eine Vielzahl philosophischer, theoretischer und allgemeinverständlicher Literatur eingegangen, um die Grundsätze einer personzentrierten Praxis aufzuzeigen und kritisch zu betrachten.

Darüber hinaus werden Gesundheits-, Sozial- und Pflegepolitik und -strategien betrachtet, um personzentrierte Praxis in der breitgefächerten Landschaft des Gesundheits- und Sozialwesens zu verorten.

1.1.2 Die zentrale Bedeutung von Personhood

Über den Begriff „Person" wird schon so lange debattiert, wie es philosophisches Denken gibt. Bei der Frage, wie wir zwischen Personen und anderen Arten (z. B. nicht-menschlichen Tieren) unterscheiden, handelt es sich um eine Schlüsseldebatte innerhalb dieser langen Tradition, die vielen moralischen und ethischen Rahmenwerken zugrunde liegt. So argumentieren beispielsweise Tierschützer*innen vehement, dass es moralisch falsch ist, Arzneimittel und Kosmetika an Tieren zu testen, bevor sie am Menschen angewandt werden. Ihre Argumentation beruht auf der Überzeugung, dass Menschen und Tiere gleichgestellt sind und daher auch gleichbehandelt werden sollten. In einer anderen Sichtweise wird der Mensch als eine dem Tier übergeordnete Spezies betrachtet, was den Einsatz von Tieren zur Förderung menschlichen Wohls rechtfertigt. Diese in solchen Debatten bezogene Position wird zu einem gewissen Teil von der Sichtweise darauf beeinflusst, was es bedeutet, eine Person zu sein.

Doch selbst innerhalb der „menschlichen Spezies" kann einer „Person" unterschiedliche Bedeutung zugeschrieben werden. Dies spiegelt sich beispielsweise in Debatten über Abtreibung wider, die durch unterschiedliche Vorstellungen darüber, ob ein Embryo eine Person ist oder nicht, beeinflusst werden; ist ein Fötus eine Person oder wann wird ein Fötus zu einer Person? Und sollte einem Menschen mit bestimmten Arten von Hirnschäden/-störungen (z. B. schweren Kopfverletzungen oder Demenz) der Status einer „Person" zugeschrieben werden?

Von einigen Philosophen (Frankfurt, 1989) wird es als unzureichend betrachtet, zu postulieren, dass der Mensch allein aufgrund der Erfüllung gewisser physischer und psychologischer Attribute als Person gilt. In konzeptueller Hinsicht ist es möglich, dass Angehörige einer anderen Spezies ebenso Anspruch auf die Anerkennung als Person erheben könnten. Wenn Attribute wie Sehen, Schmecken, Riechen, Sexualität, Erinnerungsvermögen, Wünsche, Motive usw. herangezogen würden, um die Differenzierung zwischen Personen und Nicht-Personen zu begründen, könnte man problemlos eine Liste von Angehörigen anderer Spezies anführen, die ähnliche Attribute besitzen. Diese Argumentation wurde besonders in der Debatte über „Tommy den Schimpansen" und dem Kampf um seine Anerkennung als Person deutlich. Sein Besitzer im US-Bundesstaat New York hielt Tommy viele Jahre lang in Gefangenschaft. Die Organisation „Nonhuman Rights

Project“ (NhRP) reichte Klage ein, die darauf abzielte, Tommy auf rechtlicher Grundlage als Person anerkennen zu lassen. In dieser Klage wurde dabei nicht behauptet, dass Schimpansen Menschen seien, sondern, dass sie Anspruch auf Persönlichkeitsrechte haben. Dabei beruft man sich auf Forschungsergebnisse, in denen belegt wird, dass Schimpansen „autonom, selbstbestimmt, selbstbewusst, hochintelligent und emotional komplex“ sind (http://www.bbc.co.uk/news/magazine-29542829). Tommys Fall verdeutlicht die Komplexität des Begriffs „Person-Sein“ [personhood], und obwohl er vorrangig im Hinblick auf Tierrechte und Schutz von Tierrechten (an sich ein wertvolles und wichtiges Unterfangen) ein interessanter Fall sein mag, hat er darüber hinaus Auswirkungen auf Personen der menschlichen Spezies. Die aufgelisteten Attribute der Menschenaffen sind Eigenschaften, die sich auch beim Menschen wiederfinden. Soll nun also angestrebt werden, eine höhere Ordnung des Person-Seins zu bestimmen, kann man sich dabei nicht allein auf solche Attribute oder Eigenschaften stützen.

Wenn „Personhood“ lediglich auf dem Besitz einer Reihe physischer und psychologischer Eigenschaften beruht, ergibt sich ferner die Frage, was mit Personen geschieht, die einige dieser Eigenschaften durch Krankheit und Behinderung verlieren. Einer Person mit Demenz z. B., die eine Verschlechterung ihrer Gedächtnisleistung, Antriebsminderung und einen Verlust körperlicher Fähigkeiten (beispielsweise Mobilität, Hand-Augen-Koordination, etc.) erfährt, könnte auf Grundlage dieser Argumentation der Status als „Person“ aberkannt werden.

In der Tat lassen selbst Attribute höherer Ordnung, wie „Denken“ oder Entscheidungsfindung, keine klare Unterscheidung zwischen Personen und anderen Lebewesen zu. Der Mensch ist nicht das einzige Lebewesen, das Wünsche und Vorlieben hat. Angehörige anderer Spezies teilen diese Eigenschaften mit dem Menschen, und bei einigen Spezies könnte man sogar davon ausgehen, dass ihre Handlungen auf Überlegungen [deliberation] und sogar auf vorherigem Nachdenken (prior thought) beruhen – wie es im Fall von dem Schimpansen Tommy, argumentiert wurde. Denkt man etwa darüber nach, wie ein in freier Wildbahn lebender Löwe die Jagd auf seine Beute plant – eine Erfahrung, die einer der Autoren (Brendan McCormack) auf einer Safari in Südafrika machen durfte. Der Löwe, den er beobachtete, schien zu überlegen, zu „denken“ und ausgeklügelte Entscheidungen zu treffen, um die Bedingungen für eine erfolgreiche Jagd zu schaffen. Nach Erlegung der Beute schien er dann die Beteiligung seines Rudels an der Mahlzeit und das Sichern der Beute vor anderen Spezies zu „managen“. Ähnlich verhält es sich, wenn wir glauben, dass Sprachbesitz uns als Person auszeichnet. Denn Studien über die Kommunikationsmuster von Tieren deuten darauf hin, dass verschiedene Tierarten ihre eigene, einzigartige Sprache haben. Der Verlust der Sprache (z. B. infolge bestimmter Hirnverletzungen) könnte im Umkehrschluss wiederum den Verlust des Status als Person bedeuten.

Die Unterscheidung zwischen Personen und Nicht-Personen auf der Grundlage einer Hierarchie von Eigenschaften und Attributen erweist sich also als problematisch. Einige Autoren, z. B. Post (2006), argumentieren, dass die in westlichen Kulturen vorherrschende Fokussierung darauf, dass einige Attribute wichtiger sind als andere, zu einer Sichtweise geführt hat, in der gerade den kognitiven Eigenschaften von Personen die größte Bedeutung beigemessen wird. Dies zeigt sich auf vielfältige Weise im alltäglichen Leben. Denn die Fähigkeit, unser Denken mit unseren Handlungen zu verbinden, ist für unser alltägliches Leben (daily functioning) unerlässlich. Der Verlust dieser (kognitiven) Eigenschaften kann erhebliche Auswirkungen auf den Menschen und sein Dasein als Person haben. Folgen sind Einschränkungen bei der Teilnahme an Alltagsaktivitäten, Verlust des Arbeitsplatzes, Einschränkungen in Kommunikation mit anderen, Distanzierung von der sozialen Gemeinschaft, Trennung von Freunden und Familie und zunehmende Vereinsamung und Isolation.

Auf welche Weise sollen wir also Personhood betrachten, damit Kognition und Rationalität keine vorrangige Rolle einnehmen, und damit eine Hierarchisierung der Attribute vermieden werden kann? Es gibt zwar keine einheitliche Antwort auf diese Frage, aber es ist wahrscheinlich nicht sehr hilfreich, sich lediglich darauf zu konzentrieren, was Personhood nicht ist oder es als etwas zu betrachten, das nur erkennbar wird, wenn es verloren geht oder abgesprochen wird.

Die Verbundenheit mit dem uns angeborenen Sinn dafür, uns selbst als menschliches Wesen mit Gefühlen, Emotionen, Gedanken und Wünschen wahrzunehmen, ist eine wesentliche Komponente von Person-Sein und de facto Personhood zu besitzen. Leibing (2008) vertritt die Auffassung, dass Personhood dieses innere Gefühl ist, das uns als Person leitet. Es ist die Summe all unserer Gefühle, Wünsche, Motivationen und Werte – oder, wie Leibing es nennt, „das, was wirklich zählt“ [„that which really matters“] (Leibing, 2008, S. 180). Die Auffassung von Personhood als das, was für uns als Personen wirklich zählt, hat das Potenzial, uns von Diskussionen über Hierarchien, Zuschreibungen und sogar von Debatten über die Existenz der „Seele“ (die in vielen Glaubensvorstellungen mit Personhood gleichgesetzt wird) zu lösen. Stattdessen ermöglicht diese Auffassung eine Verbindung zu unserem einzigartigen Menschsein als Personen – mit den inneren Perspektiven, die sich in unserem Körper abbilden und die unser Sein in dieser Welt beeinflussen. Leibing verwendet den Begriff „Innerlichkeit“ [interiority], um folgendes zu beschreiben:

„The materialization of certain values in time – and the moral question of what matters to certain people“ (Leibing, 2008, S. 180)

Die Auffassung von Personhood als das, was für uns zählt, kommt einem neutralen Verständnis vermutlich am nächsten und lässt sich mit unseren angeborenen menschlichen Eigenschaften in Verbindung bringen. Leibing führt jedoch an, dass diese „Innerlichkeit“ [interiority] bei Krankheiten, wie Alzheimer, bedingt durch Medikalisierung von Personen und einem dominanten biomedizinischen Fokus auf Krankheitsprozesse, schwindet.

Dieser Standpunkt deckt sich mit Sabats (2016) Ansicht, dass Personhood in enger Beziehung mit den unterschiedlichen Auffassungen des „Selbst“ [the self] steht.

Sabat (2002, S. 27) lehnt die im Diskurs um Demenz vorherrschende Vorstellung eines „Verlust des Selbst“ [loss of self], was nicht nur ein Schwinden von Personhood, sondern auch deren Verlust impliziert, mit der Folge, als „Nicht-Person“ [non-person] abgestempelt zu werden, ab. Er argumentiert, dass wir drei Formen von Selbst besitzen – Selbst 1, Selbst 2 und Selbst 3. Selbst 1 ist das „Selbst der persönlichen Identität“ [the self of personal identity], das sich in der Verwendung von Personalpronomen ausdrückt: „ich“, „mir“, „mein“, „mich“, „unser“ (d. h. mein und dein). Dieses Selbst bezieht sich auf unsere individuelle und einzigartige Sicht auf die Welt. Es gibt wider, wie wir uns zu unserem In-der-Welt-sein [being in the world] verhalten und welche Worte wir wählen, um dieses Dasein zu beschreiben. Es ist autobiografischer Natur und gestaltet das Narrativ unseres Lebens. Durch das Selbst 1 zeigen wir, in welcher Form wir die Verantwortung für uns selbst und für unser Dasein in dieser Welt übernehmen. Sabat führt an, dass der Verlust von Worten und Sprache (z. B. bei Demenzerkrankten) hier nicht den Verlust des Selbst bedeutet, und in der Tat bleibt dieses Selbst 1 erhalten. Selbst 2 umfasst unsere körperlichen und geistigen Eigenschaften, wie Augenfarbe, Größe, Gewicht, Glaube, Religion, Leistungen und Erfolge, Hobbys und viele weitere. Auch Selbst 2 bleibt trotz Bedrohung durch Krankheit und Leiden relativ intakt. Selbst 3 umfasst die verschiedenen sozialen Persönlichkeiten, die wir in unterschiedlichen Lebenssituationen einnehmen. In verschiedenen Situationen und Kontexten kann eine Person sehr unterschiedliche Verhaltensweisen zeigen – eine hoch engagierte und professionelle Pflegeperson bei Tag, eine harte Partygängerin in der Nacht; ein zielstrebiger und „knallharter" Manager versus eines liebevollen, sensiblen und innigen Partners. Dieses Selbst 3 ist nach Sabat am vulnerabelsten, wenn es durch das Auftreten von Krankheiten wie Demenz bedroht wird, da es von der Verbindung mit mindestens einer anderen Person in unserer sozialen Welt abhängig ist. Während diese Gefährdung am Beispiel einer mit Demenzerkrankung lebenden Person offenkundig sein mag, sehen wir das Potenzial für einen Verlust des Selbst 3 in verschiedensten Krankheitssituationen, in denen das autobiografische Selbst nicht berücksichtigt wird. Hierbei geht es um Situationen, in denen wir uns mit Behandlung und Heilung befassen, ohne soziale Konstruktionsprozesse im Zusammenhang mit Krankheit und die damit verbundene Bedrohung von Personhood zu berücksichtigen.

Natürlich können auch diese Konstruktionen des Selbst infrage gestellt und diskutiert werden. Es gibt eine Vielzahl von Möglichkeiten, wie sich Selbst 1 bis 3 dennoch verändern oder verändert werden können. Sabats Ideen zeigen jedoch, wie „Innerlichkeit" [interiority] (Leibing, 2008) eine wichtige Grundlage für unser äußeres Verhalten bildet. Die Beachtung von Selbst 1 und 2 ist daher entscheidend für den Schutz von Personhood in Situationen, in denen eine Person vulnerabel und pflegebedürftig ist. Sabats Ausführungen zum Selbst stehen im Einklang mit Merleau-Pontys (1989) Diskurs über das Primat eines wahrnehmenden/„perzipierenden Leibs" in der Welt. Merleau-Ponty wendet sich gegen die Vorstellung einer Trennung von Seele und Körper und dagegen, dass wir passive Empfänger unserer eigenen Geschichte sind. Dagegen vertritt er die Ansicht, dass wir in unseren Körpern unsere Vor-Erfahrungen fortwährend in uns tragen, die wir durch unser Dasein in der Welt aufnehmen, annehmen und verändern. Daher ist Selbst 1 stets präsent, selbst in Abwesenheit rationalen Denkens.

Diese Positionierung von Person in den Bezug zur „Innerlichkeit" und die verschiedenen Erscheinungsformen des „Selbst" tragen dazu bei, wie Personzentrierung verstanden wird.

1.1.3 Personzentrierung

Eine frühe Definition von Personzentrierung, welche auch heute noch häufig verwendet wird, liefert Kitwood (1997). Er beschreibt Personhood als „... a standing or status that is bestowed upon one human being by others, in the context of relationship and social being. It implies recognition, respect and trust" (Kitwood, 1997, S. 8). Die Definition von Kitwood wird im Bereich der Versorgung von Personen mit Demenz häufig zitiert, jedoch ohne dass, wie uns scheint, die Grenzen der Definition in Bezug auf die Bedeutung für Personen dabei erkannt werden. Kitwoods Definition ist an feste Bedingungen geknüpft, nämlich dass Personzentrierung davon abhängt, dass andere meinen Status als Person anerkennen und dass sie nur in Beziehung zu anderen existiert. Kitwood argumentiert, dass Personen nicht isoliert existieren, sondern dass jeder von uns einen „Kontext" hat, in dem sich seine Personhood manifestiert. Kitwoods Definition von Personhood stützt sich auf die Arbeiten des Schweizer Psychologen Paul Tournier (1999) und auf die philosophischen Arbeiten von Martin Buber (1984) und Carl Rogers (1961). Kitwood liefert ein überzeugendes Argument dafür, warum Menschen in ihrem Eigenwert respektiert werden sollten, auch wenn sie aufgrund von beeinträchtigenden Veränderungen des Gehirns/Geistes nicht mehr in der Lage sind, rational über ihr Handeln nachzudenken. Diese Sichtweise auf Personzentrierung wird jedoch auch durch die Notwendigkeit der Anerkennung durch andere in einer Beziehung eingeschränkt. Dewing (2008a) führt an, dass Kitwood (1997) die Art und Weise beeinflusst hat, in der personzentrierte Praxis in der Gesundheitsversorgung im Allgemeinen konzeptualisiert wird, die Bedeutung seiner Definition aber selten kritisch hinterfragt wird. Sabats (2002) Konstrukt des Selbst 3 und dessen vulnerable Natur verdeutlichen das Kernproblem von Kitwoods Definition. Denn ohne eine bedeutsame Verbindung [meaningful connection] zu einer anderen Person wird die Personhood von Menschen, die Pflege erhalten, in einen verletzlichen Zustand versetzt. Dies fordert auch die Organisationen im Gesundheits- und Sozialwesen heraus, sich Gedanken darüber zu machen, wie das Personal darauf vorbereitet werden kann, auf eine personzentrierte Art und Weise zu arbeiten.

Was alle angeführten Perspektiven auf Personhood gemein haben, ist die Erkenntnis über die besondere Bedeutung des „Seins" und dies macht es selbstredend erforderlich, dass Personzentrierung unserem Sein als Person Aufmerksamkeit schenkt. Auf der Grundlage einer umfassenden Literaturanalyse und unter Verwendung der Definition von Kitwood als Ausgangspunkt beschreibt McCormack (2004) vier zentrale „Formen des Seins" [„modes of being"], die den Kern von Personzentrierung abbilden:

- In Beziehung sein – Being in relation
- In einer sozialen Welt sein – Being in a social world
- An einem Ort sein – Being in place
- Mit sich selbst sein – Being with self.

1.1.3.1 In Beziehung sein

Being in relation

„In Beziehung sein" betont die Bedeutung von Beziehungen und die zwischenmenschlichen Prozesse, die die Entwicklung von Beziehungen mit therapeutischem Nutzen ermöglichen. In der Tat haben verschiedene Pflegemodelle, unabhängig von ihren philosophischen Grundlagen, die Bedeutung von Beziehungen betont (Boykin & Schoenhofer, 1993; Peplau, 1952; Watson, 1999). Jüngste Kritiken in der gerontologischen Literatur argumentieren dagegen, dass der Begriff „personzentriert" die besondere Relevanz von Beziehungen nicht beachtet. Nolan et al. (2004) sind der Ansicht, dass sich Personzentrierung [„person-centredness"] (in der pflegerischen Fachliteratur) überwiegend auf den Vorrang der Personhood der zu pflegenden Person konzentriert, auf Kosten derjenigen, die die Pflege leisten. Sie ziehen daraus den Schluss, dass in der Gerontologie der Begriff „beziehungszentrierte Pflege" [„relationship-centred care"] angemessener ist. Wenngleich die Bedeutung von Beziehungen für Personzentrierung unbestritten ist, so ist „Beziehung" [relationship] lediglich eine Komponente von Personhood. In der personzentrierten Pflege ist die Beziehung zwischen den Pflegenden, den zu pflegenden Personen und jenen Personen, die für sie in ihrem Leben wichtig sind, von zentraler Bedeutung. Um diese Beziehung, die für alle Beteiligten förderliche Aspekte aufweist, aufrecht zu erhalten, bedarf es einer Wertschätzung des Selbst, moralischer Integrität, Reflexionsfähigkeit, des Kennens von sich selbst und anderen [knowing of self and others] sowie Flexibilität, was sich aus der Reflexion über Werte und ihren Platz in der Beziehung ergibt (Dewing, 2008b; McCormack et al., 2012; Nolan et al., 2004). Der Aspekt „Being in relation" spiegelt sich auch in einem der sieben Attribute von Personzentrierung wider, die in Slaters (2006) Konzeptanalyse identifiziert wurde. Slater (2006) beschreibt dies als eine Partnerschaft zwischen der Person und der/dem Pflegenden, die sicherstellt, dass die eigenen Entscheidungen der Person wertgeschätzt werden, und zwar in einer Beziehung, die auf gegenseitigem Vertrauen und Wechselseitigkeit beruht, nicht wertend ist und sich nicht auf ein Machtgleichgewicht konzentriert. Auch im zeitgenössischen Diskurs über Mitgefühl, Würde und Humanisierung der Gesundheitsversorgung findet sich der Schwerpunkt auf Beziehungen (Hannah, 2014).

Hannah führt ein überzeugendes Argument dafür an, Beziehungen, die auf „Herzlichkeit" [kindness] basieren, als Ausgangspunkt für die Achtung der Personhood bei Begegnungen [encounters] im Gesundheitswesen heranzuziehen. Sie kritisiert die Dominanz der Biomedizin als Bezugsrahmen für die Kategorisierung von Menschen und ihren gesundheitsbezogenen Bedürfnissen. Stattdessen plädiert sie für einen Ansatz, der von Beziehungen ausgeht, Personhood respektiert und auf den Stärken des Einzelnen aufbaut – etwas, das den Kern von Personzentrierung ausmacht. Hannahs Betonung von Herzlichkeit [kindness] in den Beziehungen im Gesundheitswesen steht im Einklang mit der Arbeit des Philosophen John McMurray (1995), der argumentierte, dass wir eine Wahl haben, wie wir uns gegenüber anderen verhalten – auf eine unpersönliche Art, eine funktionale Art oder eine persönliche Art. McMurray vertritt die Ansicht, dass wir zwar alle diese Entscheidung treffen können, dass aber einzig die „persönliche Herangehensweise" es uns ermöglicht, mit anderen wirklich in Verbindung zu treten. Auf persönliche Art in Verbindung zu treten, befähigt uns, uns zu der Person zu entwickeln, die wir werden wollen. McMurray zufolge ist „Freundschaft" [friendship] die tiefgehendste Form der persönlichen Beziehung. Durch Freundschaft zeigen wir Liebe, Freundlichkeit, Mitgefühl und Fürsorge, oder anders gesagt, sind wir personzentriert!

1.1.3.2 In einer sozialen Welt sein

Being in a social context
Es wurde bereits dargelegt, wie Merleau-Ponty den Menschen als mit seiner sozialen Welt verbunden sieht, in der sein „Sein in der Welt" [Being in the world] Bedeutung schafft und neu erschafft. Dieses Sein [being] wird in Form von Narrativen präsentiert und re-präsentiert. Im Bereich der Gesundheitsversorgung findet sich immer mehr Literatur über Bedeutung von Biografie und Narrationen. Bei biografischen und narrativen Ansätzen geht es nicht nur um das „Sammeln von Geschichten" als Bestandteil von Assessments (z. B. Pflegeanamnese), sondern, wie Post (2006) feststellt, auch um die Manifestation des Selbst 1. Respekt gegenüber der Erzählung einer Person spiegelt das kantische Ideal des Respekts für den intrinsischen Wert einer Person wider (Kant, 1785/2012). Narrative Ansätze ermöglichen eine genauere Einschätzung dessen, was der einzelnen Person wichtig ist, und sind in diesem Zusammenhang in der Lage, die potenziellen Auswirkungen von Pflege- und Behandlungsmöglichkeiten zu verstehen. Narrationen sind ganzheitlich und vermitteln ein Bild des Seins einer Person in der Welt sowie von deren subjektiver Interpretation dieses Seins.

1.1.3.3 An einem Ort sein

Being in place
Das Konzept des „Ortes" [place] und seine Auswirkungen auf Pflegeerfahrungen findet im Gesundheitswesen zunehmend Anerkennung. Bislang sind die Auswirkungen des Umfelds auf die Erfahrungen der Patient*innen jedoch nur wenig erforscht. Dementia Care Mapping ist weit entwickelt (Brooker, 2005; Brooker, 2010; Kitwood, 1997) und stellt einen der wenigen Ansätze zur Einschätzung und Planung der Pflege im Feld der Gerontologie dar, der die Auswirkungen des „Pflegemilieus" auf die Pflegeerfahrung ausdrücklich anerkennt. Die Beachtung des „Ortes" gewinnt im Rahmen pflegerischer Beziehungen zunehmend an Relevanz (Andrews et al., 2012).

Auf dem Gebiet der Palliativ- und Sterbebegleitung wurden bedeutende Arbeiten durchgeführt, die sich mit der baulichen Umgebung und ihren Auswirkungen auf Pflegeerfahrungen befassen. Die heilend wirkenden Eigenschaften von Gebäuden, ihre befähigende Gestaltung und die Charakteristika der Umgebung, in der die Pflege geleistet wird, sind allesamt wichtige Erwägungen. Darüber hinaus stellen unsere emotionalen Verbindungen zu Orten eine wichtige Erwägung bei Pflegeentscheidungen dar – Orte haben tiefgehende Bedeutungen, wecken tiefgehende Erinnerungen und verbinden uns sowohl metaphorisch als auch physisch mit unserer Geschichte – dieser Verbindung wird in den Entwicklungen zum „Altern an einem Ort" ausdrücklich Beachtung geschenkt (Wiles et al., 2012). Andrews et al. (2012) argumentieren weiterführend, dass Räume und Orte relational sind. Sie weisen darauf hin, dass Orte tiefgehende Verbindungen zum „Selbst" haben und wir bewusste oder unbewusste Vergleiche zwischen Räumen und Orten aufgrund der Essenz von Erinnerungen an andere Orte anstellen. So gesehen verkörpern wir Räume.

1.1.3.4 Mit sich selbst sein

Being with self
Das Bedürfnis, als Person anerkannt zu werden, ist ein grundlegendes menschliches Bedürfnis. Anerkennung bringt Respekt mit sich, auf dessen Grundlage Beziehungen entstehen und durch die sich unser Personsein offenbart. In Anlehnung an Leibings (2008) Idee, dass Personsein das ist, was wirklich zählt [that which really matters], ist die Fähigkeit, das zu offenbaren, was uns wirklich wichtig ist, ein Weg, unser Selbst mit all seinen Erscheinungsformen zu offenbaren. Das zu respektieren, was wirklich wichtig ist, bedeutet im Wesentlichen, unsere Werte zu respektieren. Dies ist ein zentrales Element personzentrierter Praxis und ein Kernstück des Person-centred Nursing Frameworks (McCormack & McCance, 2010b). Eine Person dabei zu unterstützen, Sinn in der Pflege zu finden, kann ihr helfen, die Inkongruenz ihrer Situation zu tolerieren und Ziele für die Zukunft zu setzen. Dies spiegelt die Haltung des Philosophen John McMurray (1995) wider, der für den Vorrang des „self as agent" plädiert und betont, wie wichtig es ist, dass die Person „sich selbst kennt", um in eine authentische Beziehung zu anderen treten zu können. McMurray unterstreicht, wie wichtig die Transparenz der Werte ist, die das Verhalten und die Handlungen widerspiegeln und letztlich dazu beitragen, authentisch zu sein. Dies verdeutlicht, wie wichtig die Klärung von Werten in Beziehungen, in Teams und in Arbeitsprogrammen ist, die sich auf die Entwicklung von (mehr) Personzentrierung konzentrieren. Personal im Bereich der Gesundheitsversorgung, das an der Pflege beteiligt ist, muss sich seiner Selbst bewusst sein und wissen, wie sich ihre eigenen Werte und Überzeugungen auf die Entscheidungen über die Pflege und Behandlung einer Person auswirken können. Dies unterstreicht die zentrale Bedeutung der gemeinsamen Entscheidungsfindung in der Gesundheitsversorgung und die Notwendigkeit eines „ausgehandelten" [negotiated] Ansatzes zwischen behandelnder und pflegebedürftiger Person. Zuvor hatte McCormack (2001) für eine „ausgehandelte Autonomie" [negotiated autonomy] in Pflegebeziehungen plädiert, und in jeder ausgehandelten Situation ist es entscheidend, sich über Werte im Klaren zu sein.

1.1.4 Personzentrierte Praxis

Personzentriert [person-centred], patientenzentriert [patient-centred], klientenzentriert [client-centred] und individualisiert [individualized] sind Beispiele für Begriffe, die oftmals synonym verwendet werden, um die Idee einer personzentrierten Praxis auszudrücken (McCormack et al., 2010). Auf die Gefahr hin, die Angelegenheit noch komplizierter zu machen, haben Nolan und Kollegen auch das Konzept der beziehungszentrierten Pflege (relationship-centred care) eingeführt und plädieren für eine Abkehr von dem, was sie als Konzentration auf die Befriedigung individueller Bedürfnisse ansehen, hin zu einer Fokussierung auf die Interaktionen zwischen allen an der Pflege Beteiligten, deren Bedürfnisse berücksichtigt werden sollten, um eine gute Versorgung zu gewährleisten (Nolan et al., 2004). In mehreren Analysen wurde versucht, die Kernaspekte von Personzentrierung zu definieren, wenngleich dieses Unterfangen in der zeitgenössischen Literatur eine relativ junge Entwicklung darstellt (Leibing, 2008; Leplege et al., 2007; McCormack, 2004; McCormack & McCance, 2010b; Slater, 2006).

In der aktuellen Gesundheits- und Sozialfürsorge zeigt sich eine Tendenz, von einer „personzentrierten Praxis“ zu sprechen, als ob diese universell verstanden und praktiziert würde. Personzentrierte Praxis wird in Gesundheitsstrategien regelmäßig befürwortet. In zunehmend mehr Ländern entstehen Programme zur Entwicklung personzentrierter Dienstleistungen und Praktiken. Es ist nicht ungewöhnlich, dass „Innovationen“ im Bereich von Personzentrierung einer Reihe von „Schnellschüssen“ („quickfixers“) gleichen, die sich mehr mit der Sicherstellung einer einheitlichen Entscheidungsfindung, der Maximierung von Effizienz und Effektivität und der Gewährleistung individueller Entscheidungen befassen, als mit einem tatsächlichen Bezug zu dem theoretischen Konzept des Personseins [personhood] als Grundlage für die Praxis von Gesundheits- und Sozialfürsorge. Personzentrierte Praxis ohne Fokus auf „Personhood“ verfehlt die Bezugnahme zur Menschlichkeit von Personen und kann daher nur als eine weitere Maßnahme zur Qualitätsverbesserung angesehen werden. Daher lautet unsere **Definition** personzentrierter Praxis wie folgt:

... einen Ansatz für die Praxis, der durch den Aufbau und die Förderung gesundheitsförderlicher Beziehungen zwischen allen Leistungserbringern, Dienstleistungsnutzern und anderen Personen, die für sie in ihrem Leben von Bedeutung sind, entsteht. Sie beruht auf den Werten der Achtung der Person, des individuellen Rechts auf Selbstbestimmung, des gegenseitigen Respekts und Verständnisses. Sie wird durch Kulturen des Empowerments ermöglicht, der kontinuierliche Ansätze zur Praxisentwicklung fördert.

Der zentrale Baustein dieser Definition ist die Achtung der Personhood, die sich in gegenseitigem Respekt, Selbstbestimmung und Verständnis manifestiert. Ein großer Teil pflegerischer Praxis erfordert eine Verbindung zum Körper, daher ist der Respekt für den Körper während des Praktizierens ein Ausdruck des Respekts für „Personhood“. Merleau-Ponty (Dillon, 1988) legt dar, dass die Person „der Leib ist“ [is the body] und dass wir durch leibliche Auseinandersetzung mit der Welt [bodily engagement with the world] existieren. Somit ist der Körper „unser Ausdruck in der Welt, die sichtbare Form unserer Absichten“ [our expressions in the world, the visible form of our intentions] (Baldwin, 2004, S. 36). Geistige und körperliche Eigenschaften sind untrennbar miteinander verwoben und bilden ein nahtloses Ganzes (Edwards, 2001). So wird unsere Existenz durch unser „In-der-Welt-Sein“ ([being in the world] konstituiert, durch die Beziehung zwischen „unserem Körper und der Welt, zwischen uns und unserem Körper“ [our body and the world, between ourselves and our body]. Edwards (2001) argumentiert, dass die Betrachtung von Personen aus der Perspektive des „Körpers“ es uns ermöglicht, auf eine andere Weise über Krankheit und Behinderung nachzudenken, und dass sie im Falle von (beispielsweise) Menschen mit schweren körperlichen oder geistigen Behinderungen einen wichtigen Beitrag zum Verständnis der Frage leistet, wie das Personsein einer solchen Person erhalten werden kann, indem den körperlichen Reaktionen in Abwesenheit rationaler Reflexionsfähigkeiten Aufmerksamkeit geschenkt wird.

Auf der Grundlage von Merleau-Pontys Ideen verdeutlicht Dewing (2007), dass es vier grundlegende Themen der Lebenswelt gibt, die gelebte Erfahrungen ausmachen. Diese Existenzialien bieten hilfreiche „Wegweiser“ für die Reflexion über das Personsein und die gelebten Erfahrungen. Die vier Existenziale sind: gelebter Körper (Körperlichkeit), gelebte menschliche Beziehung (Relationalität), gelebter Raum (Räumlichkeit) und gelebte Zeit (Zeitlichkeit). Aus Merleau-Pontys Idee, dass es sich bei ihnen um Existenzialien handelt, folgt, dass sie nicht seperabel sind und dass jede Existenzform in die andere eingebettet und mit ihr verwoben ist. Grundlegend für Merleau-Pontys Thesen ist, dass die Person der Leib ist, der die Verkörperung von Geist und Körper als Einheit darstellt. Dies steht im Gegensatz zu der kartesianischen

Weltanschauung, der zufolge Geist und Körper voneinander getrennt existieren, wobei der Geist dem Körper vorangestellt wird. Merleau-Ponty (1989, S. 12) fasst dies wie folgt zusammen: „Our relation to the world is not that of a thinker to an object of thought". Vielmehr bewohnt der Körper den Raum und befindet sich deshalb auch in der Zeit. Für Merleau-Ponty ist der Raum keine abstrakte Einheit, die sich lediglich auf den Körper abbildet. Vielmehr nimmt der Körper den Raum aktiv durch Wahrnehmung, bewusste Bewegung und Aktivität ein Merleau-Ponty (1962). Der Raum existiert außerhalb des Körpers nicht, da er vom Körper von innen heraus erfahren wird. Auch der Geist bildet sich nicht auf den Körper ab. Folglich wird der Körper nicht durch den Geist bewegt. Überdies kann die Bewegung des Leibs am besten oder nur auf einer vorbewussten Ebene vollständig verstanden werden, da es der Körper und nicht der Geist ist, der sich in Raum und Zeit befindet. Bei der Erläuterung dieser Theorie müssen also der gelebte Körper und der existenzielle Raum und die Zeit ständig berücksichtigt werden. Die Nicht-Beachtung von Räumlichkeit, von Zeitlichkeit oder verschiedener Dimensionen der Wahrnehmung wäre unzureichend und würde die gelebte Erfahrung dekontextualisieren und entmenschlichen.

Merleau-Pontys Gedanken zur Leiblichkeit, insbesondere im Kontext von Menschen mit eingeschränkter Kognition, bieten eine grundlegend andere und sogar hoffnungsvolle Konstruktion des Körpers als Akteur, der versucht, auf Grundlage der Wahrnehmung angemessen zu handeln, selbst wenn das Gehirn und/oder der Geist als kognitiv nicht intakt gelten. Im Kontext personzentrierter Praxis wird Körperarbeit, die sich im pflegerischen Kontext auf die Beschäftigung mit den so genannten „Grundlagen der Pflege" [fundamentals of care] konzentriert, zum Weg, über den Pflegende mit der Personhood der zu pflegenden Person in Verbindung treten und die individuellen Pflegebedürfnisse verstehen. In Anbetracht der Bedeutung dieser Körperarbeit sprechen sich jüngste Entwicklungen im Zusammenhang mit Leistungsindikatoren für die Pflege dafür aus, diese Arbeit als Kern dessen zu betrachten, was wir in der Pflege für wichtig halten und was wir im Hinblick auf die Wirksamkeit der Pflege „messen" (Maben et al., 2012; McCance et al., 2011). Zuvor hatte McCance (2003) argumentiert, dass Pflegende durch die Erbringung von körperlicher Pflege eine Verbindung zu Personen herstellen, und dass diese Tätigkeiten nicht nur Aufgaben sind, sondern vielmehr das Fenster, durch das die Verbindung mit der anderen Person beginnt. Martinsen (2006) vertritt die Auffassung, dass diese Verbindung mit einer anderen Person bedeutet, dass wir etwas von der Person mitnehmen, wenn wir mit ihr auf sinnvolle Weise verbunden sind: „We all have something of each other's lives in the palms of our hand" (S. 71). Nach Martinsens Auffassung liegt es in der Verantwortung der einzelnen Praktiker*innen, jede Begegnung mit einem anderen Menschen als einzigartig zu betrachten, als eine Begegnung, die das Sein des Einzelnen in der Welt durch authentische Verbindungen verändern kann. Um authentisch zu sein, müssen wir Faktoren, wie die Bedeutung individueller Beziehungen, emotionales Engagement, Wissen und Entscheidungsfähigkeit bei der Bestimmung unseres „Seins in der Welt" berücksichtigen. Die Authentizität (bei Heidegger „Eigentlichkeit") einer Person setzt sich aus „Zeichen" zusammen (Heidegger, 1927/1990, S. 108)

„Zeichen" repräsentieren unser Leben, das heißt Überzeugungen, Werte und Lebenserfahrungen. Wir können diese entweder als losgelöste Dinge mit geringer Bedeutung behandeln, oder wir können sie als zentral für unser Leben betrachten. Es reicht nicht aus, die Überzeugungen, Werte, Ansichten und Erfahrungen eines anderen zur Kenntnis zu nehmen. Sie müssen in das Dasein des Einzelnen in der Welt integriert werden. Sich der Überzeugungen und Werte eines anderen bewusst zu sein, ist kein Handlungsrezept, sondern eine Anleitung für den am besten geeigneten Handlungsansatz auf der Grundlage der Lebenserfahrung des Einzelnen. In Anerkennung dieser Verflechtung wird die Individualität aller Beteiligten in der Beziehung explizit gemacht. Ein solcher Ansatz erfordert die Bereitschaft der Personen, sich auf eine solche Beziehung einzulassen und sie zu akzeptieren.

Die Kenntnisnahme von „Zeichen" ermöglicht es einer Person, Handlungen in einen Kontext zu stellen, oder wie es MacIntyre (1992, S. 210) formuliert, „der Akt der Äußerung wird verständlich, indem er seinen Platz in einer Erzählung findet" [„the act of utterance becomes intelligible by finding its place in a narrative"]. Mit anderen Worten: Damit die Werte eines Menschen eine Bedeutung erhalten, müssen sie in den Kontext seines Lebens gestellt werden, denn wir werden uns unserer Werte erst bewusst, wenn sie entweder in positiver bzw. negativer Hinsicht hinterfragt bzw. in Frage gestellt werden (Heidegger, 1927/1990). Ohne eine Klärung der Bedeutung eines Wertes in seinem ursprünglichen Kontext kann es schwierig sein, ihn von etwas, das für uns vorhanden ist, zu etwas zu machen, das unser Handeln leitet. Wenn ein Wert nicht geklärt werden kann, bedeutet das nicht, dass er nicht existiert, sondern dass möglicherweise andere Werte erforderlich sind, um ihn zugänglich zu machen. Selbst wenn eine Person beispielsweise das Recht schätzt, selbst Entscheidungen zu treffen, ist es für eine andere Person möglicherweise nicht möglich, die Bedeutung dieses Wertes für sie zu verstehen, solange nicht andere Werte geklärt sind, z.B. jene, welche die Person über die Bedeutung von Fairness und Gerechtigkeit in der Gesellschaft hat.

Aus pflegerischer [caring] Perspektive ermöglicht das Beachten von „Zeichen" die Förderung der Entscheidungsfindung aus der Perspektive des Patienten, d.h. die Förderung seiner Authentizität. Heidegger argumentiert, dass, wenn die Aufrechterhaltung der Authentizität [Eigentlichkeit] des Anderen bei fürsorglichen (pflegerischen) Praktiken keine Priorität hat, die Gefahr besteht, sich selbst an die Stelle des Anderen zu setzen und die Lösung von Problemen und Erfüllung von Bedürfnissen im Namen des Anderen zu übernehmen. Heidegger nennt eine solche Praxis *„defiziente Fürsorge"*, wobei der Eine dominant und der Andere abhängig gemacht wird, wodurch der Andere auf eine Sache reduziert wird. In einer „freiheitsgewinnenden" [freedom-gaining] Beziehung (Barker, 1991) blickt man gemeinsam mit dem Anderen nach vorne, um ihm zu helfen, zu verstehen, was vor ihm liegt, und um angemessene Bewältigungsmechanismen zu entwickeln. Es gibt Momente, in denen eine solche Partnerschaft vielleicht nicht möglich ist und man dem Anderen „vorauseilen" muss, um seine Authentizität zu fördern. Ziel bleibt es, dem Anderen zu helfen, zu erkennen, was er/sie für sich selbst braucht, und einen Mechanismus zu entwickeln, mit dem er/sie selbst erfolgreich umgehen kann. Man hält sich zurück, um dem Anderen die Entfaltung seiner Strategien zu ermöglichen, tritt aber vor, um in Momenten der Schwäche zu unterstützen, und lässt dem anderen die Freiheit, sein Schicksal selbst zu bestimmen (Barker, 1991, S. 191; Heidegger, 1927/1990, S. 159). Dieses Konzept der Authentizität deckt sich mit den Philosophien des „Personseins" innerhalb einer Pflegeperson-Patient*innen-Beziehung, die Engagement, Risikobereitschaft, Zurücktreten, um Raum zu schaffen, und Vorausgehen in Zeiten von Vulnerabilität erfordert.

Betrachtet man personzentrierte Praxis aus der Perspektive der Authentizität, so geht man davon aus, dass jeder ein „angeborenes Potenzial" hat, dessen Nutzung Individuen durch Sozialisation erlernen. Alle Erwachsenen besitzen das gleiche angeborene Potenzial, das jedoch durch Sozialisationsprozesse vollständig oder nicht realisiert wird. Es können verschiedene innere und äußere Zwänge oder Beschränkungen bestehen, die verhindern, dass das Potenzial einer Person voll ausgeschöpft wird, weshalb es notwendig werden kann, die Menschen bei der Bestimmung der am besten geeigneten Vorgehensweise zu unterstützen. Dieser Ansatz verlangt, dass sich die Rolle des Praktikers darauf konzentriert, die Authentizität des Einzelnen zu fördern, damit sein volles Potenzial ausgeschöpft und seine Fähigkeit zu selbständigem Handeln durch die Beseitigung einschränkender Faktoren maximiert werden kann.

1.1.5 Grundlegende Prinzipien für eine personzentrierte Praxis

Die Literatur über personzentrierte Praxis weist eine Fülle von Ratschlägen, Instrumenten und Prozessen auf, die für die Einführung von Personzentrierung in der Praxis unerlässlich sind. Sie alle bieten bestimmte Herangehensweisen, um Aktivitäten und Praktiken im Gesundheits und Sozialwesen auf eine personzentrierte Weise zu gestalten. Wir sind jedoch der Meinung, dass Personzentrierung am besten auf der Ebene von „Prinzipien" operationalisiert werden kann, da die Art und Weise, wie sie funktioniert, in hohem Maße vom Umsetzungskontext abhängig ist und kein einzelnes Instrument, Verfahren oder eine Methode für jeden Kontext geeignet ist!

Aus der Literatur geht weiter hervor, dass „Praxismuster" [practice patterns] die Art und Weise beeinflussen, wie Personzentrierung von Mitarbeiter*innen und Dienstleistungsnutzer*innen erlebt wird. Einige Muster sind offenkundig, z.B. jene, die explizit in Betreuungspfaden artikuliert werden. Andere sind eher implizit, d.h. sie sind Teil der etablierten Seinsweisen [ways of being] einzelner Praktiker*innen, und es sind diese impliziten Muster, die die erklärten Praxisstandards ausdifferenzieren und die von Patienten und Dienstleistungsnutzern erlebt werden. Ein großer Teil der Arbeit in der Praxisentwicklung besteht darin, „die Architektur solcher Praxismuster freizulegen", die unterschiedliche Energien erzeugen, die Innovation fördern oder hemmen können. Emanzipatorische Praxisentwicklung hat als Kernziel die Entwicklung personzentrierter Kulturen, indem die Kluft zwischen erklärten und praktizierten Werten verringert wird. Um diese Kluft zu schließen, ist eine Analyse des Praxiskontextes erforderlich, um die Merkmale des Umfelds zu bestimmen, die die Entwicklung einer personzentrierten Kultur fördern oder behindern. Unsere langjährigen Erfahrungen in der emanzipatorischen Praxisentwicklung (Andvig & Biong, 2014; Parlour et al., 2014) zeigen die Notwendigkeit zu verstehen, wie etablierte Praxismuster mit den erklärten personzentrierten Werten übereinstimmen oder auch nicht. Ohne eine systematisch geförderte, kritisch-kreative Reflexion der Praxis und die Nutzung vielfältiger Wissensquellen, die Licht in die dunklen, unbewussten und verkörperten etablierten Wege des Wissens, des Seins und des Handelns bringen, wird keine noch so große Menge an Werkzeugen oder Prozessen mehr Personzentrierung schaffen.

An dieser Stelle verweisen wir auf den Originaltext, in dem McCormack und McCance auf Christopher Alexanders Methode der Mustersprache („pattern language") hinweisen (Alexander et al., 1977). Hierauf basierend schlagen sie einen Ansatz vor, der anhand der Formulierung bestimmter Muster eine die Darlegung personzentrierter Prinzipien innerhalb einer Organisation/Institution ermöglicht und Grundlage gezielter, regelmäßiger Reflexion bietet.

1.1.6 Fazit

In diesem Abschnitt haben wir einige konzeptuelle und philosophische Perspektiven auf Personsein und Personzentrierung vorgestellt sowie einige wesentliche Grundsätze für die Operationalisierung personzentrierter Praktiken und die Schaffung einer personzentrierten Kultur dargelegt. Wir haben verschiedene Perspektiven auf Personhood aufgezeigt. Es handelt sich dabei nicht um sich gegenseitig ausschließende Perspektiven, und wenn man sie durch das vereinheitlichende Konzept der „Authentizität" betrachtet, werden die Überschneidungen offensichtlich. In der realen Welt denken wir natürlich nicht auf diese fragmentierte Art und Weise über unser eigenes Wesen und das anderer Menschen nach, und das würde in der Tat zu einer fehlerhaften Entscheidungsfindung und der potenziellen Erosion des Personseins führen, da es „blinde Flecken" in unserer Reflexion und Entscheidungsfindung schaffen würde. Wenngleich Authentizität ein verbindendes Konzept ist, das eine effektivere Entscheidungsfindung ermöglicht, müssen wir uns der Tatsache bewusst sein, dass viele Menschen nicht in der Lage sind, ihr authentisches Selbst eigenständig zu vertreten und daher in Situationen, in denen ihre Authentizität bedroht sein könnte, die Hilfe anderer benötigen. Wenn wir in der Lage sein wollen, die Authentizität anderer, die unsere Hilfe am dringendsten benötigen, zu fördern, dann müssen wir sicherstellen, dass wir uns in der bestmöglichen Verfassung befinden, um dies zu tun. Wenn wir in einer personzentrierten Beziehung wirklich miteinander verbunden sind, teilen wir unser tiefstes Selbstverständnis und ermöglichen es anderen, zu erfahren, wer wir als Personen sind, welche Werte uns wichtig sind, welche Träume, Hoffnungen und Wünsche wir in unserem Leben haben und welche Art von Leben wir anstreben. Durch unsere Diskussionen, Reflexionen, Debatten, Argumente und Vereinbarungen wird das eigene „Ich" im Laufe des Lebens geformt und umgestaltet, geordnet und neu geordnet, nach Prioritäten gegliedert und neu priorisiert. Indem man eine solche Dynamik in eine berufliche Beziehung einbringt und als Fachkraft im Gesundheitswesen die Pflege einer anderen Person unterstützt, wird dieser Lebensplan (zum Beispiel) in ein formales, umfassendes Assessment umgesetzt, das Biografie und Erzählung (narrative) inkludiert. Die Person auf diese Weise zu kennen, ist essenziell für eine personzentrierte Praxis. Unser Leben wird jedoch von Mustern beherrscht – von guten und weniger guten, von hilfreichen und weniger hilfreichen, von expliziten und impliziten. Diese Muster prägen unsere Existenz und die Qualität der von uns erlebten Beziehungen.

Im Originaltext schlagen McCormack und McCance eine Reihe „musterbasierter Prinzipien" vor, um Personzentrierung auf individueller, Team- und Organisationsebene zu leiten und mit dem Person-Centred Practice Framework zu verbinden. Wir dürfen an dieser Stelle auf den englischsprachigen Beitrag von Brendan McCormack und Tanya McCance (2017, S. 55) verweisen.

1.2 Das Person-centred Practice Framework

Tanya McCance und Brendan McCormack
Übersetzung: Theresa Clement
und Martin Wallner

Vorwort
Martin Wallner

Der vorliegende Beitrag von McCormack & McCance (2017) erschien zuerst unter dem englischsprachigen Titel „The Person-centred Practice Framework" in dem Sammelwerk „Person-centred practice in nursing and health care: theory and practice" McCormack & McCance (2017). Der Beitrag (hier übersetzt und bearbeitet mit Genehmigung) beschreibt zunächst die Entstehung und Entwicklung des Frameworks, bevor seine Elemente definiert und erörtert werden. Während der Fokus ursprünglich auf die Berufsgruppe der Pflege gerichtet war (Person-centred *Nursing* Framework), erfolgt in der hier vorgelegten Version eine multidisziplinäre und interprofessionelle Ausweitung auf alle Berufsgruppen im Gesundheitswesen, was im Begriff *Practice* zum Ausdruck kommt (Person -centred *Practice* Framework). Dies steht im Einklang mit dem inklusiven und pluralistischen Anspruch des Frameworks, wonach der Begriff *Person* auf alle Beteiligten – und somit auch auf die Mitglieder aller Berufsgruppen – Anwendung findet, während in anderen Konzeptionen der Fokus häufig allein auf Patient*innen und/oder einzelne Berufsgruppen gerichtet ist. Während auch das

Person-centred *Nursing* Framework als eigenständiges Framework fortbesteht und weiterentwickelt wird (McCormack & McCance, 2021), steht im vorliegenden Beitrag das Person-centred *Practice* Framework im Fokus.

Inhaltlich werden in diesem Beitrag mit der Vorstellung der Elemente des Person-centred Practice Frameworks die in **Kapitel 1.1** eingeführten Konzepte (*Personhood*, Personzentrierung) auf das Feld der Gesundheitsversorgung umgelegt und anhand zentraler Begriffe und Dimensionen expliziert. Dabei werden personbezogene Voraussetzungen der Praktiker*innen ebenso berücksichtigt wie die Gestaltung des Praxisumfelds auf der Ebene von Führungspersonen und Teams. Beide Aspekte wiederum beeinflussen, wie Personzentrierung in der Praxis umgesetzt wird bzw. umgesetzt werden kann, und wirken sich damit auch auf das beabsichtigte Ergebnis aus. Wenngleich sie nicht im direkten Einflussbereich von Praktiker*innen stehen, werden zudem wesentliche politische und gesellschaftliche Rahmenbedingungen abgebildet, die wirksame personzentrierte Praxis beeinflussen. Damit wird der Bogen von Makro- über die Meso- bis zur Mikroebene gespannt.

1.2.1 Der Weg zum Framework

Die Entwicklung des Person-centred Nursing Frameworks erstreckt sich inzwischen über fast zwei Jahrzehnte. Seither fand das Modell Einsatz in unterschiedlichsten Anwendungsbereichen und Kontexten. Das Framework, ursprünglich entwickelt im Rahmen einer groß angelegten Untersuchung, ist durch empirische Forschungsergebnisse fundiert. Bis heute wird es auf Grundlage weiterführender Studien und Testungen präzisiert und adaptiert. Hierbei lassen sich viele der (auch im ursprünglichen Modell bereits berücksichtigten) Elemente immer wieder belegen und validieren, sie bleiben also konsistent.

1.2.1.1 Entwicklung eines Frameworks für personzentrierte Pflege

Das ursprüngliche Framework wurde 2006 erstmals publiziert (**Abb. 1-1**). Entwickelt wurde es zur Anwendung in der Interventionsphase einer großen quasi-experimentellen Studie mit dem Ziel, die Effektivität personzentrierter Pflege in einem Krankenhaus der Maximalversorgung zu erheben (McCormack et al., 2008).

Das Framework leitete sich ab aus dem konzeptionellen Rahmenmodell von McCormack (McCormack, 2003), das personzentrierte Praxis in der Arbeit mit älteren Menschen darstellt, und aus dem Modell von McCance, das sich auf die Erfahrungen von Patient*innen und Pflegekräften mit der pflegerischen Versorgung bezieht (McCance, 2003).

Was sich in dieser anfänglichen Entwicklung bereits als Kernaussage abzeichnete und im Laufe der Zeit weiterhin bewährt hat, ist der philosophische Grundgedanke, der das Fundament einer personzentrierten Praxis bildet.

Das philosophische Konzept der „Person", wie in **Kapitel 1.1** näher erörtert, steht dabei im Einklang mit dem philosophischen Grundverständnis der Humanwissenschaften, wobei es um die Frage geht, was es bedeutet, Mensch zu sein. Die humanwissenschaftlichen Grundsätze, die als Grundlage des Frameworks herangezogen werden, umfassen Aspekte der persönlichen Freiheit, Entscheidungsfreiheit und Verantwortung; eine holistische Sichtweise auf den Menschen als Person (nicht isolierbare Personen, die mit anderen und der Natur verbunden sind), verschiedene Formen des Wissens (Empirie, Ästhetik, Ethik und Intuition) und die Bedeutung von Zeit, Raum und Beziehungen (Watson, 1985).

Das ursprüngliche Framework umfasst vier Ebenen:

1. „Voraussetzungen", die sich auf die Eigenschaften der Pflegenden beziehen. Diese beinhalten die Dimensionen: fachlich kompetent sein, entwickelte zwischenmenschliche Fähigkeiten haben, sich der Aufgabe

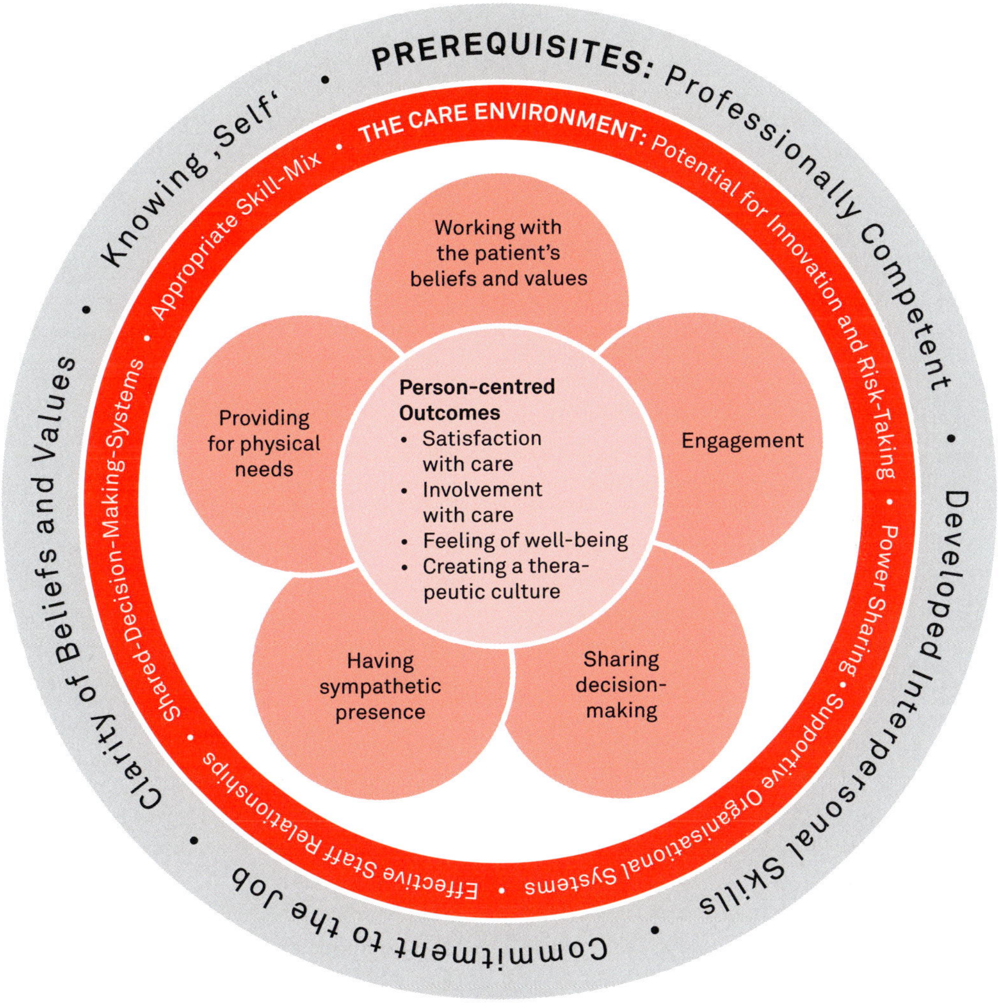

Abbildung 1-1: Ein Framework für personzentrierte Pflege (Quelle: aus „Development of a framework for person-centred nursing," von B. McCormack & T. McCance, 2006, *Adv Nurs, 56*(5), S. 476 (doi). Mit freundlicher Genehmigung von Wiley.

verpflichtet fühlen, Klarheit über Werte und Überzeugungen haben, und sich selbst kennen.

2. „Pflegerisches Umfeld", das sich auf die kontextuellen Gegebenheiten und den Rahmen, in dem Pflege erbracht wird, konzentriert. Hierunter fallen die Dimensionen: angemessener Kompetenzmix (Skill-Mix) gemeinsame Entscheidungsprozesse, wirkungsvolle (effektive) Arbeitsbeziehungen, unterstützende Organisationsstrukturen, Innovationspotenzial und Risikobereitschaft.
3. „Personzentrierte Prozesse" beschreiben handlungsbezogene Aspekte, die sich auf die pflegerische Versorgung von Patient*innen beziehen. Hierunter fallen die Gesichtspunkte: Mit Werten und Überzeugungen der Person arbeiten, Engagement, professionell

sorgend präsent sein, gemeinsam Entscheidungen treffen, Versorgung in Hinblick auf körperliche Bedürfnisse.
4. „Erwartete Ergebnisse“ bilden die Resultate einer effektiven personzentrierten Pflegepraxis ab. Sie umfassen Aspekte, wie Zufriedenheit mit der Pflege, Beteiligung an der Pflege, Wohlbefinden und Schaffung eines therapeutischen Umfelds.

Die Beziehungen zwischen den Ebenen, die sich im Framework abbilden, werden dabei grafisch dargestellt. Um das Zentrum den Kern des Modells zu erreichen, bilden zunächst die Eigenschaften des Personals die Grundvoraussetzung. Diese sind in der Gestaltung des Praxisumfelds zu berücksichtigen, um eine effektive Pflege im Rahmen der dargelegten Pflegeprozesse zu gewährleisten. Orientiert man sich an dieser Ordnung, führt ein Erfüllen der einzelnen Komponenten des Modells letztendlich zum Erreichen der (personzentrierten) Ergebnisse – der zentralen Komponente des Frameworks. Es ist dabei zu berücksichtigen, dass sich die Beziehungen zwischen den einzelnen Konstrukten auch wechselseitig gestalten kann.

Nach der ersten Veröffentlichung stieß das Framework auf großen Anklang, vorwiegend innerhalb der Gesundheits- und Krankenpflege und verbreitete sich großflächig, auch auf internationaler Ebene. Damit wurde ein längst erforderlicher, kritischer Diskurs angestoßen zur Debatte über die Anwendbarkeit des Modells in der Praxis.

In dieser ersten Phase erwies sich die Integration des Modells vor allem im Rahmen der Praxisentwicklung als bedeutsame Triebfeder. Die Entwicklung effektiver, personzentrierter Kulturen zeichnete sich hierbei als Grundlage der Praxisentwicklung ab (McCormack et al., 2013).

Der Nutzen des Frameworks zeigte sich dabei primär in seiner Funktion als Hilfsmittel zur Operationalisierung von Personzentrierung im praktischen Kontext. Anhand der zugrundeliegenden Prinzipien der Personzentrierung wird das Konzept für die praktische Anwendung verständlich.

Diese Prinzipien in der Praxis zu erkennen und zu operationalisieren, stellt sich hierbei jedoch als Herausforderung dar. Das Framework erwies sich hierbei als hilfreiches Instrument, mit dem es möglich wurde, die Praxis gezielt zu beleuchten und ein gemeinsames Verständnis und eine gemeinsame Sprache für Personzentrierung in der Pflege zu schaffen.

1.2.1.2 Personzentrierte Pflege: Theorie und Praxis

Mit der Veröffentlichung des Person-centred Nursing Frameworks im Jahr 2010 (**Abb. 1-2**) wurden die vier Ebenen und viele der Elemente des Frameworks sowie die Beziehungen zwischen diesen konsolidiert. Abgeleitet aus kritischen Dialogen und Feedback wurden zunächst nur wenige Änderungen an dem ursprünglichen Framework vorgenommen:

- Auf der Ebene des Praxisumfelds wurde der Aspekt der *physischen Umgebung* hinzugefügt, um auch die Auswirkungen der physischen Umgebung auf personzentrierte Praxis zu berücksichtigen.
- Die Komponente *Versorgung in Hinblick auf körperliche/physische Bedürfnisse*, wurde geändert zu *„ganzheitliche Pflege“*. Hier galt es zu berücksichtigen, dass Pflege ein breites Interventionsspektrum umfasst und dabei nicht nur auf die Versorgung physischer Bedürfnisse ausgerichtet ist.

Auch diese erste, adaptierte Version des Frameworks fand weiterhin Verwendung als Instrument zur Praxisentwicklung und wurde im Rahmen diverser Forschungsarbeiten getestet (Buckley et al., 2014; Lynch et al., 2011; McCance et al., 2013). Interessanter ist jedoch, dass sich ab diesem Moment der Einfluss des Frameworks auch auf anderen Ebenen abzeichnete. In Bereichen wie Pflege- und Gesundheitspolitik (Department of Health, 2010, 2013; Royal Col-

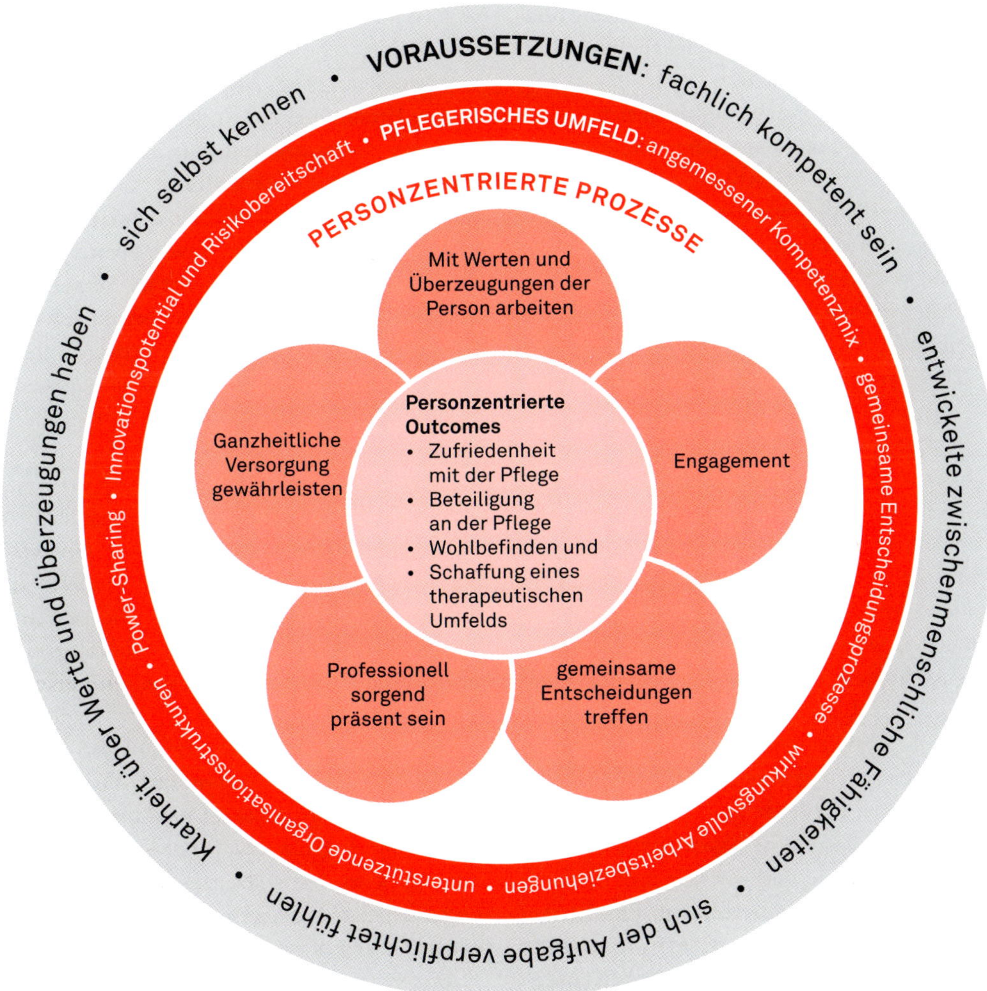

Abbildung 1-2: Das Person-centred Nursing Framework (Quelle: aus „Person-Centred nursing: theory and practice," von B. McCormack & T. McCance, 2010a, Wiley Blackwell Publishing, S. 34, 39)

lege of Nursing, 2010), aber auch in Pflegeausbildung und -management fand das Framework Anwendung.

1.2.1.3 Eine Theorie mittlerer Reichweite

Das Person-centred Nursing Framework wurde a priori als Theorie mittlerer Reichweite beschrieben (McCormack & McCance, 2006). Die Verortung des Modells auf dem Kontinuum der Theorieentwicklung wurde von McCormack & McCance (2010a) expliziert, wobei sie sich auf die (bahnbrechende) Arbeit von Fawcett (1998) stützten, der hierarchischen Strukturierung des Pflegewissens auf fünf Ebenen.

Auf die höchste Abstraktionsebene stellt Fawcett dabei das Metaparadigma. Dies bietet den breitesten Konsens innerhalb der Disziplin der Pflege und beschreibt allgemeine Parameter des Wissenschaftszweiges. Daneben gliedern sich Philosophien ein, die Erklärung über Überzeugungen und zugrundeliegende Wertvorstellungen beinhalten.

Konzeptuelle Modelle befinden sich auf der nächsten Ebene und bieten einen bestimmten Bezugsrahmen, der Orientierung darüber gibt, „wie sie (Anhängerinnen und Anhänger) die für ihre Disziplin relevanten Phänomene beobachten und interpretieren sollen“ [„how to observe and interpret the phenomena of interest of the discipline“] (Fawcett, 1998, S. 14).

Theorien bilden die dritte Komponente in der hierarchischen Struktur. Sie sind weniger abstrakt als die konzeptionellen Modelle. Sie können weiter in globale Theorien und Theorien mittlerer Reichweite untergliedert werden, wobei letztere einen engeren Geltungsbereich umfassen und „relativ präzise Bestimmungen der jeweiligen Begriffe, aber auch Angaben darüber, wie sie konkret gemessen werden können“ bereitstellen [„made up of concepts and propositions that are empirically measurable“] (Fawcett, 1998, S. 38). Fawcett unterscheidet explizit zwischen konzeptionellen Modellen und Theorien mittlerer Reichweite. Theorien mittlerer Reichweite befassen sich dabei mit einzelnen oder mehreren relativ spezifischen, konkreten Begriffen und Aussagen, die sich von konzeptionellen Modellen ableiten lassen. Es werden in den Propositionen, die diese Konzepte beschreiben, spezifische Beziehungen zwischen ihnen angedeutet.

Die letzte Komponente der hierarchischen Strukturierung des Pflegewissens bilden empirische Indikatoren. Diese werden als das Messinstrumente, experimentelle Bedingungen und Verfahren, die der Überprüfung von Konzepten innerhalb einer Theorie mittlerer Reichweite dienen, definiert. Das Person-centred Nursing Framework wird, da es aus zwei abstrakten konzeptionellen Modellen abgeleitet wurde, relativ spezifische Konzepte umfasst und Beziehungen zwischen den Konzepten aufzeigt, als Theorie mittlerer Reichweite eingeordnet.

Fortschritte zeigen sich in der Entwicklung empirischer Indikatoren zur Messung von Konzepten innerhalb des Frameworks, wobei weitere Untersuchungen diesbezüglich verfolgt werden (Slater et al., 2015).

Das Person-centred Nursing Framework hat sich inzwischen zu einem allgemein anerkannten Pflege-Modell entwickelt (McCormack & McCance, 2015). Der Kern personzentrierter Pflege, wie im Framework beschrieben, spiegelt die Ideale einer humanistischen Versorgung [humanistic caring] wider. Dies betont den moralischen Aspekt und die therapeutische Intention, die der pflegerischen Praxis zugrunde liegt, gestaltet durch auf effektiven zwischenmenschlichen Prozessen beruhenden Beziehungen. Daher lautet die dem Framework zugrunde liegende **Definition** von Pflege:

Personzentrierte Pflege *ist eine Herangehensweise an die Praxis, die gekennzeichnet ist durch* ***therapeutische Beziehungen*** *zwischen allen Pflegeanbieter*innen, Dienstleistungsnutzer*innen und anderen Personen, die für sie in ihrem Leben wichtig sind.*

Personzentrierung *basiert auf den Werten des Respekts für andere Personen, dem individuellen Recht auf Selbstbestimmung sowie gegenseitigem Respekt und Verständnis füreinander. Sie wird ermöglicht durch Kulturen des Empowerments und einer kontinuierlichen Hingabe zur Praxisentwicklung.*

Das Framework hebt die Komplexität der personzentrierten Pflege hervor und betont durch Artikulation der einzelnen Komponenten die kontextuellen, einstellungsbezogenen und moralischen Dimensionen einer humanistisch geprägten Pflegepraxis. Es zeichnet sich ein zunehmendes Interesse und Relevanz bezüglich der Anwendung des Frameworks in multidisziplinären und interprofessionellen Teams ab. Dies wird (hoffentlich) die weiteren Entwicklungen des Modells auch in Zukunft prägen. Im nachfolgenden Abschnitt wird auf diesen Anspruch und seine Bedeutung für die Entwicklung des Person-centred Practice Frameworks eingegangen.

1.2.2 Das Person-Centred Practice Framework

Mit Blick in die Zukunft wurde sich das Ziel gesetzt, das Person-Centred Practice Framework in einen breiteren Anwendungskontext zu stellen und seine Anwendbarkeit (nicht nur für die Pflege, sondern) für verschiedene Berufsgruppen in der Gesundheitsversorgung zu explizieren. In diesem Abschnitt wird die aktuelle Version des Frameworks dargestellt.

Als Ausgangspunkt ist zunächst noch einmal hervorzuheben, dass die vier Ebenen und viele der Elemente innerhalb des Person-centred Practice Frameworks über die Zeit konsistent geblieben sind. Die Beziehung zwischen den Ebenen wurde durch die praktische Anwendung des Frameworks und durch Forschung validiert, was die Annahme stützt, dass zunächst Voraussetzungen und das Praxisumfeld berücksichtigt werden müssen, um die Grundlage für eine wirksame Pflege durch entsprechende per-

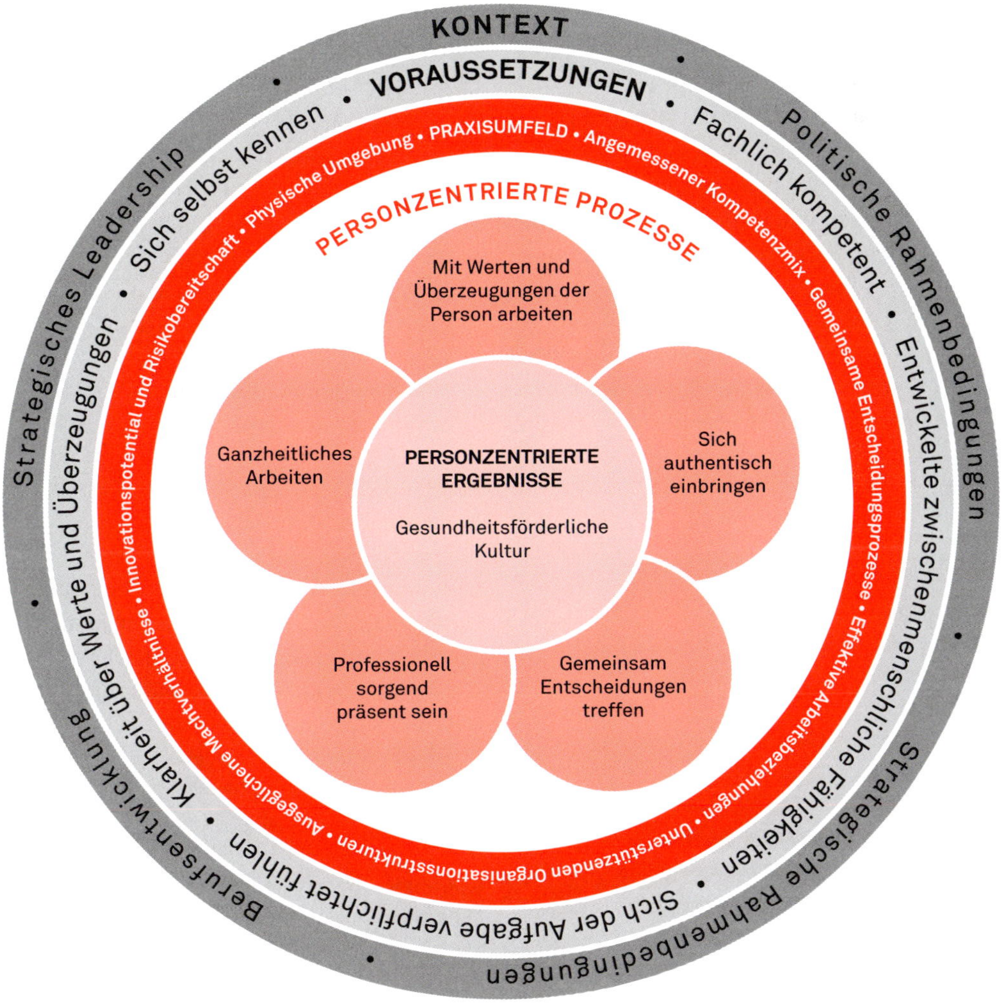

Abbildung 1-3: Personzentrierte Praxis. Ein theoretischer Bezugsrahmen (Quelle: aus „The Person-Centred Nursing Framework," von B. McCormack & T. McCance, 2021, Springer (S. 42). Mit freundlicher Genehmigung.

sonzentrierte Prozesse bilden zu können. Erst dann können sich personzentrierte Ergebnisse abzeichnen.

Im Nachfolgenden wird auf die Adaptionen des Frameworks, die seit der Veröffentlichung 2010 vorgenommen wurden, eingegangen.

1.2.2.1 Voraussetzungen

Die *Voraussetzungen* umfassen die Eigenschaften des Personals. Sie gelten als die wichtigsten Bausteine in der Aus- und Weiterbildung von Fachkräften im Gesundheitswesen, um Praktiker*innen zu befähigen, wirksame, personzentrierte Pflege erbringen zu können.

Zu diesen Attributen zählen: fachliche Kompetenz, entwickelte zwischenmenschliche Fähigkeiten, sich der Aufgabe verpflichtet fühlen, Klarheit über Werte und Überzeugungen sowie sich selbst kennen. Auf dieser Ebene strukturieren sich diese Attribute nicht hierarchisch, alle sind gleichermaßen relevant. Allerdings ist es erst die Kombination aller Eigenschaften, was personzentrierte Praktiker*innen ausmacht und sie befähigt, mit den Herausforderungen eines sich ständig verändernden Umfelds umzugehen.

Kasten 1-1: Fachlich kompetent sein

Um verschiedene Pflege- und Betreuungsoptionen anzubieten, auszuverhandeln/auszuloten und eine effektive, ganzheitliche Pflege leisten zu können, braucht es – neben einer professionellen Haltung – auch ein differenziertes pflegerisches Fachwissen. Kompetentes pflegerisches Handeln speist sich immer aus vier Quellen: theoretischem Wissen, Erfahrung, Intuition und ethischer Kompetenz.

Im Kontext der Personzentrierung bedeutet fachlich kompetent zu sein mehr als nur das Ausführen einer Aufgabe oder ein erwünschtes Verhalten. Vielmehr spiegelt die fachliche Kompetenz einen ganzheitlichen Ansatz wider, der Wissen, Fähigkeiten und Einstellungen umfasst. In der Diskussion über das Konzept der Kompetenz werden in der Literatur drei Ansätze verfolgt: ein aufgabenbezogener oder behavioristischer Ansatz, ein Ansatz, der sich auf allgemeine Eigenschaften bezieht, und der ganzheitliche Ansatz (Hager et al., 1994). Der ganzheitliche Ansatz steht im Einklang mit den zugrunde liegenden Werten der Personzentrierung und legt den Schwerpunkt auf die Zusammenführung individueller Fähigkeiten, die sich aus einer Kombination von Eigenschaften und Aufgaben ergeben, die situativ Anwendung finden. Dabei ist auch das professionelle Urteilsvermögen einzubeziehen. Sundberg (2001) bietet bei der Erörterung eines holistischen Ansatzes zur Kompetenzentwicklung eine pragmatische Sichtweise auf das Konstrukt der fachlichen Kompetenz als:

- Wissen [knowledge], – das im Rahmen der Ausbildung erlernt wird;
- Erfahrung [experience] – die in der Arbeit, am Arbeitsplatz und im sozialen Leben gesammelt wird;
- Fähigkeiten [abilities], das Wissen und die Erfahrungen anzuwenden (Sundberg, 2001).

Er argumentiert, dass die Entwicklung von Kompetenz einzig in den Händen des Individuums liegt. Was wir jedoch tun können, um Kompetenz zu fördern, ist einen Rahmen/ein Umfeld dafür zu bieten, die Werkzeuge bereitzustellen und als Impulsgeber zu wirken [„set the scene, provide the tools and act like catalysts“] (Sundberg, 2001, S. 104).

Die geeigneten und relevanten Kompetenzen für die entsprechenden Berufsangehörigen spiegeln sich in einer Vielzahl von, in der Literatur dargelegten, Kompetenzmodellen und -rahmen wider. Die von den Regulierungsbehörden zur allgemeinen Berufsordnung festgelegten sind hierunter wohl die relevantesten. Im Rahmen des Person-centred Practice Frameworks wird davon ausgegangen, dass die Mindestanforderungen zur staatlichen Anerkennung als Fachkraft jedenfalls erfüllt sind. Das Konzept der

Personzentrierung gewinnt innerhalb solcher Kompetenzmodelle und allgemeiner Lehrpläne zunehmen an Bedeutung. Die Herausforderungen in der Gestaltung der Berufsausbildung sind jedoch dem Dilemma in der Praxis nicht unähnlich – der Begriff Personzentrierung findet hier freie Anwendung, wobei tendenziell ein nur prinzipielles Verständnis des Begriffs vermittelt wird, ohne ihn dabei für den praktischen Kontext spezifisch und adäquat zu operationalisieren. Im Rahmen einer Meta-Synthese zur Einbettung von Personzentrierung in Curricula der Gesundheits- und Krankenpflege kamen O'Donnell et al. (2021) zu dem Schluss, dass es, obwohl die Vorzüge der personzentrierten Praxis in der Fachliteratur eindeutig dargelegt werden, bislang nur begrenzte Erfahrungen in der Anwendung des Ansatzes im Rahmen der Erstellung und/oder Durchführung von Lehrplänen für die Gesundheits- und Krankenpflege vorliegen. Dennoch zeichnen sich diesbezüglich Fortschritte ab. Personzentrierung ist zu einem Kernkonzept in den Lehrplänen geworden, was sich innovativen Ansätzen in der Lehrplanentwicklung verdeutlicht (**Kap. 5**).

Die Ausbildung personzentrierter Fachkräfte ist mit dem Erlangen des Berufsabschlusses nicht beendet. Nach Abschluss der Grundausbildung müssen die Fachkräfte weitergebildet werden, sich weiterentwickeln und Fähigkeiten aneignen, die es ihnen ermöglichen, sich zu Praxis-Expert*innen zu entwickeln. Die Herausforderung im Erlangen von Fachwissen liegt jedoch im Einfluss der Arbeitsplatzkultur. Die Kultur prägt die Werte, die innerhalb der Teams am Arbeitsplatz geteilt werden. Dies gilt ebenso für Kompetenzen, die innerhalb eines Teams als bedeutsam und relevant angesehen werden. Als Beispiel kann hier die Nofallversorgung angeführt werden. Medizinisch-technischen Kompetenzen werden in diesem Bereich oftmals eine größere Bedeutung zugeschrieben als allgemeinen pflegerische Tätigkeiten (McConnell et al., 2016). Auch Patient*innensicherheit nimmt in der internationalen Agenda einen hohen Stellenwert ein. So werden in der Gesundheitsversorgung vornehmlich und kontinuierlich Konzepte und Handlungsansätze gefördert, die zu einer Verbesserung klinischer Indikatoren beitragen und dabei auf die Outcomekriterien Morbidität und Mortalität positive Effekte zeigen. Besorgniserregende und erschütternde Geschehnisse im Rahmen der gesundheitlichen Versorgung handeln dabei jedoch weniger von technischer Kompetenz und Minimierung körperlicher Schäden als vielmehr von entmenschlichenden Erfahrungen. Der hochmediatisierte Francis-Bericht (Francis, 2013), gefolgt von der Berwick-Untersuchung (Berwick, 2013), hat dies im Raum des Vereinigten Königreichs eindrücklich verdeutlicht. Dabei ist die Forderung nach einer mitfühlenderen und verständnisvolleren Pflege ein globales Anliegen (Dewi et al., 2014; Lown et al., 2011; World Health Organization, 2007). Im Zuge dessen wird die Notwendigkeit unterstrichen, Fachkräfte auszubilden, die sich für einen holistischen Ansatz in der Praxis einsetzen, in dessen Fokus die Berücksichtigung der Bedürfnisse der Patient*innen als Menschen steht.

Kasten 1-2: Entwickelte zwischenmenschliche Fähigkeiten

Personzentrierte Pflege setzt voraus, dass ich auf mein Gegenüber zugehen kann, versuche sie/ihn zu verstehen, mich in ihre/seine Situation hineinzuversetzen. Dazu muss man die Fähigkeit haben, mit anderen in Interaktion zu treten, verbal und nonverbal kommunizieren zu können. Zwischenmenschliche Fähigkeiten zeigen sich auch in dem Streben, gemeinsame Lösungen mit dem Gegenüber zu erreichen/zu finden, die auf gegenseitige Zustimmung treffen.

Personzentrierung baut auf Beziehungen auf und ist abhängig von einer ausgeprägten zwischenmenschlichen Kompetenz. Wirksame Kommunikation erfordert eine Kombination aus verbalen und nonverbalen Fähigkeiten. Verbale Kommunikation umfasst das Gesagte

(Sprache) und das Gehörte (Zuhören), während sich nonverbale Kommunikation auf Körpersprache bezieht, z. B. Körperhaltung, Nähe, Berührung, Bewegungen, Gesichtsausdruck, Blickkontakt, Gesten und andere Verhaltensweisen, die den verbalen Botschaften eine weitere Kommunikationsebene hinzufügen. In der Fachliteratur wird sich umfassend mit grundlegend Kommunikationsfähigkeiten befasst; personzentrierte Kommunikation zeichnet sich jedoch durch mehr aus als nur der Summe ihrer Teile und dass jede Interaktion von den beteiligten Personen abhängig ist. Wenn wir mit Personen kommunizieren, gestaltet sich dies im Wesentlichen auf Grundlage dessen, was wir über sie als Menschen wissen. Dies hat Einfluss darauf, was wir sagen, wie wir es sagen, welche Sprache wir verwenden und welche Strategien wir einsetzen. Eine adäquate Umsetzung dieser Aspekte ist essenziell, da die Auswirkungen schlechter Kommunikation tiefgreifend sein können und die Vulnerabilität der Patient*innen und ihrer Familien verstärken.

Eine als herzlich und freundlich empfundene Fachperson zeigt in ihrem Auftreten ausgeprägte zwischenmenschliche Fähigkeiten, und die Wirkung ihrer Ausstrahlung auf Patient*innen und Familien sowie auf andere Teammitglieder sollte nicht unterschätzt werden. Ein angemessenes Maß an Humor kann den Aufbau einer persönlichen Verbindung ebenfalls positiv beeinflussen (Tanay et al., 2013; Tremayne, 2014). Wir müssen jedoch über den bloßen Aufbau von Beziehungen hinausgehen. Ziel ist es, vertrauensbasierte Partnerschaften aufzubauen, um sicherzustellen, dass Bedürfnisse ganzheitlich identifiziert werden und eine gemeinsame Entscheidungsfindung ermöglicht wird. Als Fachpersonen können wir warmherzig und freundlich sein, aber wenn wir dabei nicht den Mut haben, uns in die Welt einer anderen Person hineinzuversetzen und uns auf die wichtigen Gespräche einzulassen, wird unser Einfluss oberflächlich bleiben. Dabei bildet die Entwicklung fortgeschrittener Kommunikationsfähigkeiten eine wichtige Voraussetzung für Fachpersonen, um couragiert Gespräche führen zu können und zum Kern dessen vorzudringen, was der Person wirklich wichtig ist. McCormack und McCance (2010a) legen dar, dass die Entwicklung effektiver zwischenmenschlicher Fähigkeiten, wie von (Goleman, 1999) beschrieben, eng mit dem Begriff der emotionalen Intelligenz verbunden ist. Emotionale Intelligenz bedeutet Emotionen intelligent einzusetzen und ist dabei eine Kombination aus „sich selbst kennen“ und der Anerkennung anderer als ebenfalls emotionale Wesen, d. h. wie ich und andere, zu denen ich in Beziehung stehe, auf einer emotionalen Ebene aufeinander reagieren. Durch das Verständnis des „Selbst“ als emotionales Wesen können wir effektiv auf das emotionale Verhalten anderer reagieren. Diese Auffassung spiegelt sich in dem Attribut personzentrierter Praxis, dem „sich selbst kennen“, wider.

Kasten 1-3: Sich selbst kennen

Sich selbst zu kennen, bezeichnet in diesem Zusammenhang die Art und Weise, wie eine Person ihrem eigenen Sein und Werden durch Reflexion, Selbstwahrnehmung und Auseinandersetzung mit anderen einen Sinn gibt. Nur wer über sich selbst als Person nachdenkt – über das, was ihn/sie als Person ausmacht, was für ihn/sie selbst wichtig ist, über die Gründe nachdenkt und Möglichkeiten zur Weiterentwicklung der eigenen Person durch das Reflektieren darüber sieht, hat die Möglichkeit, sich wirklich auf andere Menschen einzulassen, andere Wertvorstellungen und Haltungen in der professionellen Beziehung zu akzeptieren und mit diesen umzugehen

Als Fachkräfte sind auch wir Personen, mit eigener Lebensgeschichte und Erfahrungen, die uns darin prägen, wie wir Beziehungen aufbauen und wie wir uns auf emotionaler Ebene verhalten. Durch Austausch und Interaktion mit einer sozialen Welt wachsen wir als Person im Laufe unseres Lebens. Dies prägt unsere persönlichen Meinungen, Überzeugungen und Werte und bestimmt, „wer ich bin"/„wer wir sind". Im Kontext des Person-centred Practice Frameworks bedeutet dies, dass die Art und Weise, wie eine Person sich selbst sieht und wie sie ihre Welt konstruiert, Einfluss darauf haben kann, wie sie als Fachkraft agiert und wie sie mit anderen umgeht. Die Entwicklung dieses Selbstbewusstseins ist jedoch keine Fähigkeit, die gelehrt werden kann, sondern ein lebenslanger Lernprozess und erfordert stetiges, persönliches Wachstum, das auf (Selbst-)Reflexion beruht. Geförderte (Selbst-)Reflexion ist ein Mechanismus, um unser Selbstbewusstsein zu stärken und unsere Verhaltensweisen zu verstehen. Schon (1983) vertritt die Auffassung, dass die Fähigkeit, über das eigene Handeln zu reflektieren, um sich auf einen kontinuierlichen Lernprozess einzulassen, eines der bestimmenden Merkmale beruflicher Praxis ist. Dieses Verständnis deckt sich mit dem zuvor beschriebenen Aspekt „fachlich kompetent" sein. Die Fähigkeit, im Handeln (während man etwas tut) und über das Handeln (nachdem man es getan hat) zu reflektieren, ist in vielen Disziplinen zu einem elementaren Merkmal der Berufsausbildungsprogramme geworden. Um ein personzentrierter Praktiker zu werden, ist es wichtig, offen dafür zu sein, Feedback zu geben und zu erhalten, und durch kritische Reflexion mit diesem Feedback konstruktiv zu arbeiten.

Die Entwicklung des persönlichen Selbstbewusstseins kann jedoch durch Konfrontation mit Eigenschaften, die wir an uns selbst nicht mögen, und des Ans-Licht-bringens/Aufdeckens von teilweise schmerzhaften Erfahrungen aus unserer Vergangenheit, die unser Handeln in der Gegenwart beeinflussen, herausfordernd sein.

Das Person-centred Practice Framework beschreibt die Klarheit über Werte und Überzeugungen als eine der Voraussetzungen, die es den Fachkräften ermöglichen, mit dem Pflegeumfeld zu arbeiten. Nach Manley (2004) legen Werte fest, was Menschen denken, was getan werden sollte [„values determine what people think ought to be done"] (Manley, 2004, S. 55). Dabei sind diese eng mit moralischen und ethischen Kodizes verbunden. Überzeugungen hingegen sind das, was Menschen für wahr oder nicht wahr halten [„what people think is true or not true"]. Überzeugungen und Werte sind insofern miteinander verknüpft, als dass es schwierig ist, Werte von ihrer zugeschriebenen Wirkung zu trennen [„it is difficult to separate values from their believed effect"] (Manley, 2004, S. 55). Grundannahmen schließlich umfassen Überzeugungen, die Interpretation dieser Überzeugungen sowie Werte und Emotionen. Sie werden als „angenommene Wahrheit" [accepted truths] verstanden, die unbewusst gelten und als selbstverständlich vorausgesetzt werden (Brown, 1998). Häufig leben wir in einer Welt von Annahmen, ohne uns derer aktiv bewusst zu sein. Im Idealfall entwickeln und vereinbaren die Praktiker*innen gemeinsame berufliche Werte, die von allen geteilt und so in der täglichen Praxis gelebt werden. Dies stellt jedoch häufig eine der größten Herausforderungen in der praktischen Umsetzung dar. Denn oftmals stimmen die innerhalb des Teams vertretenen Werte (d. h. die Werte, über die wir sprechen) nicht mit den Verhaltensweisen, der praktischen Tätigkeit, überein. Die Entwicklung personzentrierter Kulturen beruht auf der Prämisse, dass sich jede*r verpflichtet, die Kluft zwischen den Werten, über die gesprochen wird, und den Verhaltensweisen, die in der Pra-

Kasten 1-4: Klarheit über Werte und Überzeugungen

Eine wichtige Voraussetzung für die Entwicklung einer personzentrierten Praxis ist das Bewusstsein darüber, welchen Einfluss Überzeugungen und Werte auf das professionelle Handeln und somit auf die pflegebedürftigen Menschen haben. Dabei geht es nicht nur um die eigenen Überzeugungen und Werte, sondern um einen gemeinschaftliche, von allen geteilte Vorstellung im Team, über das, was Personzentrierung ausmacht und wie man diese in Handlungen umsetzen kann.

xis zu beobachten sind (oder auch nicht, wie es häufig der Fall ist), zu schließen.

Angestrebt wird eine effektive Arbeitsplatzkultur, in der bestimmte Werte am Arbeitsplatz geteilt werden (z. B. Personzentrierung, lebenslanges Lernen, hohe Anforderungen und ein gleichermaßen hohes Unterstützungsangebot). Ziel ist es, dass diese Werte in der Praxis durch Entwicklung einer gemeinsamen Vision und Mission, in individueller und kollektiver Verantwortung für die Aufrechterhaltung dieses Standards, umgesetzt werden (Manley et al., 2011). Praxisentwicklung beschreibt also eine Methodik zur Verbesserung, zu dessen Zweck eine Vielzahl von Instrumenten und Ansätzen zur Verfügung gestellt werden, die es den Teams ermöglichen, auf diese Ziele hinzuarbeiten (Dewing et al., 2014; McCormack et al., 2013).

Kasten 1-5: Sich der Aufgabe verpflichtet fühlen

Um eine personzentrierte Praktikerin oder ein personzentrierter Praktiker zu sein, ist es grundlegend, dass man sich seiner Aufgabe als Pflegeperson verpflichtet fühlt. Das bedeutet ein bewusstes „sich einlassen" auf den Beruf und das damit in Verbindung stehende Engagement, um die bestmöglichen Ergebnisse zu erzielen und den zu Pflegenden eine positive Pflegeerfahrung zu ermöglichen.

In dem Attribut „Sich der Aufgabe verpflichtet fühlen" spiegelt sich die Zuwendung und ein Gefühl wider, dass die Pflegekraft für Patient*innen und ihre Familien die bestmögliche Pflege gewährleistet. Einsatz und Hingabe auf individueller Ebene zeichnet sich durch ein hohes Maß an Engagement aus, das eine Pflegekraft für Patient*innen und Familien aufbringt, sozusagen die „Extrameile" geht [„going the extra mile"]. „Sich der Aufgabe verpflichtet fühlen" umfasst jedoch mehr als nur die „Extrameile" zu gehen. Es ist auch mit dem Begriff der Intentionalität verbunden, die definiert wird als Umstand, vorsätzlich oder zielgerichtet zu handeln [„the fact of being deliberate or purposive"] (www.oxforddictionaries.com). Das Konzept der Intentionalität wird in der pflegerischen Fachliteratur von mehreren Pflegetheoretikern diskutiert. Watson (1996) definiert Caring (ins Deutsche übersetzt als [zwischenmenschliche] Zuwendung) als einen Wert und eine Einstellung, die zu einem Willen, einer Absicht oder einer Verpflichtung werden muss, die sich in konkreten Handlungen manifestiert [„a value and an attitude that has to become a will, an intention or a commitment that manifests itself in concrete aspects"] (Watson, 1985, S. 32). Darüber hinaus ist sie der Ansicht, dass unsere Intentionalität unsere Entscheidungen und Handlungen beeinflusst und uns hilft, sensibel und achtsam mit dem umzugehen, was in unserem Leben und unserer Arbeit am wichtigsten ist [„our intentionalities inform our choices and actions, helping us to be sensitive and mindful about what is most important in our lives and work"] (Watson, 1985, S. 17). Sich der Aufgabe verpflichtet zu fühlen ist in diesem Sinne mehr als nur ein Akt des Wohlwollens, sondern ein achtsames Handeln, das sich auf verschiedene Formen von Evidenz stützt.

Dieses hohe Maß an Hingabe und Einsatz auf individueller Ebene kann jedoch schwer aufrechtzuerhalten sein, wenn es im Widerspruch steht zur Philosophie, die innerhalb des Teams vertreten wird. In dieser Situation stellt der/die engagierte Praktiker*in fest, dass er/sie ständig gegen den Strom schwimmt, und wird schließlich desillusioniert und unzufrieden mit dem Pflegestandard im Team. In der Fachliteratur zu (Pflege-)Management wird die Bedeutung der transformationalen Führung hervorgehoben. Kouzes and Posner (2002) beschreiben dies als „andere zum Handeln befähigen" [enabling others to act]. Hierbei werden Ansätze verfolgt, die Zusammenarbeit fördern, Vertrauen aufbauen und sichtbare Unterstützung bieten. Das Agieren von Einzelpersonen und Teams innerhalb der Organisationsstrukturen unterstreicht die Relevanz, auch auf organisatorischer Ebene Hingabe und Einsatz zu zeigen. Aus der Literatur geht hervor, dass Engagement/Mitwirken auf organisatorischer Ebene maßgeblich von der Organisationskultur beeinflusst wird. Ein Verständnis für die Organisationskultur ist dabei von grundlegender Bedeutung, da es unser Verständnis für das Leben und Agieren innerhalb dieser Organisationsstrukturen und die Bedeutung, die wir unserer Tätigkeit beimessen, entscheidend beeinflusst (Manley et al., 2011; Napier et al., 2014).

Dies unterstreicht die Beziehung zwischen den Aspekten des „sich der Aufgabe verpflichtet Fühlens" und der „Klarheit über Werte und Überzeugungen" nicht nur auf individueller Ebene, sondern eben auch auf Team- und Organisationsebene.

1.2.2.2 Das Praxisumfeld

Im vorangegangenen Abschnitt wurden die Eigenschaften des Personals erörtert und als Voraussetzungen für eine personzentrierte Praxis beschrieben. Unabhängig von den Eigenschaften des Personals kann im Sinne von personzentrierter Praxis das wahre Potenzial der Teams nur dann voll ausgeschöpft werden, wenn das Praxisumfeld eine personzentrierte Arbeitsweise zulässt und begünstigt. Das Praxisumfeld beschreibt den komplexen Kontext, in dem die pflegerischen Handlungen und Maßnahmen erbracht werden.

Das Praxisumfeld findet als Faktor mit erheblichem Einfluss auf klinische und Teameffektivität zunehmend Beachtung. In Hinblick auf Wissenstransfer und Wissensanwendung werden in der Literatur und Forschung mehrere Schwerpunkte gesetzt: Erforschung der Bedeutung des Kontexts und kontextueller Faktoren; Identifizierung von kontextbezogenen Schlüsselelementen und ihrer förderlichen oder hinderlichen Eigenschaften (für die Nutzung von Evidenz/Wissen); und Entwicklung von Ansätzen zur Messung der Auswirkungen des Kontexts auf klinische und Teameffektivität, einschließlich der Auswirkungen auf patientenbezogene Ergebnisse (McCormack et al., 2009; Rycroft-Malone, 2004; Rycroft-Malone et al., 2013). Das Praxisumfeld ist als komplexes Phänomen zu betrachten. Während es einfach erscheinen mag, zu sagen, was sich per se unter dem Begriff versteht (in unserem Fall bezieht sich der Kontext auf das pflegerische Umfeld), ist es eine Herausforderung, seine spezifischen Merkmale und Eigenschaften zu beschreiben. In gewissem Maße spiegelt eben diese Schwierigkeit die Beziehung zwischen Kontext und Kultur wider.

Innerhalb des Frameworks wird der Begriff Kontext mit dem Pflege-/Praxisumfeld gleichgesetzt. Unter dem Begriff des Praxisumfelds gliedern sich alle facettenreichen Merkmale und Eigenschaften des Umfelds (Menschen, Prozesse und Strukturen), die sich auf die Wirksamkeit der personzentrierten Praxis auswirken. Zu diesem Zweck werden innerhalb des Frameworks sieben Dimensionen des Praxisumfelds beschrieben:

- angemessener Kompetenzmix
- Systeme, die eine gemeinsame Entscheidungsprozesse ermöglichen und erleichtern
- ausgeglichene Machtverhältnisse (Power Sharing)
- effektive Arbeitsbeziehungen
- unterstützende Organisationsstrukturen
- Innovationspotenzial und Risikobereitschaft
- physische Umgebung.

Diese Dimensionen, aus denen sich das Praxisumfeld zusammensetzt, zeigen einen bedeutenden Einfluss auf die Operationalisierung personzentrierter Praxis. Bislang weisen Maßnahmen in diesem Bereich das größte Potenzial auf im Rahmen von Förderung, aber auch Limitierung personzentrierter Prozesse (McCormack et al., 2011).

Nach Buchan and Calman (2005) ist „Skill-Mix" ein relativ weit gefasster Begriff, der sich auf die Personalzusammensetzung innerhalb der Belegschaft oder auf die Abgrenzung der entsprechenden Rollen und Tätigkeiten zwi-

Kasten 1-6: Angemessener Kompetenzmix

Unter einem angemessenen Kompetenzmix, oder auch Skill-Mix, wird die Anzahl sowie die fachliche bzw. disziplinäre Bandbreite der Mitarbeiter*innen verstanden, um in Summe qualitätsvolle Pflege, Therapie und Betreuung leisten zu können Hierunter fallen demnach fachliche, methodische, aber auch soziale Kompetenzen, um Pflegeempfänger*innen die Pflege und Betreuung zukommen zu lassen, die ihnen ein gutes Leben ermöglichen.

schen den verschiedenen Professionen und Berufsgruppen beziehen kann [„the mix of staff in the workforce or the demarcation of roles and activities among different categories of staff" (S. 4)]. Es wird eingeräumt, dass sich die politische Aufmerksamkeit, wenn es um Weiterentwicklung und Leistungsverbesserung innerhalb des Gesundheitssystems geht, insbesondere auf Veränderungen im Kompetenzmix zwischen Ärzt*innen und Fachpflegekräften richtet. Darüber hinaus traten in der Geschichte der Krankenpflege immer wieder Debatten über den Skill-Mix bezüglich des Verhältnisses von examinierten/diplomierten zu nicht examinierten/diplomierten Fachpflegekräften innerhalb eines Pflegeteams auf. Das Interesse an einer umfassenderen Neugestaltung des Personalbestands im Gesundheitswesen hat zugenommen und wird häufig durch den Versuch angetrieben, eine politische Lösung für eine Vielzahl von Problemen im Zusammenhang mit dem Gesundheitssystem zu finden (Antunes & Moreira, 2013), z. B. durch Reaktion auf Personalknappheit, Kostendämpfung und Förderung von Schnittstellen zwischen Organisationen. Ansätze zur Optimierung der Personalzusammensetzung und zum Erzielen einer adäquaten Anzahl und Konstellation von Mitarbeiter*innen, als Grundlage zur Gewährleistung einer qualitativ hochwertigen Versorgung, sind jedoch schwierig und komplex. Bislang fehlt es an soliden und evidenten Erkenntnissen, auf die sich politische Entscheidungen dabei stützen könnten (Antunes & Moreira, 2013; Dubois & Singh, 2009).

Ein zentrales Thema in der Debatte über einen angemessenen Kompetenzmix stellt die Bedeutung und Gewichtung der verschiedenen Leistungen dar, die durch das Gesundheitspersonal erbracht werden. Die Arbeit des Pflegepersonals ist bislang auf unterschiedliche Weise charakterisiert und kategorisiert worden, z. B. als technisch oder nicht-technisch, direkt oder indirekt, qualifiziert oder nicht-qualifiziert, akut oder nicht-akut, dringend oder nicht dringend. Bei den meisten dieser Kategorisierungen handelt es sich um moralisch geladene Begriffe, die eine Hierarchisierung hinsichtlich des „Wertes oder Wertigkeit" [value or worth] der verschiedenen Tätigkeiten suggerieren. Die Schwierigkeit besteht dabei jedoch darin, dass den greifbaren, beobachtbaren und objektiv messbaren Tätigkeiten zumeist ein höherer Wert beigemessen wird. Das birgt die Gefahr, dass die Gesundheits- und Krankenpflege und auch andere Berufsgruppen innerhalb des multiprofessionellen Teams auf Aufgaben(-bereiche) reduziert werden, die es standardisiert zu erledigen gilt. Dies steht in deutlichem Widerspruch zu den Erkenntnissen, die sich aus den Aussagen der Pflegeempfänger*innen bezüglich der Versorgungsqualität ableiten lassen. Inhaltlich wird sich hierbei in der Regel auf die eher „beziehungsorientierten" Erfahrungen, also das Schaffen von Geborgenheit und „ästhetischen" Erfahrungen [asthetic experiences] konzentrieren, während hingegen die technischen Aspekte der pflegerischen Versorgung oft als „selbstverständlich" erachtet werden (Edwards et al., 2004; Laird et al., 2015; McCormack et al., 2008). Personzentriertes Handeln und Agieren in multiprofessionellen Teams erfordert eine andere Art des Einsatzes, indem der Eigenwert der Person in der Gestaltung der Pflegeerfahrung klar berücksichtigt wird. Diesen Aspekt gilt es in den laufenden Debatten über einen angemessenen Kompetenzmix aufzugreifen.

Kasten 1-7: Gemeinsame Entscheidungsfindungsprozesse

Die Fähigkeiten aller Beteiligten im Sinne der Personzentrierung optimal zu nutzen, setzt unter anderem die Bereitschaft einer Organisation zur Partizipation in Entscheidungsfindungsprozessen voraus. Zentral dabei ist es, Systeme zu entwickeln, die helfen, Entscheidungen gemeinschaftlich – sowohl innerhalb als auch zwischen Teams – zu treffen, bzw. Mitarbeiter*innen in gemeinsamen Entscheidungsfindungsprozessen und in der Übernahme von Verantwortung zu fördern.

Es wurde bereits betont, wie wichtig es zur Implementierung und Umsetzung einer personzentrierten Praxis ist, dass sowohl die Pflegeempfänger*innen als auch das Personal in den Fokus gerückt werden. Vor diesem Hintergrund ist es von zentraler Bedeutung, dass Mitarbeiter*innen die Möglichkeit zur aktiven Teilnahme an Entscheidungsprozessen, die sich in direkter Weise auf ihr Arbeitsumfeld auswirken, eröffnet bekommen. Einen wichtigen Stellenwert nimmt, bezüglich einer solchen Arbeitsweise, die Entwicklung eines effizienten Teams ein. Die von Manley et al. (2011) identifizierten Attribute einer effektiven Arbeitsplatzkultur können hier als Bausteine zur Entwicklung eines effektiven Teams betrachtet werden. Diese Attribute stellen sich in folgenden Punkten dar:

- spezifische Werte werden am Arbeitsplatz explizit geteilt und alle diese Werte werden in der Praxis mit individueller und kollektiver Verantwortung umgesetzt;
- Anpassungsfähigkeit, Innovation und Kreativität prägen die Praxis;
- angemessene Veränderungen werden durch die Bedürfnisse der Pflegeempfänger*innen/Gemeinschaften vorangetrieben; und
- es gibt formale Systeme, die eine kontinuierliche Evaluation und Reflexion des Lernens, der Leistung und der gemeinsamen Führung ermöglichen.

Die Entwicklung eines effektiven, personzentrierten und evidenzbasierten Arbeitsplatzes erfordert darüber hinaus das kontinuierliche Mitwirken und -gestalten bei der Entwicklung einer Lernkultur am Arbeitsplatz. Lernkulturen verstehen sich als produktive Kulturen, die sich durch ihre Fähigkeit auszeichnen, produktive Spannungen zu tolerieren, aus Fehlern zu lernen, Innovationen zu unterstützen und zu ermöglichen, individuelle Potenziale zu maximieren und die Wechselbeziehung zwischen Team-/Systemprozessen und der Wirksamkeit der erzielten Ergebnisse zu verstehen (Kaye & Jordan-Evans, 2005; Titchen & Binnie, 1995). Eine Lernkultur ist eine Kultur, in der die Pflegepersonen ihre Arbeit als aufregend und belebend empfinden und in der sie die Aussicht auf persönliche und berufliche Weiterentwicklung haben. Beim Schaffen eines Lernumfelds werden die Atmosphäre auf der Station/Abteilung, das Praxisumfeld (Akutstation, Gemeinde usw.), und die Prozesse, die das Lernen ermöglichen, berücksichtigt. Senge (2006) weist darauf hin, dass nachhaltiges Lernen nur in einem unterstützenden/förderlichen Kontext stattfindet und, dass Lernen als integrierter Bestandteil der Praxis angesehen werden muss. 2007 veröffentlichten McCormack et al. ein Realist-Review zu Erkenntnissen in der Praxisentwicklung. Sie kommen hierbei zu dem Schluss, dass sich ein zentraler Grundsatz der Praxisentwicklung in sogenannten CIP-Prinzipien (Collaborative, Inclusive and Participative ways of working) widerspiegelt. CIP beschreibt die Verpflichtung jedes Einzelnen, des Teams und der Organisation zu kollaborativen, inkludierenden und partizipatorischen Arbeitsweisen (McCormack et al., 2007). Die Formulierung der CIP-Prinzipien deckt sich mit Senges (2006) Ideen des „Seins“ in Beziehung zu anderen und zwar auf eine Weise, wobei alle Stimmen Gehör finden und die Beteiligung aller an der Entscheidungsfindung wertgeschätzt wird.

Im Dialog über Personzentrierung neigt man – oft unbewusst – dazu, in Termini wie Patient*in und Familie zu denken und vergisst da-

Kasten 1-8: Effektive Arbeitsbeziehungen

Ein guter Umgang miteinander innerhalb und zwischen den Teams, getragen von Wertschätzung und Respekt, ist eine Voraussetzung für eine gemeinsame, effektive Arbeitsweise. Unter effektiven Teambeziehungen versteht man professionelle zwischenmenschliche Beziehungen, die notwendig sind, um eine personzentrierte Pflege und Betreuung zu gewährleisten.

bei oft, dass es bei Personzentrierung eben auch um die Beziehungen innerhalb der Teams geht. Die simple Prämisse dieses Frameworks liegt darin, dass wir nicht nur darauf achten sollten, wie wir positive Beziehungen zu unseren Patient*innen und Dienstleistungsnutzer*innen gestalten, sondern auch darauf, wie wir unsere beruflichen/kollegialen Beziehungen pflegen. Darüber hinaus sollten für die berufliche Interaktion dieselben Standards in Hinblick auf Achtung und Respekt vor Personen gelten, wie wir sie im Umgang mit Patient*innen vertreten. Wir können nicht leugnen, dass es innerhalb der Gesundheits- und Pflegesysteme unzuträgliche/destruktive Kulturen gibt, die durch Verhaltensweisen gekennzeichnet sind, die der Personzentrierung zuwiderlaufen und die sich zweifellos, direkt oder indirekt, auf die Pflegeerfahrung der Patient*innen und ihrer Familien auswirken. Dies spiegelt sich in der Arbeit von Brown and McCormack (2011) wider, die bei der Untersuchung des Zusammenhangs von kontextuellen Faktoren und der Schmerzbehandlung älterer Menschen drei Schlüsselthemen (psychologische Sicherheit, Führung, Unterdrückung) und vier Unterthemen (Macht, horizontale Gewalt, verzerrte Wahrnehmungen, Autonomie) identifizierten, die für die Entwicklung einer positiven Beziehung von Bedeutung sind und die Effektivität der Pflegepraxis beeinflussen. Diese Ergebnisse verdeutlichen zudem die Verbindung dieser Aspekte mit anderen Konstrukten der Domäne Voraussetzungen, z. B. entwickelte zwischenmenschlichen Fähigkeiten, die Klarheit über Werte und Überzeugungen und sich selbst kennen.

Kasten 1-9: Ausgeglichene Machtverhältnisse

Personzentrierung bedeutet die Bereitschaft einer Organisation, Macht zu teilen und nichthierarchische, nichtdominierende Strukturen und Arbeitsweisen zu entwickeln sowie professionelle Beziehungen zwischen Mitarbeiter*innen zu fördern, um zusammen auf gemeinsame Ergebnisse und Ziele hinzuarbeiten. Dies beruht auf einem Verständnis von Entscheidungs- und Zuständigkeitsbereichen im Arbeitskontext, welches Autonomie und Gleichheit in (Arbeits-)Beziehungen berücksichtigt.

In engem Zusammenhang mit der Entwicklung effektiver Arbeitsbeziehungen steht die Thematik ausgeglichener Machtverhältnisse. Unabhängig davon, welcher Ansatz zur Förderung einer kontinuierliche Teamentwicklung gewählt wird, bleibt die Frage nach der Gestaltung von Machtverhältnissen innerhalb der Teams ein unumgängliches Thema. Gerade in Hinblick auf die Gestaltung von Teamstrukturen wird sich häufig mit der Thematik von Macht und ihrer Auswirkung auf Entscheidungsfindungsprozesse auseinandergesetzt. Nach wie vor bestehen in den Organisationsstrukturen starre, stereotype, hierarchische Beziehungen. Um uns von einer Abhängigkeit von solchen hierarchischen Machtstrukturen lösen und die entscheidende Rolle von Wissen als Macht verstehen zu können, ist es erforderlich, dass Praktiker*innen die bestehenden Gepflogenheiten, die diese Dominanzstrukturen bedingen, hinterfragen. Von zentraler Bedeutung für eine gesundheitsförderliche Pflegeerfahrung sind dabei auch die Aspekte einer klaren Rollenverteilung und die Wertschätzung des Beitrags der einzelnen Teammitglieder.

Die Thematik ausgeglichener Machtverhältnisse im pflegerischen Kontext wurde von McCormack & McCance (2010a) ausführlich erörtert. Um diesbezüglich Fortschritte zu erzielen, muss sich mit der Frage auseinandergesetzt werden, wie wir mit den Machtverhältnissen innerhalb unserer beruflichen Beziehungen (auch innerhalb multiprofessioneller Teams) und innerhalb unserer Beziehungen zu den Patient*innen umgehen. Eine personzentrierte Praxis zeichnet sich aus durch eine Arbeitsorganisation, in der es dem Personal möglich ist, Machtbeziehungen so zu gestalten, dass sie diese nutzen können und gleichzeitig befähigt sind, ihre Beziehungen zu anderen (einschließlich der Patient*innen und Familien) in einem iterativen Aushandlungsprozess zu definieren. Dabei verdeutlicht sich die Notwendigkeit von Aspekten wie Autonomie, Gleichberechtigung in Beziehungen und die zentrale Bedeutung von Werten und Überzeugungen für den Prozess der Entscheidungsfindung. Die Entwicklung von Pflegemodellen, in denen sich damit befasst wird, den/die Patient*in in den Mittelpunkt zu rücken, sind erste Wegweiser zu dem Ziel, das Gesundheitspersonal vermehrt zu autonomen Entscheidungen zu befähigen. Basierend auf Erfahrungen und Erlebnissen von Patient*innen, Familien und des Personals, dienen diese Modell als erste Ansätze zur Neuausrichtung der Versorgungsstrukturen

Kasten 1-10: Die physische Umgebung

Im Gesundheitswesen ist ein unterstützendes physisches Umfeld eines, das ein Gleichgewicht zwischen Ästhetik und Funktion herstellt, indem es neben einem ansprechenden Design auf Faktoren wie Würde, Privatsphäre, Zufluchtsort, Sicherheit, Wahlmöglichkeiten/Kontrolle und universellem Zugang achtet. Damit soll nicht nur das Wohlbefinden aller gefördert, sondern auch das Ziel, die Leistung und das Ergebnis für Patient*innen, Angehörige und Mitarbeiter*innen zu verbessern, unterstützt werden.

Die Bedeutung der physischen Umgebung für Pflege und Heilungsprozesse ist inzwischen mit einer breiten Evidenzbasis belegt. In Realität sehen die meisten Einrichtungen im Gesundheitswesen jedoch weiterhin klinisch, trist, deprimierend und seelenlos aus. Die meisten Krankenhäuser und Gesundheitseinrichtungen wurden unter dem Gesichtspunkt der „klinischen Effizienz“ und nicht im Sinne der Personzentrierung gestaltet. Beispiel dafür ist die Zunahme von Einbettzimmern, eine Entwicklung, die weitgehend durch eine Sicherheitsagenda vorangetrieben wurde und auf der Annahme beruht, dass Einbettzimmer das Auftreten von Krankenhausinfektionen verringern (Bracco et al., 2007; Cepeda et al., 2005). Die Belege hierfür sind jedoch, im Hinblick auf die klinischen Ergebnisse, nach wie vor schwach. Es wird auch argumentiert, dass Einbettzimmer die Patientenzufriedenheit verbessern. Dies mag zwar in Bezug auf Aspekte wie Lärm, Privatsphäre und Würde der Fall sein (van de Glind et al., 2007), berücksichtigt aber nicht den Aspekt der Präsenz und Sichtbarkeit des Gesundheitspersonals – Elemente, von denen wir wissen, dass sie für eine personzentrierte Praxis wichtig sind. Auch die ästhetische Gestaltung des Settings stellt eine wichtige Komponente dar. Es zeigen sich beachtliche Entwicklungen in Hinblick auf die Gewährleistung einer ästhetisch ansprechend gestalteten Umgebung, was mit der Förderung von Heilung, Pflege, Betreuung, Zugehörigkeit und Sinneseindrücken in enger Verbindung steht. Das Verbinden von Kunst und Geisteswissenschaft mit der Thematik Gesundheit ist eine der heute wesentlichsten Entwicklungen des Gesundheitswesens und stellt sich inzwischen als international bedeutsame Strömung dar. Die strategische Platzierung von Kunst (Bilder, Skulpturen und Installationen) zur sensorischen und emotionalen Stimulierung, der Einsatz von Licht, Klängen und Gerüchen zur Förderung der Entspannung und als therapeutische Beschäftigung sowie die Integration von Performance-Kunst in die Gesundheitspraxis sind inzwischen gängige Praxis.

Unabhängig davon, ob ästhetische Elemente aus therapeutischer oder sozialer Intention eingesetzt werden, kommt Ästhetik und Kunst in der Gestaltung ästhetisch ansprechender Räumlichkeiten im heutigen Gesundheits- und Sozialsystemen eine bedeutsame Rolle zu. Die Strukturen und ästhetische Ausstattungen des pflegerischen Umfelds sind mit dem Selbstverständnis des Einzelnen, dem Gefühl des Person-Seins und dem Gefühl der Verbundenheit mit der Welt verknüpft und bilden daher einen wichtigen Faktor in der Umsetzung von Personzentrierung. Zwar wird bei der Gestaltung neuer Gesundheitseinrichtungen zunehmend auf personzentrierte Aspekte geachtet, doch sind wir noch weit davon entfernt, dass es allen Patient*innen und Mitarbeiter*innen möglich wäre in Einrichtungen zu arbeiten, die explizit auf Personzentrierung ausgerichtet sind. Es bedarf weiterer Überlegungen bezüglich der Umgestaltung bestehender Umgebungen zu einem Umfeld, in dem effektiver, personzentrierter Praxis Raum gegeben werden kann.

Kasten 1-11: Unterstützende Organisationsstrukturen

Eine Organisation, die Initiative, Kreativität, Freiheit und Sicherheit von Mitarbeiter*innen fördert, ist für die Entwicklung und das Leben personzentrierter Kulturen wichtig. Professionelle Beziehungen, Werte, Kommunikation, professionelle Autonomie und Verantwortlichkeit werden durch diese unterstützt und können sich entwickeln.

Wenngleich unterstützende Strukturen auf Teamebene von wesentlicher Bedeutung sind, muss man sich darüber im Klaren sein, dass Teams in einem breiteren organisatorischen Kontext eingebettet sind. Dies kann einen erheblichen Einfluss auf die Funktionsfähigkeit des Teams haben. In Untersuchungen zu sogenannten „Magnetkrankenhäuser“ (Magnet Hospital) ließen sich Eigenschaften der Organisationsstrukturen festmachen, die zum Empowerment des dort tätigen Personals beitrugen. Magnetkrankenhäuser verfügen über spezifische, organisatorische Merkmale, die eine effektive Praxis und positive patientenbezogene Ergebnisse ermöglichen und sich dabei auch positiv auf die Mitarbeiterzufriedenheit auswirken (Aiken & Sloane, 1997; Aiken et al., 1997).

Ihr Erfolg begründet sich auf drei globalen Themen, die auch für multiprofessionelle Teams von Relevanz sind:

- Verwaltung – dezentrale Strukturen, flexibles Arbeiten, partizipativer und unterstützender Managementstil, angemessene Personalausstattung, Einsatz von Fachpersonal und kompetente und qualifizierte (Pflege-) Führungskräfte
- Berufliche Praxis – Modelle für die berufliche Praxis, damit verbundene Autonomie und Verantwortung, Verfügbarkeit von Fachberatung und ein Schwerpunkt auf Lehre
- Berufliche Entwicklung – zielgerichtete Bildungsangebote für das Personal, Schwerpunktsetzung auf Fort- und Weiterbildung, klinisch-kompetenzbasierte Aufstiegsmöglichkeiten und Entwicklungspotential auf Management-Ebene.

Die Forschungsergebnisse von Aiken et al. unterstreichen die Notwendigkeit der Wertschätzung des Personals, adäquaten Unterstützungsangeboten und der Möglichkeit der Beteiligung und Mitgestaltung in Bezug auf die Patient*innenversorgung und die Krankenhausführung. Dies gelingt durch berufliche Autonomie, ein Umfeld, das die berufliche Praxis und Entwicklung fördert, und eine starke, unterstützende Führung (Scott et al., 1999).

Im pflegerischen Kontext wird die berufliche Autonomie als einer der wichtigsten Faktoren für die Arbeitszufriedenheit von Krankenpflegepersonal angesehen (Stamp & Piedmonte, 1986). Dabei wird Autonomie definiert als das Ausmaß an beruflicher Unabhängigkeit, Initiative und Freiheit, das bei den täglichen Arbeitstätigkeiten gewährt oder verlangt wird [„the amount of job independence, initiative, and freedom either permitted or required in daily

Kasten 1-12: Innovationspotenzial und Risikobereitschaft

Zu einer personzentrierten Praxis gehört eine Organisation, die die Mitarbeiter*innen ermutigt und darin unterstützt, Verantwortung in Entscheidungsfindungsprozessen zu übernehmen und das professionelle Handeln auf ein sorgfältiges Abwägen der unterschiedlichen Evidenzquellen aufzubauen. Dadurch wird eine Balance zwischen bestmöglichem, wissenschaftlich erzeugtem Wissen (Evidenz), professioneller Expertise, lokalen Daten sowie Präferenzen von Pflegeempfänger*innen wie auch von Angehörigen angestrebt.

work activities"] (1986, S. 60). In den ersten Forschungsarbeiten von McCormack (2001), die den theoretischen Bezugsrahmen für personzentrierte Praxis bilden, wird Autonomie als „Vernetzung" [interconnectedness] dargestellt, ein Konzept, das auch in anderer Forschungsliteratur aufgegriffen wird (Agich, 1993; Gadow, 1990; Gilligan, 1982; Tronto, 1993). „Vernetzung" oder Verbundenheit basiert auf der Prämisse, dass Menschen zeitweilig autonom, zeitweilig in Abhängigkeit zueinanderstehen und zeitweilig die Betreuung und Fürsorge für Personen übernehmen, die in dieser Abhängigkeit Unterstützung benötigen (Tronto, 1993). Letzteres lässt sich mit dem Begriff der „Interdependenz" am trefflichsten beschreiben. Tronto legt dar, dass sich, bei der individualistischen Vorstellung von „Autonomie als Unabhängigkeit", Autonomie und Abhängigkeit/Dependenz die beiden Enden eines Kontinuums bilden. In der Praxis zeigt sich, dass eine Dependenz in einzelnen Lebensbereichen nicht unbedingt zu weiteren Dependenzen in anderen Lebensbereichen führen muss. Nach McCormack (2001) zeichnen sich innerhalb der Beziehung zwischen Pflegenden und Pflegeempfänger*innen vier Prozesse ab, die durch das Fachpersonal initiiert werden müssen, um Anpassungen und Entscheidungsfindungen zu fördern. Diese vier Prozesse bilden die Grundlage für Innovationspotenzial und Risikobereitschaft und können in ihrer Anwendung auch auf die multiprofessionelle Zusammenarbeit übertragen werden. Die vier Prozesse umfassen:

1. Unterstützung in Entscheidungsfindungsprozessen durch aktiven Informationsaustausch und Integration neuer Informationen in etablierte Sichtweisen und Pflegepraktiken.
2. Verständnis für und Anerkennung der Bedeutung individueller Werte im Entscheidungsfindungsprozess und Wissen darüber, wie sich persönliche Werte auf die Entscheidungsfindung auswirken.
3. Das Explizieren von Handlungsabsichten und -motivationen und Grenzen, innerhalb derer pflegerische Entscheidungen getroffen werden.
4. Entwicklung einer Pflegekultur, in der die Ansichten des Patienten/der Patientin als legitime Grundlage für die Entscheidungsfindung geschätzt werden und gleichzeitig anerkannt wird, dass die (ältere) Person dabei nicht immer die letzte Entscheidungsinstanz bildet.

Ein Verständnis für Evidenzbasierung bildet dabei einen zentralen Aspekt. An dieser Stelle wird auf die Arbeit von Rycroft-Malone (2004) verwiesen, die Hinweise und Erläuterungen bietet, was in diesem Kontext unter dem Begriff Evidenz zu verstehen ist und wie diese im Rahmen der Entscheidungsfindung Anwendung finden sollte.

1.2.2.3 Personzentrierte Prozesse

Personzentrierte Prozesse spiegeln sich im Rahmen der pflegerischen Versorgung in einer Reihe von Aktivitäten wider. Die personzentrierte Praxis zeichnet sich auf dieser Ebene durch folgende Aspekte aus:

- Mit Werten und Überzeugungen der Person arbeiten
- Sich authentisch einbringen
- Gemeinsam Entscheidungen treffen

- Professionell sorgend präsent sein
- Ganzheitliches Arbeiten.

Die Domäne der personzentrierten Prozesse richtet ihren Fokus speziell auf den/die Patienten/Patientin, also auf das direkte, patientenbezogene, pflegerische Handeln. Die personzentrierten Prozesse verhalten sich synergetisch und sind im Rahmen der pflegerischen Versorgung oftmals eng miteinander verwoben.

Kasten 1-13: Mit Werten und Überzeugungen der Person arbeiten

Die Mitarbeiter*innen müssen Klarheit darüber haben, was Pflegeempfänger*innen besonders an ihrem Leben wertschätzen und wie diese aus ihrer individuellen Perspektive, ihrem psychosozialen Kontext und ihrer sozialen Rolle ihr tägliches Leben bzw. Ereignisse wahrnehmen. Diese Werte und Überzeugungen der Pflegeempfänger*innen sind eine Grundlage für die Ausrichtung der Unterstützung bei der persönlichen Alltagsgestaltung und der individuellen Pflege.

Das Arbeiten mit den Werten und Überzeugungen der Patient*innen unterstreicht eines der Grundprinzipien personzentrierter Pflege. Es kommt dabei darauf an, sich ein klares Bild davon zu machen, welche Werte der Patient/die Patientin in seinem/ihrem Leben vertritt und wie er/sie vor deren Hintergrund das Geschehen einschätzt und bewertet. Die Realität bezieht sich auf die Alltagswelt und ist durchdrungen von persönlichen Sinnzuschreibungen, Überzeugungen und Werten, die von wesentlicher Bedeutung dafür sind, wie die Person sich selbst „sieht“ und wie ihre Welt konstruiert ist. Voraussetzung für die Kenntnis über diese persönlichen Werte und Überzeugungen des Gegenübers ist, dass man dem anderen auf eine von Verständnis und Respekt geprägte Art und Weise gegenübertritt, wobei der Patient/die Patientin als individuelles, menschliches Wesen wahrgenommen wird. Die Lebensgeschichte einer Person prägt, wer er/sie heute ist. Dabei beeinflussen und lenken diese Ereignisse seine/ihre Entscheidungen und die Art der Lebensgestaltung. Es ist seine/ihre Lebensgeschichte, die den persönlichen Werten Bedeutung verleiht und uns ein vertiefteres Verständnis darüber vermittelt, was dem Patienten/der Patientin wichtig ist. Im Sinne eines personzentrierten Ansatzes sind die Informationen zu diesen Gesichtspunkten in die Pflegeplanung zu integrieren.

Um diese Informationen strukturiert erfassen zu können, bedarf es eines personzentrierten Assessments, das es uns ermöglicht, uns ein Bild über den die Patient*innen als Individuum mit seiner/ihrer einzigartigen Lebensgeschichte zu machen. Die Erhebung und Einschätzung ist als Prozess zu betrachten und bedarf stetiger Reevaluation. Dieser Ansatz wirkt sich somit auch auf das (heikle) Thema der Patientendokumentation und der Frage danach aus, welche Inhalte eine Patientenakte umfassen sollte. Fachkräfte gehen strukturiert und zielgerichtet an die Erfassung patientenbezogener Daten heran. Dies leitet den Dialog mit den Patient*innen, in dessen Rahmen eine fokussierte Informationssammlung ermöglicht wird, um sich ein Bild von den Patient*innen als Person zu machen. Entsprechend dem Grundgedanken der Personzentrierung sollte sich die Informationssammlung über einen Patienten/eine Patientin fortlaufend und prozessual gestalten, ein Aspekt, der in der Praxis derzeit nur selten umgesetzt wird. Erst durch das authentische Einbringen und Interaktion mit dem Patient/der Patientin kann dieser/diese als Person wahrgenommen werden. Das mag sich wie ein pflegerisches Credo anhören, im praktischen Alltag steht einer solchen Interaktion mit den Patient*innen und ihren Familien aber oftmals die Realität entgegen, was mit negativen Pflegeerfahrungen einhergehen kann.

Dieses Element des Frameworks beschreibt Tätigkeiten, durch die Fachkräfte die Beteiligung von Patient*innen an der Entscheidungsfindung fördern. Das Bereitstellen von Informationen und Integration neuer Perspektiven in

Kasten 1-14: Gemeinsam Entscheidungen treffen

Pflegeempfänger*innen sowie deren Angehörige werden durch Mitarbeiter*innen gefördert, aktiv an Entscheidungsfindungsprozessen teilzunehmen, um diese zu gemeinsamen zu machen. Werte und Erfahrungen der Pflegeempfänger*innen werden damit ebenso berücksichtigt wie ihre Anliegen und Wünsche. Ein bewusstes vorübergehendes Einnehmen der Perspektive der Pflegeempfänger*innen kann dies fördern.

die etablierte Praxis ermöglichen und fördern diesen Prozess. *Gemeinsam Entscheidungen treffen* ist eng mit dem Aspekt des *mit Werten und Überzeugungen der Person arbeiten* verbunden und gestaltet sich als Aushandlungsprozess, in dem die individuellen Werte berücksichtigt werden, um eine legitime Grundlage für das gemeinsame Treffen von Entscheidungen bilden zu können. Erfolgreich kann sich dieser Prozess nur auf Grundlage einer angemessenen Kommunikation gestalten (McCormack & McCance, 2006). Die Literatur über die Gestaltung von Entscheidungsfindungen in der beruflichen Praxis ist umfangreich und vielfältig. Im Rahmen des Person-centred Practice Frameworks liegt der Schwerpunkt jedoch darauf, wie Fachkräfte die Beteiligung an einer gemeinsamen Entscheidungsfindung, vor dem Hintergrund der Grundsätze von Personzentrierung, fördern und erleichtern können. Im **Kapitel 1.1** wurde das Recht auf Selbstbestimmung als grundlegendes Menschenrecht näher erläutert. Wenn wir das Recht auf Selbstbestimmung aktiv vertreten, dann ergibt sich damit auch das Recht, an der Entscheidungsfindung bezüglich Behandlung, Pflegeoptionen und -prozesse beteiligt zu sein.

Wissen und Erfahrung stellen im Rahmen des gemeinsamen Entscheidungen-Treffens im personzentrierten Sinn eine zentrale Komponente dar. Jede beteiligte Person bringt Wissen und Erfahrungen in eine Pflegesituation mit ein, was sich, um im Wohle der/des Patient*in agieren zu können, als unumgängliche Entscheidungsgrundlage darstellt. Im Mittelpunkt dieser Praxis steht die therapeutische Beziehung zwischen Fachkraft und Patient*in, in der die individuelle Wahrnehmung der gesundheitsbezogenen Erfahrung jedes Einzelnen anerkannt und geschätzt wird. Ziel ist es, die Erfahrung der Person zu berücksichtigen und sie gleichzeitig darin zu fördern und zu befähigen, die vielen und diversen Perspektiven zu beachten, die dazu beitragen können, die Wahrnehmung und das Verständnis zu verbessern und zu schärfen. Die Rolle eines personzentrierten Praktikers/einer personzentrierten Praktikerin besteht darin, *da* und *zu sein*, persönliche Unterstützung und praktisches Fachwissen anzubieten und gleichzeitig den Patienten/die Patientin dazu zu befähigen, den von ihm/ihr selbst gewählten Weg auf seine/ihre Weise zu gehen.

McCormack (2003) bezeichnet Wechselseitigkeit als zentralen Aspekt im Prozess des gemeinsamen Treffens von Entscheidungen. Dabei werden den eigenen Wertvorstellungen und denen des Gegenübers eine gleichermaßen wichtige Bedeutung im Rahmen der Entscheidungsfindung zugeschrieben. Eine gute therapeutische Beziehung zeichnet sich durch eine persönliche und zugleich professionelle Verbindung zueinander aus, die auf gegenseitigem Respekt und Ehrlichkeit beruht (Genevay & Katz, 1990). Durch die Aspekte „Being with“ (Miteinander Sein) und „Doing with“ (Miteinander agieren) wird die aktive Beteiligung der Patient*innen beschrieben, wobei es darum geht, ihr Eigenpotential innerhalb dieser Beziehung anzuregen. Wenn der Praktiker/die Praktikerin auf die Beziehung zum Patienten/zur Patientin vertrauen kann, kann die Entscheidung durch den Patienten/die Patientin geleitet werden. Dies ist nicht in einem passiven, sondern vielmehr in einem dynamischen Sinne gemeint. Anhand der Signale und Verhaltensweisen, die der Patient/die Patientin zeigt, kann in Hinblick auf die zu ergreifenden Maßnahmen ein

Schwerpunkt festgelegt werden. Auf diese Weise erhält der Patient/die Patientin eine echte (wichtige) Rolle und kann dabei auch den Praktiker/die Praktikerin unterstützen, neue Arbeitsweisen für sich zu entdecken. Damit entsteht eine echte Partnerschaft. In einigen Situationen kann jedoch ein entschlossenes Vorgehen erforderlich sein, um Gefühle wie Unsicherheit oder Gefährdet-Sein zu vermeiden. Solange die Gründe für eine solche Situation im Betreuungsplan Berücksichtigung finden, kann eine als gleichberechtigt empfundene Partnerschaft aufrechterhalten werden.

Bedingt durch das wechselseitige In-Beziehung-Stehen bedarf es keiner Aushandlung über die Rollen des Stärkeren oder Schwächeren. Beide Parteien können so in ihrer Fähigkeit voneinander zu lernen wachsen.

Kasten 1-15: Sich authentisch einbringen

Dieser Prozess umfasst die professionelle Verbundenheit der Mitarbeiter*innen mit den Pflegeempfänger*innen und deren Angehörigen, die durch die professionelle Expertise, das Wissen über diese Person (z.B. Patient*in, Angehörige*r), die Klarheit über Werte und Überzeugungen sowie das Wissen über sich selbst bestimmt ist.

Berufliches Engagement – sich einbringen – beschreibt die Verbundenheit einer Fachkraft mit ihrem Patienten/ihrer Patientin. Wenn eine Pflegesituation als einzigartige Interaktion betrachtet wird, in der der/die Praktiker*in den Fokus auf die Interaktion mit *dieser* Person, zu *diesem* Zeitpunkt, unter Berücksichtigung der persönlichen Werte und Überzeugungen, legt, dann kann von einem authentischen Einbringen gesprochen werden.

Die Fähigkeit, sich auf den Patienten/die Patientin einzulassen und mit ihm/ihr wirklich verbunden zu sein, hängt jedoch von den Fähigkeiten des Praktikers/der Praktikerin ab, die sich in den zuvor beschriebenen Voraussetzungen widerspiegeln. Die Person zu kennen, Klarheit über Werte und Überzeugungen zu haben, sich selbst zu kennen und fachliche Kompetenz bilden die Grundlage für diese Handlungsweise. Eigenschaften des Praxisumfelds können erheblichen Einfluss darauf haben, inwieweit es der Pflegekraft möglich ist, sich auf die beschriebene, authentische Art auf den Patienten/die Patientin einzulassen. Dies unterstreicht die Notwendigkeit, dass die Pflegekraft Kompetenzen besitzt, die es ihr ermöglichen, das pflegerische Umfeld so zu gestalten, dass die Patient*innen bestmöglich versorgt werden können.

Vor diesem Hintergrund stellt McCormack (2003) verschiedene Stufen der Verbundenheit vor – tiefste Verbundenheit [full engagement], vereinzelte Unverbundenheit/Distanz [partial disengagement], vollständige Distanz/gänzliche Unverbundenheit [complete disengagement]. *Tiefste Verbundenheit* ist gegeben, wenn Patient*in und Pflegekraft in ihrer Beziehung zueinander verbunden sind und eine pflegerische Partnerschaft besteht. Entscheidungen werden gemeinsam getroffen. Die Werte von Pflegeperson und Patient*in werden auf unbewusster Ebene wahrgenommen und sind im pflegerischen „Geben" und „Nehmen" präsent. Die Pflegekraft mag sich dabei den politischen, umweltbedingten und kulturellen Faktoren und Spannungen, die sich direkt oder indirekt auf die Gestaltung der Pflege auswirken, bewusst sein. Ihre Leistung besteht jedoch darin, diese zu interpretieren und zu priorisieren und so in die alltägliche Praxis adäquat zu integrieren. Innerhalb der pflegerischen Beziehungen können Dilemmata auftreten, die sich auf die Interaktion zwischen Pflegekraft und Patient*in auswirken. Hierin birgt sich die Gefahr *vereinzelter Unverbundenheit (Distanz)*, was sich im Rahmen der Situationseinschätzung durch die Pflegekraft und entsprechender Diagnose- und Problemdarstellung abbildet. An diesem Punkt wird die pflegerische Verbindung zwischen der Fachkraft und dem Patienten/der Patientin unterbrochen und unabhängig der zugrunde liegenden Ursache verändert sich die Beziehung zwischen den beiden Akteur*innen. Die Pflegekraft kann dabei die tiefe Verbundenheit zu ihrem Patienten/ihrer Patientin verlieren, obwohl die Interaktion mit dem Patienten/der Patientin weiterhin besteht (Benner & Wrubel, 1989). Diese Distanzierung erfordert dann eine Phase der Kontemplation, wobei es für eine gewisse Zeit zu einer *vollständigen Distanz/gänzlichen Unverbundenheit* zwischen den Akteur*innen kommt. In dieser Position nimmt die Pflegekraft einen objektiveren Standpunkt in der Betrachtung verfügbarer Optionen ein und reflektiert und gewichtet die der Beziehung und Entscheidungsfindung zugrundeliegenden Werte neu. In dieser Situation muss die Pflegekraft über geeignete Maßnahmen entscheiden, um die Beziehung wiederherzustellen. Unterstützungsmechanismen für eine reflexive Praxis (Freshwater, 2002; Johns, 2005), können dabei helfen, dieses Ziel zu erreichen. Während die Pflegekraft weiterhin mit dem Patienten/der Patientin zusammenarbeitet, um eine möglichst zufriedenstellende Versorgungslösung zu finden, bleibt die Verbindung innerhalb ihrer Beziehung so lange unterbrochen, bis eine Lösung, die mit den Werten des Patienten/der Patientin übereinstimmt, gefunden werden kann.

Eine erfahrene Pflegekraft ist in der Lage, diese drei verschiedenen Haltungen zu verschiedenen Zeitpunkten in ihrer Beziehung zu dem Patienten/der Patientin einzunehmen. Jede dieser Haltungen kann von kurzer Dauer sein. Wichtig ist aber, dass die Pflegekraft in der Lage ist, zwischen diesen Haltungen aktiv zu wechseln, um sich, wenn nötig, von der Beziehung zum Patienten/zur Patientin zu distanzieren, Optionen objektiv abwägen zu können und so die geeignetste Lösung zu finden.

Ein klares Bild davon zu haben, was für die Patient*innen in ihrem Leben wichtig ist und wie sie in ihren Erlebnissen und Erfahrungen Sinn finden, bildet die essenzielle Grundlage zur Ableitung eines individuellen Maßstabs, anhand dessen die Pflegekraft aktuelle Entscheidungen und Verhaltensweisen der Patient*innen abgleichen kann.

Kasten 1-16: Professionell sorgend präsent sein

Die situative Präsenz – das „Da-Sein" im Augenblick der Begegnung, das Zugewandt-Sein in der Situation und das adäquate Reagieren auf Hinweise bzw. Signale der Pflegeempfänger*innen ist ein Kern des Wesens personzentrierter Prozesse. Die Basis dafür ist das Wissen über die Pflegeempfänger*innen selbst, über ihre Werte und Überzeugungen, ihre physischen und psychischen Bedürfnisse und Möglichkeiten. Voraussetzung ist immer sorgende Haltung der Pflegenden – gegenüber den Pflegeempfänger*innen oder deren Angehörigen.

Dieser Aspekt des Frameworks hat auf Grund der Formulierung „professionell sorgend" [sympathetic] zu vielen Diskussionen geführt. Die Argumentation bezieht sich auf die Frage, warum nicht der, im Kontext der allgemeinen Gesundheitsversorgung, oft als angemessen betrachteter Begriff „Empathie" [empathy] verwendet werden sollte. In unserem Gegenargument beziehen wir uns darauf, dass wir davon ausgehen, dass es prinzipiell nicht möglich ist, besondere Erfahrung eines anderen Menschen vollständig verstehen zu können. Das Erleben eines Trauerfalls ist ein gutes Beispiel dafür, dass sich die beiden Begriffe wesentlich voneinander unterscheiden. Wenn man versucht, sich in eine trauernde Person einzufühlen, auch wenn man selbst schon einmal ähnliche, persönliche Erfahrungen gemacht hat, wird man nicht in der Lage sein, vollständig zu verstehen, wie sich dieses Erlebnis für die betroffene Person wirklich anfühlt. Die Formulierung „professionell sorgend präsent sein" wurde mit Bedacht gewählt, um eine Art des Umgangs mit Patient*innen zu beschreiben, der die Einzigartigkeit und den Wert des Individuums anerkennt und die Qualität der Beziehung zwischen Praktiker*in und Patient*in widerspiegelt. In vielerlei Hinsicht lässt sich dies wie der Faden, der die personzentrierten Prozesse zu einem Teppich verwebt, betrachten. Wenn ein*e Praktiker*in, durch die Akzeptanz der Person, ein professionelles und sorgendes Verständnis für die Verluste und gegenwärtigen Einschränkungen des Patienten/der Patientin zeigt, wird eine therapeutische Beziehung aufgebaut, die darauf ausgerichtet ist, ein effektives Ergebnis aus einer Pflege zu erzielen, die auf die Bedürfnisse und Lebensperspektiven der Person ausgerichtet ist. Die Fähigkeit, professionell sorgend präsent zu sein, hängt also davon ab, wie gut man die Patient*innen kennt und wie tief die Einblicke in ihre Überzeugungen und Werte sind.

Die Herausforderung in der pflegerischen Praxis besteht darin, wie Praktiker*innen ein Gefühl dafür vermitteln können, professionell sorgend präsent zu sein. Es mag der Eindruck entstehen, dass es in der personzentrierten Pflege vor allem darum geht, mit den Patient*innen zu reden und mit ihnen Zeit zu verbringen. Nach unserem Verständnis geht es aber vielmehr um die Fähigkeit der Pflegeperson, in diesem Moment für jeden Patienten/jede Patientin da zu sein. Benner (1984) erfasst die wesentliche Essenz dieser Fähigkeit mit der Beschreibung als eine Kunst „einfach da zu sein" [being with], ohne explizit „etwas für die Person zu tun" [doing to]. Jedes Mal, wenn es zu einem Kontakt zwischen einem Patienten/einer Patientin und einem Praktiker/einer Praktierin kommt, sei es, um Medikamente zu verabreichen, eine pflegerische Intervention durchzuführen oder bestimmte Fragen zu klären, bietet sich eine Gelegenheit für Personzentrierung. Andererseits wird angemerkt, dass diese Art des Präsent-Seins Probleme aufzudecken vermag, die angesprochen werden müssen. Aus verschiedenen Gründen kann dies in der alltäglichen Praxis jedoch zur Herausforderung werden: Sei es, weil sich der Praktiker/die Praktikerin in dieser Situation nicht sicher fühlt, ihm/ihr die fachliche Kompetenz fehlt, um auf die Bedürfnisse das Patienten adäquat einzugehen, oder der Praktiker/die Praktikerin in diesem Moment durch bedingt kontextuelle Faktoren zu sehr belastet oder eingeschränkt ist.

Kasten 1-17: Ganzheitliches Arbeiten

Personzentrierung impliziert ein Pflegeverständnis, das den Menschen als Ganzes wahrnimmt. Dabei geht es darum, qualitative hochwertige, individuell angepasste Pflege durchzuführen, die körperliche Notwendigkeiten und Bedürfnisse genauso wie emotionale, psychische, soziale oder spirituelle Bedürfnisse gleichermaßen berücksichtigt. Diese werden nicht als neben- und voneinander unabhängig existierend, sondern als Teil eines Ganzen gesehen.

Die dem Framework zugrundeliegende Definition des Gesundheitsbegriffs beschreibt eine weitgefasste Vorstellung, in der alle Dimensionen des Seins in dem Verständnis einer positiven Lebensgestaltung [living a positive life] einbezogen werden. Zur Einbettung dieses Grundgedankens in ein soziales Modell wird sich auf die Arbeit von Seedhouse (1986) bezogen, der sich in seinem Modell auf eine Vielzahl an Voraussetzungen bezieht, die eine Person dazu befähigen, ihr eigenes Potenzial voll auszuschöpfen, und Gesundheit in Zusammenhang mit „Grundlagen für Erfolge" [foundations of achievement] beschreibt. Zu diesen Grundlagen, die nach dem Verständnis von Seedhouse Gesundheit ausmachen, gehören die Grundbedürfnisse Essen, Trinken, Unterkunft, Wärme usw., der Zugang zu möglichst breitflächigen Informationen sowie die Fähigkeit und die Gewissheit, diese Informationen verstehen und anwenden zu können sowie die Erkenntnis, dass der/die Einzelne nie völlig von anderen Personen und der äußeren Umgebung isoliert ist und somit auch das Verständnis für den/die Einzelne*n als Person niemals losgelöst von diesen kontextuellen Einflüssen entwickelt werden kann. In diesem Zusammenhang wird hier ein holistischer, mehrdimensionaler Ansatz zur Ermittlung der Patientenbedürfnisse befürwortet, der sich aus einem von Betty Neuman (1995) entwickelten konzeptionellen Modell für die psychiatrische Pflege ableitet:

„Die *physiologische Variable* umfaßt[sic!] alle körperlichen Strukturen und Funktionen, die *psychische Variab*le alle mentalen Prozesse und Beziehungen und die *soziokulturelle Variable* die sozialen und die kulturellen Funktionen. Die *entwicklungsgeschichtliche Variable* bezieht sich auf vergangene und aktuelle Entwicklungsprozesse und die *spirituelle Variable* schließlich auf den Einfluß[sic!] spiritueller Überzeugungen" (Fawcett, 1998, S. 233).

Es ist neben den oben erörterten personzentrierten Prozessen zu berücksichtigen, dass wichtige Aspekte einer ganzheitlichen Pflege oftmals auch in routinemäßiger, technischer und physischer Versorgung eingebettet sind.

Die Herausforderung besteht darin sicherzustellen, dass das Pflegepersonal die Person ganzheitlich wahrnimmt und dies in der Praxis in einer Weise berücksichtigt, die zu einem umfassenden therapeutischen Nutzen führt.

1.2.2.4 Personzentrierte Ergebnisse

Die personzentrierte Ergebnisse bilden das zentrale Konstrukt innerhalb des Frameworks und stellen die Ergebnisse dar, die von einer effektiven personzentrierten Praxis erwartet werden. Ein erwähnenswerter Aspekt ist, dass sich seit der Veröffentlichung des ursprünglichen Frameworks 2010 diese Domäne bislang am stärksten verändert hat. Diese Adaptionen basieren auf den Ergebnissen der Praxis-Evaluation. Die personzentrierten Ergebnisse umfassen eine positive Pflegeerfahrung [zuvor Zufriedenheit mit der pflegerischen Versorgung – „satisfaction with care"], Einbezogen sein in die Pflege, Wohlbefinden und eine gesundheitsförderliche Kultur zuvor Schaffen eines therapeutischen Umfelds [„creating a therapeutic environment"].

Positive Pflegeerfahrung

Eine positive Pflegeerfahrung ist die subjektive Bewertung einer Situation im pflegerischen Kontext, durch einen Patienten/eine Patientin oder eine Pflegperson selbst. Auf Grundlage von Forschungsergebnissen, aber auch strategischer und politischer Vorgaben, die sich auf Patientenerfahrung konzentrieren, haben wir dieses Outcome adaptiert und neu definiert. Zufriedenheit mit der pflegerischen Versorgung [satisfaction with care] gilt in der Gesundheits- und Krankenpflege und auch im Gesundheitssystem als etablierter (Mess-)Parameter. Gleichzeitig ist die Zufriedenheit eines der am schwierigsten zu bewertenden Ergebnisse. Die größte Herausforderung bildet dabei die Beurteilung der Patientenzufriedenheit. Diese wird häufig auf organisatorischer Ebene betrachtet mit Hilfe von Umfragen, denen es oftmals an tieferem Verständnis für die Komplexität dieses Parameters fehlt, die die individuellen Perspektiven nicht ausreichend berücksichtigen und denen es an konzeptioneller Schärfe mangelt (Edwards et al., 2004). Die Patientenerfahrung [patient experience] hingegen ermöglicht eine ganz andere Form der Rückmeldung. Sie wird definiert als „Rückmeldung von Patient*innen über das, was im Verlauf der Versorgung oder Behandlung tatsächlich passiert ist, sowohl die objektiven Fakten als auch ihre subjektiven Ansichten darüber" [feedback from patients on ‚what actually happened' in the course of receiving care or treatment, both the objective facts and their subjective views] (http://www.healthcaregovernance.org.au/docs/the-intelligent-board-patient-experience-2010.pdf). Die Erfassung der Patientenerfahrung orientiert sich dabei an innovativen und kreativen Methoden. Bisherige Untersuchungen zeigen, dass die dabei gewonnenen Daten einen höheren Einfluss auf die Praxisentwicklung zeigen und in ihrer Aussagekraft stärker wiegen (Laird et al., 2015). Mit einer positiven Pflegeerfahrung geht zudem eine Verstärkung in der Beteiligung des Personals einher. Auch Mitarbeitende profitieren von den positiven Erfahrungen. Es wurde belegt, dass die Befähigung personzentrierte Pflege anbieten und erbringen zu können auch auf Ebene des Personals einen klaren Nutzen zeigt. Es steigert sich die Einbindung der Mitarbeiter*innen und die Arbeitszufriedenheit erhöht sich (Brown & McCormack, 2011; Hahtela et al., 2015; Slater et al., 2009; Slater et al., 2010).

Einbezogen sein in die Pflege

Das Gefühl, am Pflegeprozess aktiv beteiligt zu sein [feeling involved in care], ist ein zentraler Bestandteil der gegenwärtigen Strategie und Politik im Gesundheitswesen. Es wird gefordert, dass der Patienten/die Patientin aktiv an der Gestaltung seiner/ihrer pflegerischen Versorgung beteiligt ist. Projekte, z. B. die „expert patient initiative" wurden, basierend auf der Prämisse, die Person aktiv am Versorgungsprozess zu beteiligen und dabei mit den Angehörigen der Gesundheitsberufe zusammenzuarbeiten, entwickelt. So ergibt sich ein weiterer wichtiger Schwerpunkt zur Evaluierung personzentrierter Ergebnisse, der Untersuchung des Ausmaßes, in dem sich Personen an ihrer Pflege einbezogen fühlen. Aus Sicht des Personals ist die Beteiligung am Entscheidungsfindungsprozess ein zentraler Aspekt, an dem sich viele weitere Pflegemodelle orientieren, die darauf abzielen, dass Entscheidungen bezüglich pflegerischer Interventionen von Fachkräften in direkter und enger Zusammenarbeit mit den Patient*innen betreut und getroffen werden.

Wohlbefinden

Das Gefühl von Wohlbefinden untermauert die Ziele vieler Pflegetheorien, Rehabilitationsmodelle und Pflegepraktiken. McCance (2003) verdeutlicht, dass positive Pflegeerfahrungen ein Gefühl des Wohlbefindens bei den Patient*innen hervorrufen und erkennen lassen, dass der Patient/die Patientin sich in dieser Situation als Person wertgeschätzt fühlt.

Dementsprechend muss auch den Fachkräften das Gefühl vermittelt werden, dass ihre Arbeit wertgeschätzt wird. Dies ist ein weiterer Schlüsselaspekt in der Ergebnisevaluation personzentrierter Praxis. Titchen und McCormack (2010) gehen davon aus, dass die persönliche, individuelle Entfaltung das Gesamtergebnis einer guten personzentrierten Arbeit ist und argumentieren, dass das Einbringen kreativer Energien und verschiedener Wissens- und Intelligenzformen in die Versorgungspraxis Erfahrungen ermöglicht, an denen alle Beteiligte (z. B. Mitarbeiter*innen, Dienstleistungsnutzer*innen, Familien) persönlich wachsen und sich entfalten können.

Eine gesundheitsförderliche Kultur

Eine gesundheitsförderliche Kultur definiert sich durch gemeinsame Entscheidungsprozesse, effektive und kollaborative Arbeitsbeziehungen, einer transformativen Leitung und Unterstützung innovativer Praxis. Diese Kultur ist das Endergebnis auf der Ebene des Teams. Es geht dabei darum, einen Arbeitsplatz zu schaffen, der auf Personzentrierung ausgerichtet ist. Als zentrales Element einer personzentrierten Pflege zeigt sich, dass das Ausmaß, in dem das Praxisumfeld die personzentrierten Grundsätze unterstützt und aktiv verfolgt, entscheidend für die Umsetzung einer personzentrierte Praxis ist. Die Distanzierung von dem ursprünglichen Begriff „therapeutisch" [therapeutic] steht im Einklang mit dem weitergefassten Verständnis von personzentrierter Praxis. Dieses bezieht sich auf eine positive Lebenserfahrung, die alle Dimensionen unseres Seins umfasst. Der Begriff „therapeutisch" fand Verwendung, um den positiven Charakter der erwarteten Ergebnisse widerzuspiegeln. Eine nähere Analyse des Begriffs würde jedoch einen spezifisch „gesundheitlichen" Nutzen suggerieren, womit potenzielle Ergebnisse für die am Betreuungsprozess beteiligten Personen nicht adäquat abgebildet werden würden. Die Begriffswahl „gesundheitsförderlich" bildet dahingegen das Erzielen eines guten Gesundheitszustands in einem weitergefassten Sinne ab. Dies wird in einer Studie von Laird et al. (2015) bestätigt, deren Ergebnisse pflegerische Umfelder aufzeigen, die mehr als nur die pflegerische Versorgung und Behandlung betonen, sondern auch Einblicke in den sozialen und kulturellen Kontext bieten. Dieser umfassendere Gesundheitsbegriff ist auch aus Perspektive des Personals von größerer Bedeutung. Denn eine gesundheitsförderliche Kultur ist eine Kultur, in der das Personal unterstützt und befähigt wird, personzentrierte Pflege im Einklang mit den eigenen Werten zu leisten. Es ist bereits erwiesen, dass das Ermöglichen und Fördern einer personzentrierten Pflege auch für die Mitarbeitenden selbst große Vorteile zeigt und somit auch die Bindung an das Unternehmen und die Arbeitszufriedenheit erhöht (Kings Fund, 2010). Ein umfassenderes Verständnis von Gesundheit ermöglicht es, die verschiedenen Dimensionen unseres Lebens, einschließlich der Erfahrungen, die wir in unserem Arbeitsleben machen, zu berücksichtigen und abzubilden.

Aus diesen Gründen wurde die **Definition** von Personzentrierung erweitert:

*„... eine Herangehensweise an die Praxis, die gekennzeichnet ist durch gesundheitsförderliche Beziehungen zwischen allen Pflegeanbieter*innen, Pflegeempfänger*innen und anderen Personen, die für sie in ihrem Leben wichtig sind. Personzentrierung basiert auf den Werten des Respekts für andere Personen, dem individuellen Recht auf Selbstbestimmung sowie gegenseitigem Respekt und Verständnis füreinander. Sie wird ermöglicht durch Kulturen des Empowerments und einer kontinuierlichen Hingabe zur Praxisentwicklung.“*

Die innerhalb des Frameworks identifizierten Outcomes setzen für die Evaluation einer personzentrierten Praxis klare Schwerpunkte. Die Ergebnisse können sowohl aus der Sicht des Personals als auch aus der Sicht der Patient*innen/Familien dargestellt werden. Es wurden hierzu bereits verschiedene Evaluationsansätze und Methoden zur strukturierten Erfassung eingesetzt und getestet. Mit der Entwicklung weiterer neuer, innovativer Methoden, die zur Evaluierung personzentrierter Ergebnisse angewandt werden können, wird sich dieser Bereich auch in Zukunft stetig weiterentwickeln.

1.2.3 Fazit

In diesem Kapitel wurde das Person-centred Practice Framework vorgestellt, ein konzeptionelles Modell, das aus der Praxis heraus für den Einsatz in der Praxis entwickelt wurde. Es wurde die Entwicklung des Modells dargestellt und Adaptionen und Anpassungen beschrieben, die im Laufe der Zeit auf Grundlage seiner Anwendung in Praxis und Forschung vorgenommen wurden. Das Framework hebt die Komplexität einer personzentrierten Praxis hervor und betont durch die Artikulation von Schlüsselkonstrukten die kontextuellen, einstellungsbezogenen und moralischen Dimensionen der humanistischen, pflegerischen Praxis. Die Beziehung zwischen den Konstrukten verdeutlicht den Bedarf an kompetenten Fachkräften, die in der Lage sind, die zahlreichen kontextuellen und einstellungsbedingten Faktoren, die innerhalb des Praxisumfelds existieren, zu bewältigen, um sich an Prozessen zu beteiligen, die die Person in den Mittelpunkt pflegerischer Interaktionen stellen. Die Ergebnisse, die sich aus der Schaffung einer personzentrierten Praxis ergeben, zeigen das Potenzial, die persönlichen Erfahrungen im gesundheitlichen Versorgungskontext sowohl für Patienten und Patientinnen als auch für das Personal zu verbessern. Obwohl das Framework ursprünglich aus dem Bereich der Krankenpflege stammt und weitgehend in Bezug auf einen pflegerischen Kontext entwickelt wurde, zeigt sich, dass eine Anwendung in Bezug auf das gesamte Gesundheitspersonal möglich und sinnvoll ist. Dabei wird der Schwerpunkt zukünftiger Arbeiten auf der Untersuchung des Einflusses des Modells innerhalb eines multiprofessionellen Umfelds liegen.

Epilog der Herausgeber*innen

Dieser Beitrag wurde 2017 erstmals veröffentlicht. Das Person-centred Practice Framework, wie es hier dargestellt ist, findet seither großen Anklang und fördert den kritischen Dialog zwischen Fachleuten verschiedener Berufsgruppen innerhalb des Gesundheitswesens. Als anerkanntes konzeptionelles Modell findet es Anwendung in Ausbildung, Praxis und Forschung, primär im Fachbereich der Gesundheits- und Krankenpflege. In den nachfolgenden Kapiteln wird dies konzeptionell und anhand anschaulicher Praxisbeispiele aus dem deutschsprachigen Raum dargelegt.

In der aktuellen Version des Frameworks nehmen McCormack und McCance wieder stärkeren Bezug zu den Ursprüngen des Rahmenmodells, der pflegerischen Praxis (McCormack & McCance 2021). Das 2021 adaptierte Personcentred Nursing Framework wird dabei in Bezug zum Metaparadigma der Pflege gesetzt, nämlich Person, Umwelt, pflegerisches Handeln und Wohlbefinden. Die Ergebnisse, die sich aus der Entwicklung einer personzentrierten Pflegepraxis ergeben, zeigen das Potenzial dieses Ansatzes, eine gute Pflegeerfahrung – a good care experience – sowohl für Patienten und Patientinnen als auch für Personal.

1.3 Das PeoPle Modell: Personzentrierte Langzeitpflege

Hanna Mayer und Martin Wallner

Der demografische Wandel zeigt deutlich auf, dass der Anteil der älteren, pflegebedürftigen Bevölkerung zunimmt – mit steigender Tendenz. Um auf diese Entwicklungen angemessen reagieren zu können, müssen entsprechende Versorgungskonzepte entwickelt werden. In diesem Kapitel wird mit dem PeoPLe Modell ein umfassender theoretischer Rahmen für die Entwicklung einer personzentrierten Praxis in der Langzeitpflege vorgestellt.

1.3.1 Einleitung

Der Anteil älterer Menschen in der Bevölkerung wächst weltweit und bringt eine Zunahme von Pflegebedürftigkeit sowie einen wachsenden Bedarf an Langzeitpflege mit sich (World Health Organization, 2015). Gleichzeitig erfordert ein Wertewandel in der Gesellschaft ein Umdenken in der Pflege älterer Menschen in Richtung Selbstbestimmung und Autonomie (Kolland & Meyer Schweizer, 2012). Seitens der Gesundheitsversorgung erfordern diese Entwicklungen eine gesteigerte Aufmerksamkeit auf die „Person hinter dem Patienten", ihre individuellen Bedürfnisse sowie Behandlungs- und Pflegepräferenzen (McCormack et al., 2017).

Einrichtungen der Gesundheitsversorgung stehen angesichts dieser Entwicklungen vor der Herausforderung, einen Wandel von einem institutionellen Versorgungsmodell, das den Pflegebedarf durch organisatorische Routinen deckt, hin zu einem Modell, das den Menschen in den Mittelpunkt der Entscheidungsfindung stellt, zu vollziehen (McCormack et al., 2012). Ein solcher Wandel hin zu einem personzentrierten Ansatz würde in der Langzeitpflege auch ein verändertes Qualitätsverständnis mit sich bringen, das den Fokus auf Outcomes wie das Gefühl, als Person geschätzt zu werden, die Teilnahme an sinnvollen Aktivitäten, die Möglichkeit, nach den eigenen Vorlieben und Entscheidungen zu leben, und die Aufrechterhaltung wichtiger Beziehungen richtet. Dies steht jedoch oft in starkem Kontrast zu betrieblichen Prioritäten und gesetzlichen Vorgaben (McGilton et al., 2012).

Vor diesem Hintergrund wenig überraschend besteht eine der größten Herausforderungen hinsichtlich Personzentrierung darin, das Konzept von der Theorie in die Praxis zu übersetzen. In der Literatur findet sich eine Fülle an Vorschlägen, Anleitungen und Werkzeugen, um Personzentrierung in die Praxis einzuführen. Gleichzeitig gibt es deutliche Hinweise darauf, dass Einzelinitiativen dazu nicht ausreichen und dass kein Werkzeug allein für sich beanspruchen kann, allen Kontexten, Settings und Situationen gerecht zu werden (McCormack & McCance, 2017). Die Vorgehensweisen zur Entwicklung einer personzentrierten Praxis sind zudem stark vom Kontext der Implementierung abhängig.

Aus diesem Grund wird davon ausgegangen, dass sich Personzentrierung am ehesten auf der Ebene von Prinzipien operationalisieren lässt (McCormack & McCance, 2017). Prinzipien, die ihrerseits wiederum setting-, kontext- und auch situationsspezifisch interpretiert und übersetzt werden müssen, dafür aber gleichzeitig den notwendigen Rahmen bieten.

Dieser Beitrag zeigt anhand eines Beispiels aus der stationären Langzeitpflege, wie personzentrierte Theorie, konkret das Person-centred Practice Framework (McCormack & McCance, 2017), erweitert und damit prinzipienbasiert in spezielle Praxissettings übersetzt werden kann. Die Entwicklung des Rahmenkonzepts zur Gestaltung personzentrierter Praxis in der Langzeitpflege, kurz PeoPLe (Mayer et al., 2020), erfolgte integrativ basierend auf einer Synthese empirischer Forschung mit Praktiker*innen in der Langzeitpflege, vorhandener wissenschaftlicher Erkenntnisse und bestehender Theorie im Rahmen eines groß angelegten Forschungs- und Praxisentwicklungsprogramms zu Personzentrierung in der Langzeitpflege in Österreich (2014–2019).

1.3.2 Entwicklungsprozess

Das PeoPLe Modell wurde im Rahmen eines fünfjährigen Forschungs- und Praxisentwicklungsprogramms (2014 bis 2019) zwischen Forscher*innen des Instituts für Pflegewissenschaft der Universität Wien unter der Leitung von Univ.-Prof. Mag. Dr. Hanna Mayer und Praktiker*innen aus ausgewählten Langzeitpflegeeinrichtungen in Niederösterreich entwickelt. Der Auftrag resultierte aus der Notwendigkeit, absehbaren gesellschaftlichen Entwicklungen im Zusammenhang mit Alterung, Wertewandel und Individualisierung zu begegnen (Kolland & Meyer Schweizer, 2012; World Health Organization, 2015). Das Bundesland Niederösterreich startete dazu im Jahr 2014 eine Initiative, die auf eine umfassende Veränderung der Organisationsstruktur und -kultur im Bereich der Langzeitpflege abzielte. Dazu gehörte, neben einer stärkeren Orientierung an den Nutzer*innen, neuen Führungs- und Managementstrukturen, einem neuen Architekturkonzept, auch die Entwicklung eines Rahmenkonzepts für 48 Langzeitpflegeeinrichtungen (Pflege- und Betreuungszentren) in Niederösterreich. Die Zielgruppe dieser Langzeitpflegeeinrichtungen sind Personen im Alter von 60 Jahren und älter, was neben der Einstufung in die Pflegegeldstufe 4 oder höher (Pflegebedarf von mehr als 160 Stunden pro Monat) eine Voraussetzung für die Aufnahme ist.

Der Theorieentwicklungsprozess zeichnete sich durch eine iterative Vorgehensweise und einen integrativen Ansatz aus (Meleis, 2018), basierend auf einem dialogischen Verständnis der Wissenskonstruktion (Bohm, 2014; Finlay & Gough, 2003; Jacobs et al., 2017). Auf diese Weise konnte sowohl das Fachwissen, die Erfahrung und das kontextbezogene Wissen von Praktiker*innen in der Langzeitpflege als auch Forschungsergebnisse einbezogen werden. Diese Vorgehensweise steht im Einklang mit Grundsätzen des *Practice Development*, (s. Kapitel 2) z.B. der Entwicklung von Erkenntnissen aus der Praxis und deren Anwendung in der Praxis, dem aktiven Lernen am Arbeitsplatz und kollaborativen, inkludierenden und partizipatorischen Forschungsmethoden (Manley et al., 2008). Die Entwicklung des Rahmenkonzepts erfolgte in drei Phasen (**Abb. 1-4**).

1.3.2.1 Phase 1

Ziel der ersten Phase war es, einen breiten Einblick in aktuelle und innovative Pflegekonzepte sowie Grundsätze guter Pflege in der Langzeitpflege zu gewinnen. Als Grundlage für das Rahmenkonzept wurden aktuelle Forschungsergebnisse mit internationalen Best-Practice-Beispielen und Initiativen in ausgewählten Langzeitpflegeeinrichtungen in Niederösterreich verbunden.

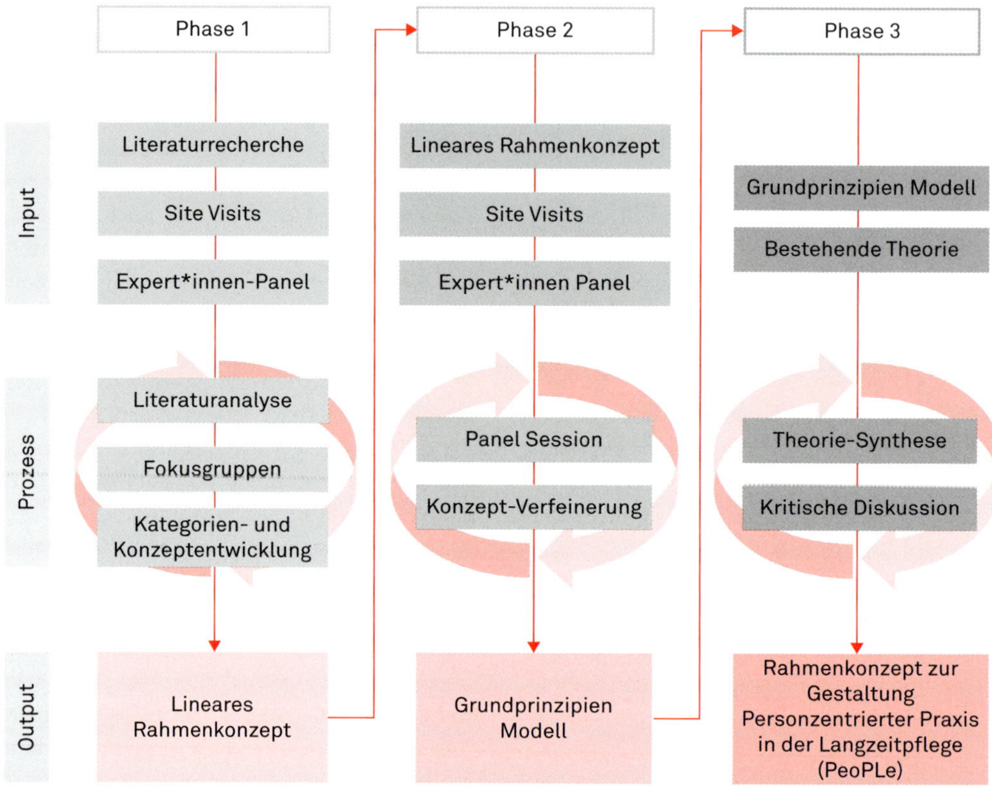

Abbildung 1-4: Entwicklungsprozess (Quelle: Eigendarstellung)

Der Prozess begann mit einer Literaturrecherche in drei Datenbanken (CINAHL, PubMed, Google Scholar). Zusätzlich wurde eine Handsuche in relevanten Zeitschriften und eine freie Websuche durchgeführt. Die Ergebnisse dieser Literaturrecherche dienten als thematische Grundlage für die Gestaltung von Fokusgruppen mit Praktiker*innen unter Verwendung eines halbstrukturierten Leitfadens. Die Teilnehmenden der Fokusgruppen wurden aus verschiedenen Berufsgruppen rekrutiert, darunter diplomierte Pflegepersonen, Altenpfleger*innen, Pflegeassistent*innen, Physiotherapeut*innen, Ergotherapeut*innen und Mediziner*innen. Die Fokusgruppen wurden digital aufgezeichnet und transkribiert, thematisch analysiert und mit den theoretischen Ergebnissen zusammengeführt. Gleichzeitig wurden Vor-Ort-Besuche in Langzeitpflegeeinrichtungen in Niederösterreich und Interviews mit Experten*innen durchgeführt, um spezifische Praktiken zu beobachten, die in den Fokusgruppen angesprochen worden waren. Bei den Expert*innen handelte es sich um Pflegedienstleiter*innen und/oder Praktiker*innen, die in ihren jeweiligen Pflegeeinrichtungen für Praxisentwicklung und Innovation verantwortlich waren. Alle Verfahren wurden iterativ verknüpft und wiederholt. Insgesamt wurden vier Fokusgruppen mit Mitarbeitenden (n=48) aus verschiedenen Langzeitpflegeeinrichtungen, neun Besuche vor Ort und zwei Expert*innenrunden durchgeführt, zusätzlich zu einer Literaturrecherche.

Um aus den gesammelten Daten einen ersten Entwurf für ein Rahmenkonzept zu entwickeln, wurde ein Logikmodell (W.K. Kellogg Foundation, 2004) als heuristisches Hilfsmittel verwendet.

Das Ergebnis von Phase 1 war ein erstes lineares Rahmenkonzepts, das

- Ressourcen (Personal, Finanzen, Einrichtung, Zusammenarbeit, regionale Ressourcen)
- acht Grundprinzipien für Pflege und Betreuung (Personzentrierung, hochwertige und individuell angepasste Pflege, bedeutungsvolle Beziehungen, Selbstbestimmung, Identität und Selbstwertgefühl, bedeutungsvolle Aktivitäten, soziale Teilhabe und Leben in einer häuslichen Umgebung)
- Beispiele für evidenzbasierte und personzentrierte Interventionen
- langfristige Ergebnisse (Pflegequalität, Lebensqualität, Wohnqualität; einschließlich vorgeschlagener Messinstrumente) sowie
- langfristige Ergebnisse oder Impact (Wohlbefinden)

miteinander verbindet. Im Sinne des dialogischen Ansatzes wurde dieser Rahmenkonzeptentwurf mit Praktiker*innen diskutiert und die darin verwendeten Begriffe wurden auf ihre allgemeine Verständlichkeit hin überprüft.

1.3.2.2 Phase 2

In dieser Phase wurde der Kerninhalt des linearen Rahmenkonzepts, die sogenannten Grundprinzipien für Pflege und Betreuung, konzeptuell verfeinert. Bei näherer Betrachtung zeigte sich, dass zwei der ursprünglich identifizierten acht Grundprinzipien, Personzentrierung und Pflegequalität, konzeptionell anders und auf einer anderen Abstraktionsebene angesiedelt waren als die anderen sechs. Personzentrierung wurde als grundlegendes Kernprinzip identifiziert, das sich auf alle pflegerischen Handlungen bezieht, die auf die zu betreuenden Personen ausgerichtet sind. Die Bereitstellung einer individuell angepassten und qualitativ hochwertigen Pflege bezog sich hauptsächlich auf die physischen Aspekte der Pflege. Die übrigen sechs Grundprinzipien hingegen spiegeln die psychosozialen Dimensionen von Gesundheit und Pflege wider.

Anschließend wurden die Grundprinzipien und die ihnen zugrundeliegenden Kernkonzepte aus der linearen Struktur herausgelöst und grafisch als eigenständiges Modell aufbereitet, das die Grundprinzipien kreisförmig um einen inneren Kern (Personzentrierung) und einen äußeren Kern (hochwertige Pflege und individuell angepasste Pflege und Therapie) anordnet. Diese kreisförmige Darstellung wurde gewählt, um die Wechselseitigkeit und die Beziehungen zwischen den Konzepten darzustellen.

Die ermittelten Themen wurden mit einer Expertengruppe aus Wissenschaftler*innen und Praktiker*innen diskutiert. Das Ergebnis war das Modell der Grundprinzipien für Pflege und Betreuung, dass das Pflegeverständnis der Praktiker*innen darüber darstellt, was gute Pflege in der Langzeitpflege ist und sein sollte (**Abb. 1-5**). Ausgehend von der Prämisse, dass der Mensch im Mittelpunkt des Pflegeprozesses stehen muss, und der Verpflichtung zu einer qualitativ hochwertigen und individuell angepassten Pflege, dienen die Grundprinzipien als Maximen, die die Entscheidungsfindung und das Handeln der Praktiker*innen leiten.

1.3.2.3 Phase 3

Personzentrierung wurde als ein grundlegendes Kernprinzip der Grundprinzipien identifiziert. Dies ging aus den in Phase 1 gewonnenen Daten aus Fokusgruppen und Interviews hervor, da die Praktiker*innen in ihrem Verständnis von Pflege eindeutig personzentrierte Werte artikulierten. Die Praktiker*innen erwähnten auch, dass die individuellen Biografien und Lebensgeschichten der zu betreuenden Personen eine wichtige Wissensquelle sind, die sie in ihrer täglichen Praxis nutzen, um den Bedürfnissen der zu betreuenden Personen gerecht zu

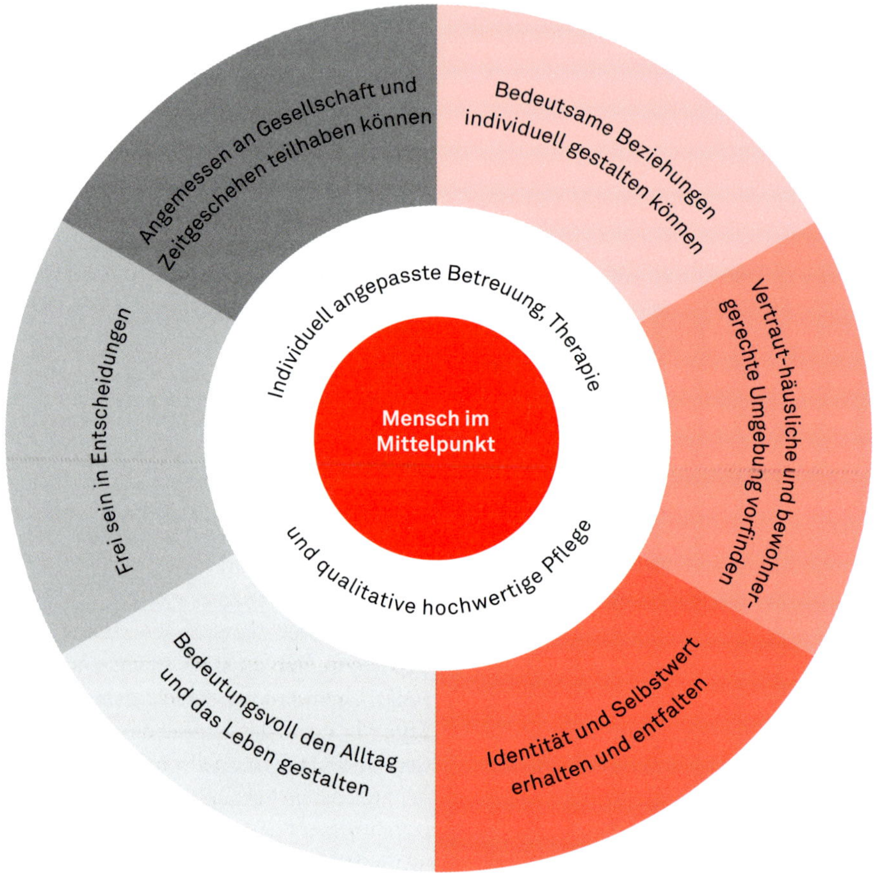

Abbildung 1-5: Grundprinzipien für Pflege und Betreuung (Quelle: Copyright Land Niederösterreich)

werden. Auffallend ist, dass die Teilnehmenden bei der Reflexion über ihr Verständnis von Pflege vor allem an die Pflegebedürftigen dachten und auch die Bedeutung institutioneller Strukturen und Kulturen betonten, die es dem Personal ermöglichen, personzentriert zu arbeiten. Das zugrundeliegende Verständnis ging also eindeutig über vereinfachte Vorstellungen von Personzentrierung (Dewing & McCormack, 2017), wie etwa individualisierte Pflege hinaus. Nach einer gezielten Literaturrecherche, einer kritischen Diskussion und einer sorgfältigen Überprüfung der konzeptuellen und philosophischen Grundlagen wurde das Person-centred Practice-Framework (PCPF) (McCormack & McCance, 2017) ausgewählt, um Personzentrierung konzeptuell auszuarbeiten.

Im Vergleich zu anderen Konzeptualisierungen von Personzentrierung (z. B. Edvardsson et al., 2015; Kitwood, 1997; Suhonen et al., 2018) hebt sich das PCPF dadurch ab, dass es den Schwerpunkt auf die Praxiskultur als wichtigen Faktor für die Förderung einer personzentrierten Praxis identifiziert. Darüber hinaus basiert das PCPF auf einem Verständnis von „Person", das über andere hinausgeht, indem es explizit alle in die Pflege und Betreuung involvierten Personen, inklusive Personal und Angehörige, einbezieht und darauf abzielt, gesunde Beziehungen zwischen allen Personen zu entwickeln und zu fördern (McCormack & McCance, 2017). Dies war auch eine wesentliche Erkenntnis aus den empirischen Daten und führte zu dem Grundprinzip „bedeutsame Beziehungen“. Personzentrierung wird im PCPF definiert als Praxisansatz, der sich „durch den Aufbau und die Förderung gesunder Beziehungen zwischen allen beteiligten Personen auszeichnet. Er stützt sich auf die Werte der Achtung der Person [personhood], des individuellen Rechts auf Selbstbestimmung, des gegenseitigen Respekts und des Verständnisses. Personzentrierung wird durch eine Kultur der Befähigung ermöglicht, die kontinuierliche Ansätze zur Praxisentwicklung fördert“ (McCormack & McCance, 2017, S. 3).

Die Integration des Grundprinzipien-Modells und des PCPF erfolgte in Abstimmung mit einem seiner Ko-Autoren, Brendan McCormack, und lässt sich methodisch anhand der Strategie der Theoriesynthese, wie sie von (2013) beschrieben wird, explizieren (Mayer et al., 2020). Dabei wurde den theoretischen Beziehungen und dem Kontext jedes der Modelle große Aufmerksamkeit geschenkt. Personzentrierung diente als zentrales Konzept in der Theoriesynthese und wurde verwendet, um Beziehungen zwischen den beiden Modellen zu identifizieren, die dann in einer integrierten Darstellung (**Abb. 1-3**) illustriert wurden. Das PCPF war insofern besonders nützlich, als es die Voraussetzungen, Prozesse und Ergebnisse einer effektiven personzentrierten Praxis artikuliert, während die Grundprinzipien dazu beitrugen, die Erfahrungen und Ergebnisse einer personzentrierten Praxis für die betreuten Personen in der Langzeitpflege zu spezifizieren. Auf diese Weise wurden verwandte Informationen und semantisch äquivalente Konzepte und Begriffe der beiden Modelle in eine konsolidierte, organisierte und integrierte Form gebracht wurden (Walker & Avant, 2013).

Das PCPF teilt den multidisziplinären und interprofessionellen Fokus der Praxis, der mit dem Grundprinzipienmodell und seinem Schwerpunkt auf der Anerkennung des Beitrags aller Personen zur Pflege älterer Menschen übereinstimmt. Das Konzept der qualitativ hochwertigen und individuell angepassten Pflege des Grundprinzipien-Modells stimmte mit dem Konzept des „Ganzheitlichen Arbeitens“ im PCPF überein, weshalb die ursprüngliche Bezeichnung hierdurch ersetzt wurde. Diese Dimension des PCPF umfasst die Berücksichtigung der physischen, psychologischen, soziokulturellen, entwicklungsbezogenen und spirituellen Dimensionen von Personen (McCormack & McCance, 2017). Das langfristige Ergebnis bzw. die langfristige Auswirkung des ursprünglichen linearen Rahmenkonzepts, Wohlbefinden, stimmte mit dem PCPF überein, in dem eine gesundheitsfördernde Kultur [healthful culture], einschließlich einer guten Pflegeerfahrung, ein Gefühl des Wohlbefindens und der Beteiligung an der Pflege als wichtige Ergebnisse einer effektiven personzentrierten Praxis angesehen werden (McCormack & McCance, 2017). Eine weitere Parallele zwischen den Modellen bestand darin, dass die Grammatik des Grundprinzipienmodells mit der Grammatik der personzentrierten Prozesse des PCPF übereinstimmte, indem Gerundien verwendet wurden, um Aktivität zu konnotieren (Dixon et al., 2018), jedoch aus unterschiedlichen Perspektiven, nämlich aus der Perspektive der Pflegebedürftigen bzw. der Mitarbeitenden.

Durch diese Theoriesynthese wurde das Grundprinzipienmodell, das die Ebene der Pflegebedürftigen repräsentiert, mit Aspekten kombiniert, die Personzentrierung auf der Ebene der Organisation (Praxisumfeld) und des Personals (Voraussetzungen und personzentrierte Prozesse) definieren. Das Ergebnis ist ein Modell, das wir als Rahmenkonzept zur Gestaltung Personzentrierter Praxis in der Langzeitpflege (PeoPLe) bezeichnen.

Der Entwicklungsprozess wurde im Einklang mit den Prinzipien personzentrierter Forschung gestaltet, um die Ko-Konstruktion und die Mitverantwortung zu gewährleisten. Zu den Leitprinzipien gehörten Verbundenheit, Achtsamkeit und Dialog, Befähigung und Beteiligung sowie kritische Reflexivität (Jacobs et al., 2017) (siehe auch **Kap. 4.1**).

1.3.3 Das PeoPLe Modell

Das Rahmenkonzept zur Gestaltung Personzentrierter Praxis in der Langzeitpflege (PeoPLe Modell) umfasst nun letztendlich vier Konstrukte: Voraussetzungen, Praxisumfeld, personzentrierte Prozesse (siehe PCPF, **Kap. 1.2**) sowie die Grundprinzipien für Pflege und Betreuung. Jedes Konstrukt besteht aus mehreren Elementen (**Abb. 1-6**). Der abgekürzte Name des Modells, „PeoPLe" ist ein Akronym, wobei sich die Großbuchstaben auf das Phänomen in der spezifischen Umgebung beziehen, d.h. auf personzentrierte Praxis in der Langzeitpflege. PeoPLe steht auch für den Aspekt der gesunden Beziehungen zwischen Personen (*people*), ein funda-

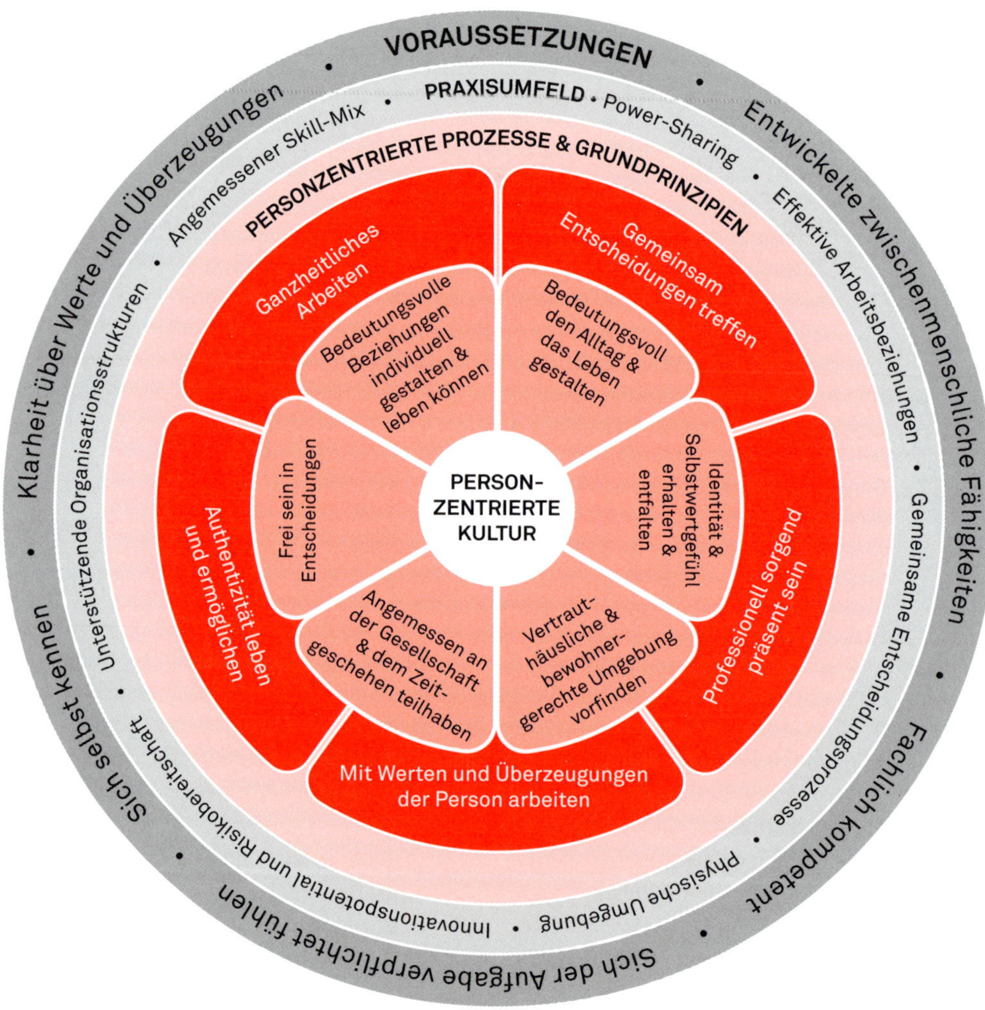

Abbildung 1-6: Das PeoPLe Modell von Mayer, McCormack und McCance (Quelle: aus "Knowing the person of the resident – a theoretical framework for Person-centred Practice in Long-term Care (PeoPLe)," von H. Mayer, B. McCormack, C. Hildebrandt, S. Köck-Hódi, E. Zojer & M. Wallner, 2020, *International Practice Development Journal, 10*(2), Article 3, S. 8 (https://doi.org/10.19043/ipdj.101.003).

mentaler Bestandteil von Personzentrierung (McCormack & McCance, 2017), und impliziert gleichzeitig, dass alle am Pflegeprozess beteiligten Personen, d.h. Personal, Pflegebedürftige und Familien, bei der Entwicklung einer personzentrierten Praxis von Bedeutung sind.

Wie im PCPF werden die Beziehungen zwischen den Konstrukten im PeoPLe-Modell bildlich dargestellt. Um das Zentrum und damit das gewünschte Outcome zu erreichen, müssen zunächst die Eigenschaften des Personals als Voraussetzung für die Gestaltung des Praxisumfelds berücksichtigt werden, um eine effektive Pflege durch personzentrierte Prozesse zu ermöglichen. Die personzentrierten Prozesse können unter Zuhilfenahme der Grundprinzipien ausgestaltet werden, die Determinanten eines guten Lebens in einer Langzeitpflegeeinrichtung auf der Ebene der zu pflegenden Personen widerspiegeln. Das gesamte Modell ist in einen Makrokontext eingebettet, der durch praktische, organisatorische und politische Faktoren einen erheblichen Einfluss auf die Umsetzung einer personzentrierten Praxis hat (McCormack & McCance, 2017).

1.3.3.1 Grundprinzipien für Pflege und Betreuung

In den Grundprinzipien finden die im PCPF angelegten Annahmen ihren settingspezifischen Ausdruck, operationalisiert in praktikable Kategorien, die ein gutes Leben im Pflegeheim auszeichnen und zur Orientierung pflegerischen Handelns dienen.

Die Grundprinzipien repräsentieren Personzentrierung auf der Ebene der Pflegebedürftigen durch die Linse der Praktiker*innen in Bezug auf wünschenswerte Bedingungen und Erfahrungen für Pflegebedürftige in der Langzeitpflege. Sie sind Prinzipien für die Gestaltung des sozialen Lebens und der Umgebung in der Langzeitpflege und leiten die personzentrierten Prozesse auf individueller Ebene. Eine personzentrierte Haltung, ein unterstützendes Praxisumfeld sowie die personzentrierten Prozesse sind notwendig, um die individuellen Bedürfnisse der Pflegebedürftigen nach diesen Prinzipien zu erfüllen und eine individualisierte Pflege und Betreuung zu gewährleisten.

Die Grundprinzipien beinhalten folgende Dimensionen: bedeutsame Beziehungen individuell gestalten und leben können, vertraut-häusliche und bewohnergerechte Umgebung vorfinden, Identität und des Selbstwert erhalten und entfalten, bedeutungsvoll den Alltag und das Leben gestalten, Frei sein in Entscheidungen, und angemessen an der Gesellschaft und am Zeitgeschehen teilhaben.

Bedeutsame Beziehungen individuell gestalten und leben

Unter „bedeutsamen" Beziehungen sind die Beziehungen zu für den/die Bewohner*in wichtigen Personen zu verstehen. Diese gestalten und leben zu können, muss ermöglicht und gefördert werden. Dabei ist die Förderung des Gemeinschaftslebens im Pflege- und Betreuungszentrum ebenso bedeutsam wie die Förderung von wichtigen Beziehungen zu Angehörigen und Freund*innen der Bewohner*innen. Auch wenn das Personal immer in einer professionellen Beziehung zu den Bewohner*innen stehen wird, so werden sie im Laufe der Zeit zu wichtigen Bezugspersonen.

Vertraut-häusliche und bewohnergerechte Umgebung vorfinden

Neben größeren Wohnbereichen und öffentlichen Einrichtungen, die ein soziales Miteinander ermöglichen und auch eine sichere Pflegeumgebung schaffen, ist eine vertraut-häusliche Umgebung wichtig, denn dadurch wird eine kleinräumig, heimelige Wohnatmosphäre und Privatheit für den Einzelnen geschaffen. Es muss aber auch eine Umgebung geboten werden, die Sicherheit schafft, gesundheitsfördernd ist und in der Bewohner*innen in unterschiedlichem Ausmaß Hilfe und Unterstützung erhalten können.

Frei sein in Entscheidungen

Frei sein in Entscheidungen bedeutet, dass Freiräume für eine autonome, selbstbestimmte Lebensgestaltung aktiv geschaffen werden. Dazu zählt beispielsweise eine (den persönlichen Möglichkeiten entsprechende) freie Gestaltung des Alltages oder die Partizipation bei therapeutischen oder pflegerischen Entscheidungen. Um diese Selbstbestimmung zu gewährleisten, müssen die Kompetenzen der Bewohner*innen gefördert und bei Bedarf Unterstützung angeboten und gewährleistet werden. Dabei ist zu betonen, dass nicht jede*r Bewohner*in immer jede Entscheidung selbst treffen möchte bzw. kann. Auch ein bewusstes Übertragen von Entscheidungen an Pflegepersonen oder medizinisches Personal ist als Akt der Selbstbestimmung zu sehen.

Identität und Selbstwertgefühl erhalten und entfalten

In diesem Grundprinzip liegt der Fokus auf bisher gelebten, bedeutungsvollen Rollen und der Identität der Bewohner*innen. Dabei geht es um die Förderung dieser Rollen, die dem Bewohner/der Bewohnerin immer noch wichtig sind und durch die er/sie das Gefühl des Gebrauchtwerdens und der Sinnhaftigkeit des Lebens erfährt.

Bedeutungsvoll den Alltag und das Leben gestalten

Die Möglichkeit den Alltag aktiv zu gestalten und damit für sich bedeutsam zu machen, ist neben therapeutischen Aktivitäten und Tagesroutinen essenziell für die Bewohner*innen. Aber auch die Alltagsgestaltung ausgehend von der Institution sollte bedeutungsvoll für einen Bewohner/eine Bewohnerin sein. Die persönlichen Interessen und natürlich die Berücksichtigung individueller Fähigkeiten stehen hierbei im Vordergrund.

Angemessen an der Gesellschaft und dem Zeitgeschehen teilhaben

Die Bewohner*innen sollen in die Institution, Region und Gesellschaft nach Möglichkeit eingebunden bleiben/werden. Möglichkeiten, an aktuellen Zeitgeschehnissen teilzuhaben (z. B. der Zugang zu aktuellen Medien wie Internet, Tageszeitungen etc.) sollen gefördert werden. Die Bewohner*innen sollen sich nach ihren Wüschen und Möglichkeiten aktiv am Gemeinschaftsleben beteiligen und einbringen und durch den Austausch mit der Region am gesellschaftlichen Leben und Zeitgeschehen teilhaben können.

Das Konzept der Grundprinzipien für Pflege und Betreuung im PeoPLe-Modell dient als eine Reihe von Maximen, die die Entscheidungsfindung und das Handeln der Praktiker*innen leiten. Die Grundprinzipien beschreiben Ergebnisse im Sinne wünschenswerter Zustände und Erfahrungen für die zu betreuenden Personen und repräsentieren somit Personzentrierung auf dieser Ebene. Sie sind jedoch keine Ergebnisse an sich, sondern sie umfassen Ergebnisse semantisch im Sinne der Vorstellung ihrer Möglichkeit. Aus Sicht der Praktiker*innen können die Grundprinzipien somit als Linsen betrachtet werden, durch die der Blick auf Bewohnerinnen und Bewohner als Person gerichtet wird, um sie kennen zu lernen und zu erfahren, was ihnen wichtig ist. Sie spiegeln ein professionelles Verständnis von tatsächlicher und idealer Pflege von Pflegebedürftigen wider. Aus der Perspektive der Pflegebedürftigen spiegeln die Grundprinzipien nicht nur grundlegende Bedürfnisse, sondern vor allem Bedürfnisse höherer Ordnung (Trukeschitz, 2011) wider. Die Grundprinzipien reflektieren somit ein soziales Modell von Gesundheit (im Gegensatz zu einem biomedizinischen Modell), indem sie sich ausdrücklich auf die sozialen Dimensionen der Pflege konzentrieren.

Zwischen den personzentrierten Prozessen und den Ergebnissen des PeoPLe-Modells angesiedelt, haben die Grundprinzipien sowohl Prozess- als auch Ergebnischarakter. Dieser inhärente Dualismus spiegelt sich auch in der Formulierung der Grundprinzipien wider, in der Zustände oder Bedingungen beschrieben werden, die als Ergebnisse von Prozessen betrachtet werden können, wobei Prozesse und damit Handlungen von Gesundheitsfachkräften nicht vordefiniert sind, sondern der professionellen Entscheidungsfindung der Praktiker*innen überlassen bleiben und somit individuell an die zu betreuende Person und die spezifische Situation angepasst werden können. Auf diese Weise sind die Praktiker*innen angehalten, die Perspektive der zu betreuenden Personen einzunehmen und ihr berufliches Handeln so auszurichten, dass der gewünschte Zustand oder die gewünschte Erfahrung für die zu betreuenden Personen erreicht wird. Dualismus bedeutet in diesem Fall nicht, dass ein Element auf Kosten des anderen Vorrang hat oder dass die beiden Elemente miteinander konkurrieren, sondern unterstreicht die wechselseitige und untrennbare Verbindung zwischen Prozess und Ergebnis im Rahmen sozialer Interaktionen, verstanden als subjektiv bedeutsames Verhalten zwischen sozialen Akteur*innen (Weber, 1985).

Der Logik des PeoPLe-Modells folgend, sind die ersten Schritte, an den Voraussetzungen, dem Praxisumfeld und den personzentrierten Prozessen zu arbeiten, um aus Sicht der Praktiker*innen personzentriert im Sinne der Grundprinzipien zu arbeiten und die gewünschten Ergebnisse zu erreichen, die aus Sicht der betreuten Personen primär als Befriedigung von Bedürfnissen sichtbar werden. Die Grundprinzipien zeigen sich in der Haltung und folglich in den Handlungen der Praktiker*innen. Die Voraussetzungen für diese Haltung sind in der entsprechend benannten Dimension des PeoPLe Modells angesiedelt, welche Merkmale personzentrierter Praktiker artikuliert. Diese ursprüngliche Dimension des PCPF nimmt die Grundprinzipien nicht vorweg, sondern zeigt auf, welche Aspekte eine personzentrierte Haltung ausmachen, wie sie den Grundprinzipien immanent ist. Diese konstituierenden Qualitäten können nur dann effektiv zum Tragen kommen, wenn das Praxisumfeld sie unterstützt, was dementsprechend zu personzentrierten Arbeitsweisen und zum Erreichen der gewünschten Ergebnisse führt (McCormack & McCance, 2017). Das Grundprinzipienmodell berührt daher implizit alle Dimensionen des PCPF.

Das Kernkonzept von Personzentrierung, Personhood, ist dem Modell insofern inhärent, als die Grundprinzipien die von McCormack (2004) vorgeschlagenen vier Seinsweisen widerspiegeln, die den Kern von Personzentrierung bilden: 1. in Beziehung sein (bedeutsame Beziehungen individuell gestalten und leben können), 2. in einer sozialen Welt sein (angemessen an der Gesellschaft und am Zeitgeschehen teilhaben), 3. an einem Ort sein (vertraut-häusliche und bewohnergerechte Umgebung vorfinden) und 4. mit sich selbst sein (Identität und des Selbstwert erhalten und entfalten; Frei sein in Entscheidungen; Bedeutungsvoll den Alltag und das Leben gestalten).

1.3.4 Fazit

Das PeoPLe Modell bietet einen umfassenden theoretischen Rahmen für die Entwicklung einer personzentrierten Praxis in der Langzeitpflege. Es baut auf wissenschaftlichen und theoretischen Grundlagen auf und wird durch ausreichendes Praxiswissen aus originärer empirischer Forschung untermauert. PeoPLe weist einen Abstraktionsgrad auf, der eine kontextspezifische Umsetzung ermöglicht und an verschiedene Langzeitpflegeeinrichtungen angepasst werden kann, ist aber gleichzeitig spezifisch genug, um Orientierung für die Entwicklung einer personzentrierten Kultur auf verschiedenen Ebenen zu bieten. Während die aus dem PCPF (McCormack & McCance, 2017) abgeleiteten Konzepte einen Schwerpunkt für die Weiterentwicklung der Praxis auf der Ebene der Organisation und des Personals bilden, dienen die Grundprinzipien als Richtschnur für die Entwicklung personzentrierter

Prozesse und individueller Pflegepläne mit den zu pflegenden Personen.

PeoPLe bietet eine originäre Perspektive auf personzentrierte Praxis in der Langzeitpflege. Aus der Sicht des PCPF (McCormack & McCance, 2017) kann es als eine Erweiterung einer bestehenden Theorie betrachtet werden (Meleis, 2018). Durch die Ergänzung um das Konzept der Grundprinzipien für Pflege und Betreuung wird das PCPF um ein neues Strukturelement für das spezifische Setting der Langzeitpflege erweitert, mit dem Potenzial, an andere Gesundheitssettings und Kontexte angepasst zu werden. Die Grundprinzipien wurden als zusätzliche Ebene in das Modell integriert, die zwischen den personzentrierten Prozessen und dem Outcome liegt. Obwohl sie konzeptuell unabhängig sind, sind sie kongruent mit dem PCPF. PeoPLe erhält seinen heuristischen Wert als integratives Theoriemodell (Döring & Bortz, 2016) durch Verbindungen, die sich aus der konzeptuellen Verknüpfung von PCPF und Grundprinzipien ergeben.

Ebenso wie andere Theorien zu Personzentrierung (Dewing, 2004), muss auch das PeoPLe Modell seinen Nutzen in der Praxis der Langzeitpflege unter Beweis stellen. Erfahrungsgemäß stießen das PeoPLe-Modell und insbesondere die Grundprinzipien auf breite Akzeptanz bei den Praktiker*innen, was vermutlich auf ein Gefühl von Miteigentümerschaft zurückzuführen ist, das durch partizipative Entwicklung und Ko-Konstruktion entsteht, und somit ein vielversprechendes Instrument zur Förderung der personzentrierten Praxis darstellt. In der Praxis wurden die Grundprinzipien und das PeoPLe Modell bereits herangezogen, um Assessments, Fallbesprechungen, Pflegeplanung und Personalentwicklungsgespräche zu entwickeln und durchzuführen.

Im Hinblick auf Forschung kann PeoPLe eine Grundlage für theoriebasierte Interventionsentwicklung und Evaluation bilden. Bestehende Evaluationsinstrumente, die auf dem PCPF basieren, wie das Person-Centred Practice Inventory (Slater et al., 2017) oder das Workplace Culture Critical Analysis Tool (Wilson et al., 2020), können um soziale Aspekte der Langzeitpflege, wie sie in den Grundprinzipien angesprochen werden, erweitert werden und so eine umfassendere Evaluation und settingspezifische Qualitätsentwicklung ermöglichen.

Auf theoretischer Ebene kann das Grundprinzipienmodell als eine zusätzliche Ebene des PCPF betrachtet werden. Die Übertragung auf andere Settings erfordert eine inhaltliche Neubearbeitung, die Logik der Grundprinzipien und ihre Ausrichtung auf die Perspektive der betroffenen Personen kann jedoch übertragen werden. Empfohlen wird ein iterativer Entwicklungsprozess unter starker Einbeziehung der Beteiligten, einschließlich kollaborativer, inkludierender und partizipativer Arbeitsweisen (McCormack et al., 2007). Im Hinblick auf die Theorieweiterentwicklung und -überprüfung sollte sich die zukünftige Forschung auf die empirische Erforschung der Beziehungen und Korrelationen zwischen den Konstrukten sowie innerhalb der Dimensionen der einzelnen Konstrukte konzentrieren.

1.4 Literatur

Agich, G.J. (1993). *Autonomy and Long-Term Care*. Oxford University Press.

Aiken, L.H. & Sloane, D.M. (1997). Effects of specialization and client differentiation on the status of nurses: The case of AIDS. *Journal of Health and Social Behavior, 38*(3), 203–222.

Aiken, L.H., Sloane, D.M. & Lake, E.T. (1997). Satisfaction with inpatient acquired immunodeficiency syndrome care. A national comparison of dedicated and scattered-bed units. *Med Care, 35*(9), 948–962.

Alexander, C., Ishikawa, S., Silverstein, M., Jacobson, M., Fiksdahl-King, I. & Angel, S. (1977). *A Pattern Language: Towns, Buildings, Construction*. Oxford University Press.

Andrews, G.J., Evans, J. & Wiles, J.L. (2012). Re-spacing and re-placing gerontology: relationality and affect. *Ageing and Society, 33*(8), 1339–1373.

Andvig, E. & Biong, S. (2014). Recovery oriented conversations in a milieu therapeutic setting. *International Practice Development Journal, 4*(1), 1–15.

Antunes, V. & Moreira, J. P. (2013). Skill mix in healthcare: An international update for the management debate. *International Journal of Healthcare Management, 6*(1), 12–17.

Baldwin, T. (2004). *Maurice Merleau-Ponty: Basic Writings*. Routledge.

Barker, E.M. (1991). Rethinking family loyalties. In N.S. Jecker (Ed.), *Aging and Ethics* (pp. 187–198). Humana Press.

Benner, P. (1984). From Novice To Expert. *AJN American Journal of Nursing, 82*(3), 402–407.

Benner, P. & Wrubel, J. (1989). *The Primacy of Caring: Stress and Coping in Health and Illness*. Addison-Wesley Publishing Company.

Berwick, D.M. (2013). *A promise to learn – a commitment to act. Improving the safety of patients in England*. Department of Health.

Bohm, D. (2014). *On dialogue*. Routledge.

Boykin, A. & Schoenhofer, S. (1993). *Nursing as Caring: A Model for Transforming Practice*. National League for Nursing Press.

Bracco, D., Dubois, M.J., Bouali, R. & Eggimann, P. (2007). Single rooms may help to prevent nosocomial bloodstream infection and cross-transmission of methicillin-resistant Staphylococcus aureus in intensive care units. *Intensive Care Med, 33*(5), 836–840.

Brooker, D. (2005). Dementia care mapping: a review of the research literature. *Gerontologist*, (1), 11–18.

Brooker, D. (2010). Dementia care mapping. In M.T. Abou-Saleh, C. Katona & A. Kumar (Eds.), *Principles and Practice of Geriatric Psychiatry* (3rd ed., pp. 157–161). John Wiley & Sons, Ltd.

Brown, A. (1998). *Organisational Culture* (2nd ed.). Pitman Publishing.

Brown, D. & McCormack, B.G. (2011). Developing the practice context to enable more effective pain management with older people: an action research approach. *Implementation Science, 6*(9).

Buber, M. (1984). *I and Thou*. T & T Clark.

Buchan, J. & Calman, L. (2005). *Skill-Mix and Policy Change in the Health Workforce: Nurses in Advanced Roles* (Vol. 17). OECD Publishing.

Buckley, C., McCormack, B. & Ryan, A. (2014). Valuing narrative in the care of older people: a framework of narrative practice for older adult residential care settings. *Journal of Clinical Nursing, 23*(17–18), 2565–2577.

Cepeda, J.A., Whitehouse, T., Cooper, B., Hails, J., Jones, K., Kwaku, F., Taylor, L., Hayman, S., Cookson, B., Shaw, S., Kibbler, C., Singer, M., Bellingan, G. & Wilson, A.P. (2005). Isolation of patients in single rooms or cohorts to reduce spread of MRSA in intensive-care units: prospective two-centre study. *LANCET, 365*(9456), 295–304.

Department of Health. (2010). *A Partnership for Care – Northern Ireland Strategy for Nursing and Midwifery 2010–2015*. Available from: https://www.health-ni.gov.uk/sites/default/files/publications/dhssps/pfc-ni-strategy_1.pdf

Department of Health. (2013). *Service Framework for Older People*. Department of Health, Social Services and Public Safety. Available from: http://www.scie-socialcareonline.org.uk/service-framework-for-older-people/r/a11G000000CTDW7IAP

Dewi, W.N., Evans, D., Bradley, H. & Ullrich, S. (2014). Person-centred care in the Indonesian health-care system. *Int J Nurs Pract, 20*(6), 616–622.

Dewing, J. (2004). Concerns relating to the application of frameworks to promote person-centredness in nursing with older people. *Journal of Clinical Nursing, 13*(1), 39–44. https://doi:10.1111/j.1365-2702.2004.00925.x

Dewing, J. (2007). *An exploration of wandering in older persons with a dementia through radical reflection and participation. PhD thesis*. University of Manchester.

Dewing, J. (2008a). Personhood and dementia: revisiting Tom Kitwood's ideas. *International Journal of Older People Nursing, 3*(1), 3–13.

Dewing, J. (2008b). Process Consent and Research with Older Persons Living with Dementia. *Research Ethics, 4*(2), 59–64.

Dewing, J. & McCormack, B. (2017). Editorial: Tell me, how do you define person-centredness? *Journal of Clinical Nursing, 26*(17–18), 2509–2510.

Dewing, J., McCormack, B. & Titchen, A. (2014). *Practice Development Workbook for Nursing, Health and Social Care Teams*. Wiley-Blackwell.

Dillon, M.C. (1988). *Merleau-Ponty's Ontology* (2nd ed.). Northwestern University Press.

Dixon, J.C., Singleton, R. & Straits, B.C. (2018). *The Process of Social Research*. Oxford University Press.

Döring, N. & Bortz, J. (2016). Verbindung mehrerer Theorien zu einem integrativen Theoriemodell. In N. Döring & J. Bortz (Hrsg.), *Forschungsmethoden und Evaluation in den Sozial- und Humanwissenschaften* (Bd. 5, pp. 170). Springer.

Dubois, C.A. & Singh, D. (2009). From staff-mix to skill-mix and beyond: towards a systemic approach to health workforce management. *Human Resources for Health, 7*, 87.

Edvardsson, D., Sjogren, K., Lindkvist, M., Taylor, M., Edvardsson, K. & Sandman, P.O. (2015). Person-centred climate questionnaire (PCQ-S): establishing reliability and cut-off scores in residential aged care. *Journal of Nursing Management, 23*(3), 315–323.

Edwards, C., Staniszweska, S. & Crichton, N. (2004). Investigation of the ways in which patients' reports of their satisfaction with healthcare are constructed. *Sociol Health Illn, 26*(2), 159–183.

Edwards, S.D. (2001). *Philosophy of Nursing: An Introduction.* Palgrave.

Fawcett, J. (1998). *Konzeptuelle Modelle der Pflege im Überblick* (2. Aufl.). Hans Huber.

Finlay, L. & Gough, B. (2003). *Reflexivity. A practical guide for researchers in health and social sciences.* Blackwell Science.

Francis, R. (2013). *The Mid-Staffordshire NHS Foundation Trust Public Enquiry.* The Stationery Office.

Frankfurt, H.G. (1989). Freedom of the will and the concept of a person. In J. Christman (Ed.), *The Inner Citadel: Essays on Individual Autonomy.* Oxford University Press.

Freshwater, D. (2002). *Therapeutic Nursing: Improving Patient Care through Self Awareness and Reflection.* Sage.

Gadow, S. (1990). Existential Advocacy: Philosophical Foundations of Nursing. In T. Pence & J. Cantrell (Eds.), *Ethics in Nursing: An Anthology.* National League for Nursing.

Genevay, B. & Katz, R.S. (1990). *Countertransference and Older Clients.* Sage.

Gilligan, C. (1982). *In a Different Voice: Psychological Theory and Women's Development.* Harvard University Press.

Goleman, D. (1999). *Working with Emotional Intelligence.* Bloomsbury.

Hager, P., Gonzi, A. & Athamasou, J. (1994). General issues about assessment of competence. *Assessment and Evaluation in Higher Education, 19*, 3–16.

Hahtela, N., Paavilainen, E., McCormack, B., Slater, P., Helminen, M. & Suominen, T. (2015). Influence of workplace culture on nursing-sensitive nurse outcomes in municipal primary health care. *J Nurs Manag, 23*(7), 931–939.

Hannah, M. (2014). *Humanising Healthcare: Patterns of Hope for a System Under Strain.* Triarchy Publishers.

Heidegger, M. (1927/1990). *Being and Time* (J. Macquarrie & E. Robinson, Trans.). Basil Blackwell.

Jacobs, G., van Lieshout, F., Borg, M. & Ness, O. (2017). Being a Person-Centred Researcher: Principles and Methods for Doing Research in a Person-Centred Way. In B. McCormack, S. van Dulmen, H. Eide, K. Skovdahl & T. Eide (Eds.), *Person-Centred Healthcare Research* (pp. 51–60). Wiley Blackwell.

Johns, C. (2005). Appreciating (Guided) Reflection As A Process Of Self-Inquiry and Transformation Toward Realizing Desirable Practice. *International Journal of Human Caring, 9*(2), 139–139.

Kant, I. (1785/2012). *Groundwork of the Metaphysics of Morals* (T.K. Abbott, Trans.). Start Publishing LLC.

Kaye, B.L. & Jordan-Evans, S. (2005). *Love 'Em or Lose 'Em: Getting Good People to Stay.* Berrett-Koehler Publishers.

King's Fund. (2010). *The Intelligence Board: Patient Experience.* King's Fund.

Kitwood, T.M. (1997). *Dementia Reconsidered: The Person Comes First.* Open University Press.

Kolland, F. & Meyer Schweizer, R.A. (2012). Altern und Wertewandel. *Zeitschrift für Gerontologie und Geriatrie, 45*(7), 587–592.

Kouzes, J. & Posner, B. (2002). *The Leadership Challenge* (3rd ed.). Jossey-Bass.

Laird, E.A., McCance, T., McCormack, B. & Gribben, B. (2015). Patients' experiences of in-hospital care when nursing staff were engaged in a practice development programme to promote person-centredness: A narrative analysis study. *Int J Nurs Stud, 52*(9), 1454–1462.

Leibing, A. (2008). Entangled Matters – Alzheimer's, interiority, and the ‚unflattening' of the world. *Cult Med Psychiatry, 32*(2), 177–193.

Leplege, A., Gzil, F., Cammelli, M., Lefeve, C., Pachoud, B. & Ville, I. (2007). Person-centredness: conceptual and historical perspectives. *Disabil Rehabil, 29*(20–21), 1555–1565.

Lown, B.A., Rosen, J. & Marttila, J. (2011). An agenda for improving compassionate care: a survey shows about half of patients say such care is missing. *Health Aff (Millwood), 30*(9), 1772–1778.

Lynch, B., McCormack, B. & McCance, T. (2011). Development of a model of situational leadership in residential care for older people. *Journal of Nursing Management, 19*, 1058–1069.

Maben, J., Peccei, R., Adams, M., Robert, G., Richardson, A. & Murrells, T. (2012). *Patients' experiences of care and the influence of staff motivation, affect and wellbeing. Final report.* NIHR Service Delivery and Organisation programme.

MacIntyre, A. (1992). *After Virtue – A Study in Moral Theory*. Duckworth.

Manley, K. (2004). Transformational culture: a culture of effectiveness. In B. McCormack, K. Manley & R. Garbett (Eds.), *Practice Development in Nursing* (pp. 51–82). Blackwell Publishing.

Manley, K., McCormack, B. & Wilson, V. (2008). Introduction. In K. Manley, B. McCormack & V. Wilson (Eds.), *International Practice Development in Nursing and Healthcare* (pp. 1–16). Wiley Blackwell.

Manley, K., Sanders, K., Cardiff, S. & Webster, J. (2011). Effective workplace culture: the attributes, enabling factors and consequences of a new concept. *International Practice Development Journal. 1*(2), 1–29, Article 1.

Martinsen, K. (2006). *Care and Vulnerability* [English translation]. Akribe.

Mayer, H., McCormack, B., Hildebrandt, C., Köck-Hódi, S., Zojer, E. & Wallner, M. (2020). Knowing the person of the resident – a theoretical framework for Person-centred Practice in Long-term Care (PeoPLe). *International Practice Development Journal, 10*(2), 1–16.

McCance, T. (2003). Caring in nursing practice: the development of a conceptual framework. *Res Theory Nurs Pract, 17*(2), 101–116.

McCance, T., Gribben, B., McCormack, B. & Laird, E.A. (2013). Promoting person-centred practice within acute care: the impact of culture and context on a facilitated practice development programme. *International Practice Development Journal, 3*(1), Article 2.

McCance, T., McCormack, B. & Dewing, J. (2011). An exploration of person-centredness in practice. *Online J Issues Nurs, 16*(2), 1.

McConnell, D., McCance, T. & Melby, V. (2016). Exploring person-centredness in emergency departments: A literature review. *Int Emerg Nurs, 26*, 38–46.

McCormack, B. (2001). *Negotiating Partnerships with Older People – A Person-Centred Approach*. Ashgate.

McCormack, B. (2003). A conceptual framework for person-centred practice with older people. *Int J Nurs Pract, 9*(3), 202–209.

McCormack, B. (2004). Person-centredness in gerontological nursing: an overview of the literature. *J Clin Nurs, 13*(3a), 31–38.

McCormack, B., Dewing, J., Breslin, L., Coyne-Nevin, A., Kennedy, K., Manning, M., Peelo-Kilroe, L., Tobin, C. & Slater, P. (2010). Developing person-centred practice: nursing outcomes arising from changes to the care environment in residential settings for older people. *Int J Older People Nurs, 5*(2), 93–107.

McCormack, B., Dewing, J. & McCance, T. (2011). Developing Person-Centred Care: Addressing Contextual Challenges Through Practice Development. *OJIN: The Online Journal of Issues in Nursing, 16*(2).

McCormack, B., Manley, K. & Titchen, A. (2013). *Practice Development in Nursing and Healthcare*. Wiley-Blackwell.

McCormack, B. & McCance, T. (2010a). *Person-centred nursing: theory and practice*. Wiley-Blackwell Publishing.

McCormack, B. & McCance, T. (2010b). *Person-Centred Nursing: Theory, Models and Methods*. Wiley-Blackwell Publishing.

McCormack, B. & McCance, T. (2015). United Kingdom: Person-centred Nursing Model. In J.J. Fitzpatrick & A.L. Whall (Eds.), *Conceptual Models of Nursing: Analysis and Application*. Pearson Education.

McCormack, B. & McCance, T. (Eds.). (2017). *Person-Centred Practice in Nursing and Health Care: Theory and Practice*. (2nd ed.). Wiley.

McCormack, B. & McCance, T. (2021). The Person-Centred Nursing Framework. In J. Dewing, B. McCormack & T. McCance (Eds.), *Person-centred nursing research: methodology, methods and outcomes*. Springer.

McCormack, B., McCance, T., Slater, P., McCormick, J., McArdle, C. & Dewing, J. (2008). Person-centred outcomes and cultural change. In K. Manley, B. McCormack & V. Wilson (Eds.), *International Practice Development in Nursing and Healthcare* (pp. 189–214). Blackwell Publishing.

McCormack, B. & McCance, T.V. (2006). Development of a framework for person-centred nursing. *J Adv Nurs, 56*(5), 472–479.

McCormack, B., McCarthy, G., Wright, J., Slater, P. & Coffey, A. (2009). Development and testing of the Context Assessment Index (CAI). *Worldviews Evid Based Nurs, 6*(1), 27–35.

McCormack, B., Roberts, T., Meyer, J., Morgan, D. & Boscart, V. (2012). Appreciating the ‚person' in long-term care. *Int J Older People Nurs, 7*(4), 284–294.

McCormack, B., van Dulmen, S., Eide, H., Skovdahl, K. & Eide, T. (2017). Person-Centredness in Healthcare Policy, Practice and Research. In B. McCormack, S. van Dulmen, H. Eide, K. Skovdahl & T. Eide (Eds.), *Person-Centred Healthcare Research* (pp. 3–18). Wiley Blackwell.

McCormack, B., Wright, J., Dewar, B., Harvey, G. & Ballantine, K. (2007). A realist synthesis of evidence relating to practice development: findings from telephone interviews and synthesis of the data. *Practice Development in Health Care, 6*(1), 56–75.

McGilton, K.S., Heath, H., Chu, C.H., Bostrom, A.M., Mueller, C., Boscart, V.M., McKenzie-Green, B., Moghabghab, R. & Bowers, B. (2012). Moving the agenda forward: a person-centred framework in long-term care. *International Journal of Older People Nursing, 7*(4), 303–309.

McMurray, J. (1995). *The Self as Agent: The Form of the Personal.* Faber & Faber.

Meleis, A.I. (2018). *Theoretical Nursing: Development and Progress* (6th ed.). Wolters Kluwer.

Merleau-Ponty, M. (1962). *The Phenomenology of Perception* (C. Smith, Trans.). Routledge & Kegan Paul.

Merleau-Ponty, M. (1989). *Phenomenology of Perception* (C. Smith, Trans.). Routledge.

Napier, A.D., Ancarno, C., Butler, B., Calabrese, J., Chater, A., Chatterjee, H., Guesnet, F., Horne, R., Jacyna, S., Jadhav, S., Macdonald, A., Neuendorf, U., Parkhurst, A., Reynolds, R., Scambler, G., Shamdasani, S., Smith, S.Z., Stougaard-Nielsen, J., Thomson, L., ... Woolf, K. (2014). Culture and health. *LANCET, 384*(9954), 1607–1639.

Neuman, B. (1995). Neuman's Systems Model. In J. Fawcett (Ed.), *Analysis and Evaluation of Conceptual Models of Nursing* (pp. 217–276). F.A. Davis company.

Nolan, M.R., Davies, S., Brown, J., Keady, J. & Nolan, J. (2004). Beyond person-centred care: a new vision for gerontological nursing. *J Clin Nurs, 13*(3a), 45–53.

O'Donnell, D., Slater, P., McCance, T., McCormack, B. & McIlfatrick, S. (2021). The development and validation of the Person-centred Practice Inventory-Student instrument: A modified Delphi study. *Nurse Educ Today, 100*, 104826.

Parlour, R., Slater, P., McCormack, B., Gallen, A. & Kavanagh, P. (2014). The Relationship between Positive Patient Experience in Acute Hospitals and Person-Centred Care. *International Journal of Research in Nursing, 5*(1), 27–36.

Peplau, H.E. (1952). *Interpersonal Relations in Nursing.* Putnam & Sons.

Post, S. (2006). Respectare: moral respect for the lives of the deeply forgetful. In J.C. Hughes, S.J. Louw & S.R. Sabat (Eds.), *Dementia: Mind, Meaning and the Person.* Oxford University Press.

Rogers, C. (1961). *On Becoming a Person.* Houghton Mifflin Co.

Royal College of Nursing. (2010). *The Principles of Nursing Practice.* https://www.rcn.org.uk/Professional-Development/Principles-of-nursing-practice

Rycroft-Malone, J. (2004). The PARIHS framework--a framework for guiding the implementation of evidence-based practice. *J Nurs Care Qual, 19*(4), 297–304.

Rycroft-Malone, J., Seers, K., Chandler, J., Hawkes, C.A., Crichton, N., Allen, C., Bullock, I. & Strunin, L. (2013). The role of evidence, context, and facilitation in an implementation trial: implications for the development of the PARIHS framework. *Implement Sci, 8*, 28.

Sabat, S. (2002). Surviving manifestations of selfhood in Alzheimer's disease: a case study. *Dementia, 1*, 25–36.

Sabat, S.R. (2016). Surviving Manifestationsof Selfhood in Alzheimer's Disease. *Dementia, 1*(1), 25–36.

Schon, D.A. (1983). *The Reflective Practitioner: How Professionals Think in Action.* Basic Books.

Scott, J.G., Sochalski, J. & Aiken, L. (1999). Review of magnet hospital research: findings and implications for professional nursing practice. *J Nurs Adm, 29*(1), 9–19.

Seedhouse, D. (1986). *Health: The Foundations for Achievement.* John Wiley & Sons, Ltd.

Senge, P. (2006). *The Fifth Discipline.* Random House Business Books.

Slater, L. (2006). Person-centredness: a concept analysis. *Contemp Nurse, 23*(1), 135–144.

Slater, P., McCance, T. & McCormack, B. (2017). The development and testing of the Person-centred Practice Inventory – Staff (PCPI-S). *International Journal for Quality in Health Care, 29*(4), 541–547. https://doi:10.1093/intqhc/mzx066

Slater, P., McCance, T. & McCormack, B. (2015). Exploring person-centred practice within acute hospital settings. *International Practice Development Journal, 5*(Suppl), 1–8.

Slater, P., McCormack, B. & Bunting, B. (2009). The development and pilot testing of an instrument to measure nurses' working environment: the Nursing Context Index. *Worldviews Evid Based Nurs, 6*(3), 173–182.

Slater, P., O'Halloran, P., Connolly, D. & McCormack, B. (2010). Testing of the factor structure of the nursing work index-revised. *Worldviews Evid Based Nurs, 7*(3), 123–134.

Stamp, P.L. & Piedmonte, E.B. (1986). *Nurses and Work Satisfaction an Index of Measurement*. DC Heath.

Suhonen, R., Stolt, M. & Papastavrou, E. (2018). *Individualized Care: Theory, Measurement, Research and Practice*. Springer International Publishing.

Sundberg, L. (2001). A holistic approach to competence development. *Systems Research and Behavioral Science, 18*(2), 103–114.

Tanay, M.A., Roberts, J. & Ream, E. (2013). Humour in adult cancer care: a concept analysis. *J Adv Nurs, 69*(9), 2131–2140.

Titchen, A. & Binnie, A. (1995). The art of clinical supervision. *J Clin Nurs, 4*(5), 327–334.

Titchen, A. & McCormack, B. (2010). Dancing with stones: critical creativity as methodology for human flourishing. *Educational Action Research, 18*(4), 531–554.

Tournier, P. (1999). *Meaning of Persons*. SCM Press Ltd.

Tremayne, P. (2014). Using humour to enhance the nurse-patient relationship. *Nurs Stand, 28*(30), 37–40.

Tronto, J.C. (1993). *Moral Boundaries: A Political Argument for an Ethic of Care*. Routledge.

Trukeschitz, B. (2011). Worauf es letztlich ankommt. Ergebnisqualität in der Langzeitpflege und -betreuung. *Kurswechsel, (*4), 22–35.

van de Glind, I., de Roode, S. & Goossensen, A. (2007). Do patients in hospitals benefit from single rooms? A literature review. *Health Policy, 84*(2–3), 153–161.

W.K. Kellogg Foundation. (2004). *Logic model development guide*. W.K. Kellogg Foundation.

Walker, L.O. & Avant, K.C. (2013). *Strategies for Theory Construction in Nursing: Pearson New International Edition*. Pearson Education Canada.

Watson, J. (1985). *Nursing: Human Science and Human Care – A Theory of Nursing*. National League of Nursing Press.

Watson, J. (1996). *Pflege: Wissenschaft und menschliche Zuwendung*. Huber.

Watson, J. (1999). *Nursing: Human Science and Human Care – A Theory of Nursing*. National League of Nursing Press.

Weber, M. (1985). *Wirtschaft und Gesellschaft: Grundriss der verstehenden Soziologie*. Mohr.

Wiles, J.L., Leibing, A., Guberman, N., Reeve, J. & Allen, R.E. (2012). The meaning of „aging in place“ to older people. *Gerontologist, 52*(3), 357–366.

Wilson, V., Dewing, J., Cardiff, S., Mekki, T.E., Øye, C. & McCance, T. (2020). A person-centred observational tool: Devising the Workplace Culture Critical Analysis Tool®. *International Practice Development Journal, 10*(1), 1–15. https://doi:10.19043/ipdj.101.003

World Health Organization. (2007). *People-centred Healthcare: A Policy Framework*. World Health Organization.

World Health Organization. (2015). *World report on ageing and health*. World Health Organization.

2 Praxisentwicklung: Der Weg zur personzentrierten Kultur

Dieses Kapitel befasst sich mit Praxisentwicklung als emanzipatorischen Veränderungsprozess, um eine personzentrierte Arbeitsplatzkultur zu gestalten. Beschrieben werden zunächst der Hintergrund, die methodologischen Grundlagen und das systematische Vorgehen. Nach dem Prinzip, dass Praxisentwicklung ein begleitender Prozess ist, der zum kritisch informierten Handeln befähigen und nachhaltige Veränderungen der Praxis bewirken soll, wird anschließend auf Fazilitation als kritische Begleitung eingegangen. Verschiedene Instrumente und Modelle, die den Prozess hin zu einer personzentrierten Arbeitsplatzkultur unterstützen werden vorgestellt. Abschließend werden drei Umsetzungsbeispiel präsentiert; wie reflektierte Fazilitation gestaltet werden kann, welche Schritte notwendig sind, um eine gesamte Organisation in den Entwicklungsprozess einzubeziehen und welche Bedeutung personzentrierte Momente für eine gesunde Arbeitsplatzkultur haben.

2.1 Einführung in den Ansatz der Praxisentwicklung

Irena Anna Frei, Corinne Auer, Kathrin Hirter und Christoph von Dach

Die Entwicklung der Pflege sowie der klinischen Praxis in der Gesundheitsversorgung ist den involvierten Gesundheitsfachpersonen von jeher ein großes Anliegen. Während in der Vergangenheit bei den Entwicklungen mehrheitlich technische und funktionelle Ansätze vorherrschend waren, zeichnet sich in jüngerer Zeit ein Wandel hin zu einem personzentrierten Ansatz ab. Dieser Wandel ist umso notwendiger, zeigen uns doch Rückmeldungen von Patient*innen deutlich, dass trotz aller Anstrengungen zur Qualitätsverbesserung über die letzten Jahrzehnte nur „bescheidene" Verbesserungen der Patientenerfahrungen erzielt wurden. (Rüther-Wolf, 2020). Zum Beispiel äußerten Patient*innen, dass sie eine transparente und interprofessionell abgestimmte Kommunikation vermissten und wünschten sich ein konstantes interprofessionelles Behandlungsteam (Rüther-Wolf & Ratnitsky, 2020). Auch bedeutende Fortschritte bei der Entwicklung von Modellen für die Umsetzung von Evidenz in die Praxis verbesserten die Patientensicherheit nicht wesentlich. Vielmehr ist aus Sicht von Fachpersonen der Pflege, Hebammen und medizinisch-technisch-therapeutischen Berufen ein Spannungsverhältnis zwischen ökonomischen Interessen und einer konsequenten Patientenorientierung auszumachen (Rettke et al., 2018).

Während auf gesundheitspolitischer und strategischer Ebene die Entwicklung personzentrierter und integrierter Angebote betont wird, bleibt dies mehrheitlich Rhetorik. Bestenfalls resultiert daraus, Patient*innen und ihren Familien mehr Wahlmöglichkeiten für ihre Gesundheitsversorgung und ein koordiniertes Angebot zu bieten. Aufseiten der Gesundheitsfachpersonen wird die interprofessionelle Zusammenarbeit betont mit dem Ziel, diese stärker zu verankern und so zur Optimierung der Versorgungsqualität, zur Steigerung der Effizienz des Gesundheitssystems sowie hoher

Zufriedenheit aller involvierten Personen beizutragen. Patient*innen und ihre Familien sind deshalb bei der Entscheidungsfindung ihrer Behandlung zu involvieren (SAMW, 2020).

Eine effektive und effiziente Gesundheitsversorgung bedingt eine kontinuierliche und koordinierte Entwicklung mit Programmen auf der Mikro- (klinische Praxis), der Meso- (Institution) und der Makro-Ebene (politisches Umfeld). Dabei sind kollaborative, inkludierende und partizipatorische Vorgehensweisen ein Schlüssel zu nachhaltigen Veränderungen. Die Methodologie Praxisentwicklung unterstützt den Aufbau und die Etablierung einer personzentrierten Kultur. Nachfolgend sind Prinzipien sowie zentrale Konzepte dieser Methodologie weiter ausgeführt.

2.1.1 Ursprung des Ansatzes Praxisentwicklung

Die Anfänge eines eigenständigen Ansatzes zur Weiterentwicklung der klinischen Praxis führt uns zurück in die frühen 1980er-Jahre. In Großbritannien etablierten sich Abteilungen in Spitälern als Zentren für innovative Praxis, sogenannte Nursing oder Practice Development Units. Absicht war, das pflegerische Wissen durch Forschung und Entwicklung voranzubringen, die Erkenntnisse den Gesundheitsfachpersonen zugänglich zu machen und der Pflege die berufliche Weiterentwicklung zu ermöglichen (Gerrish, 2001). Davon sollten die Patient*innen für ihre Versorgung als auch die Pflege als Profession profitieren. Zeitgemäße Modelle und Instrumente wurden entwickelt, z. B. zur Implementierung von Evidenz-basierter Praxis von einer Autor*innengruppe rund um Alison Kitson (1996; 1998) sowie Jo Rycroft-Malone (2004). Dazu wurden Projekte mit unterschiedlichen Ansätzen und in diversen pflegerischen Settings realisiert, alles mit der Absicht, einen Beitrag zur Verbesserung der pflegerischen Versorgung zu leisten. Im Promoting Action on Reserach Implementation in Health Services (PARIHS) Bezugsrahmen von Rycroft-Malone (2004; 2009) sind die Elemente Evidenz (Forschungsevidenz, klinische Erfahrung, Präferenzen und Erfahrungen der Patienten), Kontext (Kultur, Leadership, Evaluation) und Fazilitation (Charakteristika der begleitenden Person, Rolle, Stil) berücksichtigt. Fazilitation ist zu verstehen als Prozess der begleitenden Förderung, Erleichterung oder Ermächtigung von Einzelpersonen oder Teams. Die Integration der Elemente Kontext und Fazilitation ergänzte herkömmliche Ansätze und bildete die Komplexitäten einer nachhaltigen Implementierung von Evidenz in die Praxis ab.

Die Publikation des Buches „Practice Development in Nursing“ von McCormack, Manley und Garbett (2004) war ein erster Meilenstein auf dem Weg, Praxisentwicklung als Ansatz und mit der theoretischen Fundierung sichtbar zu machen. Damit einher ging auch die Klärung des Begriffs Praxisentwicklung, der weit verbreitet und für verschiedene Aktivitäten herhalten musste und somit uneinheitlich verwendet wurde (McCormack et al., 2013a). Praxisentwicklung war als Methodologie noch wenig entwickelt. Während die Methoden begeisterten, gab es weder einen koordinierten Ansatz noch ein gemeinsames Verständnis zu den Methoden, deren Einsatz und Wirkung. Nichtsdestotrotz wurde durch ein akademisches Netzwerk der Ansatz Praxisentwicklung im deutschsprachigen Raum früh zur Kenntnis genommen. Erste Bestrebungen gab es bereits Anfang der 2000er-Jahre, als Ansätze in das Curriculum des Master-Studienganges in Pflegewissenschaft an der Universität Basel einflossen. Eine Übersetzung des oben erwähnten Buches ins Deutsche durch Frei & Spirig machte Praxisentwicklung für die Pflege im deutschsprachigen Raum zugänglich (Garbett & McCormack, 2009).

2.1.2 Definition und Entwicklung der Methodologie

Praxisentwicklung hat ihre historischen Wurzeln in der Pflege und wird beschrieben als „eine Bewegung in der Entwicklung der Pflegepraxis" (McCormack et al., 2013a, S. 3). Innovative Pflegefachpersonen und Pflegewissenschaftler*innen waren bestrebt, die Versorgung von Patient*innen in verschiedenen klinischen Kontexten zu verbessern. Durch intensive Forschung zu den verschiedenen Konzepten der Praxisentwicklung hat sich über die Jahre eine Methodologie ausgestaltet. In einer Konzeptanalyse zu Praxisentwicklung von Garbett und McCormack (2002) wurden vier Themen herausgearbeitet und eine erste Definition entwickelt (**Kasten 2-1**).

Themen der Praxisentwicklung:

- Verbesserung der Patientenversorgung
- Veränderung des Kontexts und der Kultur der Pflege
- Verfolgung eines systematischen Ansatzes, um Entwicklung der Praxis zu erreichen
- Fazilitation verschiedener Ansätze, damit Entwicklungen möglich werden.

Auf dieser Grundlage entwickelten sich gemäß Shaw (2013) unterschiedliche Ansätze der Praxisentwicklung (**Tab. 2-1**). Damit einher bildeten sich auch entsprechende Evaluationsansätze heraus. Die technische Praxisentwicklung beruht auf dem Paradigma der technischen Wissensinteressen (Habermas, 1972). Diese sieht die Fazilitator*in als Projektleitung eines geplanten Projekts zur Erreichung vorausbestimmter Ergebnisse vor. Dieser deduktive, d.h. von oben nach unten gerichteter Ansatz lässt wenig Spielraum, den Kontext oder die Kultur des Arbeitsplatzes zu verändern, sondern misst z.B. Wartezeiten, Aufenthaltsdauer, Morbidität und Mortalität. Um die Praxis nachhaltig zu verändern, eignet sich die emanzipatorische Praxisentwicklung, die durch die emanzipatorischen Wissensinteressen (Habermas, 1972) geprägt und beschrieben wurde. Die Stärke dieses Ansatzes ist, mit allen Betroffenen zusammen zu arbeiten, um neue theoretische und praktische Kenntnisse zu gewinnen und eine personzentrierte Arbeitsplatzkultur zu entwickeln. Der dritte Ansatz, die Transformationale Praxisentwicklung, zielt neben Verstehen und Handeln darauf ab, die Bedingungen zu schaffen, unter denen die zutiefst persönlichen und subjektiven Erfahrungen zu Transformationen in Individuen und damit in Teams führen, die tiefgreifend und nachhaltig sind (Dewing, 2008).

Kasten 2-1: Definition Praxisentwicklung

„Praxisentwicklung ist ein kontinuierlicher Prozess, der auf Effektivitätssteigerung in der patientenzentrierten Versorgung abzielt. Das Ziel wird dadurch erreicht, dass die Gesundheitsteams befähigt werden, ihre Kenntnisse und Fähigkeiten zu entwickeln und die Kultur und den Kontext der Versorgung zu verändern. Der Prozess wird gefördert und unterstützt von Begleitern, die sich systematischen, exakten und kontinuierlichen Prozessen emanzipatorischer Veränderung, die die Perspektive der Dienstleitungsnutzer berücksichtigen, verpflichtet fühlen"(Garbett & McCormack, 2002, zitiert in McCormack et al., 2009b, S. 39).

Die Absicht der Praxisentwicklung ist, eine emanzipatorische Veränderung herbeizuführen unter Berücksichtigung der Kultur und des Kontextes. Sie gründet auf dem „kritisch-sozialtheoretischen" Ansatz, welcher von der Frankfurter Schule begründet und von Jürgen Habermas weiterentwickelt wurde (Bohman, 2019). In seinem Werk „Erkenntnis und Interesse" unterscheidet Habermas drei Arten von Erkenntnissen, die von Interessen geprägt sind: wissenschaftsorientierte, praktische und emanzipatorische Interessen (Habermas, 1972). Habermas' Erkenntnistheorie und menschlichen Interessen dienten u.a. dem US-Amerikanischen Philosophen Brian Fay (1987) als Grundlage. Er schlägt vor, dass die Absicht der kritischen Sozialtheorie nur durch eine Kombination von Enlightenment und Empowerment

Tabelle 2-1: Verschiedene Ansätze von Praxisentwicklung aufgrund des Paradigmas und geeignete Evaluationsansätze (Eigendarstellung)

Ansatz der Praxisentwicklung	Paradigma	Evaluationsansatz
Technische Praxisentwicklung	*Technische Wissensinteressen*	*Quantitativer Ansatz*
• Es geht um ein kurzfristiges, ergebnisorientiertes Projekt und besteht aus einer Reihe von Aktivitäten, welche eher auf die Entwicklung eines einzelnen Aspekts aus der Praxis fokussieren. • Projektleitung/Fazilitator*in führt ein Projekt nach vorbereitetem Plan durch, um definierte Ziele und Ergebnisse zu erreichen. • Die angestrebten Ergebnisse sind wichtiger als der Prozess. • Einweg-Beziehungen, Top-down (Management und Projektleitung geben den Weg vor)	• Deduktiver Ansatz zum Wissensgewinn • Beeinflussende Faktoren wie Kontext und Kultur werden nicht einbezogen.	• Technische Aktionsforschung • Zählen, messen von Wartezeiten, Aufenthaltsdauer, Morbidität, Mortalität etc.
Emanzipatorische Praxisentwicklung	*Emanzipatorische Wissensinteressen*	*Emanzipatorische Aktionsforschung*
• Es geht um ein umfangreiches, längerfristiges Projekt, das durch erfahrene Praxisentwickler*innen begleitet wird, die Stakeholders involviert, und Lernen und gemeinsames Evaluieren ermöglicht. • Aktivitäten, die das kritische Arbeiten und Denken fördern • Kollaboratives Arbeiten und kollektive Entscheidungsfindung mit allen Stakeholdern • Reflektierte Praxis • Aktionslernen • Der Prozess wird als gleich wichtig erachtet wie die Ergebnisse • Induktive Zugänge für Wissenstransfer und Change • Mit statt für Menschen arbeiten und komplexe Kontexte berücksichtigen	• In der emanzipatorischen Praxisentwicklung geht man von der Grundannahme aus, dass neue und praktische Erkenntnisse zu praktischem Handeln innerhalb einer sozialen Gruppe führen, und dass ein tiefer Wandel in der gesamten Arbeitsplatzkultur stattfindet • Handlungsbasiertes Arbeiten und Denken • Kritische Sicht auf die Welt, den Kontext und sich selbst in dieser Welt • Unterstützende Prozesse hin zu Erleuchtung, Empowerment und Emanzipation • Prozesse und Ergebnisse sind gleichwertig	• Beginnt immer mit einer gemeinsamen Werteklärung • Es werden stark inkludierende Evaluationsmethoden gewählt

Ansatz der Praxisentwicklung	Paradigma	Evaluationsansatz
Transformationale Praxisentwicklung	*Kritische Kreativität*	*Transformationale Aktionsforschung*
• Transformationale Praxisentwicklung zielt neben Verstehen und Handeln darauf ab, die Bedingungen zu schaffen, unter denen die zutiefst persönlichen und subjektiven Erfahrungen zu Transformationen in Individuen und damit Teams führen, die tiefgreifend und nachhaltig sind. • Bei diesem Ansatz geht es darum, eine Personzentrierung zu erreichen, die als eine Form des menschlichen Gedeihens beschrieben wurde. Der Ansatz fördert personzentriertes Sein und Handeln und ermöglicht Kreativität.	• Transformationale Praxisentwicklung fördert die kritische Kreativität. Es sind langfristige Veränderungen hin zu personzentrierter Haltung und Handeln bei Einzelpersonen und Teams zu erwarten. • Die breitgefächerten Ziele beabsichtigen, aktive Lernkulturen am Arbeitsplatz kontinuierlich zu fördern, Wissen weiterzuentwickeln, das menschliche Potenzial zu erweitern und Transformation der individuellen Lebenswelten der Menschen zu unterstützen.	• Fourth und fifth Generation Evaluation • Ähnliche Methoden wie bei der emanzipatorischen Aktionsforschung. • Fokussiert auf Transformation hin zu personzentrierter Praxis, aktivem Lernen und „human flourishing"

erreicht werde, die somit zur Emanzipation führe (Fay, 1987; Titchen & McCormack, 2008).

„Während der Zweck der Praxisentwicklung einfach erscheint, nämlich die Verbesserung der Versorgung für die Patient*innen in einer Weise, die es allen ermöglicht, durch die Zusammenarbeit mit Gesundheitsfachpersonen und -teams sich zu entfalten, so ist ihr theoretisches Fundament doch komplex. Dies ergibt sich daraus, dass mit einer Vielfalt sich ergänzender Methoden systematisch und intentional gearbeitet wird. Die Komplexität entsteht, weil Praxisentwicklung nicht eine einzelne Intervention, sondern eine Methodologie ist und daher eine Vielzahl an Interventionen beinhaltet. Diese beruhen auf spezifischen philosophischen Prinzipien, denen eine Haltung zugrunde liegt wie Menschen lernen, wie sie ihre Praxis verändern, entwickeln und transformieren und dadurch nachhaltig und wirksam sind" (Manley et al., 2008b, S. 10).

Nach Jahren der Entwicklung von Interventionen und intensiver Forschung mit der Methodologie sowie der kritischen Auseinandersetzungen im Internationalen Kollaborativ der Praxisentwicklung (Das International Practice Development Collaborative/IPDC ist eine Gruppe von Gesundheitsfachpersonen und Wissenschaftler*innen aus Europäischen und Australischen Ländern, die sich für die Entwicklung der Methodologie Praxisentwicklung und deren Anwendung in der Praxis engagieren) kristallisierte sich eine überarbeitete Definition nach Manley und Mitautor*innen (2008b) heraus (**Kasten 2-2**). Während die Definition von 2002 die patientenzentrierte Versorgung und explizit die Pflege adressierte, ist die „neue" Version erweitert auf eine personzentrierte Kultur. Damit sind Patient*innen, ihre Familien und Gesundheitsfachpersonen gleichermaßen eingeschlossen.

Der Methodologie Praxisentwicklung sind Prinzipien hinterlegt, die leitend sind in Praxisentwicklungsprojekten oder -programmen. Die durch Manley, McCormack und Wilson (2008b) entwickelten Prinzipien wurden 2020 durch eine mandatierte Autor*innengruppe mit nahezu 200 Gesundheitsfachpersonen anhand eines

Kasten 2-2: Definition Praxisentwicklung

„Praxisentwicklung ist ein kontinuierlicher Prozess, um eine personzentrierte Kultur zu schaffen. Sie wird durch Fazilitator*innen ermöglicht, die sich authentisch mit Individuen und Teams auseinandersetzen, um persönliche Qualitäten und kreative Vorstellungskraft mit praktischen Fertigkeiten und praktischer Weisheit zu verbinden. Das dabei stattfindende Lernen führt zu Veränderungen des individuellen Verhaltens und der Team-Praktiken. Dies wird durch die Einbettung sowohl der Prozesse als auch der Ergebnisse in die Unternehmensstrategie unterstützt" (Manley et al., 2008b, S. 9).

kritischen Reviewprozesses mit Stakeholdern, unter anderem mit einer Methode aus der Fourth Generation Evaluation von Guba & Lincoln (1989) überprüft und neu definiert (Hardy et al., 2021). Die Rückmeldungen aus englisch- und deutschsprachigen Ländern haben zwei problematische Aspekte hervorgebracht: eine gestelzte Sprache und die Anordnung der Prinzipien in einer hierarchischen Struktur. Letztere verleitete zur Annahme, dass einzelne Prinzipien relevanter oder für die Praxis nützlicher waren. Zur Verbesserung des Verständnisses über verschiedene Kulturen und Länder hinweg war es bedeutungsvoll, auf kurze und prägnante Aussagen zu achten und die Verwendung komplexer Begriffe zu reduzieren. Die leitenden

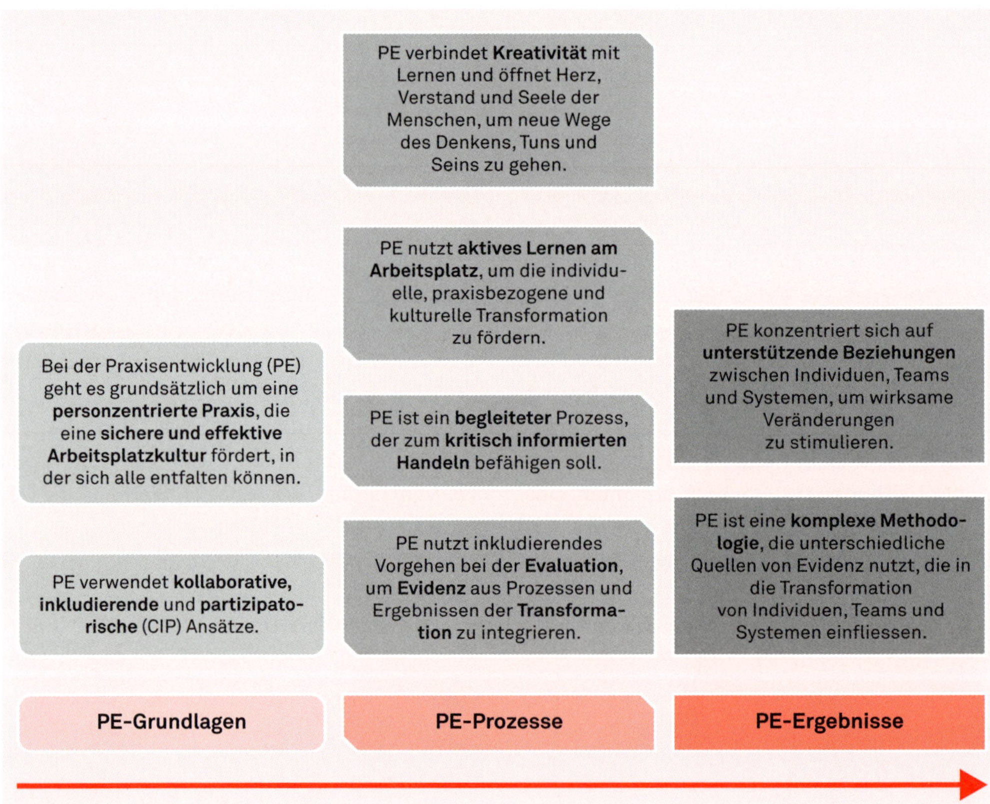

Abbildung 2-1: Prinzipien der Praxisentwicklung (aus „A global manifesto for practice development: revisiting core principles," von S. Hardy, S. Clarke, I. A. Frei, C. Morley, J. Odell, C. White & V. Wilson, 2021, in K. Manley, V. Wilson & C. Øye (Eds.), *International Practice Development in Health and Social Care* (2nd ed.), Wiley, S. 110). Mit freundlicher Genehmigung von Wiley. Übersetzung: Konsens Konferenz 2022

Konzepte finden sich in den neuen Formulierungen wieder. Bei der Anordnung fanden die Autor*innen einen Weg, die überarbeiteten Prinzipien neu zu organisieren (**Abb. 2-1**). Grundlagen, Prozesse und Ergebnisse bilden die Basiselemente, denen jeweils die entsprechenden Prinzipien zugeordnet sind. Die Dynamik in der Formulierung und Ausrichtung bewegt sich in Richtung nachhaltiger Transformation. Als Ergebnis dieser Überarbeitung präsentierte sich ein globales Manifest für Praxisentwicklung (Hardy et al., 2021).

Diese Prinzipien unterstützen im Prozess das oberste Ziel von Praxisentwicklung, eine personzentrierte Kultur zu etablieren (McCormack et al., 2013a). Diese zeichnet sich aus durch gesundheitsförderliche Beziehungen zwischen Gesundheitsfachpersonen, Patient*innen und ihren Familien. Sie baut auf Werten der Achtung gegenüber den Personen, Selbstbestimmung sowie gegenseitigem Respekt und Verständnis auf (McCormack & McCance, 2017). Die Werte einer personzentrierten Kultur sind in den Prinzipien auf allen Ebenen vertreten. In den grundlegenden Prinzipien ist die personzentrierte Praxis explizit abgebildet. Zudem verwendet Praxisentwicklung demokratische Prozesse durch Kollaboration, Inklusion und Partizipation (**Kasten 2-3**), welche alle Personen ins Zentrum des Handelns rücken. Auf der Ebene „Prozesse“ spiegeln sich die Werte einer personzentrierten Praxis in den wesentlichen Methoden der Praxisentwicklung wider. Die Entfaltung der Personen ist zentral, dabei sind Kreativität und die kritische Reflexion wesentlich. Im Bereich der Ergebnisse zeigt sich die Personzentriertheit durch den Fokus auf Beziehungen.

Kasten 2-3: Kollaboration, Inklusion und Partizipation

„Kollaboration, Inklusion und Partizipation“ sind demokratische Prozesse und bilden die Grundlage der Zusammenarbeit in der Praxisentwicklung. Sie ergänzen sich gegenseitig, liegen den emanzipatorischen und partizipatorischen Ansätzen der Praxisentwicklung zugrunde (McCormack et al., 2007) und ermöglichen transformative Veränderungen (Hardy et al., 2021). Die kontinuierliche Reflexion der Arbeit mit diesen Prozessen ist dem Praxisentwicklungsprozess inhärent.

Bei *Kollaboration* geht es um das „Wie“ oder die Art und Weise, wie wir zusammenarbeiten an einem Thema, um gemeinsam etwas zu erreichen. Dabei spielen Offenheit, gegenseitiger Respekt und Kommunikation eine entscheidende Rolle. Durch die Zusammenarbeit zu zweit oder in Gruppen entfalten Individuen ihre Fähigkeiten, bringen ihre Kreativität ein und entwickeln sich weiter (Shore et al., 2011). Kollaboration innerhalb der eigenen oder mit anderen Berufsgruppen führt im besten Fall zu einem gemeinsam geteilten Verständnis und ist ein entscheidender Erfolgsfaktor in der Gesundheitsversorgung (Schweizer Akademie der Medizinischen Wissenschaften [SAMW], 2020).

Unter *Inklusion* versteht sich, alle von einem Thema betroffenen Personen einzuschließen, demzufolge geht es um das „Wen“, d. h. deren Sichtweisen dazu einzuholen und zu respektieren sowie ihnen Teilhabe zu ermöglichen (Manley et al., 2008a). Inklusion bewirkt und unterstützt Zugehörigkeit und die Wertschätzung der Einzigartigkeit der Person. Inklusion soll ein besseres Verständnis für und die Teilhabe an Aktivitäten der Praxisentwicklung ermöglichen (Shore et al., 2011).

Bei der *Partizipation* geht es um involviert sein und aktiv teilhaben. Es geht um das „Was“, das heißt, was jede Person in eine Gruppe einbringt und wie dieses einbezogen wird. Dies bedeutet Zugang haben zu Informationen, einbringen von Ideen, sich an der Entscheidungsfindung zu beteiligen und die Verantwortung für die Aktionen und Ergebnisse mitzutragen (Manley et al., 2008a). Dieses kollektive Verständnis leitet den Prozess. Somit können für Mitarbeitende Chancen entstehen, mit ihren einzigartigen Beiträgen die Transformation der Arbeitsplatzkultur mitzugestalten, an den Erfahrungen zu wachsen und ihre Fähigkeiten zu entfalten (Shore et al., 2011).

2.1.3 Zu erwartende Ergebnisse

Praxisentwicklung als systematischer und evidenzbasierter Ansatz kann zur Entstehung einer personzentrierten Kultur führen. McCormack und McCance (2017) bezeichnen das Ergebnis eines solchen Prozesses als „gesundheitsförderliche" Kultur. Dies soll von allen Beteiligten – egal ob Personal oder Pflegeempfänger*innen – erlebt werden.

Flourishing
Praxisentwicklung in diesem Sinne führt zu einem „Aufblühen" [flourishing] aller beteiligten Personen (McCormack & Titchen, 2014). Dieses „Aufblühen" umschreibt eine Befähigung der einzelnen Person hin zum Besten, was die Person sein und tun kann und ermöglicht damit letztlich allen Gesundheitsfachpersonen, ihre Arbeit bestmöglich zu tun. Dieses Phänomen bezieht sich aber auch auf die Pflegeempfänger*innen oder auch deren An- und Zugehörige. Dieses „Aufblühen" meint mehr als Wohlbefinden oder einfaches Zufrieden-sein. Seligman und Schuhmacher (2021, S. 28) bezeichnen es als „authentisches Glück". Fünf Komponenten identifizieren sie und bezeichnen es als PERMA Modell:

1. Positives Gefühl [Positive emotion]
2. Engagement [Engagement]
3. Förderliche Beziehungen [Relationship]
4. Sinn [Meaning]
5. Erfolg [Achievement]

Die Entwicklung einer personzentrierten Gesundheitsversorgung fördert zentrale Werte in der Institution, die im Mittelpunkt des Prozesses stehen. McCance und ihre Mitautorinnen (1997, 1999) bezeichnen diese als: Respekt für die Person, authentisch sein, geteilte Autonomie, Respekt zeigen und aktives Engagement für die individuellen Fähigkeiten, Vorlieben und Ziele, gegenseitiger Respekt und Verstehen, therapeutisches Caring und die Verpflichtung zur gesundheitsförderlichen Kultur. Diese zentralen Werte erfahren Förderung dadurch, dass alle Prozesse und Strukturen Schritt für Schritt entwickelt werden, hin zu einer umfassenden gesundheitsförderlichen Kultur. Dabei geht es um eine konkrete Neugestaltung z. B. der Arbeitsprozesse, der Patientenpfade, der Führungsprozesse, der Raumgestaltung und vielem mehr. In der Folge der Entwicklung einer personzentrierten Kultur kann eine erhöhte Lebensqualität der Patient*innen resultieren und die Zufriedenheit mit der empfangenen Pflege verbessert werden (Teeling et al., 2021). Gleichzeitig kann die Qualität der Versorgung wie auch die Sicherheit der Patient*innen gesteigert werden (Rathert et al., 2013). Aus einer solchen Kultur wird ebenfalls das Befinden der Mitarbeitenden und die Berufszufriedenheit verbessert (van der Meer et al., 2018). Übergeordnet kann damit die personzentrierte Kultur als Dreh- und Angelpunkt einer Humanisierung der heutigen Gesundheitsversorgung gesehen werden (McCormack et al., 2015).

Im Modell der personzentrierten Gesundheitsversorgung (**Kap. 1.2**) wird unter den Voraussetzungen im zweitäußerten Ring ‚fachlich kompetent' aufgeführt. Das bedeutet, dass personzentrierte Kultur einerseits nur verwirklicht werden kann, wenn pflegerische und medizinische Fachkompetenz vorhanden ist. Andererseits jedoch auch, dass eine gelebte personzentrierte Kultur Fachkompetenz fördert, durch die Befähigung aller, auf allen Ebenen und damit eine Auswirkung sein kann, dass die Institution insgesamt fachkompetenter wird.

Die Entwicklung einer personzentrierten Gesundheitsversorgung kann somit zu einer Verbesserung der Ergebnisse der Pflege und Medizin einer Institution auf den unterschiedlichsten Ebenen führen. Einerseits wird die Fachkompetenz verbessert, andererseits dann auch das Engagement des Fachpersonals für die

Patient*innen sowie für die Institution, was sich in einer erhöhten Patientensicherheit äußern kann. Durch die Neukonzeption von Prozessen, hin zu personzentrierten Prozessen, können Wartezeiten und teilweise Liegezeiten verkürzt werden, da Patient*innen so rasch wie möglich nach Hause gebracht werden möchten. Da dies in optimaler Abstimmung mit den Angehörigen und dem Umfeld der Patient*innen erfolgt, gelingt es oft erfolgreich. Solche Veränderungen können auch zu einer positiven Auswirkung auf die Kostenentwicklung einer Institution führen.

Ein sehr wesentlicher Faktor, gerade in der heutigen Zeit, ist die Erhöhung des Wohlbefindens und der Zufriedenheit des Fachpersonals. Eine gesundheitsförderliche Kultur kann dazu führen, dass Pflegefachpersonen und andere Gesundheitsfachleute in der Institution und im Beruf verbleiben und diejenigen Institutionen wählen, die eine solche gesundheitsförderliche Kultur entwickeln und leben.

Nun muss aber davor gewarnt werden, die Entwicklung einer personzentrierten Kultur mit der Entwicklung einer Wellnesskultur zu verwechseln. Denn die täglichen Anforderungen werden ja nicht weniger und müssen bewältigt werden. Weiter ist die Selbst- und Fremdreflexion ein zentrales Anliegen. Sie ist Bestandteil des Person-centred Practice Frameworks (**Kap. 1.2**). Diese Reflexionsprozesse stellen oft sich, das eigene Verhalten und Handeln sowie auch das System infrage. Dies kann für alle Beteiligten sehr unangenehm werden. Hier ist ein Grundsatz, hohes Fordern und dabei hohe Unterstützung anzubieten [high challenge, high support]. Damit bringt das Arbeiten in einer personzentrierten Kultur genau gleich eine hohe Arbeitsbelastung und das Bewältigen der täglichen Anforderungen mit sich. Die Belastung kann sogar noch steigen durch die erhöhten Anforderungen an sich und die eigene Arbeit. Die herrschende personzentrierte Kultur jedoch führt zu einer anderen Art und Weise, damit umzugehen. Hier stehen dann die Unterstützung und die Befähigung der Einzelnen bzw. des Einzelnen und der Teams im Zentrum.

Die Entwicklung einer personzentrierten Kultur führt somit auch zu einer großen Herausforderung für alle beteiligten Personen, mit Hochs und Tiefs, mit Fortschritten und immer auch wieder Rückschritten. Denn mitunter kann es auch dazu führen, dass Schwierigkeiten und Unzulänglichkeiten des Systems zunächst deutlicher bewusstwerden. Als Folge davon kann die Zufriedenheit der beteiligten Personen in einem ersten Schritt sinken. Gute Fazilitation erkennt dies als Teil des Prozesses und befähigt dann die Personen, durch dieses Tief hindurchzugehen und auf dem Weg der Entwicklung weiter mutig voranzugehen.

2.1.4 Top down oder Bottom up?

Personzentrierte Kultur kann nicht einfach ausgerufen und implementiert werden. Sie muss systematisch und kontinuierlich entwickelt werden (McCormack & McCance, 2017), basierend auf die im Kapitel beschriebenen demokratischen Prozesse Kollaboration, Inklusion und Partizipation (**Kasten 2.3**). Die Entwicklung personzentrierter Gesundheitsversorgung ist ein kontinuierlicher Prozess, der davon lebt, ständig weitergeführt zu werden. Er kann nicht wie ein Projekt basierend auf den Prinzipien des Projektmanagements geführt werden, sondern bedarf einer regelmäßigen Evaluation des Prozesses mit anschließendem Entscheid des nächsten Schrittes (**Abb. 2-4**). Dieses spiralförmige Vorgehen ist aus der Aktionsforschung (Reason & Bradbury, 2008) bekannt. Ein solcher kontinuierlicher Entwicklungsprozess benötigt die Bereitschaft zur Veränderung der Beteiligten und muss partizipativ, unter möglichst hoher Beteiligung aller betroffenen Personen geleitet, bzw. begleitet werden. Zu Beginn steht die Frage des Ausgangspunktes. Dieser ist in jedem Setting anders, da er abhängt von der ursprünglichen Fragestellung und der Personen, welche dann anwesend sind und sich für die Thematik engagieren wollen. Die Entwicklung einer personzentrierten Gesundheitsversorgung kann nicht diktatorisch verordnet werden. Sie benötigt Personen, welche sich dafür einsetzen und bis zu einem gewissen Punkt begeistern.

Es lohnt sich für die Entscheidung nach dem Vorgehen zu Beginn Zeit zu investieren. Dabei geht es darum, eine Analyse der eigenen Institution durchzuführen. Denn, je nach vorherrschender Organisationskultur, kann zu Beginn der Entwicklung ein Bottom-up oder ein Top-down oder ein gemischtes Vorgehen gewählt werden. So kann der Prozess von der Basis beginnend zur Spitze der Hierarchie oder umgekehrt gestartet oder ein Mischmodell angewendet werden. Ein ideales Vorgehen dazu gibt es nicht. Der Entscheid die Implementierung an der Basis oder an der Führungsspitze zu beginnen, hängt von der vorherrschenden Kultur der jeweiligen Institution und den beteiligten Personen ab. Das Umsetzungsbeispiel 2 (**Kap. 2.5.2**) beschreibt das Vorgehen zur Initiierung und weiteren Umsetzung in einem Akutspital in der Schweiz. In diesem Fall wurde erfolgreich eine Top-down Strategie gewählt, welche jedoch gleichzeitig die Basis von Beginn an in die Entwicklung aktiv einbezogen hatte, die also die Top-down Strategie mit einem Bottom-up Vorgehen ergänzt hat. Vor Beginn ist es somit dringend ratsam, die Frage nach dem Ansatz zu klären. Hierzu kann die Beantwortung der untenstehenden fünf Fragen hilfreich sein (**Kasten 2-4**).

Kasten 2-4: Top-down oder Bottom-up?

Folgende Fragen können bei der Entscheidung helfen:

- Wie ist unsere Institution organisiert?
- Welche Rolle spielt die Hierarchie bei uns?
- Welche Personen der Institution zeigen sich aktiv/motiviert für das Thema?
- Welches sind die Entscheidungsträger/Stakeholder bezüglich Entwicklungsfragen?
- In welchem Bereich/in welcher Abteilung scheint Entwicklung am ehesten möglich?

2.2 Praxisentwicklung – Methodologie

Irena Anna Frei, Corinne Auer und Kathrin Hirter

Die Definition Praxisentwicklung, wie in der Einleitung zu diesem Kapitel vorgestellt, beinhaltet verschiedene Dimensionen, die im konzeptuellen Bezugsrahmen (**Abb. 2-2**) von McCormack und Autorenteam (2013a) auf Basis der Darstellung von Garbett und McCormack (2002) weiterentwickelt wurde (**Abb. 2-2**). Dieser Bezugsrahmen resultiert aus dem Prozess der Theorieentwicklung, bildet die Schlüsselkonzepte der Methodologie Praxisentwicklung ab und stellt die Beziehungen untereinander dar (Jabareen, 2009). Nachfolgend sind die Schlüsselkonzepte ausgeführt und werden im weiteren Verlauf des Kapitels in ihrer praktischen Umsetzung beleuchtet und reflektiert.

Im äußersten Kreis finden sich *Gemeinsame Werte und Visionen*, die bedeutsam sind für Praxisentwicklungsaktivitäten. Eine gemeinsame Vision dient zur Orientierung und Inspiration für eine ideale Praxis und baut auf gemeinsam definierten Werten auf. In Verbindung dazu steht im Zentrum eine *personzentrierte Kultur* (**Kap. 1.2**). Wir wissen, dass das Bild dieser idealen Praxis stets im Wandel ist und der Idealzustand selten erreicht wird. Es ist auch anzuerkennen, dass die alltägliche Praxis herausfordernd, oft stressig, manchmal chaotisch und weitgehend unvorhersehbar ist. Diese Umstände provozieren die Frage, wie wir die Personzentriertheit sicherstellen können, damit diese zu einer alltäglichen kulturellen Norm wird (McCance et al., 2013). Oft gelingt es, personzentrierte Momente zu schaffen, Momente inniger Beziehung, begleitet von Empfinden von Sinnhaftigkeit, Resonanz und Verbundenheit mit einem größeren Ganzen. Lackner und Schuster (2020) bezeichnen solche Momente als „magische Momente“, die uns beflügeln können, eine gemeinsame Vision zu verfolgen,

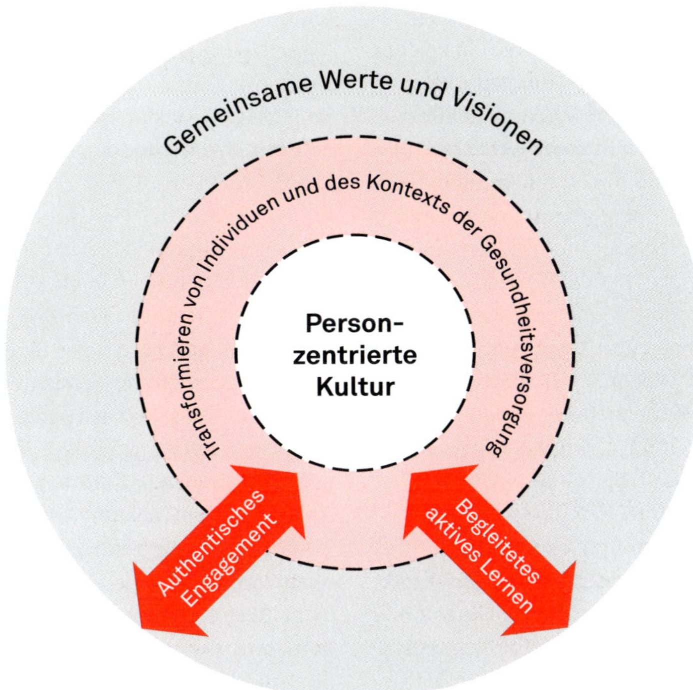

Abbildung 2-2: Konzeptueller Bezugsrahmen Praxisentwicklung (aus „Introduction," von B. McCormack, K. Manley & A. Titchen, 2013a, in B. McCormack, K. Manley & A. Titchen (Eds.), *Practice Development in Nursing and Healthcare* (vol. 1), Wiley, S. 9.) Mit freundlicher Genehmigung von Wiley. Übersetzung: Konsens Konferenz 2022

die uns Richtung und Bedeutung vermittelt und den Prozess der Identifikation unterstützt (Martin et al., 2016).

Der mittlere Kreis in der **Abbildung 2-2** bezieht sich auf das *Transformieren von Individuen und des Kontexts der Gesundheitsversorgung*. Methoden, Prozesse und Instrumente können Teams unterstützen, um sich der Vision einer personzentrierten Kultur anzunähern und auf Bedingungen zu reagieren, die notwendigerweise angepasst oder verändert werden müssen. Ansätze, die komplexe bottom-up gerichtete Veränderungen unterstützen, sind entscheidend, damit Dienstleistungen und Arbeitsplatzkulturen nachhaltig verändert werden können (Manley & Jackson, 2020).

Der innerste Kreis – *Personzentrierte Kultur* – als fundamentales Prinzip und im Fokus aller Aktivitäten der Praxisentwicklung, manifestiert sich durch gelebte Erfahrungen. Auf Systemebene, in der Gesundheitspolitik und in Leitbildern von Organisationen wird personzentrierte Praxis befürwortet (Edgar et al., 2020). Wie Gesundheitsfachpersonen in Teams und durch Führungspersonen Personzentriertheit erfahren, zeigt sich direkt in ihrer individuellen Weiterentwicklung, in ihrem Verhalten, der Beziehungsgestaltung und beim Erbringen von Dienstleistungen bei Patient*innen und deren Familien (Hardy et al., 2021). Die Erfahrungen einer effektiven, personzentrierten Kultur sind bei Patient*innen und deren Familien anhand von Schlüsselindikatoren zu erkennen, die durch McCance und Kolleg*innen (2015) entwickelt wurden und im **Kapitel 1.2** besprochen wurden.

In den beiden Pfeilen der **Abbildung 2-2** sind die wichtigsten Strategien zur Fazilitation des Prozesses repräsentiert: *Authentisches Engagement* und *Begleitetes aktives Lernen*. Authentisches Engagement umfasst das Einbeziehen von Stakeholdern als vollwertige Partner in allen Phasen der Praxisentwicklung. Ein solches Engagement ist zwar eine Herausforderung, kann aber die Qualität und Wirkung der Praxisentwicklung auf vielen Ebenen verbessern und Patient*innen, Familien und Gesundheitsfachpersonen Respekt entgegenbringen (Woolf et al., 2016). Selbstkenntnis und eine kontinuierliche selbstkritische Reflexion sind entscheidend, um als Fazilitator*in authentische Beziehungen zu Personen und Teams entwickeln zu können (Crisp & Wilson, 2011). Authentisches Engagement umfasst auch die Anwendung von Prozessen, die mit der Grundhaltung der Praxisentwicklung, Kollaboration, Inklusion und Partizipation einhergehen.

Aktives Lernen ist ein Ansatz für vertieftes Lernen, basiert in und auf der persönlichen Arbeitserfahrung von Gesundheitsfachpersonen und ist eine zentrale Aktivität in der emanzipatorischen und transformationalen Praxisentwicklungsarbeit. Zahlreiche Lernmethoden, verschiedene Lernstile, der authentische Einsatz des Selbst und reflektierender Methoden können genutzt und kreativ eingesetzt werden, um Erkenntnisse zu gewinnen. Voraussetzung ist offen zu sein, sich auf persönliche Erfahrungen einzulassen und daraus zu lernen (Dewing, 2010). Der Bezug zu diesem konzeptuellen Bezugsrahmen und seiner Anwendung wird in den folgenden Ausführungen weiter illustriert.

2.2.1 Praxisentwicklung als Reise

Die Methodologie Praxisentwicklung beinhaltet ein Set von Methoden, die in Kombination komplexe Interventionen darstellen. Sie kann in jedem Kontext oder für jede Fragestellung bei Veränderungen angewendet werden (Manley et al., 2013). Wie in jedem kleineren oder größeren Veränderungsvorhaben oder in Innovationsprojekten benötigen wir eine Vision und eine Vorgehensweise, also einen Plan, der uns leitet, um zu erwünschten Ergebnissen zu gelangen. Die Erfahrung zeigt uns, dass das Einhalten eines Planes eine Herausforderung ist, jedoch auch der Weg zum Erfolg sein kann. McCormack und Dewing (2013) sowie erfahrene Praxisentwickler*innen bezeichnen die Arbeit mit der Methodologie als eine Reise oder einen Weg. Eine Reise kann geplant werden und doch kann der Plan dieser Reise durcheinandergeraten, kann Umwege und Zusatzschlaufen beinhalten oder durch Höhen und Tiefen führen. Für wenig erfahrene Praxisentwickler*innen kann diese Reise eine echte Herausforderung werden, wenn sie den Anspruch haben, dem Plan möglichst getreu zu folgen oder wenn sie bereits eine Lösung antizipieren. Zwar geben Methoden und Instrumente Struktur auf dem Weg eine Vision zu verfolgen oder die gemeinsamen Ziele zu erreichen. Es braucht jedoch Vertrauen in die eigenen Fähigkeiten und in die Weggefährt*innen, um Veränderungen zu gestalten, und um mutig mit Methoden der Praxisentwicklung zu experimentieren und so die beabsichtigten Ziele zu erreichen (Hirsbrunner et al., 2020).

Den kontinuierlichen Prozess Praxisentwicklung metaphorisch als Reise darzustellen, soll Unterstützung bieten in der Planung, bei den Aktionen und der Reflexion. Die metaphorische Beschreibung kann dazu beitragen, die Bedeutung jeder Etappe und die Verbindungen zwischen den einzelnen Etappen als systematischen Ansatz wahrzunehmen. Damit soll betont werden, dass Praxisentwicklung kein beliebiges Aneinanderreihen von Aktivitäten ist, sondern ein systematisches Vorgehen, um die Praxis wirksam zu verändern. Dewing und Mitautor*innen (2014) haben in ihrem Buch „Practice Development Workbook for Nursing, Health and Social Care Teams“ die Etappen dieser Reise beschrieben und mit zahlreichen Instrumenten und Anleitungen für Aktivitäten hinterlegt, die unterstützend sind in der Arbeit mit Kolleg*innen, Teams, Patient*innen und deren Familie.

Bevor wir uns auf die Reise begeben, gehen wir auf ein paar Annahmen ein, die den Praxisentwicklungs-Aktivitäten zugrunde liegen.

Gemeinsames Erarbeiten und Umsetzen von evidenzbasiertem Wissen und Innovationen werden von Personen getragen, die Verantwortung für diese Prozesse übernehmen. Diese Personen sind sich der Notwendigkeit der Entwicklungsarbeit bewusst, richten die Veränderungsvorhaben auf die gesetzten Ziele aus und verfolgen diese systematisch (McCormack et al., 2013b). Entscheidend für eine personzentrierte Gesundheitsversorgung ist das gemeinsame Engagement aller Betroffenen. Es kann angenommen werden, dass dies als Anspruch in Stellenprofilen oder Kompetenzbeschreibungen der Gesundheitsfachpersonen formuliert und von Arbeitgeber*innen und Vorgesetzten entsprechend erwartet wird. Somit gehen wir davon aus, dass jede Gesundheitsfachperson, sei es eine Pflegefachperson, Hebamme, Sozialarbeiter*in, Ernährungsberater*in, Physio-, Logo- oder Ergotherapeut*in, ob im Akut-, Langzeit- oder häuslichen Setting tätig, sich zusammen mit ihrem Team für die bestmögliche Versorgung der ihr anvertrauten Patient*innen engagiert. Dies bedingt eine stetige Auseinandersetzung mit dem Bedarf und den Bedürfnissen der Patient*innen und ihren Familien, dem neusten Wissen, den eigenen Wertevorstellungen und Fähigkeiten, den Bedingungen im Arbeitsumfeld und den kulturellen Begebenheiten in der Institution (McCormack & McCance, 2017). In diesem Miteinander und durch die Aktivitäten der Praxisentwicklung liegt die Chance, eine sichere und effektive, personzentrierte Arbeitsplatzkultur zu schaffen, in der die bestmögliche Gesundheitsversorgung gewährleistet werden kann.

2.2.1.1 Kennen von Werten und Überzeugungen

Unabhängig vom Ausgangspunkt unserer Reise hat irgendwann auf dem Weg die Reflexion der eigenen Werte und Überzeugungen bezüglich einer personzentrierten Praxis, der Arbeitsplatzkultur, des praxisbezogenen Lernens oder anderen Konzepten der Praxisentwicklung zu erfolgen (Manley et al., 2013). Reflexion bringt das Wissen und die Kompetenz hervor, das Gesundheitsfachpersonen in sich tragen, das sogenannte implizite Wissen (Johns, 2022). Es ist unumgänglich für Gesundheitsfachpersonen, die in stetem Kontakt mit Patient*innen und ihren Familien, aber auch mit Kolleg*innen, weiteren Mitarbeitenden und Vorgesetzten sind, sich mit ihrer Haltung, ihren Werten und Überzeugungen auseinanderzusetzen, diese zu artikulieren und in der klinischen Praxis mit dem Team eine abgestimmte gemeinsame Haltung zu etablieren. Je nach Thema oder Frage einer Veränderungs- oder Entwicklungsinitiative ist die Klärung der Werte und Überzeugungen zu fokussieren.

Beispiel
Nach einem unerwünschten kritischen Ereignis in einer Patientensituation, bei dem es um freiheitseinschränkende Maßnahmen ging, erarbeiteten alle betroffenen Gesundheitsfachpersonen der Abteilung mit Hilfe einer Fazilitatorin ihre Werte und Überzeugungen diesbezüglich. Zur Erweiterung der Perspektive suchte die Fazilitatorin auch das Gespräch mit der Familie des betroffenen Patienten. Aufbauend auf diesen verschiedenen Sichtweisen entwickelte das Team Ziele, wie sie personzentriert und unter Berücksichtigung von Autonomie und Sicherheit mit freiheitseinschränkenden Maßnahmen umgehen können. Bei der Überarbeitung der Leitlinie waren diese Ziele wegweisend.

Die Auseinandersetzung mit den eigenen Werten und Überzeugungen, die mich als Person leiten, kann sowohl individuell, in kleinen Gruppen oder auch in ganzen Teams erfolgen. Eine Reihe von Fragen unterstützen, um den Prozess der Reflexion zu organisieren, sensibel für die eigene Praxis zu sein, Werte zu artikulieren und diesen Bedeutung zu verleihen (Johns, 2022). Dazu dienen Aktivitäten zur Werteklärung, z.B. von Warfield und Manley (1990)

(**Kasten 2-5**). Für weitere Beschreibungen und wie eine Werteklärung auch mit einem Team durchgeführt und darauf aufbauend eine Vision entwickelt werden kann, verweisen wir auf Kapitel 2 „Knowing and demonstrating values and beliefs about person-centred care“ im „Practice Development Workbook“ (Dewing et al., 2014). Dieser Prozess kann durch kreative Ansätze unterstützt werden, z. B. durch Bildkarten, Metaphern, Artefakte, einen Spaziergang oder andere inspirierende Anregungen.

Kasten 2-5: Werteklärung zur Förderung einer effektiven personzentrierten Kultur

- Ich glaube (bin der Überzeugung), Ziele und Absicht von (Thema) sind ...
- Ich glaube, wir können diese Ziele, diese Absicht erreichen, durch ...
- Ich glaube, die Faktoren, die uns helfen diese Ziele, diese Absichten zu erreichen sind ...
- Ich glaube, die Faktoren, die uns hindern diese Ziele, diese Absichten zu erreichen sind ...
- Drei Aspekte, die ich für mich als Praxisentwickler*in als bedeutungsvoll einschätze sind ...
- Andere Werte und Gedanken, die ich als wichtig betrachte bezüglich (Thema) sind ...

Wichtig ist, dass alle von einem Thema Betroffenen sich zu diesen Fragen äußern können. Idealerweise findet dies in einem gemeinsamen Prozess statt und wird von einer Fazilitatorin/einem Fazilitator moderiert. Wenn es nicht möglich ist, dass alle Betroffenen gleichzeitig anwesend sind, dann sollen Wege gefunden werden, wie sich nicht anwesende Personen z. B. auf unkomplizierte Art und Weise schriftlich dazu äußern können. Zu jedem der von Warfield und Manley (1990) erwähnten Aspekte wird es eine Vielzahl von Äußerungen geben. Diese werden gemeinsam oder in kleinen Gruppen geordnet und in übergeordneten Themen geclustert und in zwei bis drei Sätzen zusammengefasst. In den Zusammenfassungen sollen alle Beteiligten ihren Beitrag wiederfinden. In einem weiteren Schritt überlegen die Beteiligten gemeinsam, was die formulierten Werte für das weitere Handeln bedeuten. Der Zeitbedarf für diese Schritte kann unterschiedlich sein. Je nach Thema ist es möglich, dies in ein bis zwei Stunden zu erreichen. Es kann jedoch auch sinnvoll sein, mehrere Schritte über einen längeren Zeitraum zu planen.

2.2.1.2 Entwickeln einer gemeinsamen Vision

Unmittelbar verbunden mit der ersten Etappe unserer Reise ist die Entwicklung einer gemeinsamen Vision. Eine Vision ist schlussendlich mehr als eine Ansammlung von Worten. Sie repräsentiert die Werte und Überzeugungen, die die beteiligten Personen in ihren Köpfen und Herzen tragen. Eine Vision berücksichtigt gesellschaftliche Tendenzen und Entwicklungen in der Gesundheitsversorgung und gemäß Johns (2022) prägt diese die eigene Haltung. „Was wollen wir gemeinsam erschaffen?“ ist das, was die gemeinsame Vision zum Ausdruck bringen soll, wie Dewing und ihre Mitautor*innen (2014, S. 40) es formulieren. Eine gemeinsame Vision, die in einem strukturierten Prozess erarbeitet wird, soll Orientierung geben und Unterstützung bei den Praxisentwicklungsaktivitäten mit dem Ziel, eine personzentrierte Gesundheitsversorgung kontinuierlich und systematisch weiterzuentwickeln und zu evaluieren. Die Absicht einer gemeinsamen Vision ist, zukunftsgerichtet zu steuern und exzellente Dienstleistungen anzustreben. In der Pflege hat sich gezeigt, dass transformationale Führung auf Veränderungen und Entwicklungen positiv wirkt, somit die Eigenverantwortung und das Empowerment der Gesundheitsfachpersonen fördert und stärkt (Martin et al., 2014).

Wer vom Ziel nicht weiß,
kann den Weg nicht haben,
wird im selben Kreis
all sein Leben traben;
kommt am Ende hin,
wo er hergerückt,
hat der Menge Sinn
nur noch mehr zerstückt.
(Christian Morgenstern)

Dieser erste Vers aus einem Gedicht von Christian Morgenstern deutet sehr schön hin auf die Wichtigkeit und Bedeutung eines Ziels auf unserer Reise. In diesem Sinne, aber etwas anders formuliert, könnte es heißen: Wer die Vision nicht kennt, kann den Weg nicht finden.

Bevor der Prozess der Visionsentwicklung eingeleitet wird, ist es wichtig, den Zeitfaktor zu berücksichtigen und entsprechend zu planen, damit das notwendige kreative Denken und Reflektieren stattfinden kann (Martin et al., 2016). Unabhängig von der Dimension des Themas oder der Initiative bedingt eine gemeinsame Vision einen kollaborativen, inkludierenden und partizipatorischen Prozess, damit diese bedeutungsvoll ist und von allen Involvierten getragen wird (Manley et al., 2013).

Beispiel

Martin und ihre Mitautor*innen (2016) dokumentieren ihre gewählte Vorgehensweise der Visionsentwicklung für die Pflege an einem Schweizer Universitätsspital. Die Direktorin Pflege initiierte bei der Übernahme ihrer Funktion die Visionsentwicklung mit Hilfe der vier Phasen der *Wertschätzenden Erkundung* (Carter & Reed, 2019; Moore, 2008): 1) Discovery: entdecken, verstehen, wertschätzen; 2) Dreaming: Vergangenheit und Zukunft verbinden; 3) Design: Zukunftsbilder entwickeln; 4) Destiny: Konkrete Ideen umsetzen und verwirklichen. Das Resultat aus Einzelinterviews mit Pflegemanager*innen, Gruppendiskussionen mit Pflegeteams, schriftlichen Rückmeldungen von Pflegefachpersonen und SWOT Analysen (Houben et al., 1999) mit Führungsteams war: „Mit pflegerischer Exzellenz zum Erfolg“. Dieses Claim oder Leitsatz basiert auf drei strategischen Zielen: a) die Förderung der personzentrierten Gesundheitsversorgung, b) die Unterstützung wirksamer Modelle und innovativer Entwicklungen, und c) die Stärkung der beruflichen Souveränität und Autonomie sowie das Engagement in Netzwerken. Diese Vision gab Inspiration und Orientierung für die Führungsarbeit des Pflegemanagements, für die Praxisentwicklung und für die Weiterbildungs-Aktivitäten der Pflege. Alljährlich erfolgte eine systematische Überprüfung der strategischen Ziele und die Anpassung der Aktionen. Nach rund acht Jahren und im Rahmen einer Reorganisation wurde in einem Review-Prozess in Gruppendiskussionen unter Einbezug des pflegerischen Leadership und der pflegerischen Teams, wiederum nach dem Vorgehen der „Wertschätzenden Erkundung“, die Vision validiert. Das Fazit lautete: Der prozessuale Fortschritt und die Ergebnisse der Praxisentwicklung werden sichtbarer. Neue Mitarbeitende werden zu Beginn in die zentralen Werte und Überzeugungen eingeführt und können sich so besser mit unserer pflegerischen Kultur identifizieren. Der Validierungsprozess unterstützt die Identifikation des pflegerischen Leadership und der Pflegeteams mit der Vision sowie die gemeinsame Weiterentwicklung und Schärfung der Zielsetzungen. Diese Elemente zusammen halten die Vision lebendig.

2.2.1.3 Darlegung der Ausgangslage

Eine gemeinsame Vision ist eine wichtige Grundlage für alle Initiativen zur Weiterentwicklung der Praxis, die schlussendlich eine effektive personzentrierte Gesundheitsversorgung beabsichtigt. Bevor wir uns enthusiastisch in Aktivitäten stürzen, ist es zentral, die Bedingungen und die Situation, wie sie sich im Moment darstellen, zu erkunden und zu erforschen. Es geht darum, wie über die Werte und Überzeugungen gesprochen wird und wie sich alle Beteiligten dazu bekennen. Aber es geht noch vielmehr darum zu erkunden, wie diese gelebt und von betroffenen Gesundheitsfachpersonen, den weiteren Dienstleistungspersonen und Patient*innen und deren Familien erlebt werden. Wenn sich alle Beteiligten und Betroffenen an der Darlegung und Messung der Ausgangslage beteiligen, wird die Kluft zwischen dem, worüber gesprochen wird und dem was gelebt und erlebt wird, deutlich. Denn „Werte zu vertreten" ist etwas anderes als „sie zu leben" (Manley et al., 2011, S. 13). Daher sind Evaluationsansätze, die die Sichtweisen und Erfahrungen aller Betroffenen berücksichtigen von zentraler Bedeutung (**Kap. 4.2**). Ein besonderes Augenmerk ist auf die aktuelle Arbeitsplatzkultur zu richten. Dabei ist ein kollaboratives, inkludierendes und partizipatorisches Vorgehen essenziell, um Ergebnisse hervorzubringen, die für alle Stakeholder relevant sind und von ihnen getragen werden. Diese Ansprüche bedingen die Wahl verschiedener Ansätze und ermöglichen die Entwicklung neuen Wissens über wirksame Prozesse (McCormack et al., 2007). Drei wesentliche Absichten begründen die Evaluation von Praxisentwicklungsinitiativen:

1. „Ergebnisse und Auswirkungen eines spezifischen Praxisentwicklungsprojekts oder -programms nachzuweisen;
2. Evidenz zu gewinnen, die den strategischen Wandel in der Organisation unterstützen und beeinflussen;
3. Erkenntnisse gewinnen, die zur Evidenzbasis beitragen" (Hardy et al., 2013, S. 169).

Evaluationen erfordern eine sorgfältige Planung über das Warum, Wie, Wer und Wann und sollten mit den wichtigsten Beteiligten im Voraus ausgehandelt werden, wobei realistische Erwartungen festzulegen sind. Evaluationen sollen so angelegt sein, damit dies nicht einmalige Aktionen bleiben. Nebst den Ergebnissen sollen die im Prozess erkennbaren Muster der Entscheidungsfindung, Beziehungen zwischen Personen, Konflikte, Machtverhältnisse und arbeitsplatzbezogenes Lernen evaluiert werden (Dewing et al., 2014). Je nach Praxisentwicklungsinitiativen sind Evaluationen auf der Mikro-, Meso- und Makroebene anzulegen (Wilson & McCance, 2015). In der Literatur zur Praxisentwicklung werden verschiedene Evaluationsvorgehen vorgestellt und ihre Anwendung anhand konkreter Beispiele beschrieben. Folgende Evaluationsvorgehen, so Hardy und ihre Mitautorinnen (2013), eignen sich für die Praxisentwicklung im Besonderen: Die Partizipative Aktionsforschung (Reason & Bradbury, 2008); die ‚Fourth Generation Evaluation' (Guba & Lincoln, 1989); das Rahmenwerk ‚Good enough Evaluation' (Wilson & McCance, 2015); die ‚Realist Evaluation' (Pawson & Tilley, 1997); das CIPP- (Kontext, Input, Prozess, Produkt) Modell (Stufflebeam, 2003) sowie ‚PRAXIS Evaluation' (Hardy et al., 2011; Wilson et al., 2008). Methoden der qualitativen und quantitativen Forschung und konventionelle Evaluationsansätze der Qualitätssicherung und -Entwicklung sollen wo sinnvoll komplementär hinzugezogen werden. Lund (2013) stellt die ‚Fifth Generation Evaluation' vor und plädiert dafür, dass wir aus einer sozial-konstruktivistischen Perspektive evaluieren mit der Absicht, die bestmögliche Zukunft zu schaffen und nur die positiven Aspekte der Vergangenheit einbeziehen.

2.2.1.4 Erstellen eines Entwicklungsplans

Wie eine Vision in die Realität umgesetzt wird, um einen Wandel herbeizuführen, hängt im Wesentlichen von einer wohlüberlegten, systematischen und umsichtigen Planung ab. Daher lohnt es sich dafür Zeit einzuräumen und in einem kollaborativen, inkludierenden und partizipatorischen Vorgehen die Entwicklungsschritte zu planen. Alle relevanten Stakeholder sind einzubinden, Erkenntnisse und Evidenzen, fördernde und hindernde Faktoren, die in der Evaluationsphase identifiziert wurden, sind bei der Entwicklung des Plans zu berücksichtigen. Gemeinsam planen und unterwegs sein und möglichst alle Perspektiven einbeziehen trägt dazu bei, dass Verantwortungen gemeinsam getragen und ein kontinuierliches Engagement möglich wird (Manley et al., 2013). Dabei sind Aktionspläne anderer Projekte, z.B. auf Ebene Institution oder Abteilung zu berücksichtigen, damit sich das Praxisentwicklungsprojekt in übergeordnete Ziele einfügt oder andere aktive Veränderungsprojekte berücksichtigt, Erkenntnisse daraus nutzt und im besten Sinn ergänzt (Dewing et al., 2014).

Die wesentlichen Charakteristiken eines guten Aktionsplanes finden wir in verschiedenen Instrumenten, z.B. beim Projektmanagement. Manley und ihre Mitautor*innen (2013) führen acht Punkte auf, die bei der Ausarbeitung eines Aktionsplans zu berücksichtigen sind:

1. Ein Problem oder Veränderungsthema, das durch Maßnahmen angegangen werden kann
2. Zusammenarbeit mit und Einbezug aller Beteiligten und Betroffenen in die Identifikation, Planung und Implementation
3. Gemeinsame Verantwortung für den gesamten Prozess
4. Spezifische, messbare, erreichbare, realistische, zeitlich-fixierte, motivierende und schriftlich festgehaltene Ziele
5. Verantwortlichkeit und Rollen für die verschiedenen Aktionen sind definiert
6. Implementieren der Aktionen unter Berücksichtigung von fördernden und hindernden Faktoren
7. Laufende Evaluation und Reporting, um Verlauf und Erfolg aufzuzeigen
8. Vollständige Dokumentation und Protokoll zur Nachvollziehbarkeit aller Aktionen.

Ein Praxisentwicklungsprojekt bietet viele Lern- und Entwicklungsmomente. Dewing und ihre Mitautor*innen (2014) führen folgende kritischen Lernfelder auf: Entscheidungsfindungen, Beziehungen und Verantwortlichkeiten, Konflikte durch unterschiedliche Arbeitsweisen, Umgang mit Macht und der Lernprozess. Zur Reflexion eignet sich ein Projekttagebuch oder ähnliche Dokumentationsinstrumente, um Erfahrungen, Gedanken und Ideen zu skizzieren und festzuhalten, um allenfalls Aspekte davon in der Schlussdokumentation aufzunehmen.

2.2.1.5 Aktionen, Reflexion, Evaluierung und Planung

Auch wenn erst jetzt von Aktionen die Rede ist, der Start des Praxisentwicklungsprojektes war schon lange vorher. Die Vorbereitungsarbeiten mit den Analysen, Zieldefinitionen und der Planung sind integrative Elemente des Projektes. Ein Praxisentwicklungsprojekt ist kein statisches Unterfangen, sondern ein kontinuierlicher Prozess von Aktion, Reflexion, Planung und Evaluation, der sich oft als spiralförmig darstellt. Gewonnene Evidenzen, Erkenntnisse, ob etwas funktioniert oder nicht, fließen ein in nächste Schritte und bereichern und beeinflussen anstehende Entscheidungen. Wenn nicht alles nach Plan läuft, heißt das nicht, dass ein Projekt nicht gelingen kann. Dynamisch auf Veränderungen und Entwicklungen, auf Erfahrungen und Inputs der Beteiligten zu reagieren ist meist herausfordernd. Wenn es jedoch gelingt, personzentrierte Momente oder eine personzentrierte Kultur zu schaffen und mit der gemeinsam vereinbarten Vision zu arbeiten, kann gerade diese Dynamik der Schlüssel zum Erfolg sein.

Für Praxisentwickler*innen mit noch wenig Erfahrung eignen sich kleine Projekte, um zu lernen und Erfahrungen zu sammeln. Das kann ein eigenständiges, klar abgegrenztes Projekt oder Teil eines größeren Projektes sein. Im Kleinen liegt oft die Chance Raum zu finden, um etwas Neues oder weniger Bekanntes kennenzulernen, zu experimentieren und daraus Inspiration zu schöpfen.

2.2.1.6 Lernen am Arbeitsplatz

Der Arbeitsplatz bietet viele Entwicklungschancen und ist in der Praxisentwicklung der wichtigste Ort des Lernens. Authentisch mit Einzelpersonen und Teams im Kontakt zu sein und kollaborativ, inkludierend und partizipatorisch zu arbeiten unterstützt kreatives Lernen am Arbeitsplatz. Im konzeptuellen Bezugsrahmen Praxisentwicklung (**Abb. 2-2**) erscheint *Begleitetes Aktives Lernen* als eigenständiges Element und gibt somit einer Lernkultur für nachhaltige Praxisentwicklung Ausdruck (Dewing, 2010). Nebst der Herausforderung, eine sichere, effektive Arbeitsplatzkultur und personzentrierte Praxis zu entwickeln, in der alle sich entfalten können, liegt ein wichtiger Schwerpunkt auf der Förderung und Unterstützung eines vertieften Lernens, bei sich selbst und anderen. Offenheit, die Auseinandersetzung mit persönlichen Erfahrungen, Reflexion und kritischer Dialog führen zu neuen Sichtweisen und ermöglichen Verhalten und Prozesse stetig anzupassen und zu verfeinern (Manley et al., 2013).

Praxisentwickler*innen nehmen ihre Rolle als Faziliator*in wahr in dem sie Projektmitarbeitende, Kolleg*innen und weitere Stakeholder bei der Erreichung der Ziele begleiten, unterstützen, herausfordern und befähigen. Gerade in Projekten mit großen Herausforderungen ist eine ausgewogene und adressatengerechte Unterstützung wichtig, um Überforderung zu vermeiden und die Inspiration aufrecht zu erhalten. ‚*High Challenge, High Support*', entspringt gemäß Wilson & Devereux (2014) einer Theorie des sozialen Lernens von Lev Vygotsky (1978) und ist eine spezifische Art der Unterstützung, die Lernende in die Lage versetzt, weit über das hinauszugehen, was sie individuell erreichen könnten.

Sich zu entwickeln und kontinuierlich zu lernen, trifft auch auf die Faziliator*innen zu. West (2013) reflektiert ihre Transformation als Fazilitatorin der Praxisentwicklung mit der Verwandlung einer Libelle und verwendet diese Metapher, um aufzuzeigen wie sie persönlich wachsen konnte durch Wissenstransfer, Aufbau von Fähigkeiten und Reflexion. Die *drei „E's"*; Enlightenment, Empowerment und Emanzipation, die zurückführen auf Fay (1987) und somit in der Kritischen Sozialtheorie verankert sind, bildeten die Eckpfeiler ihres Wachsens. *Enlightenment:* sich bewusstwerden, wie ich praktiziere und welche Dinge ich für selbstverständlich annehme; *Empowerment*: die Arbeitsumgebung, in der ich mich bewege mit einem kritischen Blick betrachten und das Potenzial einer personzentrierten Arbeitsplatzkultur erkennen; *Emanzipation*: argumentiertes Einstehen und Entscheiden für personzentriertes Handeln und kontinuierliches verfeinern meines Handelns im Lichte neuer Erkenntnisse.

Im transformationalen Ansatz der Praxisentwicklung finden Mitarbeitende ein ideales Umfeld, um ihre Praxis kritisch zu erforschen und Veränderungen herbeizuführen. Der bewusste Einsatz aktiver Lernstrategien und das kollektive Lernen unterstützt die Chance auf nachhaltige Veränderungen der Arbeitsplatzkultur.

2.2.1.7 Austauschen, Abschließen und Zelebrieren

„Bewerte nicht das Ziel, das jemand erreicht hat, sondern den Weg, der dafür zurückgelegt wurde."

Dieses Zitat von Christian Ernst, Professor für Ökonomie und Management sozialer Dienstleistungen der Universität Hohenheim in Stuttgart, weist sehr schön darauf hin, dass nicht nur das Endergebnis bedeutungsvoll ist, sondern auch das, was wir auf dem Weg dazu erfahren und gelernt haben. Am Ende eines Projekts kritisch auf die erlebten Höhen und Tiefen zurückzublicken, diese gemeinsam zu reflektieren und das Erreichte zu feiern, wird in der Praxisentwicklung hochgehalten. Ob auf kreative Weise, in dem wir ein Bild malen, aus verschiedenen ‚Produkten' des Projektes eine Collage kreieren, ein Gedicht schreiben, oder ob wir mit einem spezifischen Instrument zur Evaluation der Praxisentwicklung den Prozess und die Ergebnisse evaluieren, wichtig ist, gemeinsam abzuschließen und sich über das Erreichte zu freuen.

Praxisentwickler*innen können auf zwei wichtige parallellaufende Prozesse zurückschauen: derjenige des Projektes und derjenige des eigenen Lernens als Fazilitator*innen. Die Rolle der Fazilitator*in wird nachfolgend näher ausgeführt.

2.3 Fazilitation – die kritische Begleitung

Irena Anna Frei

Fazilitation ist der Prozess der begleitenden Förderung, Erleichterung oder Ermächtigung von Einzelpersonen oder Teams. In einfachen Worten ausgedrückt ist es ein Weg, Dinge für andere leichter zu machen (Heron, 1999). Im Kontext der Organisationsentwicklung, so Vesper und Scholz (2016, S. 2), steht der Begriff Facilitation bzw. Facilitating für „Erleichtern, Leichtigkeit, Möglichkeit". Sie argumentieren, dass dieser Ansatz einer Führungsphilosophie verpflichtet sei, die möglichst auf direktive Elemente verzichtet und Schwerpunkte setzt bei Partizipation, Selbststeuerung und Organisationslernen und gemeinsamer Reflexion (Vesper & Scholz, 2016).

Faziliation in der Praxisentwicklung beabsichtigt stets eine personzentrierte Kultur zu schaffen. Transformationsprozesse, ob auf individueller Ebene, im Team oder in ganzen Systemen, erfordern geschickte Fazilitation im Sinne einer unterstützenden und kritischen Begleitung. Eines der prozessorientierten Prinzipien lautet: Praxisentwicklung ist ein begleiteter Prozess, der zum kritisch informierten Handeln befähigen soll (**Abb. 2-1**). Im eingangs erwähnten PARIHS-Bezugsrahmen wird Fazilitation als ein Kernelement aufgeführt. In der weiter entwickelten Version von Harvey und Kitson (2016), dem i-PARIHS-Bezugsrahmen, bezeichnen sie Fazilitation als ein aktives Element im Sinne einer Prozessbegleitung. Dadurch wird auch klar, dass Fazilitation eine Rolle, aber auch ein Vorgehen mit Strategien und Methoden ist. Die Rolle ist entweder intern eingesetzt, d.h. in einem Team oder über mehrere Abteilungen oder wird von extern für eine Projektbegleitung engagiert (Kitson & Harvey, 2016). Fazilitator*innen sind Anfänger*innen, Erfahrene oder Expert*innen und die Intervention ist komplex. Daher, so Harvey & Kitson (2016), ist es anspruchsvoll, die Wirksamkeit von Fazilitation einzuschätzen und auszuweisen.

Fazilitation kann ausgerichtet sein auf die Bewältigung von bestimmten Aufgaben bis hin zu einer gesamtheitlichen Befähigung der Personen in ihrem Kontext, um Entwicklungsprozesse mitzugestalten. Die Rolle der Fazilitator*in kann sich auf einem Kontinuum zwischen *‚für andere tun‘* zu *‚andere befähigen‘* liegen. Ist jedoch die Absicht, zu kritisch informiertem Handeln zu befähigen, so sind eine Vision und Vorgehensweisen zu verfolgen, die den Entwicklungsprozess konkret unterstützen. Kritisch informiertes Handeln bedingt eine kritische Reflexion durch den Prozess des Enlightenment, Empowerment und Emanzipation (Fay, 1987) und ermöglicht dadurch Transformation (Middleton, 2017). Dieses Anliegen ist im folgenden Prinzip aufgenommen: „Praxisentwicklung nutzt aktives Lernen am Arbeitsplatz, um die individuelle, praxisbezogene und kulturelle Transformation zu fördern" (**Abb. 2-1**). Ebenso kann Fazilitation auf einem Kontinuum zwischen *‚schwach‘* und *‚stark‘* liegen je nach Fähigkeiten, die Personen in diesen Rollen mitbringen und Methoden, die ihnen zur Verfügung stehen. Angie Titchen, eine Physiotherapeutin und Pionierin der Praxisentwicklung, hat Rollen und Methoden von Fazilitation intensiv verfolgt und erforscht. Sie hat den konzeptuellen Bezugsrahmen „Critical Companionship" (Titchen, 2003; Wright & Titchen, 2003), den sie auch eine Metapher nennt, und den methodologischen Bezugsrahmen der „Kritischen Kreativität" [critical creativity] (Titchen & McCormack, 2010) entwickelt, um Personen so zu begleiten, damit sie sich entfalten und wachsen können. Dieses Anliegen spiegelt sich wider im Prinzip „Praxisentwicklung verbindet Kreativität mit Lernen und öffnet Herz, Verstand und Seele der Menschen, um neue Wege des Denkens, Tuns und Seins zu gehen“ (**Abb. 2-1**).

Die Entwicklung zur kritisch-kreativen Fazilitator*in braucht Zeit, in der es darum geht zu wissen, zu tun, zu sein und zu werden.

Titchen (2018, S. 18) beschreibt den Weg zur kritisch-kreativen Fazilitation als Reise, die „spiralförmige, sich wiederholende Prozesse des Lesens, Ausprobierens, Auswertens, Aufzeichnens, Ausdrückens, Reflektierens beinhaltet, wie alles gelaufen ist, um es dann wieder zu versuchen“. Auf diesem Weg ist Unterstützung durch eine erfahrene Fazilitator*in oder eben eine kritische Begleitung von Bedeutung, wie in verschiedenen Evaluations- und Reflexionsberichten (Benson, 2015; Hirsbrunner et al., 2020; van Lieshout & Cardiff, 2015; Watling, 2015) und in der Partizipativen Aktionsforschung zum Bezugsrahmen „Critical Ally and Critical Friend“ von Michele Hardiman zum Ausdruck gebracht wird (Hardiman & Dewing, 2014, 2019). Im Umsetzungsbeispiel „Praxisentwickler*innen gestalten reflektierte Fazilitation“ ist skizziert, wie eine kritische Begleitung im Praxisalltag gestaltet und reflektiert werden kann.

2.3.1 Die Fähigkeiten zur kritischen Fazilitation

Die Fähigkeiten für erfolgreiche Fazilitation sind vielfältig und bedingen eine stetige Weiterentwicklung. Die Fähigkeiten beziehen sich einerseits auf das, was Fazilitator*innen tun, aber auch, welche Haltung sie leben und wie sie etwas tun (Titchen et al., 2013). Voraussetzungen sind: sich selbst gut zu kennen, zuhören zu können, authentisch und sorgsam zu sein, sich mit den eigenen Emotionen zu verbinden und das eigene Verhalten kritisch zu reflektieren.

Vier Fähigkeiten bilden den Kern von Fazilitation:

- Präsent sein und aktiv Zuhören
- Konstruktives Feedback auf verschiedene Arten geben und entgegennehmen
- Befähigende Fragen stellen
- High Challenge und High Support.

Präsent sein und aktiv zuhören, aufbauend auf einer wertschätzenden Grundhaltung in einem humanistischen Menschenbild verortet, ist in der Arbeit mit Personen in der Gesundheitsversorgung eine wichtige Fähigkeit und zentral für eine konstruktive Kommunikation. In den 1980er-Jahren hat der US-Amerikanische Psychologe und Psychotherapeut Carl Rogers aktives Zuhören beschrieben (Rogers, 1991). Als Intervention in der nicht-direktiven Beratung spiegelt die zuhörende Person auf der inhaltlichen und emotionalen Ebene dem Gegenüber zurück, „was“ bei ihr und „wie“ es bei ihr angekommen ist. Lippmann (2006, S. 329) beschreibt Varianten des Aktiven Zuhörens wie z. B.: „umschreiben und zusammenfassen; drastifizierndes zuhören; auf die Ebene der konkreten Erfahrung wechseln, konkretisieren; Botschaft des Körpers ermitteln oder die Bildersprache aufnehmen“.

Präsent sein und aktiv zuhören ist eine Quelle in der Praxisentwicklungsarbeit und bei einer individuellen Begleitung, einer Werteklärung, einer Arbeitsplatzanalyse oder bei der Identifikation von Erfahrungen bei Patient*innen und deren Familien relevant. Eine weitere Variante ist der wertschätzende Dialog, von Dewar & Sharp (2013) beschrieben, in dem Fazilitator*innen unterstützen, positive Praktiken zu erkennen, zu gemeinsamen Lernen und Handeln motivieren und somit transformative Veränderungen bewirken.

Konstruktives Feedback auf verschiedene Arten geben und entgegennehmen ist eine weitere Kernkompetenz von Fazilitation (Sanders et al., 2013). Feedback kann informell oder formell und strukturiert oder unstrukturiert gegeben oder eingeholt werden, z. B. frei formuliert oder mit gezielten Fragen in Einzelgesprächen oder Workshops oder durch ein Instrument wie dem 360 Grad Feedback, das Rückmeldungen von Personen aus dem eigenen Einflussbereich einbeziehen und die professionellen Beziehungen fördern und vertiefen können (Sanders et al., 2013). Feedback beruht auf eigenen Wahrnehmungen und Einschätzungen, ist daher subjektiv und sollte stets wertschätzend erfolgen (Lippmann, 2006). Feedback geben und entgegennehmen kann gerade für beginnende Fazilitator*innen herausfordernd sein, daher sind Regeln hilfreich, die einen Rahmen bilden.

Befähigende Fragen zu stellen ist eine zentrale Intervention in der Praxisentwicklung, trägt bei zu einer personzentrierten Lernkultur und ist daher eine weitere Kernkompetenz von Fazilitation (Dewing et al., 2014). Fragen dienen einerseits zur Informationsgewinnung, aber auch zur Informationserzeugung in Richtung Erkenntnisse und Lösungsansätze. Befähigende Fragen regen zum Nachdenken und zu selbstbestimmtem Handeln an und unterstützen effektiver zu lernen und dadurch unabhängiger zu werden. Befähigende Fragen sind offen formulierte Fragen. Diese sprechen die Ebenen Wahrnehmung, Denken, Fühlen und Verhalten an, können verschiedene Perspektiven eröffnen und neue Sichtweisen ermöglichen, und laden dazu ein, eine gewünschte Richtung zu fokussieren (Lippmann, 2006).

Mit High Challenge und High Support kommt den Fazilitator*innen die Rolle der befähigenden Begleitung auf dem Weg zu einer personzentrierten Praxis zu. Dies wird vorwiegend möglich durch wertschätzende Präsenz, Feedback und befähigende Fragen, um aus den eigenen Ressourcen zu lernen und um Wissen und Erfahrung erfolgreich auf andere Situationen zu übertragen (Dewing et al., 2014; Wilson & Devereux, 2014). Fazilitator*innen vertrauen in diese Fähigkeiten, setzen diese in ihrer täglichen Arbeit ein und entwickeln diese stets weiter (McCormack et al., 2009a).

2.3.2 Die Rolle der Fazilitator*innen

Wirksame und personzentrierte Kulturen zu unterstützen und weiter zu entwickeln, erfordert zielgerichtete und qualifizierte Fazilitation (Hardiman & Dewing, 2019). Der Weg von Anfänger- über Erfahrene- zur Expert-Fazilitator*innen ist ein Lernprozess. Kitson und Harvey (2016) beschreiben diese Stufen und räumen Anfänger-Fazilitator*innen ein, dass sie aufgabenbezogen arbeiten, sich auf die wichtigsten Beteiligten fokussieren und über die Fähigkeiten verfügen, mit dem Team zielgerichtet zu arbeiten. Erfahrenen Fazilitator*innen gelingt es, Aktivitäten systemweit zu identifizieren, Veränderungsprozesse zu begleiten und eine nachhaltige Implementierung zu unterstützen. Expert-Fazilitator*innen sind auf der strategischen Ebene positioniert und nehmen koordinierende und leitende Rollen ein. Sie verfügen über die Expertise im Umgang mit kontextuellen Herausforderungen, verstehen die Organisationsebenen und Machtverhältnisse und sind fähig, effektiv zu kommunizieren und Interessengruppen einzubinden. Den Erfahrenen- und Expert-Fazilitator*innen kommt die Rolle als „Critical Companion“ (Titchen, 2003; Wright & Titchen, 2003) oder als „Critical Ally“ und „Critical Friend“ zu (Hardiman & Dewing, 2014, 2019). Für eine wirksame Rollengestaltung sind aber auch systemische und organisationale Supportstrukturen entscheidend. In einer Evaluationsstudie mit 30 Teilnehmer*innen wurden in einem strukturierten Dialog die Erfahrungen zum Transitionsprozess von Fazilitator*innen im Rahmen von vier Gruppendiskussionen ergründet (Hirsbrunner et al., 2020). Alle Diskussionsteilnehmer*innen hatten im Vorfeld ein fünftägiges Seminar zur Praxisentwicklung besucht und waren seit einigen Monaten bis mehrere Jahre in Institutionen als Fazilitator*innen tätig. Nach dem Seminar waren sie hoch motiviert, aber sie brauchten Mut, um ihre Praxis innerhalb ihres Arbeitsalltags zu hinterfragen und eine führende Rolle als Fazilitator*innen zu übernehmen. Sie waren sich alle einig, dass Zeit und Raum für Reflexion, für aktives Lernen und Unterstützung durch das Management Voraussetzungen sind für eine erfolgreiche Rollengestaltung und wirksame Arbeit als Praxisentwickler*innen (Hirsbrunner et al., 2020). Die

Chance für nachhaltige Veränderungen in der Praxis werden durch aktives Lernen in Teams in Kombination mit persönlichem Lernen maximiert (McCormack et al., 2009a).

Für die Weiterentwicklung der Fähigkeiten und Rollen von Fazilitator*innen im deutschsprachigen Kontext wären weitere Evaluationen und Analysen von Erfahrungen und hilfreichen und hindernden Faktoren wünschenswert. Ein weiteres prozessorientiertes Prinzip: „Praxisentwicklung nutzt inkludierendes Vorgehen bei der Evaluation, um Evidenz aus Prozessen und Ergebnissen der Transformation zu integrieren", (**Abb. 2-1**) könnte dazu wegleitend sein. Zudem wäre es hilfreich, Standards für Fazilitator*innen gemeinsam mit diesen Rollenträgerinnen zu erarbeiten oder die bestehende englische Version von Martin und Manley (2018) im deutschsprachigen Kontext zu validieren.

2.4 Instrumente zur Unterstützung personzentrierter Kulturentwicklung

Christoph von Dach, Corinne Auer, Ana Cartaxo und Hanna Mayer

Die Entwicklung einer personzentrierten Kultur in Institutionen des Gesundheitswesens ist ein systematischer und kontinuierlicher Prozess. Er muss laufend, idealerweise durch alle Beteiligten gefördert, gesteuert und evaluiert werden. Das Erfassen einer Ist-Situation, deren Analyse und daraus die Entwicklung nächster, weiterführender Schritte sind hier Kernbestandteile, die einen systematischen Entwicklungsprozess vorantreiben. Wissenschaftliche Methoden und Instrumente unterstützen diesen Prozess, ermöglichen eine systematische Vorgehensweise der Weiterentwicklung und können zugleich für die wissenschaftliche Evaluation genutzt werden.

Im folgenden Abschnitt wird zuerst die den Methoden und Instrumenten zugrundeliegende Heuristik – das CoSII Modell kurz skizziert, danach werden drei zentrale Methoden bzw. Instrumente vorgestellt. Für die Anwendung im deutschsprachigen Raum stehen konsolidierte Übersetzungen der Instrumente oder auch Vorlagen auf der ICOP-G Website (https://www.curaviva.ch/files/BTUYACC/erfassung_personzentrierter_momente__arbeitsinstrument__mayer__koeck_hodi__2022.pdf) zur Verfügung.

2.4.1 CoSII – Heuristik einer „flourishing workplace Culture"

Personzentrierte Organisationen sind solche, die ein „Aufblühen" ermöglichen (**Kap. 2.1.4**). Die Geschwindigkeit und das Vorgehen der kontinuierlichen Entwicklung ist aber abhängig von der Möglichkeit des Systems bzw. der betroffenen Institution, neue notwendige Impulse zu erkennen, aufzunehmen und ins System zu integrieren. Dabei ist zu beachten, dass es immer auch Grenzen gibt, die bestimmen, was zu einem bestimmten Zeitpunkt in einem bestimmten System möglich ist (Cohen & Levinthal, 1990).

Wie Personzentrierung und Flourishing jedoch zusammenhängen und letztendlich eine Arbeitsplatzkultur prägen, die personzentriert ist und dieses Aufblühen bewirkt, beschreiben Dewing und McCormack (2017) anhand des Compliance Service Improvement and Innovation Model (CoSII). Dies zeigt, wie die Entwicklung einer Personzentrierten Kultur über unterschiedliche Phasen des Wahrnehmens und Durchführens – vom ersten Erkennen von Personzentrierung im Regelbetrieb hin zu Veränderung auf Ebenen der Organisationskultur – gestaltet. CoSII stellt nicht nur eine Heuristik zur Beschreibung des Entwicklungsprozesses dar, sondern auch einen Rahmen zur Gestaltung der Prozesse, sowie zum gezielten Einsatz unterschiedlicher Methoden und Instrumente.

Das Modell hat seinen Ausgangspunkt in einem dreijährigen Praxisentwicklungsprojekt (in einer Zusammenarbeit der University of Wol-

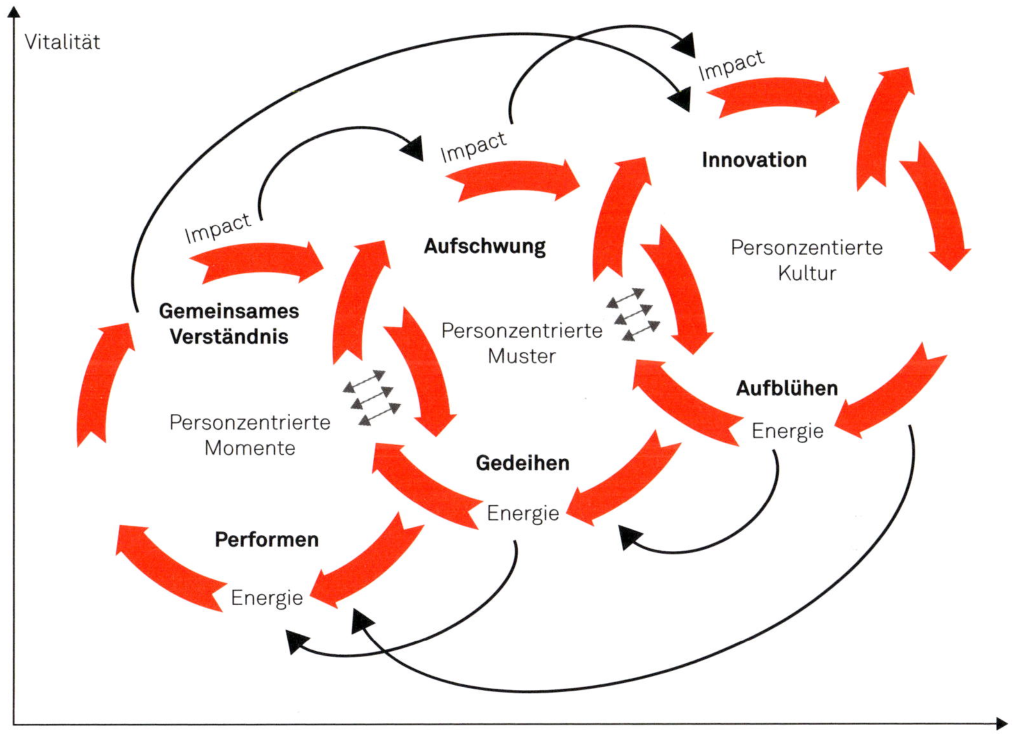

Abbildung 2-3: Compliance Service Improvement and Innovation Model (CoSII) (aus „Creating flourishing workplaces," von Dewing & McCormack 2017, in B. McCormack & T. McCance (Eds.), *Person-centred Practice in Nursing and Health Care: Theory and Practice*, Wiley, S. X). Mit freundlicher Genehmigung

longong und der United Care Ageing in New South Wales, Australien). Aus der Erfahrung dieses Projektes wurden Hypothesen entwickelt, die in einem weiteren Prozess durch abwechselnden kritischen Diskurs mit Expert*innen und Literaturanalysen verfeinert und schließlich zu dem CoSII Modell (**Abb. 2-3**) abstrahiert wurden.

Den Kern des Modells bilden drei ineinander übergehende Zyklen, die die Dynamik der Entwicklung von *Personzentrierten Momenten*, über *Personzentrierte Muster* hin zu einer *Personzentrierten Kultur* darstellen. Die erste Phase – die der Wahrnehmung personzentrierter Momente – wird als Phase des Performing, die nächste – der Übergang von einzelnen Momenten durch gezielte Strategien zu personzentrierten Verhaltens(mustern) – wird als „Gedeihen" [Thriving] bezeichnet. Die letzte Phase – dann, wenn die Muster verinnerlicht werden und so zu einer gesamthaften Personzentrierten Kultur führen – ist dann diejenige, in der es zum „Aufblühen [Flourishing] kommt. Sie stellen auch eine Entwicklung vom Regelbetrieb, in dem es ein Einverständnis/gemeinsames Verständnis [Compliance] gibt, über den Aufschwung (Improvement) hin zur Innovation dar.

Die Dynamik der Entwicklung wird getragen von der Aufnahmefähigkeit und Möglichkeit der jeweiligen Organisation bzw. deren Vitalität. Auf jeder Ebene benötigt es Energie, die neue Initiativen entstehen lässt, welche neue Impulse in die Praxis bringen. Diese Impulse verändern die Praxis und führen dann dazu das System weiter – idealerweise in die nächste Phase – zu bringen.

Kasten 2-6: Die drei Zyklen zur Entwicklung einer personzentrierten Kultur

Der Kern des Modells besteht aus drei Zirkeln, die folgende Konzepte enthalten:

- Gemeinsames Verständnis/Personzentrierte Momente/Performen
- Aufschwung/Personzentrierte Muster/Gedeihen
- Innovation/Personzentrierte Kultur/Aufblühen

Ein Modell wie das CoSII, das auf der Annahme der Bewegung und Energie als Entwicklungstreiber beruht, bezieht sich daher auch eher auf Personen und Prozesse als auf Strukturen. Wobei anzumerken ist, dass es kein Modell der Entwicklung einzelner Personen, sondern immer des Systems ist.

Wenn in den nachfolgenden Abschnitten nun Instrumente und Vorgehensweisen vorgestellt werden, die die Entwicklung einer personzentrierten Kultur über Erfassung und Reflexion fördern, so kann das CoSII Modell als Heuristik für diese gesehen werden.

Gemäß dem CoSII Modell sind diese auf unterschiedlichen Ebenen der Kulturentwicklung anzusiedeln und auch als solche einzusetzen. Zum Beispiel eignet sich die Arbeit mit den Personzentrierten Momenten (**Kap. 2.4.2**) sehr gut für den Beginn des Prozesses, während die Arbeit mit dem WCCAT (**Kap. 2.4.3**) oder gar mit den KPIs (**Kap. 2.4.4**) eher dafür geeignet sind, in einem fortgeschrittenen Stadium eingesetzt zu werden.

2.4.2 Arbeit mit „Personzentrierten Momenten"

Sich selbst kennen und Klarheit über Werte und Überzeugungen zu haben, sind zentrale Eigenschaften von personzentrierten Praktiker*innen und somit wichtige Voraussetzung für die Entwicklung einer personzentrierten Praxis. Die Fähigkeit zur Eigenwahrnehmung entsteht durch lebenslanges Lernen und persönliches Wachsen, basierend auf Selbstreflexion. Durch strukturierte Selbstreflexion kann die Fähigkeit zur Eigenwahrnehmung gefördert werden, sodass Praktiker*innen dazu in der Lage sind, während ihres Handelns sowie danach darüber zu reflektieren (McCormack & McCance, 2017). Die eigene Praxis und das eigene Handeln beobachten und dadurch Bewusstsein über bewährte und tradierte Praktiken zu erlangen ermöglicht es, aus der gewohnten Rolle des Tuns herauszutreten und zu erkennen, wie das eigene Handeln und die Umgebung auf Pflegeempfänger*innen wirken (McCormack et al., 2009b).

Eine Möglichkeit diesen Prozess der Wahrnehmung und Reflexion zu fördern, stellt die Anwendung eines relativ einfachen Verfahrens – das der „Personzentrierte Momente" – dar.

Personzentrierte Momente sind diejenigen Erlebnisse im klinischen Alltag, in denen beteiligte Personen Personzentrierung direkt wahrnehmen oder selbst praktizieren (Boomer et al., 2021). Die Auseinandersetzung mit dem Erleben solcher Momente kann die Entwicklung einer personzentrierten Praxis wesentlich unterstützen.

Es ist davon auszugehen, dass solche Momente in allen Arbeitsbereichen und -kulturen vorkommen. Sich dieser Momente bewusst zu

Kasten 2-7: Definition „Personzentrierte Momente"

Personzentrierte Momente sind „... besondere Momente in der Praxis, in denen alles zusammenzupassen scheint und sich das Ergebnis zufriedenstellend und lohnend anfühlt. Dies kann ein bedeutsames Ereignis mit einem/eine*r Patient*in bzw. Bewohner*in, ein bedeutsamer Moment der Unterstützung durch einen/eine Kolleg*in, ein Feedback einer Führungsperson oder ein Dankeschön eines Angehörigen sein, welches den Praxisalltag als lohnend erscheinen lässt (McCormack et al., 2011).

werden, sie zu reflektieren und zu analysieren kann als erster Schritt zur Sensibilisierung bzw. zur Reflexion über die eigene Praxis oder die der anderen Mitarbeiter*innen im Team eingesetzt werden. Das Erkennen personzentrierter Momente ist wichtig, um sich langfristig von personzentrierten Momenten über personzentrierte Muster hin zu einer personzentrierten Kultur zu bewegen (Dewing & McCormack, 2017). (**Kap. 2.1.4**)

Die Arbeit mit personzentrierten Momenten gliedert sich in drei Schritte: Wahrnehmung/Erfassen, Reflexion und Mapping. Sie kann allein, aber idealerweise im Team durchgeführt werden.

Schritt 1: Wahrnehmung/Erfassen

Um personzentrierte Momente erkennen und festzuhalten zu können, bieten folgende Fragen eine Hilfestellung:

- Gab es in der letzten Schicht oder in der letzten Woche eine Situation, die besonders gut gegangen ist?
- Wie sah die Situation genau aus?
- Was macht es aus, dass die Situation positiv und personzentriert erlebt wurde?

Die gesamte Situation wird retrospektiv schriftlich festgehalten, am besten in einer einfachen, aber umfassenden Beschreibung des Erlebten. Ein personzentrierter Moment kann aber auch bei jemand anderem beobachtet und als ein solcher beschrieben werden.

Schritt 2: Reflexion

Wenn man sich des Moments bewusst geworden ist und diesen schriftlich festgehalten hat, kann dieser Moment anhand folgender Fragen reflektieren werden:

- Wie ist dieser Moment entstanden? Habe ich/was habe ich dazu beigetragen, dass es dazu gekommen ist?
- Wie ist es mir in dem Moment ergangen?
- Was hat dieser Moment bei meinem Gegenüber ausgelöst?
- Was kann ich davon für mich und meine Arbeit mitnehmen?

Beobachtet und/oder erlebt man den Moment bei einer anderen Person, so kann diese Reflexion auch gemeinsam stattfinden im Abgleich zwischen dem Beobachteten und dem Erlebten, Empfundenen.

Schritt 3: Mapping

Der Ausgangpunkt dafür ist die Reflexion des Personzentrierten Moments. Beim Mapping wird der Personzentrierte Moment zergliedert und den einzelnen Bereichen des PCP Frameworks zugeordnet (**Tab. 2-2**). Man beginnt mit der Ebene des Frameworks, wo es am leichtesten fällt den Inhalt zuzuordnen. Man sollte jedoch auch ganz bewusst versuchen, die wahrgenommenen Momente auch Dimensionen anderer Ebenen des Frameworks zuzuordnen. Dies führt zu einer Erweiterung des Blickwinkels und fördert die eigene reflektierte Haltung in Bezug auf Personzentrierung.

Auch das Mapping kann allein, zu zweit oder in einer größeren Gruppe durchgeführt werden. Oder zuerst allein und dann in einem zweiten Durchgang gemeinsam, um die Kombination zweier Blickwinkel – dem eigenen und dem fremden – zu nutzen.

Die Ergebnisse des gesamten Prozesses – idealerweise, nachdem man mehrere Personzentrierte Momente gesammelt hat – werden dann genutzt, um die alltägliche Praxis insgesamt zu reflektieren. Dabei sollte man sich folgende Fragen stellen:

- Wie kann der Moment genutzt werden, um andere, ähnlich gelagerte Situationen ebenfalls personzentriert zu gestalten?
- Welche Dimensionen, die zu einer personzentrierten Praxis gehören, werden nicht angesprochen? Warum?
- Gibt es Dimensionen, die sehr oft in Personzentrierten Momenten vorkommen? Gibt es solche, die selten oder nie vorkommen? Warum?

Tabelle 2-2: Zuordnung der personzentrierten Momente zu den jeweiligen Ebenen bzw. Dimensionen (Eigendarstellung)

Voraussetzungen

Um personzentriert pflegen zu können braucht es bestimmte Voraussetzungen, die alle Mitarbeiter*innen in gewissen Maß mitbringen und ständig weiterentwickeln müssen.

Dimensionen	PZM 1	PZM 2	PZM 3	PZM 4	PZM 5
Fachlich kompetent sein					
Entwickelte zwischenmenschliche Fähigkeiten haben					
Sich selbst kennen					
Klarheit über Werte und Überzeugungen					
Sich der Aufgabe verpflichtet fühlen					

Praxisumfeld

Die Entwicklung einer personzentrierten Haltung der Mitarbeiter*innen ist abhängig von der Umgebung, in der Pflege stattfindet sowie den Strukturen und Prozessen, in der diese gestaltet sind. Eine personzentrierte Umgebung zu schaffen bzw. zu fördern, fordert Leadership-Qualitäten und betrifft vor allem Führungspersonen auf allen Ebenen.

Dimensionen	PZM 1	PZM 2	PTZM 3	PZM 4	PZM 5
Unterstützende Organisationsstrukturen Angemessener Skill-Mix					
Power-Sharing					
Effektive Arbeitsbeziehungen					
Gemeinsame Entscheidungsprozesse					
Innovation und Risikobereitschaft					
Physische Umgebung					

Personzentrierte Prozesse

Fünf Prozesse, die auf die direkte pflegerische Versorgung der Patient*innen fokussieren, bilden eines der Kernstücke des Rahmenkonzepts. Sie sind in der Praxis nicht voneinander zu trennen, sie überschneiden und ergänzen sich gegenseitig.

Dimensionen	PZM 1	PZM 2	PTZM 3	PZM 4	PZM 5
Mit Werten und Überzeugungen der Person arbeiten					
Gemeinsame Entscheidungen treffen					
Authentizität leben und ermöglichen					
Professionell sorgend präsent sein					
Ganzheitliches Arbeiten					

Diese Methode der Personzentrierten Momente ist ein wesentlicher Bestandteil der Entwicklung einer personzentrierten Kultur, es darf aber nicht dabei belassen werden. Die Tatsache, dass es Personzentrierte Momente gibt, bedeutet aber noch nicht, dass die Praxis an sich personzentriert ist, denn diese existieren in der Pflegepraxis immer. Ziel ist es zunächst, einzelne Momente bewusst werden zu lassen, mehr solche Momente zu generieren und letztlich den Alltag zu einem ständigen Erlebnis von personzentrierter Praxis und damit eine personzentrierte Kultur im Alltag lebendig werden zu lassen. Letztendlich soll nicht mehr ein Alltag mit einzelnen personzentrierten Momenten erlebt, sondern der Alltag als Ganzes personzentriert wahrgenommen werden.

2.4.3 Workplace Culture Critical Analysis Tool Revised (WCCAT^R^)

Beim WCCAT^R^ handelt es sich um ein Beobachtungsinstrument zur qualitativen Erfassung der Ausprägung der personzentrierten Kultur, gemeinsam mit der klinischen Praxis (Wilson et al., 2020). Die Autor*innen beschreiben den WCCAT^R^ als eines von mehreren Instrumenten, das Evidenz aus der Beobachtung der Praxis generiert. Der Beobachtungsprozess basiert im Unterschied zu anderen Instrumenten auf dem konsequenten Einbezug der Betroffenen und entspricht damit dem Prinzip „Praxisentwicklung verwendet **kollaborative**, **inkludierende** und **partizipatorische** Ansätze". Die Entwicklung des Beobachtungsinstruments WCCAT^R^ erfolgte als erste Version 2009 (McCormack et al., 2009a) und wurde anschließend in unterschiedlichen Gesundheitseinrichtungen (Ferris & Henderson, 2014; Filmalter et al., 2015; Hamlin et al., 2010; Hennessey & Fry, 2016; Smith et al., 2010), der Evaluation von Führungsentwicklung (Akhtar et al., 2016) und der Evaluierung von Ausbildungsprogrammen (Dewing et al., 2011) eingesetzt. Aufgrund der Weiterentwicklung der Praxisentwicklung und der gesammelten Erfahrungen mit dem Instrument erfolgte im Jahr 2020 eine Überarbeitung (Wilson et al., 2020). Die revidierte Version (WCCAT^R^) basiert auf dem Modell der personzentrierten Praxis (McCormack & McCance, 2017) und eignet sich deshalb besonders für die Anwendung in personzentrierten Umgebungen. (Wilson et al., 2020). Voraussetzung zur Anwendung des Beobachtungsinstruments in der Praxis ist deshalb auch, dass das Modell der personzentrierten Praxis (McCormack & McCance, 2017a) den Anwendern bekannt ist. Die Beobachtungssequenzen werden idealerweise durch die Beteiligten selbst, also die Teammitglieder durchgeführt und anschließend im Rahmen eines strukturierten Feedbacks besprochen. Daraus entsteht ein Aktionsplan und damit die Planung der nächsten Schritte des Entwicklungsprozesses. Die Autor*innen (Wilson et al., 2020) empfehlen die Anwendung in 5 Phasen (**Tab. 2-3**). Nachfolgend sind die einzelnen Phasen beschrieben.

Phase 1 Vorbereitung der Teilnehmenden (Beobachter*innnen und zu beobachtende Personen)

Die Vorbereitung der Beobachter*innen und der Beobachteten ist ein wesentlicher Bestandteil der Methode und sollte sehr sorgfältig erfolgen. Die zu beobachtenden Personen werden über den konkreten Ablauf der Methode informiert und Anliegen sorgfältig geklärt. Ethische Aspekte sollten diskutiert werden, insbesondere der Umgang mit der informierten Einwilligung. Falls vorhanden werden institutionsspezifische Vorgaben befolgt (Wilson et al., 2020). Eine Grundvoraussetzung für eine umfassende und genaue Datenerhebung sind fundiertes Wissen und Fertigkeiten in Bezug auf die Durchführung von Beobachtungssequenzen. Um dies zu erlangen oder sicherzustellen empfiehlt sich die Durchführung von Probebeobachtungen. Des Weiteren ist es unerlässlich, dass sich die Beobachter*innen mit den Instrumenten vertraut machen und ein gemeinsames Verständnis dafür finden (Wilson et al., 2020).

Tabelle 2-3: Phasen der Beobachtung (Eigendarstellung; Übersetzung Konsensuskonferenz 2021)

Phase	Beschreibung
Phase 1 Vorbereitung der Teilnehmenden (Beobachter*innen und zu beobachtende Personen)	**Zu beobachtende Personen:** Erklärung des Beobachtungsprozesses, Zweck der Beobachtung, Nutzung der Daten Diskussion und Klärung wem die gesammelten Daten gehören Thematisieren von Anliegen, Unbehagen, Ängsten Berücksichtigung ethischer Aspekte **Beobachter*innen:** Sicherstellen von Beobachtungsfertigkeiten Vertraut machen mit dem Modell der personzentrierten Praxis und dem WCCAT[R]
Phase 2 Beobachtung	Paarweise Beobachtung von Handlungen, Abläufen, Ritualen und Kommunikation Abgleich, ob die Resultate mit der Realität übereinstimmen
Phase 3 Vertiefung des Bewusstseins	Klärung von offenen Fragen Kurzes zusammenfassendes Feedback
Phase 4 Führen eines reflektiven Dialoges	Konsensfindung bzgl. was sie beobachtet haben und festlegen, was sie mit dem Team teilen Feedbackgabe auf unterstützende Art unter Berücksichtigung von Kollaboration, Inklusion und Partizipation Befähigung der Teammitglieder, die Beobachtungsdaten zu reflektieren
Phase 5 Gemeinsame Auswertung und Erstellen eines Aktionsplanes für das weitere Vorgehen	**A: Partizipatorische Datenanalyse** Partizipatorische Analyse mit so vielen Teammitgliedern wie möglich Bewegung zwischen individueller und kollektiver Analyse, schaffen eines gemeinsamen Verständnisses Festlegen von vorläufigen Themen gefolgt von deren Bestätigung **B: Erstellung des Aktionsplans** Partizipatorische Erstellung des Aktionsplans mit so vielen Teammitgliedern wie möglich Maßnahme kann sich auf ein oder mehrere Themen beziehen Ggf. Priorisierung der Maßnahmen Feiern der beobachteten positiven Aspekte einer personzentrierten Praxis

Phase 2 Beobachtung

Es empfiehlt sich, die Beobachtungssequenzen paarweise zu machen. Dabei hat mindestens eine Person Erfahrung in der Durchführung von Beobachtungssequenzen. Nach der Beobachtungssequenz werden die Resultate mit Mitarbeiter*innen geteilt für einen Abgleich, ob die Realität mit der Beobachtung übereinstimmt (Wilson et al., 2020).

Phase 3 Vertiefung des Bewusstseins/ Klärung von offenen Fragen

Nach Abschluss der Sequenz werden allfällige Rückfragen, die aufgrund der Beobachtungen auftraten, mit Teammitgliedern geklärt. Die Fragen sollten in direktem Zusammenhang mit dem Kontext stehen und offen gestellt werden. Dieser Schritt ist wichtig, um Annahmen aufgrund der Beobachtung zu verhindern. Eine kurze Zusammenfassung in Form eines Feedbacks kann klären, wie das Beobachtete sich förderlich oder hinderlich auf eine gesundheitsförderliche Kultur auswirken könnte (Wilson et al., 2020).

Phase 4 Führen eines reflektiven Dialoges

Im nächsten Schritt gleichen die Beobachtenden miteinander ab, was sie beobachtet haben, welche Daten sie mit dem Team teilen und wie sie es aussagekräftig mitteilen. Dieser Prozess der Feedbackgabe soll unterstützend (begleitend) sein und kollaborativ, inkludierend und partizipatorisch gestaltet werden. Die Mitarbeiter*innen werden befähigt, die Beobachtungsdaten in Verbindung mit den eigenen Erfahrungen, die sie auf der Station machen, zu reflektieren. Es wird darauf geachtet, dass so viele Teammitglieder wie möglich erreicht werden (Wilson et al., 2020).

Phase 5 Gemeinsame Auswertung und Erstellen eines Aktionsplanes für das weitere Vorgehen

Die letzte Phase hat zum Ziel, einen gemeinsamen Aktionsplan zu erstellen. Dies setzt sich zusammen aus zwei Schritten: Zuerst werden gemeinsam die Daten analysiert, bestimmten Themen zugeordnet, danach wird ein Aktionsplan erstellt. In der gemeinsamen Datenanalyse bewegen sich die Teilnehmenden hin und her zwischen individueller und gemeinsamer Analyse, um zu einem gemeinsamen Verständnis zu gelangen. Durch diesen iterativen Prozess werden vorläufige Themen festgestellt und bestätigt. Eine mögliche Methode, welche diesen Prozess unterstützen kann, wurde von Boomer und McCormack (2010) beschrieben. Nach dem Festlegen der Themen folgt die gemeinsame Erstellung des Aktionsplans. Auch in diesem Schritt sollen so viele Teammitglieder wie möglich teilnehmen können. Es werden Maßnahmen in Bezug auf ein oder mehrere Themen festgelegt und falls im Team als nötig erachtet, Prioritäten gesetzt. Jede Maßnahme sollte folgendermaßen beschrieben werden: Thema, Maßnahme, wer, wann, Fortschritt. Wichtig in diesem letzten Schritt ist, dass auch die positiven Aspekte einer personzentrierten Praxis, welche beobachtet wurden, gefeiert werden (Wilson et al., 2020).

Das Beobachtungsinstrument kann zur Standortbestimmung der Ausprägung der personzentrierten Kultur und/oder der Auswirkungen der Praxisentwicklung verwendet werden. Die Beobachtungsdaten können als einzige Quelle verwendet werden. Oft jedoch finden sie in Kombination mit Daten von anderen Quellen wie Interviews oder Fragebogen Verwendung. Eine Kombination dieser Datenquellen kann helfen, das untersuchte Praxisumfeld detaillierter abzubilden (Wilson et al. 2020). Der WCCAT[R] steht in einer Schweizer Version auf Deutsch (beim Autor) zur Verfügung.

2.4.4 Die Key Performance Indicators

Unter Berücksichtigung der theoretischen Grundlage des Person Centred Nursing Frameworks (**Kap. 1.2**) identifizierten McCance und Kolleg*innen (2012) mittels einem Konsensverfahren mit Pflegefachpersonen aus der Praxis und in einer nationalen Konsenskonferenz *Key*

Tabelle 2-4: Die PCC Key Performance Indicators (aus „Identifying key performance indicators for nursing and midwifery care using a consensus approach," von T. McCance, L. Telford, J. Wilson, O. Macleod & A. Dowd, 2012, *Journal of Clinical Nursing, 2*(7–8), S. X (doi). Übersetzung: Konsens Konferenz 2021

KPI 1: Übereinstimmung der erbrachten Pflege und Gesundheitsversorgung mit dem ermittelten Bedarf.
KPI 2: Das Vertrauen der Patient*innen in das Wissen und die Fähigkeiten der Pflegefachperson.
KPI 3: Gefühl der Sicherheit unter der Obhut der Pflegefachperson.
KPI 4: Beteiligung der Patient*innen an Entscheidungen, die deren Pflege und Gesundheitsversorgung betreffen.
KPI 5: Zeit, die Pflegefachperson mit den Patient*innen verbringen.
KPI 6: Respektieren der von Patient*innen geäußerten Präferenzen und Entscheidungen durch die Pflegefachperson.
KPI 7: Unterstützung durch Pflegefachperson, damit Patient*innen wo angemessen für sich selbst sorgen können.
KPI 8: Verständnis der Pflegefachperson dessen, was Patient*innen wichtig ist.

Performance Indicators für eine personzentrierte Pflege und Hebammenpraxis (PCC-KPIs). Diese *pflegespezifische* PCC-KPIs zielen darauf ab, die Pflegequalität aus der Perspektive einer personzentrierten Pflege zu messen und hierdurch die Praxisentwicklung zu informieren und zu unterstützen. Die in **Tabelle 2-4** aufgeführten PCC-KPIs waren Ergebnis dieses Prozesses.

Die Autor*innen haben dann später die identifizierten PCC-KPI auf das Person Centred Nursing Framework zurückgeführt, um sie theoretisch zu untermauern und ihre Interpretation im Kontext der Praxisentwicklung zu ermöglichen (**Abb. 2-4**).

Für die standardisierte Erhebung von PCC-KPIs in Gesundheitsorganisationen haben zudem McCance und Kolleg*innen ein Measurement Framework entwickelt. Um die Komplexität erfassen zu können, die hinter Personzentrierung und den KPIs steckt, beinhaltet das Measurement Framework PCC-KPIs (McCance et al., 2015) mehrere Datenerhebungsmethoden, die sowohl auf einen qualitativen als auch quantitativen methodischen Ansatz basieren und Personzentrierung bzw. die acht Themen der PCC-KPIs aus unterschiedlichen Blickwinkeln beleuchten (**Abb. 2-5**). Diese Herangehensweise bedingt auch einen Wandel im Bewusstsein darüber, wie man Pflegequalität erfassen kann: weg von einem Denken, dass sich an einer Messung von Pflegekennzahlen in harten Zahlen orientiert, hin zu einem Verständnis von Pflegequalität ausgehend von der Pateit*innenerfahrung und einer Erfassung dieser durch das Einbeziehen unterschiedlichen Quellen durch entsprechende Methoden (McCance et al., 2015).

Das Measurement Framework der PCC-KPIs setzt auf vier methodischen Herangehensweisen und umfasst vier wichtige Datenquellen:

1. (Patient*innen-)Befragung
2. (Patient*innen-)Geschichten
3. Patient*innendokumentation in Verbindung mit Interviews mit Pflegefachpersonen
4. Beobachtung der Praxis (**Tab. 2-5**).

Die Ergebnisse können in den Teams reflektiert werden und tragen somit zur kontinuierlichen, systematischen Praxisentwicklung bei (McCance et al., 2015). Laut McCance et al. (2020) sind sie aber auch Indikatoren, die verwendet werden, um die Ausprägung der personzentrierten Kultur kontinuierlich beobachten zu können (McCance et al. 2020).

Person-centred Nursing Framework
(nach McCormack & McCance 2021)

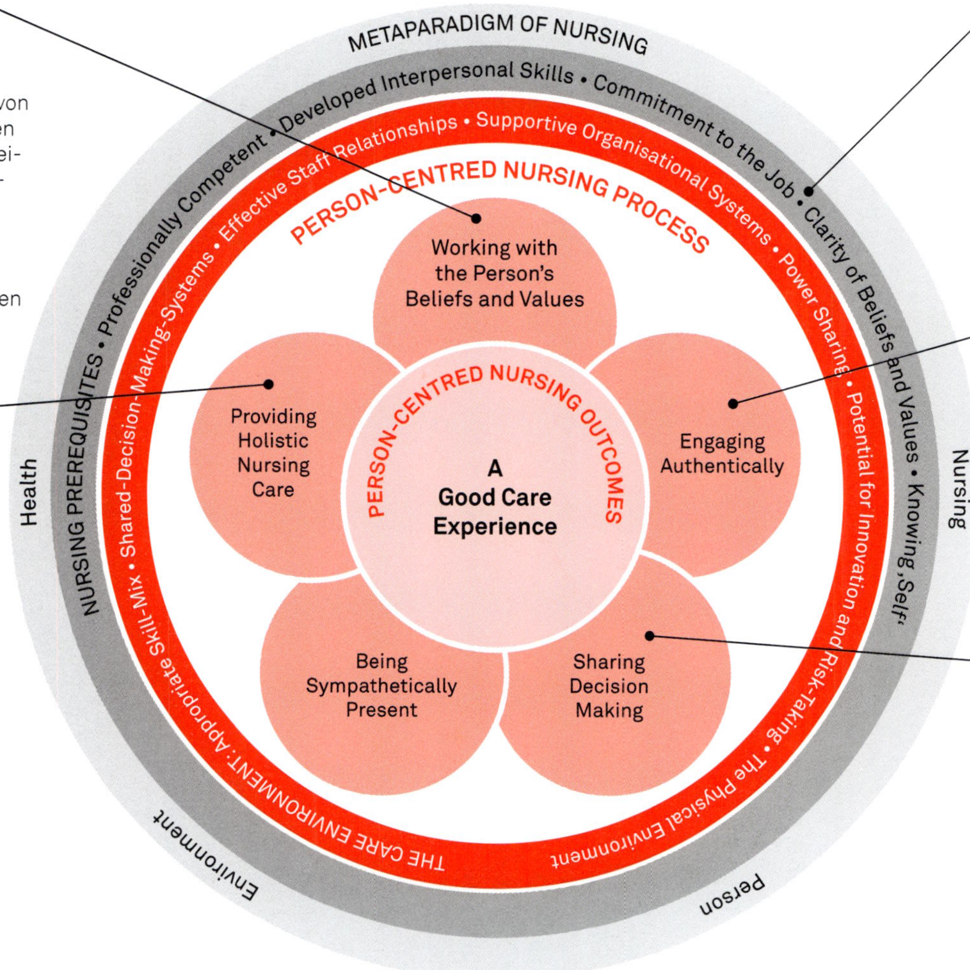

Mit Werten und Überzeugungen der Person arbeiten

KPI 6: Respektieren der von Patient*innen geäußerten Präferenzen und Entscheidungen durch die Pflegefachperson.

KPI 8: Verständnis der Pflegefachpersonen dessen, was Patient*innen wichtig ist.

Ganzheitliches Arbeiten/Ganzheitliche pflegerische Versorgung leisten

KPI 1: Übereinstimmung der erbrachten Pflege und Gesundheitsversorgung mit dem ermittelten Bedarf.

KPI 7: Unterstützung durch Pflegefachpersonen, damit Patient*innen wo angemessen für sich selbst sorgen können.

KPI 3: Gefühl der Sicherheit unter der Obhut der Pflegefachperson.

Fachlich kompetent sein

KPI 2: Das Vertrauen der Patient*innen in das Wissen und die Fähigkeiten der Pflegefachperson.

Authentizität leben und ermöglichen

KPI 5: Zeit, die Pflegefachpersonen mit den Patient*innen verbringen.

Gemeinsam Entscheidungen treffen

KPI 4: Beteiligung der Patient*innen an Entscheidungen, die deren Pflege und Gesundheitsversorgung betreffen.

Abbildung 2-4: Zuordnung von PCC-KPIs auf das Person-Centred Nursing Framework (PCNF) aus „Resources and Output: Person-centred Nursing Framework," von Center for Person-centred Practice Research, 2019, https://www.cpcpr.org/resources.

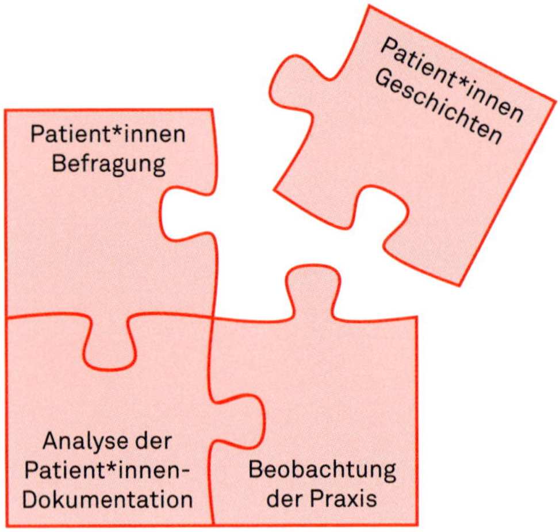

Abbildung 2-5: Multiperspektivische und multimethodische Herangehensweise für die Erfassung der PCC-KPIs (Quelle: Eigendarstellung)

In einem weiteren Schritt entwickelten McCance und Kolleginnen an der School of Computer Science der Ulster University eine App – die iMPAKT App –, um die Umsetzung des Measurement Frameworks PCC-KPIs zu unterstützen (McCance et al., 2020). Durch den Einsatz der App für die Erfassung von PCC-KPIs wird ein schnellerer und effizienter Mechanismus für die Datenerhebung kreiert, der eine Berichterstattung in Echtzeit ermöglicht.

In ihrem Artikel „Implementing and measuring person-centredness using an APP for knowledge transfer: the iMPAKT app" (McCance et al., 2020) erklären die Autor*innen die Entwicklung und Anwendung der App. Die iMPAKT-App wurde mit einem plattformübergreifenden Framework entwickelt. Dadurch kann die App auf iOS-, Android- und Windows UWP-Plattformen eingesetzt werden und bietet Kompatibilität für alle gängigen Tablet-, Mobiltelefon- und Computerplattformen. Die App erleichtert die Erfassung von Informationen und die erfassten Daten werden auf eine Online-Cloud-Plattform hochgeladen, wenn Internet auf dem Gerät verfügbar ist. Die hochgeladenen Daten sind anonym und werden unter Verwendung einer Verschlüsselung entsprechend den Industriestandards auf die Cloud-Plattform hochgeladen. Alle hochgeladenen Daten pro Station werden auf der Cloud-Plattform zusammengeführt und bieten einen Überblick über alle PCC-KPIs. Anschließend können Berichte für jede Station erstellt und heruntergeladen werden. Berechtigungskonzepte stellen sicher, dass jede Station nur ihre eigenen Daten sieht und keine Daten einer anderen Station einsehen oder bearbeiten kann. Dadurch wird der Datenschutz gewahrt (McCance et al., 2020).

Die von der App erstellten Berichte enthalten eine Analyse der 8 PCC-KPIs. Zudem zeigen Balkendiagramme die Häufigkeit und den Prozentsatz für jede Frage der Umfrage an. Eine Analyse der Praxisbeobachtungen wird als Balkendiagramm dargestellt, das den Gesamtprozentsatz der Zeit anzeigt, in der das Pflegepersonal in der unmittelbaren Nähe der Patient*innen oder Bewohner*innen zu sehen ist. Nach der Durchsicht der Patient*innendokumentation berechnet die App die Übereinstimmung zwischen den Informationen aus den Patientenakten und den Angaben des Pflegepersonals und erstellt ein Tortendiagramm. Die Patient*innengeschichten sind thematisch geordnet, um Daten zu identifizieren, die sich auf eine der 8 PCC-KPIs beziehen, und relevante Kommentare (sowohl positive als auch negative) werden ausgewählt und im Bericht dargestellt, um die Ergebnisse hervorzuheben (McCance et al., 2020).

Die Autor*innen betonen, dass die iMPAKT-App in verschiedenen klinischen Settings einfach zu bedienen ist und dass die Analyse und Zusammenstellung von Datenergebnissen auf Knopfdruck als einfach erlebt wird. Ihre Ergebnisse zeigen, dass die generierten Berichte zu den 8 PCC-KPIs aussagekräftige Hinweise über die geleistete Pflegeversorgung liefern und das Potenzial haben, die Qualität der Patient*innenerfahrung zu verbessern (McCance et al., 2020). Eine Weiterentwicklung der App im Rahmen der CNO Collaborative wird deshalb derzeit von den Autor*innen angestrebt mit den Zielen: 1) die Weiterentwicklung des Prototyps

Tabelle 2-5: PCC-KPI – Measurement Framework (Eigendarstellung)

Erhebungsmethode	Beschreibung
Patient*innen-befragung	Die Befragung wird mittels eines standardisierten Fragebogens durchgeführt, der aus 8 Fragen besteht, die sich auf jeden der aufgeführten PCC-KPIs beziehen. Mit Hilfe von Likert-skalierten Antwortmöglichkeiten wird ermittelt, inwieweit die Person der Meinung ist, dass ein bestimmter PCC-KPI im Rahmen ihrer Pflege und Gesundheitsversorgung erreicht wurde.
Patient*innen-geschichten	Ziel der Erhebung von Patient*innengeschichten besteht darin, die Erfahrungen der Patient*innen mit der erbrachten Pflege und Gesundheitsversorgung zu verstehen und durch ihre Erzählungen zu erfassen, was ihnen wichtig ist und was ihre Erfahrung verbessern würde. Die Geschichten werden durch die Brille der PCC-KPIs während der Datenanalyse betrachtet, um relevante Informationen bezogen auf die 8 KPIs zu finden.
Beobachtung der Praxis	Mittels strukturierter Beobachtung der Praxis wird die Anwesenheit der Pflegefachpersonen in Patient*innen nahen Bereiche über einen Zeitraum von 30 Minuten erfasst. Dieser Aspekt bezieht sich gezielt auf das PCC-KPI 5 (Zeit, die das Pflegefachpersonal mit den Patient*innen verbringt). Ziel ist, Trends und Muster im Laufe der Zeit aufzuzeigen und es den Teams zu ermöglichen sich zu fragen, wie viel Zeit tatsächlich für die direkte Patient*innenversorgung aufgewendet wird.
Durchsicht der Patient*innen-dokumentation durchgeführt in Verbindung mit Interviews mit Pflegefachpersonen	Der Zweck dieser weiteren Herangehensweise besteht darin, dem Pflegefachpersonal Fragen zu KPI 1 (*Übereinstimmung der erbrachten Gesundheitsversorgung mit dem ermittelten Bedarf*) und zu KPI 8 (*Verständnis der Pflegefachpersonen dessen, was Patient*innen wichtig ist*) zu stellen und deren Angaben gesamt der Patient*innendokumentation zu analysieren, um zu verstehen, ob relevante Informationen zu diesen Aspekten einstimmig/konsistent sind.

der iMPAKT-App zu einer mobilen App und einem Dashboard, um die Digitalisierung der Messinstrumente zu ermöglichen, 2) ein Entwurf eines Interface-Designs zu entwickeln, um die Zugänglichkeit auf die App zu maximieren, und 3) die Bewertung des Produkts in verschiedenen Entwicklungsstadien und in verschiedenen klinischen Testzentren zu beauftragen.

2.5 Praxisentwicklung – Umsetzungsbeispiele

Die Beispiele aus der Praxis beleuchten, wie Praxisentwickler*innen Fähigkeiten und Wissen in Fazilitation anhand der Modelle „Kritische Verbündete“ und „Kritische Freunde“ (**Kap. 2.5.1**) reflektieren und fördern, wie eine Organisation den Weg hin zur personzentrierten Arbeitsplatzkultur gestaltet (**Kap. 2.5.2**) und wie Mitarbeiter*innen in einer Langzeitinstitution für Personzentrierung sensibilisiert wurden und dadurch die Entwicklung hin zu einer personzentrierten Kultur initiierte (**Kap. 2.5.3**).

2.5.1 Praxisentwickler*innen gestalten reflektierte Fazilitation

Florian Grossmann und Susanne Knüppel Lauener

Ultimatives Ziel der Praxisentwicklung ist es, eine *effektive personzentrierte Arbeitsplatzkultur* zu entwickeln (McCormack & McCance, 2016). Fazilitation ist eines der fundamentalen Elemente, auf denen Praxisentwicklung beruht. Fazilitator*innen in der Rolle als Praxisentwickler*innen begleiten Praktiker*innen und Teams dabei, eine personzentrierte Praxis zu entwickeln und ihr berufliches Umfeld zu gestalten (Hardiman & Dewing, 2019). Fazilitation bedingt eine Reflexion von Verhaltensweisen und Emotionen. Sie spielt sich oft im Kontext von problematischen Situationen und deren Lösungsfindung in der Praxis ab. Voraussetzung für den Faziliationsprozess ist eine helfende Be-

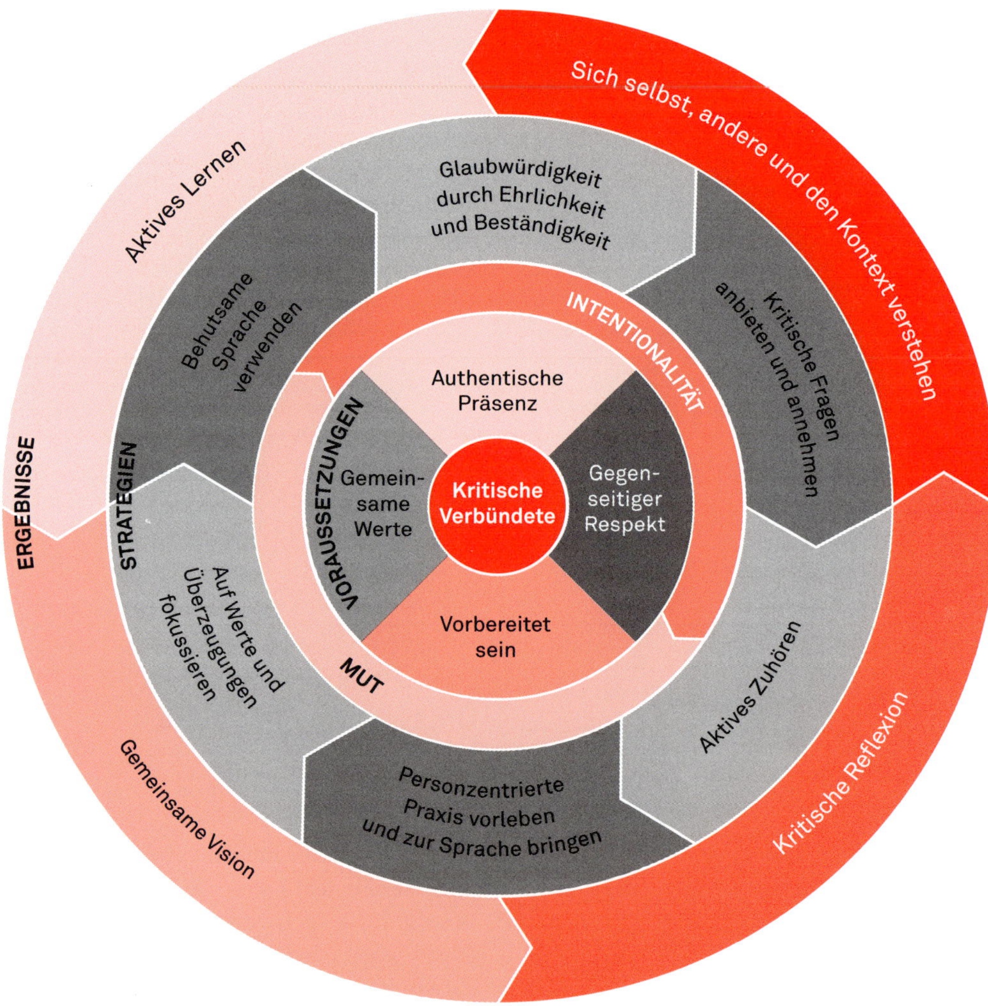

Abbildung 2-6: Kritische Verbündete (Quelle: Aus „Using two models of workplayce facilitation to create the conditions for development of a person-centred culture: A PAR study. PhD Thesis [unpublished]," von M. Hardiman, 2017, Queen Margaret University, S. X.). Mit freundlicher Genehmigung; Übersetzung: Konsens Konferenz 2022

ziehung zwischen Fazilitator*in und Praktiker*in (Hardiman & Dewing, 2014). Der von Titchen (2003) entwickelte Bezugsrahmen „Critical Companionship“ ist ein komplexes theoretisches Modell, das diese helfende Beziehung darstellt (**Kap. 2.3.2**). Um gemeinsam mit Praxisentwickler*innen Fähigkeiten und Wissen in Fazilitation zu reflektieren und zu fördern, entwickelten Hardiman und Dewing, basierend auf dem Bezugsrahmen Critical Companionship und eigenen Forschungsergebnissen, die Modelle „Critical Allies“ und „Critical Friends“, in Deutsch: „kritische Verbündete“ und „kritische Freunde“ (Hardiman, 2017).

Kritische Verbündete – kritische Freunde

Die Modelle „kritische Verbündete“ und „kritische Freunde“ (**Abb. 2-6, 2-7**) bauen sequenziell aufeinander auf und basieren auf der kritischen Sozialtheorie (Fay, 1987). In beiden Modellen sind zentral die Voraussetzungen abgebildet, die für eine helfende Beziehung erfor-

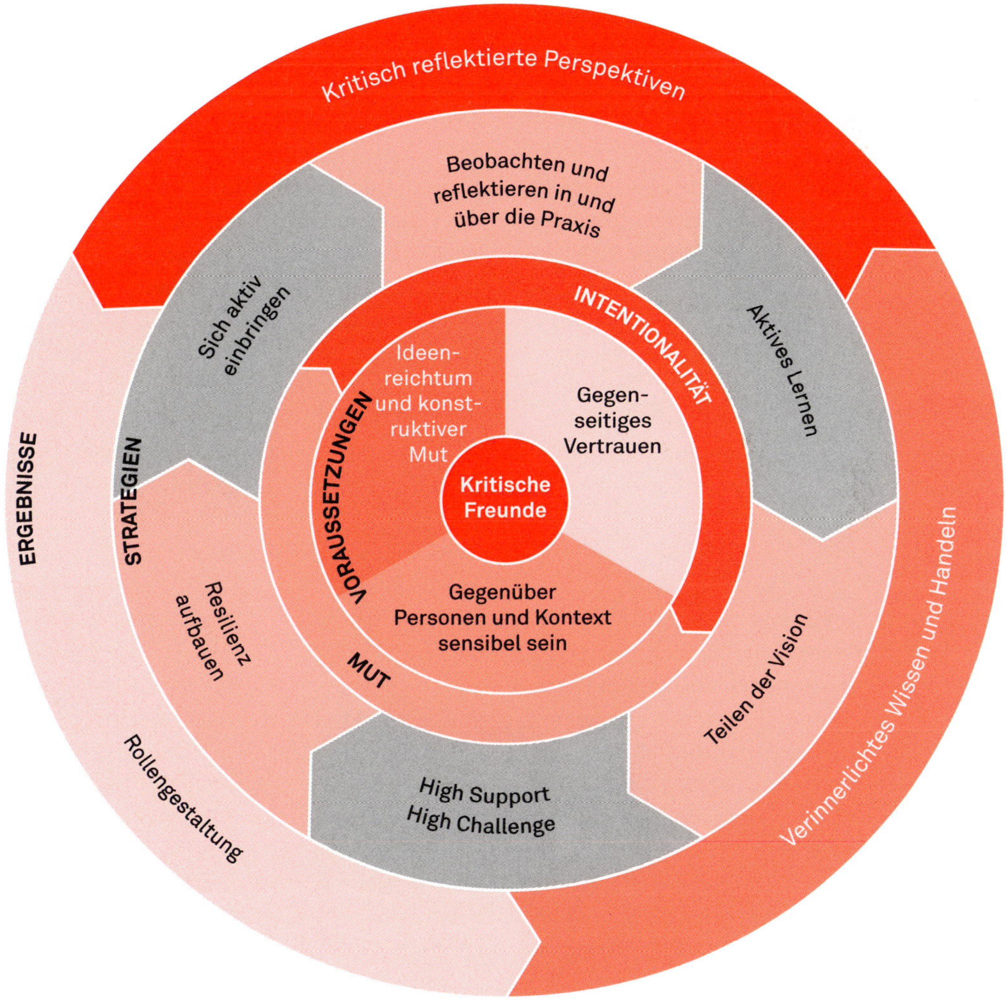

Abbildung 2-7: Kritische Freunde (Quelle: Aus „Using two models of workplayce facilitation to create the conditions for development of a person-centred culture: A PAR study. PhD Thesis [unpublished],“ von M. Hardiman, 2017, Queen Margaret University, S. X.). Mit freundlicher Genehmigung; Übersetzung: Konsens Konferenz 2022.

derlich sind. Darauf aufbauend finden sich Strategien, die Fazilitator*innen anwenden und im äußeren Kreis die Ergebnisse, die durch Fazilitation hervorgebracht werden können (Hardiman, 2017).

Das Modell „kritische Verbündete“ steht für den Beginn einer Entwicklung, beide „Verbündete“, Fazilitator*in und Praktiker*in, befinden sich in einer neuen Situation. In dieser Beziehung verfügen sie noch über wenig Erfahrung, miteinander zu arbeiten und gemeinsam zu lernen. Dieses Modell enthält die fundamentalen Elemente für den Aufbau einer neuen befähigenden Beziehung. Im Laufe der Zeit und wenn sich eine vertrauensvolle und stabile Beziehung etabliert hat, entwickeln sich beide zu „kritischen Freunden. Im Modell „kritische Freunde“ sind die Elemente dieser Beziehung dargestellt, die hilfreich sind, um beispielsweise durch kritische Reflexion die weitere Entwicklung der persönlichen Fähigkeiten zu ermöglichen.

Im diesem Beitrag zeigen wir auf, wie Pflegeexpert*innen am Universitätsspital Basel (USB) in einer Gruppenreflexion die Modelle „kritische Verbündete – kritische Freunde“ (Hardiman, 2017) nutzen, um ihre Tätigkeit als Fazilitator*innen kritisch zu reflektieren.

Fazilitation in der Praxis

Am USB wirken Pflegeexpert*innen in ihren Pflegeteams, insbesondere in der direkten Arbeit mit Kolleg*innen und Patient*innen als Fazilitator*innen einer personzentrierten Praxis. Die personzentrierte Gesundheitsversorgung ist eines der drei strategischen Ziele der „Vision Pflege“ des Universitätsspitals Basel (USB), dem wir uns mit der Methodologie der Praxisentwicklung systematisch annähern (Grossmann et al., 2018; McCormack et al., 2013b). Die Pflegeexpert*innen sind wichtige Führungs- und Schlüsselpersonen der Praxisentwicklungsstrategie am USB. Sie sind für das fachliche Leadership verantwortlich und haben ihren Wirkungskreis vor allem in der direkten Patientenversorgung. Pflegeexpert*innen sind in der Regel auf der Stufe Master in Pflegewissenschaft qualifiziert und haben das Basisseminar Praxisentwicklung absolviert. Sie werden systematisch und kontinuierlich bei der Entwicklung ihrer Rolle, auch in Bezug auf Kompetenzen der Fazilitation unterstützt. Beispielsweise, indem sie ihre Tätigkeit als Fazilitator*innen regelmäßig, gemeinsam und kritisch reflektieren.

Systematische Reflexionsarbeit

Ausgangslage für die Reflexionsarbeit bildete das Modell „What“, „So What“, „Now What“ von Rolfe, Freshwater und Jasper (2001). Zunächst wurde eine Situation aus dem Praxisalltag der Fazilitator*in narrativ geschildert (What). Anhand der Modelle „kritische Verbündete – kritische Freunde“ fand anschließend eine Auseinandersetzung mit der eigenen Rolle als Fazilitator*in statt. Dies, indem die Pflegeexpert*innen z. B. überlegten, wie die Beziehung zwischen Fazilitator*in und der Kolleg*in in der konkreten Situation charakterisiert war und welche Strategien sie in der Praxissituation bewusst oder unbewusst nutzen (So What). Durch diese Reflexion konnte ein gemeinsamer Diskurs zum Thema Fazilitation initiiert und konkrete Entwicklungsschritte erarbeitet werden (Now What).

Anhand von zwei Beispielen zeigen wir auf, wie die Reflexion gelungen ist und was wir daraus lernen. (Alle im Folgenden genannten Namen sind fiktiv.)

Fallbeispiel 1 – Die richtige Zeit

Seit 60 Tagen befand sich Herr Sommer auf der medizinischen Bettenstation. Neben seiner schweren somatischen Erkrankung litt Herr Sommer an einer Schizophrenie. Die Situation forderte einen hohen Personalaufwand und das Pflegeteam begegnete immer wieder herausfordernden Situationen. Die zuständige Pflegefachfrau bat die Pflegeexpertin, Frau Schnyder, um Unterstützung. Es ging dabei um Support bei der Visite mit dem Assistenzarzt, in der die weitere Behandlung geplant werden sollte.

Am Anfang der Visite bemerkte Frau Schnyder, dass die Erwartungen bezüglich der Unterstützung unterschiedlich waren. Frau Schnyder ging davon aus, dass es sich um eine Begleitung und punktuellen Support handelte, während die Pflegefachfrau erwartete, dass die Pflegeexpertin die Situation „in die Hand" nahm. Da dieses Missverständnis in der konkreten Situation nicht geklärt werden konnte, übernahm Frau Schnyder den Lead, wie von der Pflegefachfrau erwartet. Danach trafen sich die beiden für eine Nachbesprechung. Dabei gelang es, die gegenseitigen Erwartungen zu klären und zu reflektieren, warum es zu der unklaren Situation gekommen war. Die Pflegefachfrau konnte erklären, dass sie von der Situation überfordert gewesen war. Es wurde ihr auch bewusst, dass ihr Blick vollkommen auf das Handeln im Tagesablauf fokussiert gewesen war und nicht auf die Planung des Austritts. Daher waren Frau Schnyders Denkanstöße und deren Unterstützung nötig. Zudem ergab die Reflexion, dass beide sich im Vorfeld zwar über die Zielsetzung der Visite geeinigt hatten, aber nicht, wie die konkrete Gestaltung der Unterstützung aussehen sollte.

Diese kurze Sequenz von Fazilitation wurde nachträglich mit den Modellen „kritische Verbündete" und „kritische Freude" reflektiert.

In diesem Beispiel zeigen sich überwiegend Elemente aus dem Modell „kritische Verbündete", die durch Elemente des Modells „kritische Freunde" ergänzt werden. Die Entscheidung der Pflegeexpertin während der Visite, die eigenen Erwartungen nicht sofort zu klären, zeigte, wie sie die Bedürfnisse der gegenüberstehenden Person und der Situation wahrnahm und entsprechend personzentriert agierte. Voraussetzung, dass Fazilitation gelingen konnte, war der *gegenseitige Respekt* sowie *gegenüber Personen und dem Kontext sensibel sein*. Die angewandte Strategie, bei welcher die Pflegexpertin den Lead zunächst übernommen hatte und anschließend reflektierte, war notwendig und bezog sich im Model „kritische Verbündete" auf *personzentrierte Praxis vorleben und zur Sprache bringen*.

Dieses Beispiel zeigt, dass Fazilitation situativ bedingt, aber auch von der Vertrauensbasis abhängig ist. Außerdem wäre eine gute Vorbereitung hilfreich gewesen. Es wird aber auch ersichtlich, dass es wichtig ist, sich auf die Situation einzulassen und den vorgegebenen Plan bewusst zugunsten der Bedürfnisse der anderen Person anzupassen.

Fallbeispiel 2 – Lernen aus Fehlern

Nach der Mittagspause spürt Frau Wyss, Pflegeexpertin auf einer Bettenstation, eine große Unruhe in ihrem Team. Es stellt sich heraus, dass es zu einem schweren Medikationsfehler gekommen war. Der Umgang des Behandlungsteams mit dem Fehler war professionell, der betroffene Patient wurde gut informiert, engmaschig überwacht und es kam zu keinen unerwünschten Wirkungen.

Nach der Schilderung der Geschehnisse war Frau Wyss klar, dass es sich um eine Verkettung von beinahe-Fehlern handelte, die letztlich in der Fehldosierung des Medikaments mündete. Die Pflegefachperson, die das Medikament verabreicht hatte, machte sich schwere Vorwürfe.

Sofort suchte Frau Wyss das Gespräch mit ihrer Kollegin und versuchte sie dadurch zu entlasten. Sie bot ihr Raum, um Gedanken und Gefühle zu äußern. Jedoch empfand sie es schwierig, die Kollegin „abzuholen". Diese konnte sich von der Vorstellung, allein für den Fehler verantwortlich zu sein, zunächst nicht distanzieren und war sehr belastet. Frau Wyss suchte am folgenden Tag und eine Woche später erneut das Gespräch. Mit der Zeit und zunehmendem Abstand gelang es der Mitarbeiterin besser, sich von der „alleinigen Schuld" zu distanzieren. Dabei half auch, die Komplexität des Medikationsprozesses anhand von Fehlermodellen zu besprechen. Frau Wyss erlebte diese Situation als herausfordernd, sie bekam jedoch zunehmend den Eindruck, dass es ihr gelungen war, eine vertrauensvolle Beziehung aufzubauen. So wurde es ihrer Kollegin möglich, über ihre Gefühle im Zusammenhang mit diesem Medikationsfehler zu sprechen.

In der Gruppenreflexion mit den Pflegeexpert*innen wurde deutlich, dass sich Elemente aus dem Modell „kritische Verbündete" finden. Diese veranschaulichen, wie in dieser Situation Fazilitation stattgefunden hat. Im Folgenden sind einige Elemente auf den verschiedenen Ebenen des Modells dargestellt.

Ebene Voraussetzungen

Gemeinsame Werte: Die Sicherheit der Patient*innen und die hohe Professionalität der Versorgung sind gemeinsame Werte. Diese unterstützen beim Umgang mit Fehlern und bilden die Basis für die Beziehung zwischen der Pflegexpertin und ihrer Kollegin.

Vorbereitet sein: Die Pflegeexpertin kann aufgrund ihres Wissens einschätzen, dass ihre Kollegin Unterstützung braucht, um diese Belastung zu bewältigen. Sie hat dafür bewusst zielführende Maßnahmen umgesetzt, z. B. wiederholte Gespräche, Einbeziehen von Modellen zur Entstehung von Fehlern.

Authentische Präsenz: Die Pflegeexpertin hat die Unruhe im Team wahrgenommen und sofort einen sichern Rahmen für Gespräche und Reflexionen geschaffen.

Ebene Strategien

Behutsame Sprache verwenden, *Aktives Zuhören* sowie *Glaubwürdigkeit durch Ehrlichkeit und Beständigkeit* tragen dazu bei, dass die Kollegin Zugang zu ihren Emotionen finden und sich öffnen konnte und damit einen Umgang mit ihrem Fehler fand.

Ebene Ergebnisse

Durch die Intervention der Pflegeexpertin konnte die Pflegefachfrau das Geschehen aus anderen Perspektiven betrachten (*kritische Reflexion*). Dadurch war es möglich, sich *selbst, andere und den Kontext zu verstehen*. Als Konsequenz gelang es der Pflegefachfrau, ihre Haltung gegenüber der „eigenen Schuld" zu verändern.

Letztlich lässt sich an diesem Beispiel aufzeigen, wie Fazilitation in der Praxisentwicklung effektiv eine personzentrierte Kultur fördert: Auf der Basis von gemeinsamen Werten und Überzeugungen trägt Fazilitation zu einer Transformation von Individuen und Kontext bei.

Fazit

Die Reflexion in der Gruppe der Pflegeexpert*innen war machbar und hilfreich. Das Reflexionsmodell von Rolfe et al. (2001) ermöglichte ein strukturiertes, systematisches Nachdenken und eine kritische Auseinandersetzung. Dadurch konnte ein gemeinsamer Diskurs zum Thema Fazilitation initiiert werden. Die Pflegeexpert*innen konnten daraus konkrete Entwicklungsschritte für ihre Arbeit ableiten.

Durch Fazilitation unterstützen Pflegeexpert*innen ihre Kolleg*innen dabei, personzentriert zu pflegen. Fazilitation ist ein Prozess, der nahe am klinischen Geschehen stattfindet und aktives Lernen am Arbeitsplatz ermöglicht (Manley et al., 2021). Bei der Reflexion von Praxissituationen stellten wir fest, dass zahlreiche Alltagsituationen in der Arbeit der Pflegeexpert*innen Elemente von Fazilitation enthalten. Die Reflexion anhand der Modelle „kritische Verbündete" – „kritische Freunde" half den Pflegexpert*innen, diese Elemente zu erkennen und zu lernen, wie Fazilitation auch gezielt gestaltet werden kann. In der Arbeit mit den Modellen ließ sich außerdem feststellen, wie sich die eigene Rolle als Fazilitator*in entwickelt: von Verbündeten zu Freunden.

2.5.2 Als Organisation wachsen

Christoph von Dach

Um das Ziel der gesundheitsförderlichen Kultur zu erreichen, muss das gesamte System einer Institution bewegt werden. Diese Entwicklungen bedingen den sorgfältigen Einbezug möglichst vieler Betroffener. Das bedeutet die Beachtung der Ideen, Fragen und Anliegen von Pflegefachleuten im direkten Patient*innenkontakt und auch der Führung, der Bildung und der Fachentwicklung innerhalb der jeweiligen Organisation. Das nachfolgende Fallbeispiel skizziert einen solchen Prozess. Es beschreibt die Situation einer mittelgroßen Spitalgruppe in der Schweiz, die für die medizinische und pflegerische Versorgung der Einwohner*innen des gesamten Kantons zuständig ist.

Der Ausgangspunkt

Vor dem eigentlichen Start des Entwicklungsprozesses bewegte eine kleine Gruppe von Leadershippersonen die Frage nach der zukünftigen strategischen Ausrichtung der Pflege. Verschiedene Überlegungen führten dazu, die Theorie der personzentrierten Gesundheitsversorgung zukünftigen Entwicklungsprozessen zugrunde zu legen. Gründe dafür wurden gesehen im stetig steigenden Bedarf an persönlicher Entwicklung und Selbstbestimmung, dem Wunsch, als Person wahrgenommen zu werden und die Einsicht, dass über Prozessoptimierung allein die Bedürfnisse der Personen im System zu kurz kommen. Die Gruppe war überzeugt davon, mit dieser Ausrichtung die Ergebnisse der Pflege und Behandlung letztlich positiv zu beeinflussen. Weiter wurde erwartet, sich damit zukünftig positiv im Arbeitsmarkt positionieren zu können.

Die ersten Schritte

Von dieser Gruppe aus zündete dann der Funke zur schrittweisen Entwicklung und Durchdringung der Pflege. Im ersten Schritt wurde die Idee innerhalb der höchsten Führungsstufe für gut befunden und der Willen zur Umsetzung schriftlich vereinbart. Dies zeigte sich zunächst in der Bildung einer Arbeitsgruppe von Leadershippersonen aus Bildung, Fachentwicklung und Führung. Diese Arbeitsgruppe befasste sich in zwei ganztägigen Workshops, mit der Unterstützung einer Expertin aus Schottland, intensiv mit dem Thema. Daraus resultierten selbst erarbeitete Arbeitsaufträge, welche dann in den jeweiligen Bereichen bearbeitet und regelmäßig ausgetauscht wurden. So entstanden verschiedene kleinere und größere Initiativen. Zum Beispiel wurden Kärtchen erstellt, auf denen ein personzentrierter Prozess auf der einen Seite und Fragen dazu auf der anderen Seite zu lesen sind. Die Kärtchen wurden an alle Pflegenden abgegeben mit der Bitte, die Fragen auf der Rückseite im Pflegealltag zu thematisieren. Weiter wurden Poster mit dem Modell der personzentrierten Gesundheitsversorgung gedruckt und den Abteilungen zur Verfügung gestellt.

Die Vertiefung

In einem nächsten Schritt wurde die Theorie in den Rapporten der Stationsleitungen gemeinsam erarbeitet. Weiter wurde eine Tagung für Abteilungsleitende und Fachexpert*innen sowie Vertreter*innen der Bildung organisiert. Um auch einen Einfluss auf den Pflegealltag erzielen zu können, wurde das damals bestehende Bezugspflegekonzept überarbeitet, mit Schwerpunkt auf die Zusammenarbeit der sogenannten Pflegetandems. Sie versorgen gemeinsam eine Zone der jeweiligen Abteilung. Idealerweise besteht das Tandem aus einer Pflegefachperson HF/FH und einer Fachfrau/-mann Gesundheit (FaGe), also zwei auf unterschiedlicher Stufe ausgebildete Pflegende. Im Fokus stand dabei die Befähigung beider Beteiligten und die möglichst vollständige Übernahme der gesamten Pflegesituation, ohne Delegation von Einzelhandlungen, sowohl der Pflegefachperson HF/FH wie auch der FaGe. Dieses neue Pflegekonzept wurde über die Zeitdauer von ca. 1,5 Jahren in sehr breiter Beteiligung der Praxis erarbeitet und anschließend in der gesamten Spitalgruppe erfolgreich implementiert. Um einen Einfluss auf die gelebte Kultur hin zu einer personzentrierten Kultur zu erreichen, wurde das Thema der personzentrierten Momente thematisiert (s. Kap. 2.4.2, S. 58). Dies sind die Momente, in denen Personen (das können Patient*innen, Angehörige, Freund*innen oder Fachpersonal sein) personzentrierte Momente erleben. Diese Momente sind für diese Personen sehr wertvolle und wichtige Momente, die jedoch oft als nebensächlich behandelt werden. Durch die Lenkung der Aufmerksamkeit auf diese Momente wird den Betroffen oft erst bewusst, dass sie existieren und wie wichtig sie für sie sind. Damit kann eine Befähigung der Person und eine positive und gesundheitsförderliche Kultur stark gefördert werden. Dies wurde von den Betroffenen als verständliche und einfache Maßnahme sehr positiv aufgenommen. Dafür wurde ein Formular aus der englischen Sprache übersetzt und dem Bedarf angepasst. (Das Formular befindet sich auf https://www.curaviva.ch/files/BTUYACC/erfassung_personzentrierter_momente__arbeitsinstrument__mayer__koeck_hodi__2022.pdf zum Download). Es wurde gebeten, solche personzentrierte Momente kurz zu dokumentieren und sich mit Kolleg*innen darüber zu unterhalten oder auch Feedback zu erlebten Situationen mit anderen zu teilen. Diejenigen, die wollten, konnten ihren dokumentierten personzentrierten Moment auf einer dafür geschaffenen elektronischen Plattform hochladen, sodass andere diese nachlesen konnten.

Aufrechterhaltung und Nachhaltigkeit

Eine Problematik, die sich zeigte, war die hohe Personalfluktuation. Es musste eine Möglichkeit gefunden werden, dass auch Pflegende nach Neuanstellung einfach in die Thematik eingeführt werden konnten. Dafür wurde einerseits eine Aufnahme einer Fortbildungssequenz zur Verfügung gestellt und andererseits ein vierminütiger Erklärfilm erstellt (https://www.curaviva.ch/files/BTUYACC/erfassung_personzentrierter_momente__arbeitsinstrument__mayer__koeck_hodi__2022.pdf). Weiter zeigte sich, dass eine wichtige Rolle in der Entwicklung der personzentrierten Kultur den Abteilungsleitenden zukam. Sie sind der Dreh- und Angelpunkt in den Entwicklungen innerhalb der Pflegeteams. Sie waren es dann auch, die für weitere Unterstützung nachfragten. So wurde mit Fortbildungssequenzen unter dem Titel personzentriertes Leadership begonnen. Inhalt war dabei zunächst das Thema Werte, und zwar weshalb und wie Werteklärungen innerhalb der eigenen Pflegeteams durchgeführt werden können. Diese kurzen Fortbildungssequenzen wurden sehr geschätzt und zeigten innerhalb der Teams sehr positive Effekte. Diese waren z.B., dass die gemeinsame Ausrichtung und der Zusammenhalt der Teams gefördert oder dass offener kommuniziert wurde. Eine weitere gemeinsame Aktion war ein Themenmonat zu personzentrierte Pflege, in welchem alle Abteilungen aufgefordert wurden, Aktionen zum Thema zu organisieren. Trotz hohen Arbeitsaufwandes wurde engagiert daran gearbeitet.

In der Begleitung des Prozesses ergaben sich Diskussionen rund um die Planung der Entwicklungsprozesse. So war man sich gewohnt, in Projektplänen zu denken und zu agieren. Dieser Entwicklungsprozess jedoch war anders: Hier ging es darum, nicht nach einem Plan eine Implementierung vorzunehmen, sondern als Fazilitator*innen die Entwicklung zu begleiten. Dabei musste in zyklischen Prozessen Standortbestimmungen der Fortschritte vorgenommen werden, um dann die nächsten Schritte zu definieren und zu initiieren.

Fazit

Das Beispiel zeigt, dass mit einfachen Mitteln und Techniken eine ganze Organisation bewegt werden kann. In diesem Beispiel wurde mit der Durchdringung bei der Führungsspitze begonnen und dann in Richtung Basis weiterbewegt. Dieses Vorgehen erwies sich in dieser Spitalgruppe als sehr erfolgreich. Das Vorgehen muss jedoch immer an die jeweiligen Gegebenheiten angepasst werden. So gibt es Institutionen und Organisationsformen, die ein entgegengesetztes Vorgehen von der Basis hin zur Spitze bedingen.

Das beschriebene Vorgehen führte auch immer wieder zu Verunsicherungen und Fragen. Gerade eben, weil kein Zeitplan mit Meilensteinen definiert, sondern schrittweise und in enger Wahrnehmung der Bewegungen des Systems vorgegangen wurde. Das Vorgehen bewährte und bewährt sich als erfolgreich. Mehr und mehr wird den Betroffen bewusst, dass es sich um eine kontinuierliche und nicht endende Entwicklung handelt und nicht um ein Projekt mit definiertem Endpunkt. Und gerade diese Unberechenbarkeit ohne klare Absehbarkeit, welches die nächsten Schritte sind, macht die Faszination solcher Prozesse aus.

2.5.3 Arbeiten mit personzentrierten Momenten

Sabine Köck-Hódi und Hanna Mayer

Im Rahmen eines Forschungs- und Entwicklungsprojekts zur personzentrierten Praxis in der stationären Langzeitpflege im Bundesland Niederösterreich (A) wurden unterschiedliche Maßnahmen und Strategien zur Gestaltung und Förderung einer personzentrierten Praxis entwickelt, umgesetzt und evaluiert. Basis dafür bildetet das theoretische Modell PeoPLe.

In einer der teilnehmenden Pflegeeinrichtungen wurde ein spezieller Fokus auf die Förderung einer personzentrierten Haltung der Mitarbeiter*innen gelegt.

Den methodologischen Rahmen bildete das sogenannte CoSII-Modell von Dewing und McCormack (**Kap. 2.4.1**). Das Ziel war es, die Mitarbeiter*innen für Personzentrierung zu sensibilisieren und die Entwicklung hin zu einer personzentrierten Kultur zu initiieren.

Vorgehen

Um dieses Ziel zu erreichen, wurden die Mitarbeiter*innen zum einen dabei unterstützt, das Vorkommen von Personzentrierung in der eigenen Praxis in Form sogenannter „Personzentrierter Momente“ im Pflegealltag wahrzunehmen und zum anderen mit den verschiedenen Dimensionen von Personzentrierung des PeoPLe-Modells vertraut gemacht. Es ist davon auszugehen, dass personzentrierte Momente in allen Arbeitsbereichen und -kulturen vorkommen. Das Erkennen personzentrierter Momente ist wichtig, um sich langfristig von personzentrierten Momenten über personzentrierte Muster hin zu einer personzentrierten Kultur bewegen zu können. Dem CoSII Modell liegt die Annahme zugrunde, dass es positive Energie und Bewegung braucht, um eine personzentrierte Kultur zu entwickeln.

Für dieses Vorhaben wurden zunächst Führungskräfte (Leiterinnen der Pflegeteams der drei Wohnbereiche) in die theoretischen Grundlagen des PeoPLe Modells und in die Arbeit mit personzentrierten Momenten eingeführt. Hierfür wurden in Workshops sowohl die einzelnen Dimensionen des Modells erläutert als auch praktische Übungen anhand von Fallbeispielen mit personzentrierten Momenten (aus Filmsequenzen) in der Gruppe durchgeführt und diese in den Kontext des PeoPLe-Modells gestellt. Anschließend wurde den Teilnehmer*innen Zeit gegeben, selbständig personzentrierte Momente wahrzunehmen und (auf einer eigens dafür erstellten Vorlage) schriftlich festzuhalten. Zu einem späteren Zeitpunkt wurden diese von den Teilnehmer*innen in der Gruppe vorgestellt, gemeinsam reflektiert (Wie ist es Ihnen bei der Beobachtung dieses Moments ergangen? Was hat dieser Moment Ihrer Meinung nach bei dem/der Bewohner/in ausgelöst? Was können Sie davon für sich mitnehmen?) und einzelnen Dimensionen des PeoPLe-Modells zugeordnet (was auch als „Mapping“ bezeichnet wird).

Die teilnehmenden Führungskräfte waren in Folge diejenigen, die den weiteren Prozess auf Ebenen der Mitarbeiter*innen steuerten. In Teammeetings wurden die Mitarbeiter*innen mit dem Vorhaben vertraut gemacht und angehalten, über einen Zeitraum von mehreren Monaten regelmäßig personzentrierte Momente, die im Laufe ihrer Arbeit auftreten, schriftlich festzuhalten.

Anfänglich wurden diese Unterlagen/verschriftlichten Momente von den Führungskräften eingesammelt und nochmals mit dem Forscher*innenteam reflektiert und ein „Mapping“ durchgeführt. In weiterer Folge wurden von den Führungskräften eigenständig Einzelgespräche mit ihren Mitarbeiter*innen geführt, im Rahmen derer die schriftlich festgehaltenen personzentrierten Momente gemeinsam reflektiert und wiederum den einzelnen Dimensionen des PeoPLe Modells tabellarisch zugeordnet wurden. Auf diese Weise entstand für jede/n Mitarbeiter*in ein erstes Bild der Dimensionen von Personzentrierung, die sich in ihrer Praxis wiederfinden, aber auch ein erster Eindruck von möglichen Lücken und „Schwachstellen“ (In welchen Bereichen lassen sich viele personzentrierte Momente finden, in welchen wenige oder gar keine? Welche möglichen Ursachen lassen sich dafür ausmachen? Welche Handlungen tragen bzw. was trägt man selbst dazu bei, solche Momente zu initiieren?).

Evaluierung/Erfassung der Auswirkungen

Um zu ermitteln, inwieweit sich das gesetzte Ziel durch die Auseinandersetzung mit personzentrierten Momenten erreichen lässt, wurden Einzelinterviews mit acht Mitarbeiter*innen, ein Gruppeninterview mit den teilnehmenden Führungskräften und eine abschließende, schriftliche Mitarbeiter*innen-Befragung, bei welcher der PCPI-S (**Kap. 4.3.3.1**) zum Einsatz kam, durchgeführt (von Dach & Zürcher, 2019).

Ergebnisse

Das bewusste „Hinschauen“, um personzentrierte Momente wahrzunehmen und diese schriftlich festzuhalten sowie das gemeinsame Zuordnen dieser Momente zu den Dimensionen des PeoPLe Modells bedingt eine bewusste Auseinandersetzung mit Personzentrierung. Das PeoPLe Modell erscheint den Mitarbeiter*innen vor allem durch das gemeinsame „Mapping“ der einzelnen personzentrierten Momente nicht mehr so abstrakt und die Inhalte sinnvoll und nachvollziehbar. Dadurch können die Mitarbeiter*innen einen besseren Bezug zu ihrer eigenen Haltung und ihrem eigenen Handeln herstellen und sie machen sich über mögliche, damit zusammenhängende Auswirkungen auf die Bewohner*innen vermehrt Gedanken. Dies führt wiederum zu einer Steigerung der Aufmerksamkeit und des Verantwortungsgefühls, was auch zur Folge hat, dass die Mitarbeiter*innen gegenüber ihren Vorgesetzten selbstbewusst Notwendigkeiten für ein personzentriertes Arbeiten artikulieren. Das bewusste Wahrnehmen personzentrierter Momente (die Mitarbeiter*innen zeigten sich beeindruckt, wie viele solcher Momente es tagtäglich gibt) steigert schließlich auch die Motivation und das Engagement der Mitarbeiter*innen, denen es ein Anliegen ist, vermehrt personzentriert zu agieren.

Beispiele für personzentrierte Momente und die Zuordnung zu den Dimensionen des PeoPLe Modells („Mapping“)

Kasten 2-8: Personzentrierter Moment 1

PZ-Moment 1: Eine Pflegeperson beschließt, einen Apfelstrudel zu backen. Sie fragt die Bewohner*innen, wer ihr dabei helfen möchte. Immer mehr Bewohner*innen kommen daraufhin in den Aufenthaltsraum, um sich zu beteiligen. Man sieht das Strahlen in ihren Augen. Sie scheinen dankbar zu sein für die Abwechslung und das Gefühl, gebraucht zu werden. Als der Strudel fertig ist, wird dieser gemeinsam gegessen. Zudem freuen sich auch viele andere Bewohner*innen über den guten Duft, der sich mittlerweile im ganzen Haus verbreitet hat.
Zuordnung zu den Dimensionen des PeoPLe-Modells:

Ebene der Voraussetzungen

Sich der Aufgabe verpflichtet fühlen: Diese Form der Tagesgestaltung geht über die „Alltagsroutine“ in der Pflege hinaus. Die Pflegeperson ist sehr engagiert und es ist ihr offensichtlich ein großes Anliegen, den Bewohner*innen eine Freude zu machen bzw. mit ihnen gemeinsam einen bedeutsamen Tag zu erleben.

Ebene der Pflegeumgebung

Innovationspotenzial und Risikobereitschaft: Die Pflegeperson trifft selbständig die Entscheidung für diese kreative Tagesaktivität mit den Bewohner*innen und wird dahingehend offensichtlich von der Organisation unterstützt, welche die Back- und Küchenutensilien zur Verfügung stellt und die Mitarbeiterin möglicherweise auch dazu ermutigt hat, kreative Ideen einzubringen und umzusetzen.

Ebene der Grundprinzipien

Bedeutungsvoll den Alltag und das Leben gestalten: Das gemeinsame Backen stellt eine gelungene Abwechslung für die Bewohner*innen dar und gibt ihnen das Gefühl, etwas Sinnvolles zu tun.

Bedeutungsvolle Beziehungen individuell gestalten: Die gemeinsame Backarbeit ist zum einen förderlich für die Beziehung zwischen der Pflegeperson und den Bewohner*innen. Da viele Bewohner*innen mithelfen, interagieren diese zudem auch miteinander, was zur Stärkung des Gemeinschaftsgefühls und der Beziehungen untereinander beitragen kann.

Identität und Selbstwert erhalten und entfalten: Dadurch, dass die Bewohner*innen gefragt werden und schließlich aktiv etwas beitragen können, wird diesen das Gefühl vermittelt, gebraucht zu werden und dadurch ihr Selbstwertgefühl gestärkt. Zudem ist das Backen für einige wahrscheinlich etwas, dass sie früher womöglich gerne gemacht haben und sie können nun diese Rolle erneut einnehmen.

Vertraut-häusliche & bewohnergerechte Umgebung vorfinden: Für viele ist das Backen wahrscheinlich eine vertraute Aufgabe, etwas das sie zu Hause gemacht haben und daher bei den „Bäcker*innen“ Wohlempfinden auslöst. Aber auch andere Bewohner*innen empfinden den Duft des Backwerks als angenehm und verbinden damit möglicherweise etwas Positives oder Vertrautes.

Kasten 2-9: Personzentrierter Moment 2

PZ-Moment 2: Eine Bewohnerin mit fortgeschrittener Demenz sitzt im Aufenthaltsraum. Eine Pflegeperson hat im Gespräch mit den Angehörigen der Dame erfahren, dass diese früher eine leidenschaftliche Klavierspielerin war und auch Unterricht gab. Nach Absprache mit der Wohnbereichsleitung schiebt eine Pflegeperson die Bewohnerin, welche im Rollstuhl sitzt, zum Klavier und legt ihre Hände auf die Tasten. Diese fängt nach kurzer Zeit an langsam Ton für Ton zu spielen und spielt plötzlich auswendig das Lied „wahre Freundschaft“. Einige Bewohner*innen im Aufenthaltsraum fangen an mitzusingen und auch die Dame am Klavier stimmt ganz selbstverständlich ein. Ihre Haltung verändert sich zunehmend. Sie richtet sich auf, lächelt und man kann sehen, wie stolz und glücklich sie in diesem Moment ist.
Zuordnung zu den Dimensionen des PeoPLe-Modell:

Ebene der Voraussetzungen

Sich der Aufgabe verpflichtet fühlen: Die Pflegeperson ist sehr engagiert und es ist ihr offensichtlich ein großes Anliegen bei der Bewohnerin etwas zu bewirken und sei es auch nur für einen Augenblick.

Ebene der Pflegeumgebung

Innovationspotenzial und Risikobereitschaft: Die Pflegeperson setzt einerseits ganz bewusst eine sehr innovative Handlung, in der Hoffnung Erinnerungen bei der Bewohnerin hervorzurufen und einen bedeutsamen Moment zu schaffen. Andererseits geht sie damit auch ein gewisses Risiko ein, da die Bewohnerin die Maßnahme ablehnen oder auch Enttäuschung erleben könnte, wenn sie sich nicht mehr erinnert. Die Pflegeperson spricht sich mit ihrer Vorgesetzten ab und wird von dieser offensichtlich dazu ermutigt, die geplante Handlung umzusetzen.

Ebene der personzentrierten Prozesse

Ganzheitliches Arbeiten: Durch den Einbezug der Biografie der Bewohnerin und ihrer Identität als Musikerin konnte eine ganzheitliche Betrachtungsweise geschaffen werden, welche die entscheidende Voraussetzung war, um die beschriebene Handlung zu setzen.

Ebene der Grundprinzipien

Identität und Selbstwert erhalten und entfalten: Das Klavierspiel bedeutete der Bewohnerin viel und ist Teil ihrer Identität. Die Erinnerung daran konnte im Zuge des beschriebenen personzentrierten Momentes wieder „erweckt", eine frühere Rolle eingenommen und das Selbstwertgefühl der Bewohnerin entsprechend gestärkt werden.

Bedeutsame Beziehungen individuell gestalten und leben: Zumindest für die Zeit des gemeinsamen Musizierens wird eine Art Beziehung zwischen der „Klavierspielerin" und den anderen Bewohner*innen im Aufenthaltsraum hergestellt.

Bedeutungsvoll den Alltag und das Leben gestalten: Der beschriebene Moment ist sicher sehr bedeutsam für die Bewohnerin selbst, stellt aber auch für die anderen Bewohner*innen eine Ablenkung dar und beide Seiten haben sichtlich Freude daran, gemeinsam zu musizieren. Das Lied scheint vielen bekannt zu sein und ruft möglicherweise bei machen Bewohner*innen auch positive Erinnerungen hervor.

2.6 Literatur

Akhtar, M., Casha, J. N., Ronder, J., Sakel, M., Wight, C. & Manley, K. (2016). Leading the health service into the future: transforming the NHS through transforming ourselves. *International Practice Development Journal, 6*(2), 1–21.

Benson, C. (2015). A year on: a critical reflection on entering the world of practice development. *International Practice Development Journal*, *5*(1), Article 10.

Bohman, J. (2019). *Critical Theory* (E. N. Zalta, Ed.). The Stanford Encyclopedia of Philosophy. Available from: https://plato.stanford.edu/archives/win2019/entries/critical-theory/

Boomer, C., Lawson, B. & Brown, R. (2021). Being person-centred in the acute hospital setting. In B. McCormack, T. McCance, C. Bulley, D. Brown, A. McMillan & S. Martin (Eds.), *Fundamentals of Person-Centred Healthcare Practice*. Wiley-Blackwell.

Boomer, C. A. & McCormack, B. (2010). Creating the conditions for growth: a collaborative practice development programme for clinical nurse leaders. *Journal Nursing Mangement, 18*(6), 633–644.

Carter, M. & Reed, L. (2019). Leadership. In M. F. Tracy & E. T. O'Grady (Eds.), *Hamric and Hanson's advanced practice nursing. An intergrative approach* (pp. 279–311). Elsevier.

Centre for Person-centred Practice Research. (2019). *Resources and Output: Person-centred Nursing Framework*. Queen Margaret University. Available from https://www.pcp-icop.org/membership-benefits

Cohen, W. M. & Levinthal, D. A. (1990). Absorptive Capacity: A New Perspective on Learning and Innovation. *Administrative Science Quarterly, 35*(1).

Crisp, J. & Wilson, V. (2011). How do facilitators of practice development gain the expertise required to support vital transformation of practice and workplace cultures? *Nursing Education Practice, 11*(3), 173–178.

Dewar, B. & Sharp, C. (2013). Appreciative dialogue for co-facilitation in action research and practice development. *International Practice Development Journal, 3*(2), 1–10.

Dewing, J. (2008). Implications for nursing managers from a systematic review of practice development. *Journal of Nursing Management, 16*(2), 134–140.

Dewing, J. (2010). Moments of movement: Active Learning and practice development. *Nurse Education in Practice, 10*(1), 22–26.

Dewing, J. & McCormack, B. (2017). Creating flourishing workplaces. In B. McCormack & T. McCance (Eds.), *Person-centred Practice in Nursing and Health Care: Theory and Practice* (pp. 150–161). Wiley Blackwell.

Dewing, J., McCormack, B. & Titchen, A. (2014). *Practice Development Workbook for Nursing, Health and Social Care Teams*. Wiley-Blackwell.

Dewing, J., Moore, S., Wilder, E., Lohrey, R., Hoogesteger, J., Sale, Z. & Winstanley, C. (2011). Outcomes from a pilot project on workplace culture observations: getting evaluation and outcomes on the agenda. *International Practice Development Journal, 1*(1), 1–17.

Edgar, D., Wilson, V. & Moroney, T. (2020). Which is it, person-centred culture, practice or care? It matters. *International Practice Development Journal, 10*(1), 1–17.

Fay, B. (1987). *Critical Social Science: Liberation and its Limits*. Polity Press.

Ferris, M. & Henderson, S. (2014). In. Out. ‚Next please!' Can person-centred care be delivered in endoscopy? *Gut*, 63.

Filmalter, C., van Eeden, I., de Kock, J., McCormack, B., Coetzee, I., Rossouw, S. & Heyns, T. (2015). From fixers to facilitators: the start to our South African journey. *Internatinal Practice development Journal, 5*(1), 1–5.

Garbett, R. & McCormack, B. (2002). A concept analysis of practice development. *Nursing Times Research, 7*(2), 87–100.

Garbett, R. & McCormack, B. (2009). Analyse des Konzepts Praxisentwicklung. In R. Garbett, B. McCormack & K. Manley (Eds.), *Praxisentwicklung in der Pflege*. Huber Verlag.

Gerrish, K. (2001). A pluralistic evaluation of nursing/practice development units. *Journal of Clinical Nursing, 10*, 109–118.

Grossmann, F. F., Schäfer, U. B., Lieshout, F. v. & Frei, I. A. (2018). Personenzentriert pflegen am Universitätsspital Basel. *PADUA, 13*(1), 7–12.

Guba, E. G. & Lincoln, Y. S. (1989). *Fourth generation evaluation*. Sage.

Habermas, J. (1972). *Knowledge and Human Interests*. Heinemann.

Hamlin, L., Chiarella, M., Cubitt, J., Duff, J., Jones, K., Thoms, D. & Waldron, J. (2010). The perioperative nursing workforce program in NSW: how a professional perioperative nursing association meets one of its mandates, part 1. *ACORN: The Journal of Perioperative Nursing in Australia, 23*(14), 12–14.

Hardiman, M. & Dewing, J. (2014). Critical Ally and Critical Friend: stepping stones to facilitating practice development. *International Practice Development Journal, 4*(1), 1–19.

Hardiman, M. (2017). Using two models of work-place facilitation to create the conditions for development of a person-centred culture: *A PAR Study. PhD Thesis (unpublished)*. Queen Margaret University.

Hardiman, M. & Dewing, J. (2019). Using two models of workplace facilitation to create conditions for development of a person-centred culture: A participatory action research study. *Journal of Clinical Nursing, 28*(15–16), 2769–2781.

Hardy, S., Clarke, S., Frei, I. A., Morley, C., Odell, J., White, C. & Wilson, V. (2021). A global manifesto for practice development: revisiting core principles. In K. Manley, V. Wilson & C. Øye (Eds.), *International Practice Development in Health and Social Care* (2nd ed.). Wiley Blackwell.

Hardy, S., Wilson, V. & Brown, B. (2011). Exploring the utility of a ‚PRAXIS' evaluation framework in capturing transformation: a tool for all seasons? *International Practice Development Journal, 1*(2), 1–12. http://www.fons.org/library/journal.aspx

Hardy, S., Wilson, V. & McCance, T. (2013). Evaluation Approaches for Practice Development: Contemporary Perspectives. In B. McCormack, K. Manley & A. Titchen (Eds.), *Practice Development in Nursing and Healthcare* (pp. 169–189). Wiley Blackwell.

Harvey, G. & Kitson, A. L. (2016). PARIHS revisited: from heuristic to integrated framework for the successful implementation of knowledge into practice. *Implementation Science, 11*, 33.

Hennessey, C. E. & Fry, M. (2016). Improving patient and staff outcomes using practice development. *International Journal of Health Care Quality Assurance, 29*(8), 853–863.

Heron, J. (1999). *The complete Facilitator's Handbook*. Kogan Page.

Hirsbrunner, T., Siegrist, E., Rettke, H. & Frei, I. A. (2020). Taking a step into the unknown: facilitators' role and experiences after attending the Foundation Practice Development School. *International Practice Development Journal, 10* (2), 1–14.

Houben, G., Lenie, K. & Vanhoof, K. (1999). A knowledge-based SWOT-analysis as an instrument for strategic planning in small and medium-sized enterprises. *Decision Support System, 26*(2), 125–135.

Jabareen, Y. (2009). Building a Conceptual Framework: Philosophy, Definitions, and Procedure. *International Journal of Qualitative Methods, 8*(4), 49–62.

Johns, C. (Ed.). (2022). *Becoming a Reflective Practitioner* (6th ed.). Willey-Blackwell.

Kitson, A. L., Ahmed, L. B., Harvey, G., Seers, K. & Thompson, D. R. (1996). From research to practice: one organizational model for promoting research-based practice. *Journal of Advanced Nursing, 23*(3), 430–440.

Kitson, A. L. & Harvey, G. (2016). Methods to Succeed in Effective Knowledge Translation in Clinical Practice. *Journal of Nursing Scholarship, 48*(3), 294–302.

Kitson, A.L., Harvey, G. & McCormack, B. (1998). Enabling the implementation of evidence based practice: a conceptual framework. *Quality in Health Care, 7*, 149–158.

Lackner, K. & Schuster, M. (2020). Sinn, Zweck und Purpose im Organisationskontext. Gruppe. Interaktion. Organisation. *Zeitschrift für Angewandte Organisationspsychologie (GIO), 51*(4), 403–413.

Lippmann, E. (2006). Methoden im Coaching. In E. Lippmann (Ed.), *Coaching – Angewandte Psychologie für die Beratungspraxis* (pp. 325–350). Springer-Verlag.

Lund, G.E. (2013). *Fifth Generation Evaluation*. Available from https://www.researchgate.net/publication/325334758

Manley, K. & Jackson, C. (2020). The Venus model for integrating practitioner-led workforce transformation and complex change across the health care system. *Journal of Evaluation in Clinical Practice, 26*, 622–634.

Manley, K., McCormack, B. & Wilson, V. (Eds.). (2008a). *International Practice Development in Nursing and Healthcare*. Blackwell Publishing.

Manley, K., McCormack, B. & Wilson, V. (2008b). Introduction. In K. Manley, B. McCormack & V. Wilson (Eds.), *International Practice Development in Nursing and Healthcare* (Vol. 1, pp. 1–16). Blackwell Publishing.

Manley, K., Sanders, K., Cardiff, S. & Webster, J. (2011). Effective workplace culture: the attributes, enabling factors and consequences of a new concept. *International Practice Development Journal, 1*(2), 1–29.

Manley, K., Titchen, A. & McCormack, B. (2013). What is practice Development and what are the starting points? In B. McCormack, K. Manley & A. Titchen (Eds.), *Practice Development in Nursing and Healthcare* (2 ed., pp. 45–65). Wiley Blackwell.

Manley, K., Wilson, V. & Oye, C. (2021). *International Practice Development in Health and Social Care* (2nd ed.). Wiley Blackwell.

Martin, A. & Manley, K. (2018). Developing standards for an integrated approach to workplace facilitation for interprofessional teams in health and social care contexts: a Delphi study. *Journal of Interprofessional Care, 32*(1), 41–51.

Martin, J., McCormack, B., Fitzsimons, D. & Spirig, R. (2014). Evaluation of leadership practices: how to develop a vision. *Journal of Research in Nursing, 19*(2), 102–111.

Martin, J., Schärer, S., Sackmann Rageth, E., Ulrich, A., Wehrli, M. & Frei, I.A. (2016). Journey to a shared vision for nursing in a university hospital. *International Practice Development Journal, 6*(2), 1–13.

McCance, T., Gribben, B., McCormack, B. & Laird, E.A. (2013). Promoting person-centred practice within acute care: the impact of culture and context on a facilitated practice development programme. *International Practice Development Journal, 3*(1), 1–17, Article 2.

McCance, T., Hastings, J. & Dowler, H. (2015). Evaluating the use of key performance indicators to evidence the patient experience. *Journal of Clinical Nursing, 24*(21–22), 3084–3094.

McCance, T., Lynch, B.M., Boomer, C., Brown, D., Nugent, C., Ennis, A., Garcia-Constantino, M., Clelland, I., Edgar, D., Radbron, E. & Wilson, V. (2020). Implementing and measuring person-centredness using an APP for knowledge transfer: the iMPAKT app. *International Journal of Quality Health Care, 32*(4), 251–258.

McCance, T., Telford, L., Wilson, J., Macleod, O. & Dowd, A. (2012). Identifying key performance indicators for nursing and midwifery care using a consensus approach. *Journal of Clinical Nursing, 21*(7–8), 1145–1154.

McCance, T.V., McKenna, H.P. & Boore, J.R. (1997). Caring: dealing with a difficult concept. *International Journal of Nursing Studies, 34*(4), 241–248.

McCance, T.V., McKenna, H.P. & Boore, J.R. (1999). Caring: theoretical perspectives of relevance to nursing. *Journal of Advanced Nursing, 30*(6), 1388–1395.

McCormack, B., Borg, M., Cardiff, S., Dewing, J., Jacobs, G., Janes, N., Karlsson, B., McCance, T., Mekki, T.E., Porock, D., van Lieshout, F. & Wilson, V. (2015). Person-centredness – the ‚state' of the art. *International Practice Development Journal, 5*(1), 1–15.

McCormack, B. & Dewing, J. (2013). A Case Study of Practice Development „The Practice Development Journey". In B. McCormack, K. Manley & A. Titchen (Eds.), *Practice Development in Nursing and Healthcare* (2 ed.). Wiley-Blackwell.

McCormack, B., Dewing, J., Breslin, L., Coyne-Nevin, A., Kennedy, K., Manning, M., Peelo-Kilroe, L. & Tobin, C. (2009). Practice development: Realising active learning for sustainable change. *Contemporary Nurse, 32*(1–2), 92–104.

McCormack, B., Dewing, J. & McCance, T. (2011). Developing Person-Centred Care: Addressing Contextual Challenges Through Practice Development. *OJIN: The Online Journal of Issues in Nursing, 16*(2).

McCormack, B., Henderson, E., Wilson, V. & Wright, J. (2009a). Making practice visible: The Workplace Culture Critical Analysis Tool (WCCAT). *Practice Development in Health Care, 8*(1), 28–43.

McCormack, B., Manley, K. & Garbett, R. (Eds.). (2004). *Practice Development in Nursing*. Blackwell Publishing Ltd.

McCormack, B., Manley, K. & Garbett, R. (Eds.). (2009b). *Praxisentwicklung in der Pflege*. Huber.

McCormack, B., Manley, K. & Titchen, A. (2013a). Introduction. In B. McCormack, K. Manley & A. Titchen (Eds.), *Practice Development in Nursing and Healthcare* (Vol. 1, pp. 1–17). Wiley-Blackwell

McCormack, B., Manley, K. & Titchen, A. (2013b). *Practice Development in Nursing and Healthcare*. Wiley-Blackwell.

McCormack, B. & McCance, T. (2016). *Person-Centred Practice in Nursing and Health Care. Theory and practice* (2nd ed.). Wiley Blackwell.

McCormack, B. & McCance, T. (2017). *Person-Centred Practice in Nursing and Health Care: Theory and Practice*. Wiley.

McCormack, B. & McCance, T. (2017a). Underpinning principles of person-centred practice. In B. McCormack & T. McCance (Eds.), *Person-Centred Practice in Nursing and Healthcare: Theory and Practice* (pp. 13–35). Wiley Blackwell.

McCormack, B. & Titchen, A. (2014). No beginning, no end: an ecology of human flourishing. *International Practice Development Journal, 4*, 2.

McCormack, B., Wright, J., Dewar, B., Harvey, G. & Ballantine, K. (2007). A realist synthesis of evidence relating to practice development: Recommendations. *Practice Development in Health Care, 6*(1), 76–80.

Middleton, R. (2017). Critical reflection: the struggle of a practice developer. *International Practice Development Journal, 7*(1), 1–6.

Moore, M. (2008). Appreciative inquiry: the why? The what? The how? *Practice development in health care, 7*(4), 214–220.

Pawson, R. & Tilley, N. (1997). *Realistic Evaluation*. Sage.

Rathert, C., Wyrwich, M. D. & Boren, S. A. (2013). Patient-centered care and outcomes: a systematic review of the literature. *Medical Care Research and Review, 70*(4), 351–379.

Reason, P. & Bradbury, H. (Eds.). (2008). *The SAGE Handbook of Action Research – Participative inquiry and Practice* (2 ed.). Sage Publications.

Rettke, H., Conrad, J., Lanter, R., Bruni, K. & Spirig, R. (2018). Konsequente Patientenorientierung im Akutspital – Eine Interviewstudie im Rahmen eines Aktionsforschungsprojekts. *Pflegewissenschaft, 20*(1/2), 39–46.

Rogers, C. R. (1991). *Lernen in Freiheit. Zur Bildungsreform in Schule und Universität*. Kösel-Verlag.

Rolfe, G., Freshwater, D. & Jasper, M. (2001). *Critical Reflection for Nursing and the Helping Professions: a User's Guide*. Palgrave MacMillan.

Rüther-Wolf, K. (2020, April). *Patientenzentrierung am Universitätsspital Basel*. Beitrag präsentiert auf dem Meeting Patientenbeirat, Basel.

Rüther-Wolf, K. & Ratnitsky, A. (2020). Was brauchen Patienten, um im Mittelpunkt zu sein. *Gazzetta, 2*.

Rycroft-Malone, J. (2004). The PARIHS framework: A framework for guiding the implementation of evidence-based practice. *Journal of Nursing Care Quality, 19*(4), 297–304.

Rycroft-Malone, J. (2009). Implementation von Erkenntnissen aus wissenschaftlichen Untersuchungen: Evidenz, Kontext und Begleitung – der PARIHS-Bezugsrahmen. In B. McCormack, K. Manley & R. Garbett (Eds.), *Praxisentwicklung in der Pflege* (S. 105–124). Huber.

Sanders, K., Odell, J. & Webster, J. (2013). Learning to be a Practice Developer. In B. McCormack, K. Manley & A. Titchen (Eds.), *Practice Development in Nursing and Health Care* (Vol. 2, pp. 18–44). Wiley-Blackwell.

(SAMW) Schweizerische Akademie der Medizinischen Wissenschaften. (2020). *Charta 2.0 Interprofessionelle Zusammenarbeit im Gesundheitswesen*. Bern. Retrieved from https://www.samw.ch/de/Projekte/Uebersicht-der-Projekte/Interprofessionalitaet/Publikationen-Interprofessionalitaet.html

Seligman, M. & Schuhmacher, S. (2021). *Flourish – Wie Menschen aufblühen: Die Positive Psychologie des gelingenden Lebens*. Kösel-Verlag.

Shaw, T. (2013). Approaches to Practice Development. In B. McCormack, K. Manley & A. Titchen (Eds.), *Practice Development in Nursing and Healthcare* (2nd ed., pp. 66–87). Wiley-Blackwell.

Shore, L. M., Randel, A. E., Chung, B. G., Dean, M. A., Holcombe Ehrhart, K. & Singh, G. (2011). Inclusion and Diversity in Work Groups: A Review and Model for Future Research. *Journal of Management, 37*(4), 1262–1289.

Smith, S., Dewar, B., Pullin, S. & Tocher, R. (2010). Relationship centred outcomes focused on compassionate care for older people within in-patient care settings. *International Journal of Older People Nursing, 5*(2), 128–136.

Stufflebeam, D.L. (2003). The CIPP Model for Evaluation. In T. Kellaghan & S.D. L (Eds.), *International Handbook of Educational Evaluation* (pp. 31–62). Kluwer Academic Publishers.

Teeling, S.P., Dewing, J. & Baldie, D. (2021). A Realist Inquiry to Identify the Contribution of Lean Six Sigma to Person-Centred Care and Cultures. *International Journal of Environment Research in Public Health, 18*(19).

Titchen, A. (2003). Critical companionship: Part 1. *Nursing Standard, 18*(9), 33–40.

Titchen, A. (2018). Flowing like a river: facilitation in practice development and the evolution of critical-creative companionship. *International Practice Development Journal, 8*(1), 1–23.

Titchen, A., Dewing, J. & Manley, K. (2013). Getting Going with Facilitation Skills in Practice Development. In B. McCormack, K. Manley & A. Titchen (Eds.), *Practice Development in Nursing and Healthcare* (2nd ed., pp. 109–129). Wiley-Blackwell.

Titchen, A. & McCormack, B. (2008). A Methodological Walk in the Forest: Critical creativity and human flourishing. In K. Manley, B. McCormack & V. Wilson (Eds.), *International Practice Development in Nursing and Healthcare* (pp. 59–83). Blackwell.

Titchen, A. & McCormack, B. (2010). Dancing with stones: critical creativity as methodology for human flourishing. *Educational Action Research, 18*(4), 531–554.

van der Meer, L., Nieboer, A.P., Finkenflugel, H. & Cramm, J.M. (2018). The importance of person-centred care and co-creation of care for the well-being and job satisfaction of professionals working with people with intellectual disabilities. *Scandinavian Journal of Caring Science, 32*(1), 76–81.

van Lieshout, F. & Cardiff, S. (2015). Reflections on being and becoming a person-centred facilitator. *International Practice Development Journal, 5* (suppl. 4), 1–10.

Vesper, R. & Scholz, H. (2016). Facilitation – Inhalte, Haltungen, Konzepte. *futur2*, (1). https://www.futur2.org/article/facilitation-inhalte-haltungen-konzepte/ am 01.07.2021

von Dach, C. & Zürcher, S. (2019). *Erhebung zur personzentrierten Gesundheitsversorgung Akut. Person-Centred Practice Inventory-Staff acute German (PCPI-S aG).*

Vygotsky, L.S. (1978). *Mind in society: The development of higher psychological processes.* Harvard University Press.

Warfield, C. & Manley, K. (1990). Developing a new philosophy in the NDU. *Nursing Standard, 4*(41), 27–30.

Watling, T. (2015). Factors enabling and inhibiting facilitator development: lessons learned from Essentials of Care in South Eastern Sydney Local Health District. *International Practice Development Journal, 5*(2), 1–16.

West, J. (2013). From being to becoming: the journey of becoming an organisational practice development facilitator through the stages of enlightenment, empowerment and emancipation. *International Practice Development Journal, 3.*

Wilson, K. & Devereux, L. (2014). Scaffolding theory: High challenge, high support in Academic Language and Learning (ALL) contexts. *Journal of Academic Language & Learning, 8*(3), A91-A100.

Wilson, V., Dewing, J., Cardiff, S., Mekki, T.E., Øye, C. & McCance, T. (2020). A person-centred observational tool: devising the Workplace Culture Critical Analysis Tool®. *International Practice Development Journal, 10*(1), 1–15.

Wilson, V., Hardy, S. & Brown, B. (2008). An Exploration of Practice Development Evaluation: Unearthing Praxis. In K. Manley, B. McCormack & V. Wilson (Eds.), *International Practice Development in Nursing and Healthcare* (pp. 126–146). Blackwell Publishing.

Wilson, V. & McCance, T. (2015). Good enough evaluation. *International Practice Development Journal, 5*, 1–9.

Woolf, S.H., Zimmermann, E., Haley, A. & Krist, A.H. (2016). Authentic Engagement Of Patients And Communities Can Transform Research, Practice, And Policy. *Health Affairs, 35*(4), 590–594.

Wright, J. & Titchen, A. (2003). Critical companionship part 2: using the framework. *Nursing Standard, 18*(10), 33–38.

3 Leadership: Das Fundament personzentrierter Entwicklungsprozesse

Shaun Cardiff, Jacqueline S. Martin und Christoph von Dach

Das nachfolgende Kapitel führt in die Bedeutung eines personzentierten Leaderships in der Gesundheitsversorgung ein. Leadership wird darin verstanden als ein befähigender und partizipativer Umgang mit den unterstellten Mitarbeitenden. Das Führungsverständnis in der personzentrierten Gesundheitsversorgung kann nicht auf einem direktiven Verständnis basieren. Auch kann es nicht als Managen einer Gruppe verstanden werden, sondern sollte auf einem beziehungsorientierten Ansatz basieren. Deshalb wird im weiteren Verlauf der englische Begriff Leadership verwendet. Dieser umschreibt das Führungsverständnis in der personzentrierten Gesundheitsversorgung derzeit am genauesten. Das folgende Kapitel gibt einen Überblick über die Entstehung von personzentriertem Leadership in der Pflege und erläutert anschließend aus unterschiedlichen Blickwinkeln, was personzentriertes Leadership vonseiten der Führungspersonen, der Mitarbeitenden und des Umfelds bedingt. Weiter gibt es eine Vision dessen, wie Leadership in der personzentrierten Gesundheitsversorgung ausgestaltet werden kann.

3.1 Einführung

Die Erforschung von Leadership hat in den letzten Jahrzehnten eine große Evolution durchgemacht, von den frühen Ansätzen in den 30er-Jahren in den USA bis in die Neuzeit. Die Führungsforschung ist einer der am meisten untersuchten Bereiche. Dies führte in der Folge zu unzähligen Theorien und Modellen und resultierte aber, trotz der Fülle der Studien, nicht in einem gemeinsamen Verständnis von Leadership und seinen effektivsten Ansätzen. Die praxisrelevanten Fragen, welcher Führungsstil zu objektivem, im Sinne der Aufgabenorientierung und Zielerreichung, und subjektivem Erfolg, nämlich Zufriedenheit und Commitment der Mitarbeitenden führen, werden immer noch sehr kontrovers diskutiert.

Bereits Burns (1978, S. 2) hat als namhafter Forscher in diesem Feld geschrieben: „Leadership is one of the most observed and least understood phenomena on earth“.

In einer zusammenfassenden Betrachtung der bisherigen Forschung im historischen Verlauf lassen sich laut Reichwald and Möslein (2005) im Wesentlichen fünf Entwicklungslinien als grobe Klassifikation der Forschungsansätze in Leadership beschreiben. Die früheste Forschung in den 30er und 40er-Jahren konzentrierte sich auf die charakteristischen Eigenschaften von herausragenden Führungspersonen, z. B. in der Great Man Theorie (James, 1880; Jennings, 1960) mit dem Ziel, diese als Kriterien für die Auswahl und Entwicklung von Führungspersonen heranzuziehen. Obwohl viele Studien einige konsistente und relevante Eigenschaften von Führungspersonen identifizierten, die sowohl angeboren als auch durch Lernen und Erfahrungen erworben werden konnten, wurde der eigenschaftstheoretische Ansatz der Forschung wieder verlassen. Neuere Erkenntnisse zeigten, dass die Führungseffektivität nicht nur von der Person, sondern auch von ihrem Verhalten und dem organisationalen Kontext abhängig ist. Erst in den 90er-

Jahren erlebte dieser Ansatz durch die Erforschung vom Einfluss sozialer und emotionaler Intelligenz (Goleman et al., 2002a; Goleman et al., 2002b) bei Führungspersonen wieder ein Revival.

In den verhaltenstheoretischen Ansätzen der Leadership Forschung wurde der Fokus entsprechend stärker auf das Handeln von Führungspersonen gelenkt, was in ein-bis mehrdimensionalen Taxonomien resultierte. Eine der bekanntesten Theorien aus dieser Zeit ist das zweidimensionale „Managerial Grid" nach Blake and Mouton (1964), welches im Rahmen von Trainings entwickelt wurde und auf den beiden Dimensionen Sach- und Beziehungsorientierung aufbaut. Die Autoren unterscheiden in ihrem Verhaltensgitter fünf Haupt-Verhaltensstile, je nachdem welchen Wert Führungspersonen auf die zu erzielenden Ergebnisse oder auf die Mitarbeiterorientierung legen. Idealerweise würden sowohl die sozio-emotionalen Aspekte als auch die sachlich-rationalen Aspekte gleichermaßen berücksichtigt werden, um beste Ergebnisse zu erreichen.

Während diese bisherigen universellen Theorien davon ausgingen, dass bestimmte Persönlichkeitsmerkmale (z. B. Intelligenz) und das Verhalten einer Führungsperson generell zum Erfolg führen, zeigten die nachfolgenden Kontingenztheorien, dass auch die situativen Rahmenbedingungen eine relevante Rolle spielen. Je nach Ausprägung dieser Faktoren ist ein anderes Verhalten erforderlich. Entsprechend integrierten nun die situationstheoretischen Ansätze der Leadership Forschung situative Faktoren wie Zweck, Ziel, Rentabilität, Größe, Struktur und Kultur einer Organisation in ihre Untersuchungen. Insbesondere die kulturellen Normen und Werte einer Organisation beeinflussen den Erfolg von Führungspersonen stark.

Das Lebenszyklusmodell von Hersey and Blanchard (1982) zum Beispiel orientiert sich am aufgabenrelevanten Reifegrad der Mitarbeiter*in und variiert vom autoritären, über den integrierenden, partizipierenden bis zum vollständig delegierenden Führungsstil einer Leadership Person. Obwohl situative Leadership Theorien intuitiv nachvollziehbar sind und für die Führungspraxis nützliche Empfehlungen geben, konnte empirisch die Validität teilweise nicht nachgewiesen werden. Die neuere Forschung konzentrierte sich in der Folge mehr auf transformationstheoretische und interaktionstheoretische Ansätze, sowie auf pragmatische Leadership Kompetenzen.

Seit den 80er-Jahren stehen die transformationstheoretischen Ansätze in der Erforschung von Leadership im Zentrum vieler Studien, weil sich in vielen Unternehmen die Frequenz an Veränderungen massiv erhöht hat. Damit wurden Change-Management Kompetenzen, respektive die Initiierung und Gestaltung des Wandels eine vorrangige Führungsaufgabe. Einige dieser Theorien, zum Beispiel die Transformational Leadership Theory (Bass, 1998), gehen von Charisma als eine der zentralen Eigenschaften von Leadership Personen aus, um Visionen für die Zukunft zu entwickeln und Menschen inspirieren und motivieren zu können. Charismatischen Personen wurde das Potential zugeschrieben, Veränderungsprozesse und Krisen effektiv gestalten und meistern zu können.

Die Interaktionstheoretischen Ansätze stellten zum ersten Mal nicht mehr die Führungsperson ins Zentrum der Forschung, sondern die Interaktionsbeziehungen (relational Leadership), zwischen der Führungsperson und den Mitarbeitenden, respektive Kooperationspartner*innen im Umfeld. Aus dieser Perspektive betrachtet, ist die Effektivität der von Leadership abhängig von den Ausprägungen und der Qualität der Beziehungen, letztlich von der Akzeptanz in der Leadership Rolle. In der „Authentic Leadership Theory" (Avolio et al., 2004) werden das Verhalten und die Merkmale von authentischen Führungspersonen beschrieben, die sich in der Interaktion mit anderen aufrichtig und transparent verhalten, eine gute Selbsterkenntnis bzgl. ihrer Stärken und Schwächen haben, moralische Werthaltungen internalisiert haben und sich kongruent zu diesen verhalten.

Dadurch erhalten sie das Vertrauen und den Respekt ihrer Mitarbeitenden.

Verschiedene Veränderungen im Gesundheitswesen, wie die zunehmende Überalterung der Gesellschaft und die verstärkte Forderung nach Wirtschaftlichkeit bei gleichbleibender oder höherer Qualität der Dienstleistungen, erfordern Innovationen und neue Leadership Modelle, die ein effektives Leadership in einer Organisation ermöglichen (Goonan & Stoltz, 2004). Gesundheitsinstitutionen können dies erreichen, indem sie ihre stark hierarchischen Strukturen zugunsten von Ansätzen verändern, die eine dezentralisierte Entscheidungsfindung und Team Empowerment stärken (Williamson, 2005). Primäre Zielsetzung einer Führungsperson sollte es sein, eine kollektive Leadership Kultur zu fördern, in der sich eine hohe Qualität, kontinuierliche Verbesserung, eine anteilnehmende Versorgung, ausgerichtet auf die Patient*innenbedürfnisse, entwickeln kann (West et al., 2014).

Ein effektives Leadership ist zentral für die Erbringung einer professionellen und exzellenten Gesundheitsversorgung; eine Versorgung, die personzentriert, evidenzbasiert und ergebnisorientiert ist (Alleyne & Jumaa, 2007; Enterkin et al., 2013; Kramer et al., 2004; Manojlovich, 2005a, 2005b).

Effektives Leadership ist auch notwendig für die kontinuierliche Verbesserung und Gewährleistung der Qualität und Sicherheit in der Pflege von Patientinnen und Patienten, bei gleichzeitigem Anspruch auf höhere Effizienz und Profitabilität (Watkins, 2010; Wong & Cummings, 2007).

Effektives Leadership in der Pflege basiert laut systematischen Reviews auf beziehungsorientierten Ansätzen wie „Transformational" und „Authentic Leadership Style" (Cummings, 2004; Cummings et al., 2018). Führungspersonen, die in die Beziehungen zu ihren Mitarbeitenden investieren, sich um ihre Pflegenden als individuelle Personen kümmern und kollaborativ zusammenarbeiten, beeinflussen die Gesundheit und das Wohlbefinden ihrer unterstellten Mitarbeiter*innen positiv und damit schlussendlich die Qualität der Pflege (Cummings, 2004).

3.2 Werte, Kultur und Leadership

Praxisentwicklung stellt gemeinsame Werte in den Mittelpunkt all ihrer Aktivitäten. Dadurch unterstützt sie die Auseinandersetzung und Mitgestaltung von gemeinsamen Werten und Visionen. Sie sind die Grundvoraussetzung für die Entwicklung von Individuen, Gruppen, Strukturen und Kulturen. Diese führen dann zur personzentrierten Praxis (Manley, 2017). Im weiteren Verlauf wird es um eine vertiefte Auseinandersetzung mit Werten, Kultur und Leadership im Kontext personzentrierter Gesundheitsversorgung gehen. Hierbei liegt die folgende Definition personzentrierter Gesundheitsversorgung zugrunde:

„Praxisentwicklung ist ein kontinuierlicher Prozess, der auf Effektivitätssteigerung in der patientenzentrierten Versorgung abzielt. Das Ziel wird dadurch erreicht, dass die Gesundheitsteams befähigt werden, ihre Kenntnisse und Fähigkeiten zu entwickeln und die Kultur und den Kontext der Versorgung zu verändern. Der Prozess wird gefördert und unterstützt von Fazilitator*innen, die sich systematischen, exakten und kontinuierlichen Prozessen emanzipatorischer Veränderung, die die Perspektive der Dienstleitungsnutzer*innen berücksichtigen, verpflichtet fühlen" (Garbett & McCormack, 2002, zitiert in McCormack et al., 2009).

Werte sind Konstrukte dessen, was Menschen individuell und/oder kollektiv als wichtig, (un)wahr und/oder (un)moralisch empfinden (Cardiff, 2014). Sie bilden Prinzipien, nach denen gelebt wird. Weiter definieren sie Normen, die erfüllt werden müssen, während sie persönliche und kollektive Handlungen leiten (Talbot, 2003). Dabei haben sie sowohl eine kognitive (Gedanken-) als auch eine affektive (Gefühls-)Dimension und sind Teil unserer

Identität (Liaschenko, 1999). Obwohl Werte teilweise abstrakt und schwer zu artikulieren sind, können sie manchmal indirekt aus der Art und Weise abgeleitet werden, wie sich Menschen (non-) verbal ausdrücken. Dabei muss jedoch beachtet werden, dass immer mehrere Faktoren Einfluss darauf haben, was eine Person denkt und wie sie sich verhält (Glen, 1999). Diese Wert-Verhaltens-Differenz ist in der Organisationspsychologie gut dokumentiert; es gibt keine direkte Beziehung zwischen Werten, Absicht und Verhalten (Szabo et al., 2001). Wenn eine Person, ein Team oder eine Organisation Personzentriertheit befürworten, bedeutet das nicht unbedingt, dass sie gelebt wird. In der Praxisentwicklung gibt es verschiedene Instrumente und Methoden, um das Ausmaß einer personzentrierten Kultur zu erfassen. Dies sind beispielsweise das Workplace Culture Analysis Tool Revised® (Wilson et al., 2020), der Fragebogen Person-Centred Practice Inventory (Slater et al., 2017) und Emotional Touchpoints (Dewar et al., 2010). Instrumente und Methoden werden in **Kapitel 2.4** vertieft behandelt.

Obwohl zentrale Werte im Laufe der Zeit verhältnismäßig stabil sind, können sie sich verändern. Dies passiert beispielsweise als Reaktion auf Ereignisse wie Personalfluktuation und politische Veränderungen. Werteklärungen (Klärung, welche Werte eine Gruppe in der täglichen Praxis leben wollen) können helfen, gemeinsame Werte zu formulieren und so einen gemeinsamen Zweck zu definieren. Dieser Prozess der Werteklärung fördert ein Gefühl von Gemeinschaft, Zugehörigkeit und Verbundenheit. Regelmäßige Reflexion und Klärung von vereinbarten Werten ist ratsam, da sie das Bewusstsein „wo wir sind" und „was wir tun müssen, um das zu erreichen, wonach wir streben" unterstützt (Kouzes & Posner, 2007). Klar definierte gemeinsame Werte und Ziele sind auch für die Beurteilung der Kongruenz zwischen den impliziten und expliziten Schichten von Arbeitsplatzkulturen unerlässlich. **Tabelle 3-1** zeigt eine Vorlage, die verwendet werden kann, zur Erfassung persönlicher und gemeinsamer Werte in der Praxis.

Wenn es darum geht, Individuen, Gruppen, Strukturen und Kulturen zu transformieren und sie dadurch zu befähigen, personzentrierter zu werden, muss die Kultur stets berücksichtigt werden. Kultur ist ein abstraktes Konzept, das jeder „kennt", aber viele Menschen haben

Tabelle 3-1: Eine Vorlage zur Identifizierung persönlicher und gemeinsamer Werte (Eigendarstellung)

Persönliche Werte (Ich fühle mich …)	Gemeinsame Werte (Wir fühlen uns …)
Allgemein: Es ist wichtig, … *[Wert einfügen]* … /*[Wert einfügen]* … zu sein.	
Spezifisch: Wenn jemand gepflegt wird, ist es wichtig, … *[Wert einfügen]* … / *[Wert einfügen]* … ist wichtig, wenn jemand gepflegt wird.	
Spezifisch: Um in einem/diesem Team gut zu arbeiten, ist es wichtig, … *[Wert einfügen]* … / *[Wert einfügen]* … ist wichtig für ein/dieses Team.	

Schwierigkeiten, es zu definieren. Eine der einfachsten Möglichkeiten, Kultur zu beschreiben, besteht darin, sie zu bitten, folgende Frage zu beantworten: „Wie tun wir hier die Dinge, die getan werden müssen?" Antworten auf diese Fragen zeigen und/oder erzählen von Normen, Vorschriften, Traditionen, Strukturen, Prozessen, Beziehungen, Objekten usw., die im spezifischen Kontext Gültigkeit haben. Wenn der kritische Dialog dazu weitergeht, entstehen daraus meist Geschichten von Macht und Einfluss. Einige können positiv sein, wie das Hinarbeiten auf ein gemeinsames Ziel, das für alle Beteiligten wichtig ist. Einige können negativ sein, wie Manipulation und Unterdrückung.

Schein (2010) rät, Kultur auf drei verschiedenen Ebenen zu beobachten: Artefakte, unterstützte Werte und Grundannahmen. Die Ebene der Artefakte ist das, was ein Außenseiter durch seine Sinne registriert, wenn er einen Arbeitsbereich betritt. Dies umfasst die Gestaltung der physischen Umgebung, Symbole, Sprache, Kleidung, Zugang zu Dokumentation, Verhalten von Menschen usw. Obwohl diese Dinge leicht zu beobachten sind, kann die wahre Bedeutung für die Gruppe erst im Gespräch geklärt werden. Wenn Menschen gebeten werden, über die Ideale, Ziele, Werte, Bestrebungen, Ideologien und Rationalisierungen ihrer Kultur zu sprechen, beschreiben sie die Kulturebene der unterstützten Werte und Überzeugungen – die Erzählung, die „gehört werden sollte". Die dritte Ebene ist diejenige der grundlegenden Annahmen: das, was Individuen und Gruppen für wichtig halten, was Dinge bedeuten, wie man sich unter verschiedenen Umständen verhält und reagiert. Die meisten Grundannahmen liegen im Unterbewusstsein, sind selbstverständliche Werte und Überzeugungen, an die nicht kontinuierlich gedacht wird, welche aber einen sehr starken Einfluss auf Verhalten, Wahrnehmung, Denken und Fühlen haben. Eine wichtige Botschaft von Schein (2010) ist, dass die Kultur stark ist, wenn die Grundannahmen, die unterstützten Werte und die Artefakte übereinstimmen. Wenn jedoch grundlegende Annahmen infrage gestellt werden, kann das zu einem Gefühl der Bedrohung führen und Ängste bei den Mitgliedern der Gruppe hervorrufen. Dies deutet dann darauf hin, dass dem Mangel an Übereinstimmung zwischen dem, was beobachtet und befürwortet wird, Beachtung geschenkt werden sollte, allerdings in nicht wertender Weise, da vermutlich unbewusste Wahrheiten offenbart wurden.

Während sich viele Autoren traditionell auf die Organisationskultur konzentriert haben, wurde dies von anderen auch infrage gestellt. Bolan (1994) legt nahe, dass die „Eigenkulturen" kleinerer Gruppen von größerer Bedeutung ist, da diese kleineren Sub-Kulturen dann die Organisationskultur der gesamten Organisation bilden. Manley et al. (2011) verstehen die Arbeitsplatzkultur als zentral. Sie betonen die Wichtigkeit, diese zu entwickeln, da darin Pflege stattfindet und erlebt wird. Sie umschreiben die Wirkung einer effektiven Arbeitsplatzkultur wie folgt. Eine effektive Arbeitsplatzkultur fördert: „... das Aufblühen aller Beteiligten, die konsequente Erreichung von Standards und Zielen, evidenzbasierte und kontinuierliche Entwicklung, Verbesserung und Innovation in der Praxis, die mit den Bedürfnissen der Patient*innen verbunden sind, und befähigte und engagierte Mitarbeiterinnen und Mitarbeiter." Dies wird ermöglicht durch: „... transformative Führungspersonen, qualifizierte Moderation und Klarheit der Rollen ... organisatorische Bereitschaft mit einer flachen und transparenten Führungsstruktur und unterstützender Personalabteilung" (Manley et al., 2011, S. 17). Dabei bilden die 10 Grundwerte einer personzentrierten Kultur (**Abb. 3-1**) die Basis.

Praxisentwicklung hat zum Ziel, eine personzentrierte Kultur zu entwickeln. Darin findet sich „die Art und Weise, wie Dinge getan werden" als ein kontinuierlicher Prozess der Bildung von Beziehungen und Strukturen in Betreuungs-, Lern- und Arbeitsumgebungen. Dies ermöglicht allen, Selbstbestimmung und Würde zu erfahren (Jacobs & Janssen, 2018). Unklare Interpretationen von Personzentriertheit und

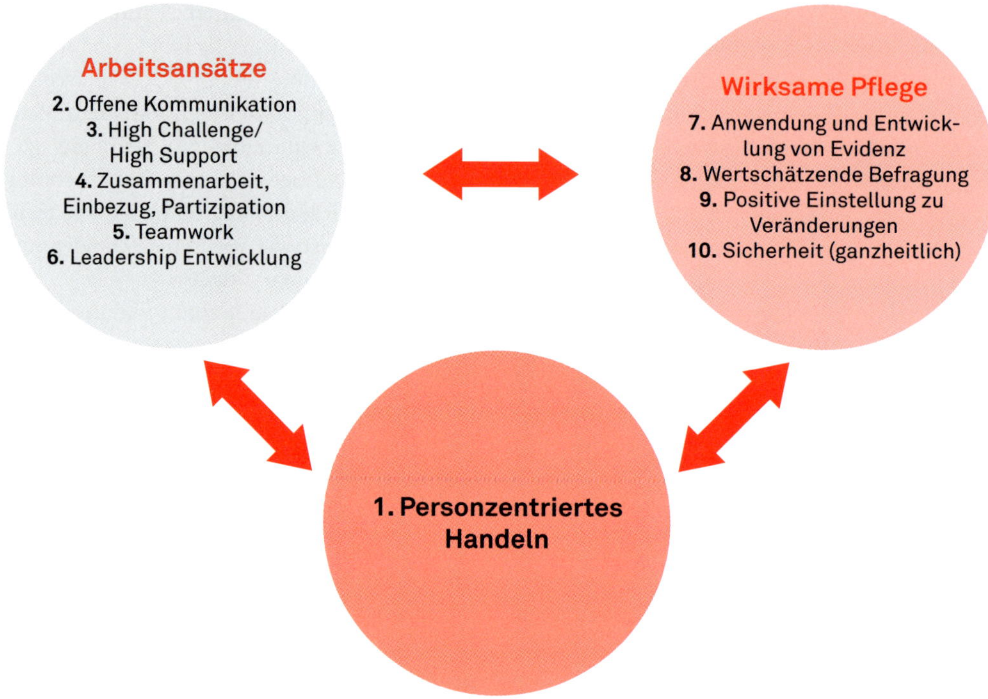
Arbeitsansätze
2. Offene Kommunikation
3. High Challenge/ High Support
4. Zusammenarbeit, Einbezug, Partizipation
5. Teamwork
6. Leadership Entwicklung
Wirksame Pflege
7. Anwendung und Entwicklung von Evidenz
8. Wertschätzende Befragung
9. Positive Einstellung zu Veränderungen
10. Sicherheit (ganzheitlich)
1. Personzentriertes Handeln

Abbildung 3-1: Grundwerte effektiver Arbeitsplatzkulturen (Quelle: Eigendarstellung in Anlehnung an Manley et al., 2011)

personzentrierter Praxis können ein wesentliches Hindernis für die Entwicklung dieser Kulturen darstellen (Kirkley et al., 2011). Daher liegt ein Schwerpunkt auf der regelmäßigen Werteklärung. In Bezug auf Kultur sollte daran gedacht werden, dass es nicht die Werte und Überzeugungen eines einzelnen Individuums sind, die eine personzentrierte Kultur schaffen und erhalten. Zentral dabei sind die Beziehungen und kontextuellen Faktoren innerhalb der Kultur. Die Beziehungen müssen dabei authentisch sein und auf gegenseitiger Achtung der Persönlichkeit und Selbstbestimmung beruhen, da nur so alle Beteiligten auf einen gemeinsamen Zweck hinarbeiten. Kontextfaktoren sind z.B. die Unterstützung der Personalabteilung, die Organisationsstruktur, Klarheit der Rollen, wie auch nicht zuletzt das qualifizierte Leadership und Facilitation (Manley et al., 2011). Der theoretische Bezugsrahmen der personzentrierten Gesundheitsversorgung (McCormack & McCance, 2017) definiert als Ergebnis personzentrierter Praxis die gesundheitsförderliche Kultur. Das Adjektiv „gesundheitsförderlich“ wird verwendet, um etwas als „gut für uns“ oder „förderlich für unsere gute Gesundheit“ zu beschreiben. Es umschreibt etwas, was mit dem Engagement für einen ganzheitlichen Gesundheitsansatz und dem letztendlichen Ziel des menschlichen Wachsens und Gedeihens übereinstimmt.

Die Vorstellung, in einer personzentrierten, gesunden und effektiven Arbeitsplatzkultur zu arbeiten, wirft aber die Frage auf: Wie kann man diese spezifische Kultur im klinischen Setting entwickeln? Cardiff et al. (2020) identifizierten dafür vier Leitmotive. Die gleichzeitige Anwendung dieser Leitmotive kann zu einer Befähigung und zu einem erhöhten Wohlbefinden der Mitarbeitenden führen (**Tab. 3-2**). Außerdem stärken sie die Leistung von Teams, die gemeinsam positive Veränderungen anstreben

Tabelle 3-2: Arbeitsplatzkulturen, die gute Arbeitsbedingungen bieten (Eigendarstellung in Anlehnung an „Guiding lights for effective workplace cultures that are also good places to work," von S. Cardiff, K. Sanders, J. Webster & K. Manley, 2020, *International Practice Development Journal, 10*(2), S. X (doi).)

Leitmotiv	Beschreibung	Zwischenergebnisse	Ergebnisse
1. Kollektives Leadership	Gemeinsam sichtbares, authentisches, glaubwürdiges, beziehungsorientiertes und kollektives Leadership unterstützen und entwickeln Leadership Personen sind in der Lage: ein Vorbild für Vertrauen und Selbstvertrauen, gegenseitigem Respekt, Zusammenarbeit und Partizipation zu sein, Dialoge zu führen und zu fördern, Bedürfnisse auszugleichen, einander respektvoll und konstruktiv zu fördern, sich auf Gesundheit und Wohlbefinden der Mitarbeitenden zu konzentrieren, auf schnellen Erfolgen in Richtung nachhaltiger Veränderung aufzubauen.	Mitarbeitende: fühlen sich wertgeschätzt, respektiert, gehört, haben ein Gefühl von gegenseitigem/geteiltem Verständnis, sind ermächtigt, sich zu äußern und Leadership zu übernehmen,	Starke, leistungsstarke Teams. Mitarbeitendenbindung und niedrige Krankheitsraten. Mitarbeitende gedeihen, entwickeln sich und erweitern ihr Potential. Hochwertige Betreuung: personen- und beziehungszentriert, sicher und effektiv Nachhaltig positive, sich verbessernde Arbeitsplatzkulturen, die nicht von bestimmten Individuen abhängig sind. Aufbau einer effektiven Partnerschaft innerhalb und über verschiedene Settings/Organisationseinheiten.

Leitmotiv	Beschreibung	Zwischenergebnisse	Ergebnisse
2. Gemeinsame Werte leben	Grundlegende Art und Weise, wie Dinge getan werden: mitfühlende Versorgung, Positivität, Lernen, Teamarbeit (interprofessionell) und den nachhaltigen Wandel feiern. Versorgungsteams: gemeinsam Werte mit Patienten und Patientinnen, Servicebenutzern, Gemeinschaften und Mitarbeitenden auf allen Ebenen entwickeln, regelmäßig Werte überdenken, um gemeinsame Ziele erreichen, personzentrierte Beziehungen aufbauen, Werte authentisch leben, indem sie „tun, was sie sagen“, Stimmung erzeugen, wie gute Arbeitsplatzkulturen aussehen und sich anfühlen.	Mitarbeitende: fühlen sich wertgeschätzt und unterstützt, haben eine Stimme, sind ermächtigt, haben Freude am Arbeiten, haben ein Gefühl von Zugehörigkeit und Verbundenheit. Patienten und Patientinnen, Angehörige und andere erleben: begeisterte Mitarbeitende, eine warme, authentische, fürsorgliche Atmosphäre, eine saubere, aufgeräumte und einladende Umgebung.	siehe Seite 129

Leitmotiv	Beschreibung	Zwischenergebnisse	Ergebnisse
3. Sichere, kritische, kreative Lernumgebungen	in Zusammenhängen, wo: Praxis fürsorglich, sicher und effektiv ist, gegenseitige Lernbeziehungen Offenheit, Differenz, Neugier und Kreativität schätzen, es Raum und Strukturen gibt, um innezuhalten, zu denken, zu reflektieren, Ideen auszutauschen und gemeinsam als Team zu planen. Mitarbeitende: fühlen sich respektiert, haben keine Angst, zu hinterfragen und zu erforschen, fühlen sich unterstützt und befähigt, Risiken einzugehen, tauschen Wissen aus und nehmen aktiv wahr und lernen von dem, was gut funktioniert, sind mutig und selbstbewusst.	Mitarbeitende: bauen auf dem auf, was gut funktioniert, konzentrieren sich auf Lösungen, nicht auf Schuldzuweisungen. Servicebenutzer erleben eine Umgebung, die: sicher (sauber und ordentlich) ist, ihr Feedback stützt sich auf Stärken und Schwächen.	siehe Seite 129

Leitmotiv	Beschreibung	Zwischenergebnisse	Ergebnisse
4. Wertvolle Veränderung, die einen Unterschied macht	in Zusammenhängen, die sich konzentrieren auf: was den Menschen (Mitarbeiter*innen, Patient*innen, Service-benutzer*innen) wichtig ist und sich nachhaltig verändert, einen gemeinsamen Zweck zu haben, äußere Einflüsse, Umgang mit Komplexität. Die Mitarbeiter*innen sind in der Lage: Patient*innen, Service-benutzer*innen und einander mit Mitgefühl zu betreuen, aktiv Rückmeldung von verschiedenen Gruppen einzuholen, Positivität zu nutzen, um Innovation zu ermöglichen, sich energiegeladen zu fühlen und zu wissen, dass sie sowohl individuell als auch gemeinsam etwas bewirken können, mit verschiedenen Wissensquellen zu arbeiten, um Evidenz aus und in der Praxis zu generieren.	Mitarbeiter*innen erleben „Freude“ an ihrer Arbeit und sind motiviert für Entwicklung, Innovation und nachhaltige Veränderungen. Mitarbeiter*innen verbreiten, funktionale Lösungen, Effektive Leistungserbringung mit kontinuierlicher, nachhaltiger Verbesserung und Innovation.	siehe Seite 129

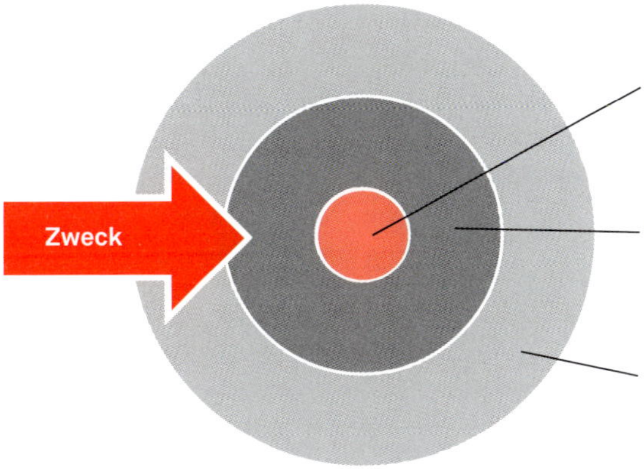

Abbildung 3-2: Ein Modell von Kultur und Führung für eine personzentrierte Praxis (Quelle: Eigendarstellung)

und aufrechterhalten, effektive Partnerschaften aufbauen und sich weiterentwickeln. Letztlich führt dies dann zu einem verbesserten Ergebnis der Arbeitsleistung. Die vier Leitmotive umfassen: gemeinsame Werte leben; sichere, kritisch-konstruktive und kreative Lernumgebungen; Veränderungen, die von Mitarbeitenden und Patienten und Patientinnen als „gut und wertvoll" eingeschätzt werden und kollektives Leadership.

Der Begriff „kollektives Leadership" weicht vom traditionellen Verständnis von Führung ab. Traditionellerweise wird Führung nach wie vor als Aufgabe angesehen, die an formale, hierarchische Positionen gebunden ist und von wenigen Personen ausgeübt wird. Kollektives Leadership hingegen betrachtet Führung als eine Praxis, die von allen ausgeübt werden kann. Führungspersonen lenken die Aufmerksamkeit auf die Tatsache, dass alle Mitarbeitende auch Leadership übernehmen können. Diese Ansicht deckt sich mit den Prinzipien der Praxisentwicklung von Kollaboration, Einbezug und Partizipation. Im kollektiven Leadership nutzen Teams die Fähigkeiten und das Know-how jedes Einzelnen, um das gesamte Team zu leiten, zu motivieren und zu unterstützen. Diese Bestrebungen sind auf ein gemeinsames Ziel ausgerichtet, um alltägliche Situationen zu bewältigen (Carson et al., 2007; Friedrich et al., 2009). Dabei beeinflussen alle Mitglieder eines Teams ihre Umgebung und werden ebenfalls davon beeinflusst. Kollektives Leadership verhält sich dynamisch und interaktiv und wird sowohl von internen Werten und Überzeugungen und Fähigkeiten der Einzelnen als auch von externen Faktoren beeinflusst, z. B. neue Tendenzen im Gesundheitsmarkt (Scott et al., 2018; Zhu et al., 2018). Kollektives Leadership zeichnet sich durch rasches Reagieren und einer befähigenden Haltung aus. Leadership Personen werden aktiv, wenn das Team nicht in der Lage ist, sich selbst erfolgreich zu führen, und sind zurückhaltend, wenn das Team autonom handelt. Solches Leadership, verbunden mit nachhaltiger Entwicklung und Wandel, kann ein Ausdruck von Personzentriertheit sein. Denn dabei kann Selbstbestimmung und Würde von allen Teammitgliedern erfahren werden.

3.3 Personzentriertes Leadership

Die vorhergehenden Ausführungen zeigen, dass sich Praxisentwicklung auf die Entwicklung personzentrierter Kultur fokussiert. Dabei müssen die einzelnen Komponenten innerhalb dieser Kultur übereinstimmen und ein gemeinsames Verständnis von Personzentriertheit widerspiegeln. Kollektives Leadership in Kombination mit einer sicheren, kritischen und kreativen Umgebung tragen zu einer Arbeitsplatzkultur bei, in der alle gedeihen können. Dies führt zu Entwicklungen, die von und für Patient*innen und Teammitglieder als wertvoll angesehen werden. Obwohl Teams in der Lage sein können, sich selbst zu führen, schließt dies nicht das externe hierarchische und/oder formale (vertikale) Leadership aus. Solches Leadership sollte jedoch reaktionsschnell und befähigend sowie idealerweise personzentriert sein. **Abbildung 3-2** veranschaulicht dies.

Personzentriertes Leadership ist eine komplexe, dynamische und konzeptualisierte Führungspraxis. Sie legt Wert auf die Beziehungsgestaltung und Befähigung, die darauf abzielt, Menschen in die Lage zu versetzen, sich zu entfalten. Leadership als ein Prozess der Beeinflussung manifestiert sich in Beziehungen und in Zusammenhängen und nutzt mehrere Formen und Richtungen des Einflusses. Leadership Persönlichkeiten zielen dabei nicht nur darauf ab, Personen und Kontexte zu beeinflussen, sie lassen sich selbst davon beeinflussen. In ähnlicher Weise beeinflusst die (Ich-Du) Leadership Beziehung den Kontext und wird gleichzeitig vom Kontext beeinflusst.

Personzentrierte Leadership Beziehungen basieren auf der Achtung der Persönlichkeit jedes einzelnen, der Förderung der Selbstbestimmung und dem gegenseitigen Respekt und Verständnis füreinander. Hierbei entsteht ein Gefühl der Verbundenheit. Dies erfordert ein Bewusstsein der Verantwortlichen darüber, „was" (Objekt), „wen" (Subjekt) und „wohin" (Vision) sie Menschen befähigen wollen. Da Menschen und Umgebungen nicht „statisch" sind, arbeitet die personzentrierte Leadership Person ständig an der Beziehung zu den Mitarbeitenden, passt kontinuierlich ihre Haltung auf die sich verändernden Situationen an und bleibt dabei, auf ein gemeinsames Ziel ausgerichtet. Cardiff (2014) untersuchte in einer partizipativen Aktionsforschung die Entwicklung personzentrierter Praxis im Gesundheitswesen. In der Studie benutzt er den argentinischen Tango als Metapher. Dabei entwickelt er das Bild eines Paares, das am Strand tanzt. Der argentinische Tango ist durch eine Reihe von Grundbewegungen gekennzeichnet. Er verfügt dabei nicht über ein vorgegebenes repetitives Bewegungsmuster. Die Führung kann zwischen den Tanzpartnerinnen und -partnern wechseln. Sie reagieren aufeinander, auf die Musik und auf den Raum um sie herum mit dem Ziel, gemeinsam Neues und mehr zu gestalten, als sie es allein tun könnten. Keiner der Tanzenden kann ohne die Partnerin respektive den Partner den Ausdruck bzw. die Figur erreichen und halten. Weiter beeinflussen der unebene sandige Boden, die Gezeiten und das Wetter den gemeinsamen Tanz. Im Bild stellt der Sand, die Flut und die Wetterbedingungen die Umgebungsfaktoren dar, welche die Beziehung zwischen der Leadership Person und der Mitarbeiterin, dem Mitarbeiter beeinflussen können und auch von ihr beeinflusst werden. Diese Umgebungsfaktoren umfassen: Einflüsse von Stakeholdern, sichere, kritische und kreative kommunikative (Lern-) Räume, die herrschende Organisationskultur und vorhandene Beurteilungssysteme. Die Fallbeispiele in **Tabelle 3-3** veranschaulichen diese Faktoren für Kirsten, eine onkologische Pflegefachfrau an einem Universitätsspital.

Im Gegensatz zur traditionelleren Führungstheorie liegt der Fokus des personzentrierten Leaderships weniger auf spezifischen Organisationszielen als vielmehr darauf, dass Menschen und Ziele „zur Geltung kommen können". Dabei wird Wert daraufgelegt, Selbstverwirklichung, Ermächtigung und Wohlbefinden zu erfahren. Die zugrundeliegende Prämisse ist, dass die Leistung und das Engagement einer Person für ihre Arbeit erhöht werden kann, wenn Menschen:

a. Zugang zu Ressourcen haben, die ihnen helfen, ihre Ziele zu erreichen (Kants Theorie über strukturelle Ermächtigung) und den Glauben an ihre eigene Fähigkeit, sie zu erreichen (Spreitzers Theorie über psychologische Ermächtigung),

Tabelle 3-3: Einfluss von Kontext und Beziehung (Eigendarstellung)

Bedürfnisse der Stakeholder	Organisationskultur
Stakeholder sind diejenigen, welche die Entscheidungen und Handlungen innerhalb der Leadership Beziehung beeinflussen oder durch diese beeinträchtigt werden. Auch sie haben Verantwortung und Interesse an dem, was geschieht. Kirsten und das Pflegeteam organisierten eine vorzeitige Entlassung für einen totkranken Patienten mit parenteraler Ernährung, der so viel Zeit wie möglich zu Hause mit Familie und Freunden verbringen wollte. Das Pflege- und Ärzteteam war nicht erfreut über die Wünsche des Patienten, aber das leere Bett wurde für einen neuen Patienten benötigt, der auf die Aufnahme zur Behandlung wartete. Der Patient und die Familie waren glücklich und vorbereitet; eine „dringende" Überweisung wurde ein statt drei Tage vor der Entlassung an das örtliche Pflegeteam geschickt. Das spitalexterne Team lehnte die Überweisung ab. In der Folge konnte der Patient nicht entlassen werden, und der neue Patient wurde nicht aufgenommen. Das spitalexterne Team schickte daraufhin ein Beschwerdebrief. Sie waren überarbeitet, unterbesetzt und fühlten sich nicht wohl mit der parenteralen Ernährung in einer häuslichen Umgebung. Während die Bedürfnisse des Patienten, Familie und Krankenhaus-Stakeholder erfüllt wurden, wurden die Bedürfnisse des spitalexternen Teams nicht gehört, obwohl auch sie eine Verantwortung und ein Interesse an der vorzeitigen Entlassung hatten.	Die Unternehmenskultur ist breiter als die Arbeitsplatzkultur und kann Entscheidungen und Handlungen innerhalb der Leadership Beziehung beeinflussen oder von ihnen beeinflusst werden. Kirsten hat ein Studium zur Pflegeexpertin APN absolviert und arbeitet in einem Universitätsspital in der Onkologie. Sie arbeitete zuvor in einem kleineren Spital und kannte von dort eine gut funktionierende interprofessionelle Zusammenarbeit. Bald nach ihrem Eintritt in das Universitätsspital bemerkte sie, dass das Pflegeteam für ihre Vorschläge nicht empfänglich war und das medizinische Team ihre Ressourcen stärker beanspruchte als erwartet. Sie erfuhr, dass es hier normal war als Pflegeexpertin für das medizinische Team zu arbeiten. Das Pflegeteam wurde durch eine Abteilungsleiterin geführt. Obwohl Kirsten die Kultur respektierte, suchte sie andere Pflegeexperten, die es leid waren, ihre Vision nicht leben zu können. Damit baute sie ein Beziehungsnetz auf, um so die pflegerische Versorgung beeinflussen zu können. Gemeinsam veranstalteten sie Treffen mit der Pflegedirektorin und der Universitätsfakultät, um den Zweck einer erweiterten und vertieften Pflegepraxis (APN) zu diskutieren. Dies löste eine neue Bewegung von Treffen aus, jedes Mal mit verschiedenen Interessengruppen, bis die Ansichten darüber, welche Rolle Pflegeexperten haben, was sie wie tun sollten, sich im Laufe der Zeit änderte.

Tabelle 3-3: Fortsetzung

Beurteilungssystem	Sichere, kritische und kommunikative (Lern-) Räume
Wie Pflege- und Arbeitsbeziehungen bewertet werden, kann durch Entscheidungen und Handlungen von Leadership Personen beeinflusst werden, und die Ergebnisse dieser Bewertungen beeinflussen wiederum, was und wie die Dinge geführt werden. Durch ihre Lehrtätigkeit an der Universität, arrangierte Kirsten für einige Studierende ein Rundtischgespräch mit Onkologie-Patientinnen und Patienten, um über die erhaltene Versorgung zu reflektieren. Während es Momente positiver Pflegeerfahrungen gab, gab es auch Erzählungen, dass die Aufnahme in die Onkologie-Abteilung personzentrierter sein könnte. Dies initiierte ein kleines Projekt von Kirsten, bei dem sie Pflegefachpersonen während des Aufnahmeprozesses beobachtete und ihnen individuelles Feedback anbot. Die Art und Weise, wie dies durchgeführt wurde, wurde vom Pflegeteam geschätzt und spiegelte sich in den Bewertungen von Kirstens Rolle wider.	Die Praxis im Gesundheitswesen entwickelt sich ständig weiter, indem neue Erkenntnisse darüber gewonnen und weitergegeben werden, was für wen unter welchen Umständen funktioniert. Das Generieren und Teilen zum Lernen wird gestaltet und die Beziehungen können durch diese kommunikativen Räume beeinflussen und beeinflusst werden. Nach dem Beschwerdebrief des kommunalen Pflegeteams rief Kirsten zu einem Treffen mit der Pflegedirektorin und dem Stationsleiter auf, um eine angemessene Reaktion zu besprechen. Gemeinsam schlugen sie eine Reihe von Workshops vor, in denen sich das Pflegefachpersonal der Station und des kommunalen Pflegeteams treffen und diskutieren konnten, um einen stärker integrierten Patientenpfad für onkologische Patienten und Patientinnen zu entwerfen. Die Workshops begannen mit der Erzählung des frühen Entlassungsfalles um einen gemeinsamen Zweck und Grundregeln der Workshops zu schaffen. Die Teilnehmer bewegten sich dann durch kreative Entwürfe, wie sie den Betreuungspfad aus ihrer eigenen Perspektive sahen. Anschließend betrachteten und diskutierten sie die Perspektive des anderen, bevor sie sich mit Anforderungen, Bedenken und Problemen auseinandersetzten, die zu einem Aktionsplan führten. Die Workshops beinhalteten auch die inhaltliche Rolle der Pflegeexperten.

b. ihr volles Potenzial durch die Weiterentwicklung und Nutzung von Gelegenheiten und Möglichkeiten um sie herum (Maslows Bedürfnishierarchie) erreichen wollen und
c. ein Gefühl des Wohlbefindens erfahren.

Dies führt dazu, dass die Beziehung zwischen Leadership Person und Mitarbeiterin bzw. Mitarbeiter als gesunde Beziehung erlebt wird.

Somit kann das Gefühl der Verbundenheit mit der Leadership Persönlichkeit ein Zeichen für vorbildliches Leadership sein (Anonson et al., 2014). Das Gefühl der Verbundenheit beinhaltet, sich als Teil eines größeren Ganzen zu fühlen, ohne dabei jedoch die eigene Individualität zu verlieren. Beziehungsfähigkeit kann durch bestimmte Prozesse gefördert werden. Diese Prozesse sind: Empfindung, Abstimmung, Kontextualisierung, Präsentsein und Kommunikation. **Kasten 3-1** beschreibt die fünf Prozesse.

Kasten 3-1: Die fünf Prozesse, welche die Beziehungsfähigkeit fördern

(Eigendarstellung in Anlehnung an „Qualities of exemplary nurse leaders: A look at the process by which authentic leaders impact follower attitudes and behaviors," von J. Anonson, M.E. Walker, E. Arries, S. Maposa, P. Telford & L. Berry, 2014, *Journal of Nursing Management, 22*(1), S. X Anonson et al., 2014)

Empfindung: Mit den Sinnen (Augen, Ohren, Intuition) eine Situation und den aktuellen Zustand einer anderen Person zu beurteilen. Die gesammelten Informationen werden dann vor dem Handeln interpretiert und überprüft, um eine unangemessene Reaktion zu verhindern.

Abstimmung: Umfasst den moralischen Prozess des Verstehens und der Abstimmung der Bedürfnisse. Die Erfüllung der Bedürfnisse einer Person kann positive oder negative Folgen für andere haben.

Kontextualisierung: Dabei geht es um den Prozess der Wahrnehmung der ganzen Person (physisch, psychisch, sozial und spirituell). Jede*r Mitarbeitende im Gesundheitswesen erfüllt andere Aufgaben (Tochter, Mutter, Vorsitzende eines Sportvereins usw.) und lebt in anderen Zusammenhängen, die ihr Sein sowohl in diesen Rollen und Kontexten als auch in ihrer beruflichen Rolle und ihrem Kontext beeinflussen.

Präsentsein: Dies umfasst den Prozess des „Seins mit" der anderen Person. Es beinhaltet Aufmerksamkeit und Unterstützung, indem man offen für das ist, was sich entwickelt, Verständnis zeigt und/oder mit der anderen Person „denkt" (anstatt „für" sie denkt). Diese „Präsenz" kann (zu gegebener Zeit) vom Gegenüber auch dann wahrgenommen werden, wenn die Leadership Person nicht physisch anwesend ist.

Kommunikation: Dies ist der Prozess des handlungsorientierten Dialogs. Während der Dialog die Suche nach einem gemeinsamen Verständnis beinhaltet, führt die Kommunikation zur Identifizierung gemeinsamer Ziele und Absichten und einvernehmlichen Aktionsplänen.

Die Einbindung der Empfindung, Kontextualisierung und Abstimmung vermittelt einer Leadership Person Informationen. Dadurch kann sie entscheiden, wie sie sich in Beziehung am besten positioniert.

Im personzentrierten Leadership werden vier Ansätze unterschieden: Führung von vorne, von außen, von der Seite und von hinten. Bei der Führung von vorne bietet sich die Führungsperson als Vorbild an um zu zeigen, wie etwas getan werden kann, während es bei der Führung von außen darum geht, sorgfältige, detaillierte Anweisungen zu geben, damit Mitarbeitende unabhängig handeln können. Wenn die Leadership Person Unsicherheit spürt oder Schwierigkeiten bei der Umsetzung beobachtet, bewegt sie sich nebenher und gleicht große Herausforderungen mit eigener Unterstützung aus. Wenn Mitarbeitende eigenständig handeln, tritt die Leadership Person einen Schritt zurück, um von hinten zu führen. Dabei bleibt sie beobachtend und reagiert, wenn eine neue Unterstützung benötigt wird. Der Wechsel zwischen den vier Ansätzen ist kontinuierlich in Bewegung. Während die vier Ansätze denen ähneln, die von Hersey et al. (2001) als situative Führung beschrieben werden, ist die Haltung des personzentrierten Leaderships anders. Der primäre Fokus ist dabei nicht allein auf die Aufgabenerfüllung beschränkt. Die Haltung ist „einladend" und respektiert die Selbstbestimmung. Das Fallbeispiel in **Tabelle 3-4** veranschaulicht dies.

Leadership über relationale Verbundenheit ist ein komplexer Prozess. Dabei existieren verschiedene Persönlichkeitsmerkmale, die den Prozess fördern. Dazu gehören: authentisch und

Tabelle 3-4: Fallbeispiele Prozesse und Positionen des personzentrierten Leaderships (Eigendarstellung)

Eine vorzeitige Entlassung:	Die Rolle der Pflegeexpertin:
Als Kirsten einen Anruf der Leiterin der spitalexternen Pflegeorganisation erhielt, konnte sie am Tonfall hören, wie irritiert und gestresst sie war. Sie wusste, dass die Leiterin mehrere Teams zu verwalten und damit eine hohe Arbeitsbelastung hatte sowie persönlich in einer schwierigen Situation stand. Kirsten hörte zu und stellte zunächst klärende Fragen, bis sie mehr Einblick in die Herausforderungen bekam, vor denen das Team der spitalexternen Pflege stand. Dann definierte sie das gemeinsame Ziel des Patienten vor seinem Tod so viel Zeit wie möglich zu Hause zu ermöglichen. Nach der Einigung auf dieses Ziel, führte sie das Gespräch weiter, um Wege zu finden, wie dies ermöglicht werden konnte (Kommunikation). Eines der Probleme war, dass die Gemeindepflegefachpersonen nicht mit der parenteralen Ernährung vertraut waren. So versuchte sie, das Bedürfnis nach kompetenter Pflege des Patienten mit parenteraler Ernährung mit ihrem eigenen Bedürfnis nach einer frühzeitigen Entlassung und einem freien Bett für eine neue Aufnahme abzugleichen (Abstimmung). Sie schlug vor, dass sie die Pflegenden bei ihren Besuchen mit Videoanrufen über ihre Mobiltelefone oder iPads (Führung von der Seite) beraten könnte. Dies veranlasste die Anruferin, eine Verbindung zu einem neuen Projekt „Datenbrillen" herzustellen, das bald beginnen sollte. Kirsten fragte, ob sie eine Möglichkeit sah, an dem Projekt beteiligt zu werden (Führung von hinten). In der Zwischenzeit schlug sie vor, dass der Patient einen Tag später als ursprünglich geplant entlassen werden sollte. Kirsten bot an, den Patienten nachhause zu begleiten, und die Pflegenden vor Ort in die parenterale Ernährung einzuführen (Führung von vorne/Abstimmung der Bedürfnisse). Danach konnten sie per Videotelefonie im Kontakt bleiben, bevor dann das Projekt "Datenbrillen" begann.	Als Kirsten anfänglich ihre Bedenken über die Position der Pflegeexpertin APN mit ihren Kollegen und Kolleginnen äußerte, spürte sie Abwehr, da sie für Unruhe sorgen würde. Einige waren mit ihrer Rolle und Position zufrieden, weil ihnen der Fokus auf die „medizinische Behandlung" des Gesundheitszustands ihrer Patientinnen und Patienten gefiel. Andere sagten nicht viel dazu (Empfindung). Kirsten sprach mit diesen Personen einzeln und bat sie zu beschreiben, was ihnen an ihrer Rolle am meisten gefiel, wie ihre ideale Rolle aussehen sollte und wo sie Hindernisse für die Verwirklichung sahen (Anwesenheit). Es zeigte sich, dass sich jüngere Advanced Practice Nurses, nicht in der Lage fühlten, etwas an der aktuellen Situation zu ändern (Kontextualisierung). Diese Gruppe nahm an einer kritischen und kreativen Visionsübung teil, um zu klären, was ihrer Meinung nach die Rolle der Advanced Practice Nurse beinhalten sollte. Kirsten bot an, den ersten Workshop zu leiten (Führung von vorn) und eine der Teilnehmenden zu befähigen, die nächste Sitzung mit den übrigen Pflegeexperten durchzuführen (Führung von der Seite). Nach dem zweiten Workshop wurde eine Vision formuliert, die jene Aspekte der Advanced Nursing Practice berücksichtigt, welche den verschiedenen Gruppen entsprachen. Kirsten ermutigte eine der Pflegeexpertinnen, einen neuen Workshop mit den medizinischen Teams zu organisieren und moderieren, sowie wo nötig Unterstützung anzubieten (Führung von der Seite). Bis schließlich die Pflegeexperten abwechselnd Workshops mit anderen Stakeholdern wie Personen aus dem Management und den Pflegeteams (Führung von hinten) organisierten und moderierten.

am Menschen orientiert sein, fürsorglich sein, intrapersonelle Intelligenz (sich selbst kennen) und interpersonelle Intelligenz (andere kennen und wissen, wie man sich verhalten soll), Geduld, Optimismus, Offenheit, Bereitschaft, Verletzlichkeit und Selbstreflexion zu zeigen.

Authentisch auf andere ausgerichtet, fürsorglich und offen zu sein hilft, die durch die Beziehungsprozesse gesammelten Informationen zu nutzen. Daraus entsteht eine Haltung, welche die Individualität und Selbstbestimmung im Kontext der eigenen Bedürfnisse respektiert. Dabei kümmern sich Leadership Personen um das Gegenüber und übernehmen Verantwortung für sie. Sie sind aufmerksam auf das, was im Kontext vor sich geht, und sind emotional besorgt über das Wohlergehen derer, die geführt werden (Ciulla, 2009). Dafür bedarf es intra- und interpersonelle Intelligenz. Sich selbst und das Gegenüber zu kennen, kombiniert mit emotionaler Intelligenz, hilft einer Leadership Person zu entscheiden, wann sie mitfühlend präsent ist und wann sie mitdenkt, um zu einem geeigneten Zeitpunkt entsprechende Vorschläge zu machen. Oder auch sich selbst manchmal zurückzunehmen, um dem Gegenüber Raum zur Entfaltung zu geben. Damit kann das Gegenüber befähigt werden, zu lernen, und allfällige Probleme selbst zu lösen. Allzu proaktiv oder protektiv zu reagieren, kann regressive Beziehungen mit Mitarbeitenden fördern (Popper, 2004) und zu einer einseitigen Abhängigkeit führen. Die Bereitschaft der Leadership Person, eigene Fehler, Einschränkungen und Verletzlichkeit zu zeigen, kann Beziehungen fördern (Popper, 2004).

3.4 Personzentriertes Leadership entwickeln

Gesundheitsorganisationen unterliegen einem ständigen Wandel. Demografische und epidemiologische Veränderungen sowie gestiegene Anforderungen an Wirtschaftlichkeit und Qualitätssicherung, stellen Gesundheitsinstitutionen auf mehreren Ebenen vor Herausforderungen (Sofarelli & Brown, 1998). Die anhaltende Fähigkeit zur Anpassung von Organisationen und Menschen an veränderte Realitäten ist ein entscheidender Erfolgsfaktor und erfordert neue Führungsmodelle (Caldwell et al., 2008; Goonan & Stoltz, 2004; Scott et al., 2018). Leadership, häufig auch als transformationale Führung bezeichnet, ist ein Ansatz, der Veränderungen antizipiert und mit Hilfe von Anpassungsprozessen effektiv gestaltet (Hinterhuber & Krauthammer, 2005). Dies trägt dazu bei, eine Unternehmenskultur zu entwickeln, die gegenüber Wandel aufgeschlossener ist. Dieser Führungsstil setzt Führungspersonen voraus, die in der Lage sind, die Notwendigkeit zur Veränderung zu vermitteln, die aktuelle Praxis zu hinterfragen, eine Vision der Zukunft zu kreieren und neue Versorgungsmodelle zu entwickeln (Dixon, 1999; Porter-O'Grady, 2003; Williamson, 2005).

Transformationale Führung ist die am häufigsten genannte Theorie in Bezug auf effektive und personzentrierte Arbeitsplatzkulturen, die gute Arbeitsumgebungsfaktoren bietet (Cardiff et al., 2020; Manley et al., 2011; McCormack et al., 2021). Transformative Leadership Personen befähigen persönliches Wachstum und sie stimulieren und inspirieren zu außergewöhnlichen Ergebnissen. Gleichzeitig lernen sie daraus für ihre eigene Führungspraxis. Sie reagieren auf die Bedürfnisse des Gegenübers und fördern Autonomie. Sie helfen dabei, individuelle Ziele mit denen der Gruppe und der Organisation in Einklang zu bringen (Bass & Riggio, 2006). Dabei wirken sie nachweislich positiv auf die Ergebnisse und das Umfeld (Cummings et al., 2010; Suratno, 2018; Wang & Dewing, 2021; Wong et al., 2013). Die Entwicklung klinischer Leadership Kompetenzen kann auf der Grundlage transformationaler Führungstheorien (Dierckx de Casterlé et al., 2008) und durch Aktionsforschung (Cardiff, 2014; Lynch, 2015) erreicht werden.

In der Entwicklung von Leadership Kompetenz sollte zwischen individueller und allgemeiner Leadership Entwicklung unterschieden werden (Ardichvili & Manderscheid, 2008). Die Entwicklung muss darauf ausgerichtet sein, das Bewusstsein und die Persönlichkeit von Leadership Personen zu entwickeln. Cardiff (2014) untersuchte die personzentrierte Entwicklung von Leadership mithilfe von Aktionsforschung in Spitälern. Dabei wurden Leadership Personen durch verschiedene Methoden in der Reflexion ihres Leaderships in ihrem Arbeitsumfeld unterstützt. Die dabei angewendeten Methoden beinhalteten strukturierte Beobachtung sowie kritische und kreative reflektierende Analysen (Cardiff, 2012), Workshops zu kritischer und kreativer Kultur und zur Entwicklung von Visionen sowie Rollenklärung. Weiter wurden Geschichten zum Erlebnis von Leadership gesammelt und gemeinsam besprochen. Für die Leadership Personen bedeutete der Prozess eine Unterstützung, die sie dazu befähigte, ihr Denken kontinuierlich zu reflektieren und mit ihrem Handeln abzugleichen. Dies ermöglichte eine deutlich wahrnehmbare Entwicklung ihrer Fähigkeiten. Daneben führte dies auch zur Entwicklung von Leadership Kompetenzen bei den Mitgliedern der betroffenen Pflegeteams, weil sie vollständig in die Entwicklung einbezogen waren. Die Verwendung der Theorie der personzentrierten Gesundheitsversorgung (McCormack & McCance, 2017) erwies sich dabei als hilfreiche Unterstützung.

3.5 Ein Führungsentwicklungsprogramm

Ein Schlüsselelement effektiver Führung ist die Entwicklung einer gemeinsamen Vision. Diese ermöglicht Orientierung und Bedeutung in instabilen Zeiten (Hinterhuber & Krauthammer, 2005). Sie helfen dabei, das gesamte System in Richtung einer optimierten Gesundheitsversorgung zu bewegen (Lukas et al., 2007). Denn dieses Bestreben führt letztlich zu einer effektiveren Patientenversorgung und damit zu besseren Patientenergebnissen (Nelson, 2014). Dennoch wird nach wie vor einen Mangel an Leadership Kompetenzen im Gesundheitswesen festgestellt (Bondas, 2006; Shaw, 2005), weshalb die Förderung und Entwicklung transformationaler Führungskompetenzen in Gesundheitsinstitutionen ein vorrangiges Ziel bilden muss.

Kouzes und Posners (2007) Modell des beispielhaften Leaderships basiert auf der transformationalen Führungstheorie. Es wurde umfassend in der gesamten Bandbreite von frisch diplomierten bis akademisch ausgebildeten Pflegepersonen untersucht (Fardellone et al., 2014; Tourangeau & McGilton, 2004; van Dongen et al., 2021). Das Modell basiert auf der Idee, dass Leadership ein beobachtbares und lernbares Verhalten ist und aus fünf Kernpraktiken und zehn Verpflichtungen besteht (**Abb. 3-3**). Jede Kernpraxis beschreibt Verhaltensweisen, die es Leadership Personen ermöglichen, herausragende Leistungen und Erfolge mit ihren Teams zu erzielen. Dementsprechend ist transformationale Führung keine exklusive Kompetenz, die einigen charismatischen Menschen vorbehalten ist, sondern ein Prozess, den Leadership Personen nutzen, um das Beste in sich und mit ihren Teams zu erreichen (Kouzes & Posner, 2007).

Im Jahr 2006 wurde das Royal College of Nursing (RCN) Clinical Leadership Programm an den Schweizer Kontext angepasst und unter einer sechsjährigen Lizenz an der Universität Basel und dem Universitätsspital Basel angeboten. Das Clinical Leadership Programm (CLP) ist ein Praxisentwicklungsprogramm des RCN für Leadership Personen im Gesundheitswesen, das auf den oben beschriebenen Erkenntnissen aus Forschung und Praxis basiert (Cunningham & Kitson, 2000). Es ermöglichte Pflegepersonen in der mittleren und oberen Führungsebene, einen Patient*innen-, Mitarbeiter*innen-, evidenz- und ergebnisorientierten Führungsstil zu übernehmen. Dieser klinisch orientierte Führungsstil zielt auf eine Gesundheitsversorgung ab, welche die Patient*innen in den Mittelpunkt stellt und therapeutische sowie pflegerische Ak-

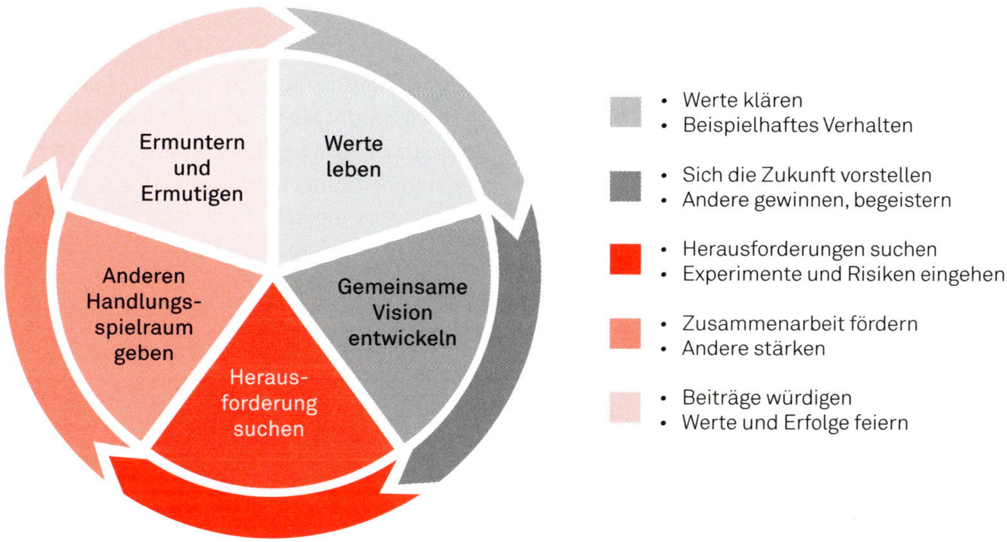

Abbildung 3-3: Kernpraktiken und Verpflichtungen der transformationalen Führung (Quelle: Eigendarstellung in Anlehnung an „The Leadership Challenge (4th ed.)," von J. Kouzes & B. Posner, 2007, Jossey-Bass, S. 26.)

tivitäten auf eine solide Wissensbasis stellt. Eine umfassende Evaluationsstudie, die in 16 Gesundheitsinstitutionen in England durchgeführt wurde, zeigte, dass das Programm eine sehr erfolgreiche Intervention ist, um effektive Leadership Kompetenzen und Fähigkeiten zu entwickeln und dadurch zu einer qualitativ hochwertigen Gesundheitsversorgung beizutragen (Large et al., 2005).

Das Programm bietet eine Kombination verschiedener Methoden, wie 1:1 Coaching, 360-Grad-Feedback und Aktionslernen, welche die Teilnehmenden bei der Entwicklung transformationaler Führungskompetenzen unterstützen. Die Schweizer Anpassung des RCN-Programms vereinte Leadership mit systematischer Praxisentwicklung. Es beinhaltete 18 Tage, verteilt über einen Zeitraum von zwölf Monaten, mit einem Folgetag nach einem halben Jahr. Ähnlich wie bei anderen RCN-Programmen umfasste es Interviews mit Patient*innen sowie Pflegebeobachtungen, die von den Teilnehmenden durchgeführt wurden, um ein Praxisentwicklungsprojekt zu identifizieren, das sie mit ihrem Team durchführen konnten. Die wichtigste Änderung im Vergleich zu den anderen Programmen war der Auftrag, eine gemeinsame Vision zu entwickeln, mit entsprechenden strategischen Zielen und Maßnahmen (Martin et al. 2014a).

Die ersten beiden Kohorten des schweizerischen Programms (n = 14) wurden anhand eines Mixed-Methods Design in Form eines sequenziellen, erklärenden Ablaufs evaluiert (Martin et al. 2012). Dieser umfasste eine erste Erhebung und Analyse quantitativer Daten mit anschließender qualitativer Datenerhebung (Creswell & Plano Clark, 2011), um die Ergebnisse besser erklären zu können. Für die quantitative Auswertung wurde der Fragebogen zu transformationalen Führung von Kouzes und Posner (2003), der Leadership Practice Inventory (LPI), verwendet, der eine Selbst- und Fremdbeurteilung enthält. Die Befragung wurde während des Programms an drei Befragungszeiten durchgeführt: vor dem Start, am Ende und sechs Monate nach Abschluss zur Bewertung der Nachhaltigkeit. Der Fragebogen wurde spezifisch zur Erhebung transformationaler Fähigkeiten bei Leadership Personen entwickelt und zeigte über 15 Jahre in verschiedenen Studien der Autoren eine sehr gute Validität und Reliabilität (Kouzes & Posner, 2000; Kouzes & Posner, 2002; Kouzes & Posner, 2003). Jede Leadership Person der beiden Kohorten verteilte zu den drei Messzeiten je zehn Fragebögen zur externen Beurteilung an ihre Mitarbeitenden, Vorgesetzten und Personen des interprofessionellen Teams und führte eine Selbstbewertung durch. Die Ergebnisse des 360 Grad Feedbacks wurden sowohl für die Auswertung des Programms als auch für das individuelle Coaching verwendet; entsprechend wurde keine Zufallsstichprobe ausgewählt. Im folgenden qualitativen Teil der Evaluationsstudie wurden Fokusgruppeninterviews mit Teammitgliedern und Einzelinterviews mit den Leadership Personen durchgeführt und mittels der Inhaltsanalyse nach Mayring (2003) ausgewertet. Für die Datenintegration im Mixed Methods Design wurde ein Triangulationsprotokoll nach Farmer et al. (2006) angewandt.

Die LPI-Rücklaufquote bei den Fremdeinschätzungen betrug 96 % (406/420) und bei der Selbsteinschätzung 100 % (42/42). Die wichtigsten Umfrageergebnisse zeigten, dass die Leadership Personen ihre Punktzahl in zwei Teilskalen des LPI im Verlauf des Clinical Leadership Programms signifikant verbessert haben: „eine gemeinsamen Vision entwickeln" (Selbsteinschätzung $p = 0{,}011$; Fremdeinschätzung $p = 0{,}015$) und „Herausforderungen suchen" (Selbsteinschätzung $p = 0{,}004$; Fremdeinschätzung $p = 0{,}047$); dies sowohl in der Selbstbewertung als auch in der externen Bewertung (Martin et al., 2012). Obwohl ihre Vorkenntnisse, berufliche Ausbildung und Erfahrung vor Beginn des Clinical Leadership Programms sehr unterschiedlich waren, gelang es den Teilnehmenden, alle Kernpraktiken weiterzuentwickeln und diese Veränderung nachhaltig aufrechtzuerhalten, wie in der sechs Monate nach Abschluss des Programms durchgeführten Erhebung gezeigt wurde.

Die qualitativen Ergebnisse der Einzelinterviews zeigten eine deutliche Steigerung der Selbsterkenntnis bei den Teilnehmenden. Sie beschrieben, dass ihre Selbstwahrnehmung durch das 360 Grad Feedback kritisch hinterfragt oder bestätigt worden sei. Diese Rückmeldungen aus ihrem Umfeld halfen ihnen, ihre Wahrnehmung entweder zu bestätigen oder zu korrigieren. Das Aktionslernen und auch das individuelle Coaching ermöglichte ihnen zusätzlich die Fähigkeit zur kritischen Selbstreflexion zu entwickeln.

„Ich glaube, ich habe am Anfang, in der Selbsteinschätzung, als ich die Fragen gesehen habe, zum ersten Mal gewisse Sachen bewusst überlegt. Ich habe mir das zum Teil gar nicht so überlegt und ich glaube, es ist ein bewussterer Umgang gewesen mit gewissen Themen oder eine Beobachtung von mir selbst oder überhaupt ein Hinterfragen von, wie führe ich eigentlich (...) selbstkritischer, mache ich das wirklich? (...) Da hat sich mein Bild auch durch die Fremdeinschätzung verändert."

Da sich die Leadership Personen ihrer Stärken und Schwächen sowie der Anforderungen ihrer Rolle stärker bewusst waren, konnten sie Vertrauen aufbauen, Unterstützung organisieren und ihre Ressourcen auf die Leadership Entwicklung konzentrieren.

„Ich denke, es ist wirklich so, dass ich mich sicherer fühle, indem was ich umsetzen möchte, auch in meinen Zielen, (...) dass ich weiß, wo ich Unterstützung holen kann und dass ich weiß, ich muss nicht alles allein machen, dass ich wirklich Hilfe habe."

Die verbesserte Selbsterkenntnis half den Teilnehmenden auch, ihre Ziele zu klären und realistische Erwartungen an ihre persönliche Entwicklung und Arbeitsleistung als Verantwortliche für das Leadership zu setzen.

„Also zum einen bin ich viel ruhiger geworden, als ich früher gewesen bin (...). Ich weiß, wo ich meine Schwächen habe, und ich weiß an welchen Schwächen ich im Berufsleben noch den Hebel ansetzen will und mich wirklich verändern will. Denn eins, was ich auch im Leadership Programm gelernt habe: Lernen heißt sich verändern. (...) Also ich habe

schon riesige Wandlungen durchgemacht und es entlastet auch enorm nicht perfekt sein zu müssen.“

Leadership Personen passten ihren Stil im Sinne einer größeren Nähe zur klinischen Praxis und Erreichbarkeit für ihr Team an, um Probleme und Konflikte rechtzeitig wahrnehmen und lösungsorientiert unterstützen zu können.

„Ich habe mich wirklich auch in mein Schneckenhaus zurückgezogen und bin dann durch das Leadership Programm gezwungen gewesen, wieder ins Team zu gehen; wieder aktiv mit dem Team zusammen zu arbeiten und an der täglichen Pflege teilzunehmen; auch wieder den Puls, nicht nur von den Mitarbeitern, sondern auch von Patienten und Angehörigen zu spüren. (...) Ich bin vielen Konflikten aus dem Weg gegangen vor dem Leadership Programm.“

Insgesamt zeigten die qualitativen Ergebnisse ein persönliches Wachstum und eine Entwicklung transformativer Kompetenzen bei den Teilnehmenden, was es ihnen ermöglichte, bewusst ihren Stil im alltäglichen Management zu wählen. eine Kultur des Vertrauens mit ihren Teams aufzubauen sowie sich wieder in die Pflege und das Team einzubringen, um die personzentrierte Versorgung zu unterstützen.

Die Triangulation quantitativer und qualitativer Daten aus den Einzelinterviews brachte keine neuen Erkenntnisse, sondern bestätigte die quantitativen Ergebnisse und trug zu einem besseren Verständnis des Lernprozesses bei, insbesondere im Hinblick auf die Entwicklung einer gemeinsamen Vision. Die Ergebnisse der Einzel- und Fokusgruppeninterviews zeigten deutlich, dass eine gemeinsame Vision sowohl die Leadership Personen als auch ihre Teams zur Erreichung eines übergreifenden Ziels inspirierte und engagierte (Martin et al., 2014b). Darüber hinaus war die Vision ein starker Treiber für die Weiterentwicklung der klinischen Praxis, um eine Kultur zu etablieren, die Qualität und Patient*innensicherheit unterstützt sowie Feedback und gegenseitiges Lernen für eine wirkungsvolle Transformation nutzt.

„Ohne Vision würde gar nichts funktionieren. Es würde gar nichts funktionieren. (...) Wir hätten den gleichen Stillstand (...) und die Vision hat mir wieder Berufsfreude vermittelt, hat mir wieder ein zukunftsorientiertes Denken gegeben. (...) ich bin wieder ganz anders, motiviert, mit viel Freude arbeiten gegangen.“

Das hohe Engagement der Teammitglieder in Entwicklungsprojekten für die Pflegepraxis entsprechend ihren Interessen und Kompetenzen unterstützte die Weiterentwicklung ihrer fachlichen Expertise und verhalf ihnen zu mehr Autonomie. Dies wiederum führte auch zu mehr Anerkennung innerhalb der interprofessionellen Zusammenarbeit.

Die Bedeutung einer Vision und ihre Auswirkungen auf die klinische Praxis und die systematische Praxisentwicklung hinsichtlich einer personzentrierten Gesundheitsversorgung wurden bereits mehrfach in der Literatur adressiert (Garbett & McCormack, 2004; Hickey & Beck Kritek, 2012). Die Vision hilft dabei, Praxisentwicklung systematisch anzugehen und umzusetzen, insbesondere in der Priorisierung innerhalb von Projekten. Dies führt zu ressourcenschonendem planen und hilft Projekte gezielt auszuwerten und nicht von anekdotischen Erzählungen abhängig zu sein (Hardy et al., 2013; Manley, 2004; Wilson et al., 2008).

3.6 Lean und Personzentrierung

In der Schweiz und dem deutschsprachigen Europa kann beobachtet werden, dass sich Lean als Basis in der Entwicklung von Organisationsprozessen im Gesundheitswesen (Walker, 2021) mehr und mehr etabliert. Seine Ursprünge findet Lean in der Industrie in Japan. Dort entstand im Toyota Autowerk, in der Stadt Toyota während und kurz nach dem Ende des Zweiten Weltkriegs eine neue Philosophie in der Produktion von Autos (Sugimori et al., 1977). Diese neue Philosophie etablierte sich zunächst in der Industrie und nahm erst viel später, um die Jahrhundertwende, Einzug ins Gesundheitswesen. Und zwar zunächst in den USA. Dort wurde der

Begriff des Lean geprägt, um anschließend von Europa aufgenommen zu werden (Al-Balushi et al., 2014). In der Schweiz hat sich nebst Lean auch der Begriff des Lean Hospitals durchgesetzt. Dieser bezeichnet eine Institution, in welcher der Lean Gedanke interprofessionell entwickelt wird und nicht einzig durch eine Berufsgruppe (Walker, 2021).

Der innovative neue Ansatz im Toyota Autowerk in Japan unterschied sich grundlegend von anderen Grundsätzen industrieller Produktion von Gütern. Toyota stellte die Wertvorstellungen der Kunden ins Zentrum. Damit wurden nicht in erster Linie wirtschaftliche Unternehmensziele verfolgt (Sugimori et al., 1977), wie das in vergleichbaren Unternehmen der Fall war. Daraus entwickelte sich eine Philosophie. Diese ist darauf ausgerichtet, Verschwendung auf unterschiedlichsten Ebenen zu minimieren. Unter Verschwendung wird alles verstanden, was unnötig getan oder verwendet wird, um eine bestimmte Leistung zu erreichen oder auch alles, was nicht einen zusätzlichen Wert aus Sicht der Kundin bzw. des Kunden und der Mitarbeitenden generiert (Aherne & Whelton, 2010; Zidel, 2006). Weiter geht es darum, den Fluss und die Prozesse bezogen auf Menschen, Information und Material kontinuierlich zu entwickeln und zwar durch diejenigen Personen, die direkt am Prozess beteiligt sind (Zidel, 2006). Ungefähr zeitgleich zur Entwicklung im Toyota Autowerk entwickelte sich Six Sigma im Motorola Konzern (Bakar et al., 2015). Six Sigma entwickelte sich dabei als eine Methodologie, die stark Daten getriebene Entwicklungsprozesse initiiert und so eine kontinuierliche Entwicklung sicherstellt. Beide Ansätze basieren auf der japanisch geprägten Philosophie der kontinuierlichen Verbesserung. Imai (1986) ein japanischer Pionier der ersten Stunde, prägte die Schlüsselidee dazu, dass

Qualität alles das ist, was verbessert werden kann.

Diese Idee der kontinuierlichen Entwicklung ist sehr tief mit der japanischen Kultur und japanischem Denken verbunden. In der Literatur taucht dann ab 2010 ein Hybrid von Lean und Six Sigma auf, was als Lean Six Sigma bezeichnet wird (Teeling et al., 2021). Beide Ansätze fokussieren auf Kund*innen und deren Werte und Bedürfnisse, die Mitarbeitenden, die Unterstützung des Leaderships und auf die Zusammenarbeit innerhalb der Teams (Taner, 2007). Auch hier geht es darum, bestmögliche Prozesse zu entwickeln, um möglichst wenig Verschwendung von Zeit, Material und Personalressourcen zu erzeugen. Auch die Lean Six Sigma Methodologie legt großen Wert auf den Einbezug derjenigen Personen, welche direkt an den Arbeitsprozessen beteiligt sind. Denn sie sollen ihre Prozesse direkt beeinflussen und gestalten können, weil sie die Expert*innen dafür sind (Taner, 2007). So wird viel aufgewendet, gemeinsam Prozesse zu analysieren und kontinuierlich zu verbessern, Wartezeiten zu reduzieren, Wege in der täglichen Arbeit zu verkürzen und das Patient*innenerleben zu verbessern. Gleichzeitig wird dabei der Möglichkeit eine hohe Priorität gegeben, dass die einzelnen Mitarbeitenden sich selbst einbringen **können**. Damit steht auch in der Lean bzw. Lean Six Sigma Philosophie das Bedürfnis der Person, vor allem als Kunde und das Engagement der Mitarbeitenden im Zentrum des kontinuierlichen Entwicklungsprozesses.

Nun stellt sich die Frage nach Gemeinsamkeiten und Unterschiede zwischen der Theorie der personzentrierten Gesundheitsversorgung und Lean bzw. der Lean Six Sigma Methodologie. Mittels einem Realist Inquiry Design ging Teeling et al. (2021) dieser Frage nach. Im qualitativen Forschungsansatz des Realist Inquiry wurde zunächst der Kontext, in dem sich der Forschungsgegenstand abspielt, sowie die damit verbundenen Mechanismen untersucht. Dies erfolgte im Rahmen eines Scoping Reviews. Im zweiten Schritt wurden Workshops mit Expert*innen durchgeführt, um aus der Literaturanalyse entstandene Theorien zu überprüfen und weiterzuentwickeln (Teeling et al., 2021, S. 4). In der umfassenden Untersuchung ging es darum zu untersuchen, inwiefern die

Lean Philosophie und die Theorie der personzentrierten Gesundheitsversorgung deckungsgleich sind und wo wie sich unterscheiden.

Die Autor*innen stellten erstaunlich viele Gemeinsamkeiten fest. Grundsätzlich ist dies zunächst einmal die Idee der kontinuierlichen Entwicklung. Das meint eine Entwicklung, welche nie abgeschlossen ist und die Bestrebungen um Verbesserung fortlaufend vorangetrieben werden. Weiter sind es der Respekt für die Person, die Stimme der Kund*innen (Patient*innen), Mitarbeitenden, Empowerment und das Durchführen von Beobachtungsstudien (Teeling et al., 2021, S. 7). Unterschiede hingegen wurden gefunden in den zentralen Werten, der Standardisierung und dem sogenannten ersten Prinzip von Lean Six Sigma. Durch die Ausrichtung der Theorie der personzentrierten Gesundheitsversorgung stehen deren zentralen Leitwerte an erster Stelle aller Entwicklungen. Diese sind: Respekt für die Person, authentisch sein, geteilte Autonomie, aktives Engagement, Respekt und Verständnis füreinander, therapeutisches Caring und die Verpflichtung für eine gesundheitsförderliche Kultur (McCance et al., 1997, 1999). Diese Werteorientierung fehlt bei Lean und Lean Six Sigma. Denn diese orientieren sich an den Werten Kund*innenbedürfnisse, Einbezug der Mitarbeitenden und Eliminierung von Verschwendung.

In der personzentrierten Gesundheitsversorgung geht es nicht einzig darum, Prozesse basierend auf die Wertvorstellungen von Kund*innen zu optimieren, sondern Werte zu klären und anschließend Prozesse personzentriert umzugestalten. Oberstes Ziel dabei ist es, eine gesundheitsförderliche Kultur für alle am Prozess beteiligten Personen zu schaffen. Dadurch entstehen andere Prozesse als diejenigen, die auf Basis von Lean oder Lean Six Sigma optimiert wurden. Die **Abbildung 3-4** stellt schematisch die Auswirkungen der zugrunde liegenden Philosophien und Werte auf die Ausprägung der Prozesse in der klinischen Praxis.

Weiter wird im Ansatz der personzentrierten Gesundheitsversorgung nicht auf Standardisierung als ein zentrales Ziel hingearbeitet. Denn die Standardisierung widerspricht teilweise den Werten der personzentrierten Gesundheitsversorgung. Die Orientierung an der Person bedingt ein individuelles Entwickeln von Prozessen, soweit dies in einer Institution möglich ist. Natürlich kann nicht für jede Person ein eigener Prozessablauf erstellt werden. Es ist jedoch so, dass Prozesse bezogen auf die im Prozess involvierten Personen, also auf Behandlungsteams, betrachtet und kontinuierlich entwickelt werden. Daraus entstehen Prozesse, welche alle Beteiligten bestmöglich befähigen und damit auch zu bestmöglichen Ergebnissen führen, also zur gesundheitsförderlichen Kultur beitragen. Wenn also beispielsweise in der Methodologie von Lean Hospital gefordert wird, ein Stationszimmer abzuschaffen, sodass

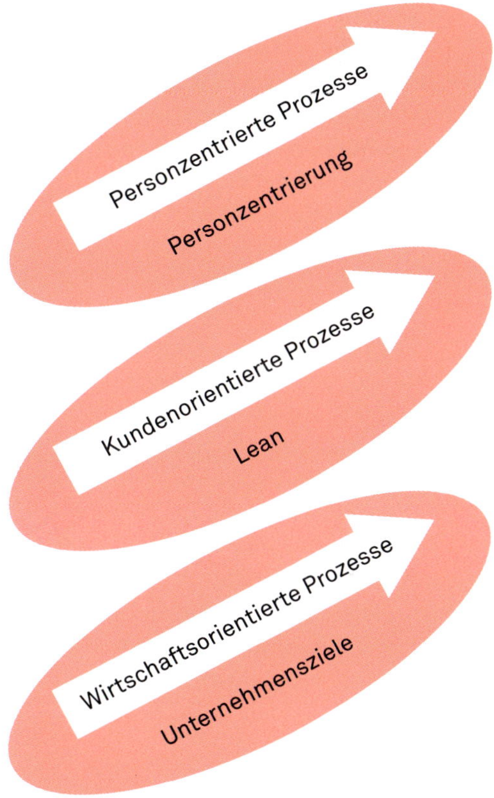

Abbildung 3-4: Unterschiedliche Ausprägung von Prozessen (Quelle: Eigendarstellung)

Pflegefachleute näher an den Patient*innen sind, müsste das im personzentrierten Ansatz mit allen Personen vor Ort geklärt werden. Hier würde es darum gehen, basierend auf gemeinsame Werte, eine tragfähige Lösung dafür zu finden, mehr bei der Patientin bzw. dem Patienten zu sein. Vielleicht entstände dann die Lösung auf das Stationszimmer zu verzichten. Vielleicht würde aber auch eine andere Lösung entwickelt werden.

Die Ergebnisse der Studie von Teeling et al. (2021) zeigen, dass die Lean Philosophie und die Theorie der personzentrierten Gesundheitsversorgung sich nicht widersprechen oder gegeneinander arbeiten. Die Ansätze der beiden Sichtweisen liegen nah beieinander und weisen mehrere Gemeinsamkeiten auf. Dabei scheint es empfehlenswert zu sein, die Lean bzw. Lean Six Sigma Philosophie und die daraus entstandene Organisationsform mit der personzentrierten Gesundheitsversorgung zu verbinden bzw. sie als Basis für den Aufbau einer Lean Organisation zu verwenden.

3.7 Fazit

Das Führungsverständnis im Gesundheitswesen hat sich über die letzten Jahrzehnte deutlich entwickelt und verändert. So war vor 50 Jahren noch die vorherrschende Erwartung an eine Führungsperson, über allem zu stehen, die Richtung zu weisen, Anweisungen zu geben, zu kontrollieren und vorauszuschreiten. Über die Jahrzehnte hat sich diese Vorstellung verändert hin zu einem Leadership, das Mitarbeitende dazu befähigt, Bestleistungen zu erzielen und selbst gesetzte Ziele zu erreichen. Personzentriertes Leadership widerspiegelt diese Art des Führungsverständnisses, denn es bezeichnet ein Führungsverständnis, dem die Theorie der personzentrierten Gesundheitsversorgung zugrunde liegt. Das Ziel davon ist die kontinuierliche Entwicklung einer gesundheitsförderlichen Kultur, gemeinsam mit allen betroffenen Personen.

Das personzentrierte Leadership ist eine der Grundvoraussetzungen zur Förderung und Entwicklung einer personzentrierten Kultur innerhalb einer Institution. Denn die Art und Weise, wie ein Betrieb geführt wird, ermöglicht erst den Raum für die Entwicklung einer personzentrierten Kultur. Dabei geht es darum, alle Personen in der Institution zu fördern und zu befähigen. Umgekehrt ist es aber auch so, dass die Entwicklung einer personzentrierten Gesundheitsversorgung eine Auswirkung auf die Führungskultur und damit auf die Leadership Person hat. Denn Mitarbeitende, welche in einer personzentrierten Kultur arbeiten, wollen einbezogen sein und mitbestimmen können. Gleichzeitig fördern und fordern sie ein hohes Maß an Selbst- und Fremdreflexion. Dies führt dazu, dass Mitarbeitende sich mit ihrer Arbeit und ihren Patient*innen identifizieren und sich für sie einsetzen. Dies wiederum beeinflusst die Ergebnisse positiv.

Ausgangspunkt einer solchen Leadership Kultur sind die gemeinsamen Werte. Diese müssen transparent diskutiert, vereinbart und verinnerlicht werden. Dies ermöglicht die Formulierung einer gemeinsamen Vision, um dann auch gemeinsam den Weg der personzentrierten Kultur zu begehen. Hierfür existieren systematische Methoden und Instrumente. Sie helfen im klinischen Alltag Teams, Bereiche und ganze Institutionen kontinuierlich weiterzuentwickeln.

Der aktuelle Trend, die Lean Philosophie in den Gesundheitseinrichtungen zu integrieren, widerspricht der Theorie der personzentrierten Gesundheitsversorgung nicht. Es gibt Aspekte, die sich ergänzen. Es bietet sich an, Personzentrierung als Basis bzw. als Vision für die Umsetzung von Lean oder Lean Six Sigma zu verwenden.

Personzentriertes Leadership bringt damit beste Voraussetzungen mit, ein modernes und dem heutigen Menschen angepasstes Führungsverständnis zu entwickeln und damit beste Ergebnisse, höchste Patient*innensicherheit, zufriedene Patient*innen wie auch hoch professionelle Mitarbeitende mit hoher Zufriedenheit zu erreichen.

3.8 Literatur

Aherne, J. & Whelton, J. (2010). *Applying lean in healthcare: a collection of international case studies.* Productivity Press.

Al-Balushi, S., Sohal, A.S., Singh, P.J., Al Hajri, A., Al Farsi, Y.M., & Al Abri, R. (2014). Readiness factors for leanimplementation in healthcaresettings – a literature review. *Journal of Health Care Organization and Management, 28*(2), 135–153.

Alleyne, J. & Jumaa, M.O. (2007). Building the capacity for evidence-based clinical nursing leadership: the role of executive co-coaching and group clinical supervision for quality patient services. *Journal of Nursing Management, 15*(2), 230–243.

Anonson, J., Walker, M.E., Arries, E., Maposa, S., Telford, P. & Berry, L. (2014). Qualities of exemplary nurse leaders: perspectives of frontline nurses. *Journal of Nusing Management, 22*(1), 127–136.

Ardichvili, A. & Manderscheid, S. V. (2008). Emerging practices in leadership development: An introduction. *Advances in Developing Human Resources, 10*(5), 619–631.

Avolio, B.J., Gardner, W.L., Walumbwa, F.O., Luthanbs, F. & May, D.R. (2004). Unlocking the mask: A look at the process by which authentic leaders impact follower attitudes and behaviors. *The Leadership Quarterly, 15*, 801–823.

Bass, B. & Riggio, R. (2006). *Transformational leadership* (2nd ed.). Lawrence Erlbaum Asscociates, Inc.

Bass, B.M. (1998). *Transformational leadership – industrial, military, and educational impact.* Lawrence Erlbaum.

Bakar, F.A., Subari, K. & Daril, M.A.M. (2015). Critical success factors of Lean Six Sigma development: a current review. *International Journal Six Sigma, 6*(4), 339–348.

Blake, R.R. & Mouton, J.S. (1964). *The managerial grid*. Gulf Press.

Bolan, D. (1994). A reconceptualization and analysis of organizational culture: the influence of groups and their idiocultures. *Journal of Managerial Psychology, 9*(5), 22–27.

Bondas, T. (2006). Paths to nursing leadership. *Journal of Nursing Management, 14*(5), 332–339.

Burns, J.M. (1978). *Leadership*. Harper & Row.

Caldwell, J.A., O'Reilly, C.A., Ormiston, M. & Lapiz, M. (2008). Implementing strategic change in a health care system: The importance of leadership and change readiness. *Health Care Management Review, 33*(2), 124–133.

Cardiff, S. (2012). Critical and creative reflective inquiry: surfacing narratives to enable learning and inform action. *Educational action research, 20*(4), 605–622.

Cardiff, S. (2014). *Person-centred leadership: a critical participatory action research study exploring and developing a new style fo clinical nurse leadership.* University of Ulster.

Cardiff, S., Sanders, K., Webster, J. & Manley, K. (2020). Guiding lights for effective workplace cultures that are also good places to work. *International Practice Development Journal, 10*(2), 1–12.

Carson, J., Tesluk, P. & Marrone, J. (2007). Shared leadership in teams: an investigation of anecedent conditions and performance. *Academy of Management Journal, 50*(5), 1271–1234.

Ciulla, J. (2009). Leadership and the Ethics of Care. *Journal of Business Ethics, 88*, 3–4.

Creswell, J.W. & Plano Clark, V.L. (2011). *Designing and conduction mixed methods research* (2nd ed.). SAGE Publications, Thousand Oaks, London, New Dehli.

Cummings, G. (2004). Investing relational energy: the hallmark of resonant leadership. *Nursing Leadership (Tor Ont), 17*(4), 76–87.

Cummings, G.G., MacGregor, T., Davey, M., Lee, H., Wong, C.A., Lo, E., Muise, M. & Stafford, E. (2010). Leadership styles and outcome patterns for the nursing workforce and work environment: a systematic review. *International Jounal of Nursing Studies, 47*(3), 363–385.

Cummings, G.G., Tate, K., Lee, S., Wong, C.A., Paananen, T., Micaroni, S.P. M. & Chatterjee, G.E. (2018). Leadership styles and outcome patterns for the nursing workforce and work environment: A systematic review. *International Journal of Nursing Studies, 85*, 19–60.

Cunningham, G. & Kitson, A. (2000). An evaluation of the RCN Clinical Leadership Development programme: Part 1. *Nursing Standard, 15*(12), 34–37.

Dewar, B., Mackay, R., Smith, S., Pullin, S. & Tocher, R. (2010). Use of emotional touchpoints as a method of tapping into the experience of receiving compassionate care in a hospital setting. *Journal of Research in Nursing, 16*, 753–763.

Dierckx de Casterlé, B., Willemese, A., Verschueren, M. & Milisen, K. (2008). Impact of clinical leadership development on the clinical leader, nursing team and care-giver process: a case study. *Journal of Nursing Management, 16*, 753–763.

Dixon, D.L. (1999). Achieving results through transformational leadership. *The Journal of Nursing Administration, 29*(12), 17–21.

Enterkin, J., Robb, E. & McLaren, S. (2013). Clinical leadership for high-quality care: developing future ward leaders. *Journal of Nursing Management, 21*(2), 206–216.

Fardellone, C., Musil, C.M., Smith, E. & Click, E.R. (2014). Leadership behaviors of frontline staff nurses. *Journal of Continuing Eduction Nursing, 45*(11), 506–513.

Farmer, T., Robinson, K., Elliott, S.J. & Eyles, J. (2006). Developing and implementing a triangulation protocol for qualitative health research. *Quality Health Research, 16*(3), 377–394.

Friedrich, T., Vessey, W., Schuelke, M., Ruark, G. & Mumford, M. (2009). A framework for understanding collective leadership: the selective utilization of leader and team expertise within networks. *The Leadership Quarterly, 20*(6), 933–958.

Garbett, R. & McCormack, B. (2002). A concept analysis of practice development. *Nursing Times Research, 7*(2), 87–100.

Garbett, R. & McCormack, B. (2004). A concept analysis of practice development. In B. McCormack, K. Manely & R. Garbett (Eds.), *Practice Development in Nursing* (pp. 10–32). Blackwell.

Glen, S. (1999). Educating for interprofessional collaboration: teaching about values. *Nursing Ethics, 6*(3), 202–213.

Goleman, D., Boyatzis, R.E. & McKee, A. (2002a). *The new leaders*. Little brown & Co.

Goleman, D., McKee, A. & Boyatzis, R.E. (2002b). *Primal Leadership: realizing the power of emotional intelligence*. Havard business school press.

Goonan, K.J. & Stoltz, P.K. (2004). Leadership and management principles for outcomes-oriented organizations. *Medical Care, 42*(4 Suppl), 31–38.

Hardy, S., Wilson, V. & McCance, T. (2013). Evaluation approaches for practice development: contemporary perspectives.. In B. McCormack, K. Manley & A. Titchen (Eds.), *Practice development in nursing and healthcre* (2nd ed., pp. 169–189). John Wiley and Sons.

Hersey, P., Blanchard, K. & Johnson, D. (2001). *Management of organzational behavior: leading human resources* (8th ed.). Prentice Hall.

Hersey, P. & Blanchard, K.H. (1982). *Management of organizational behavior: utilizing human resources* (4th ed.). Prentice-Hall.

Hickey, M. & Beck Kritek, B. (2012). *Change leadership in nursing: how change occurs in a complex hospital system* (4th ed.). Prenice-Hall.

Hinterhuber, H.H. & Krauthammer, E. (2005). *Leadership – Mehr als Management*. Gabler Verlag.

Imai, M. (1986). *Kaizen: key to Japan's competitive success*. Random House USA Inc.

Jacobs, G. & Janssen, B. (2018). Eigen regie en waardigheid in de zorg: een kwestie van persoonsgerichte praktijkvoering. *Journal of scocial intervention: theory and practice, 27*(6), 48–64.

James, W. (1880). Great men, great thoughts, and their environment. *46*, 441–459.

Jennings, W. (1960). *An anatomy of leadership:: princes, heroes, and supermen*. Harper Publ.

Kirkley, C., Bamford, C., Poole, M., Arksey, H., Hughes, J. & Bond, J. (2011). The impact of organisational culture on the delivery of person-centred care in services providing respite care and short breaks for people with dementia. *Health and Social Science Care in the Community, 19*(4), 438–448.

Kouzes, J. & Posner, B. (2007). *The leadership challenge* (4th ed.). Jossey-Bass.

Kouzes, J.M. & Posner, B.Z. (2000). *Leadership Practice Inventory: Psychometric Properties*. Available from http://media.wiley.com/assets/463/73/lc_jb_psychometric_properti.pdf

Kouzes, J.M. & Posner, B.Z. (2002). *The Leadership Practices Inventory: Theory and Evidence behind the five Practices of Exemplary Leaders* Available from http://media.wiley.com/assets/463/74/lc_jb_appendix.pdf

Kouzes, J.M. & Posner, B.Z. (2003). *The five Practices of Exemplary Leadership*. Pfeiffer.

Kramer, M., Schmalenberg, C. & Maguire, P. (2004). Essential of a magnetic work environment: part 3. *Nursing, 34*, 44–47.

Large, S., McLeod, A., Cunningham, G. & Kitson, A. (2005). *A multiple case study on evaluation of the rcn clinical leadership program in England*. Royal College of Nursing: London.

Liaschenko, J. (1999). Can justice coexist with the supremacy of personal values in nursing practice? *Western Journal of Nursing Research, 21*(1), 35–50.

Lukas, C.V., Holmes, S.K., Cohen, A.B., Restuccia, J., Cramer, I.E., Shwartz, M. & Chams, M.P. (2007). Transformational change in health care systems: an organizational model. *Health care management review, 32*(4), 309–320.

Lynch, B. (2015). *The role of situational leadership in facilitating culture change in long term care facilities for older people*. University of Ulster. Unpublished.

Manley, K. (2004). Workplace culture: is your workplace effective? How would you know? *Nursing in Critical Care*, *9*(1), 1–3.

Manley, K. (2017). An overview of practice development. In B. McCormack & T. McCance (Eds.), *Person-centred practice in nursing and healthcare: theory and practice* (pp. 133–149). Wiley Blackwell.

Manley, K., Sanders, K., Cardiff, S. & Webster, J. (2011). Effective workplace culture: the attributes, enabling factors and consequences of a new concept. *International Practice Development Journal*, *1*(2), 1–29, Article 1.

Manojlovich, M. (2005a). The effect of nursing leadership on hospital nurses' professional practice behaviors. *Journal of Nursing Administration*, *35*(7–8), 366–374.

Manojlovich, M. (2005b). Promoting nurses' self-efficacy: a leadership strategy to improve practice. *Journal of Nursing Administration*, *35*(5), 271–278.

Martin, J. S., McCormack, B., Fitzsimons, D. & Spirig, R. (2012). Evaluation of a clinical leadership programme for nurse leaders. *Journal of Nursing Management*, *20*(1), 72–80.

Martin, J. S., McCormack, B., Fitzsimons, D. & Spirig, R. (2014a). Evaluation of leadership practices: How to develop a vision. *Journal of Research in nursing*, *19*(2), 108–115.

Martin, J. S., McCormack, B., Fitzsimons, D. & Sprig, R. (2014b). The Importance of Inspiring a shared vision. *International Practice Development Journal*, *4*(2), 1–15.

Mayring, P. (2003). Erste qualitative Technik. In P. Mayring (Ed.), *Qualitative Inhaltsanalyse* (pp. 59–74). Beltz.

McCance, T. V., McKenna, H. P. & Boore, J. R. (1997). Caring: dealing with a difficult concept. *International Journal of Nursing Studies*, *34*(4), 241–248.

McCance, T. V., McKenna, H. P. & Boore, J. R. (1999). Caring: theoretical perspectives of relevance to nursing. *Journal of Advanced Nursing*, *30*(6), 1388–1395.

McCormack, B., Manley, K. & Garbett, R. (Eds.). (2009). *Praxisentwicklung in der Pflege*. Huber.

McCormack, B. & McCance, T. (2017). *Person-centred practice in nursing and health care*. John Wiley & Sons.

McCormack, B., McCance, T., Bulley, C., Brown, D., McMilan, A. & Martin, S. (2021). *Fundamentals of person-centred healthcare practice*. John Wiley & Sons.

Nelson, A. (2014). Best practice in nursing: a concept analysis. *International Journal of Nursing Studies*, *51*(11), 1507–1516.

Popper, M. (2004). Leadership as Relationsship. *Journal of the Theory of Social Behaviour*, *24*(2), 107–125.

Porter-O'Grady, T. (2003). A different age for leadership, part 2: New rules, new roles. *JONA: The Journal of Nursing Administration*, *33*(2), 105–110.

Reichwald, R. & Möslein, K. (2005). Führung und Führungssysteme. In g. s. o. management (Ed.), *Arbeitspapier Nr 70*. Leipzig.

Schein, E. (2010). *Organizational culture and leadership* (4th ed.). Jossey-Bass.

Scott, C., McCance, T., Jiang, H., Wildman, J. & Griffith, R. (2018). The impact of implicit collective leadership theories on the emergence and effectiveness of leadership networks in teams. *Human Resource Management*, *28*(4), 464–481.

Shaw, T. (2005). Leadership for Practice Development. In M. Jasper & M. Jumaa (Eds.), *Effective leadership*. Blackwell Publishing Ltd..

Slater, P., McCance, T. & McCormack, B. (2017). The development and testing of the Person-centred Practice Inventory – Staff (PCPI-S). *International Journal for Quality in Health Care*, *29*(4), 541–547.

Sofarelli, D. & Brown, D. (1998). The need for nursing leadership in uncertain times. *Journal of Nursing Management*, *6*(4), 201–207.

Sugimori, Y., Kusunoki, K., Cho, F. & Uchikawa, S. (1977). Toyota production system andKanban system: materialization of just-in-time and respect-for-human system. *Internatinal Journal of Health Care Quality Assurance*, *15*(6), 329–340.

Suratno, K. (2018). The relationship between transformational leadership and quality of nursing work in hospital. *International Journal of Caring Sciences*, *11*(3), 1416–1422.

Szabo, E., Reber, G., Weibler, J., Brodbeck, F. & Wunderer, R. (2001). Values and behavior orientation in leadership studies: reflections based on findings in three German-speaking countries. *The Leadership Quarterly*, *12*(2), 219–244.

Talbot, M. (2003). *Make your mission statement work: indentify your organisation's values and live them every day*. How to books ltd.

Taner, M. T. (2007). An overview of six sigma applications in healthcare industry. *International Health Care Quality Assururance*, *20*, 329–340.

Teeling, S. P., Dewing, J. & Baldie, D. (2021). A Realist Inquiry to Identify the Contribution of Lean Six Sigma to Person-Centred Care and Cultures. *In-*

ternational Journal of Environmental Research in Public Health, 18(19).

Tourangeau, A. E. & McGilton, K. (2004). Measuring leadership practices of nurses using the Leadership Practices Inventory. *Nursing Research, 53*(3), 182–189.

van Dongen, L., Cardiff, S., Kluijtmans, M., Schoonhoven, L., Hamers, J. P. H., Schuurmans, M. J. & Hafsteinsdottir, T. B. (2021). Developing leadership in postdoctoral nurses: A longitudinal mixed-methods study. *Nursing Outlook, 69*(4), 550–564.

Walker, D. (2021). *Lean Hospital. Resilienz, Qualität und Wirtschaftlichkeit stärken* (2. Aufl.). Medizinisch Wissenschaftliche Verlagsgesellschaft mbH & Co. KG.

Wang, M. & Dewing, J. (2021). Exploring mediating effects between nursing leadership and patient safety from a person-centred perspective: A literature review. *Journal of Nursing Management, 29*(5), 878–889.

Watkins, H. (2010). An overview of the role of nurses and midwives in leaderhsip and management in europe. In *NHS Institute for Innovation and Improvement*. Available from https://www.hope.be/wp-content/uploads/2015/11/82_2010_OTHER_An-overview-of-the-role-of-nurses-and-midwives-in-leadership-and-management-in-Europe.pdf.

West, M. A., Lyubovnikova, J., Eckert, R. & Denis, J. L. (2014). Collective leadership for cultures of high quality health care. *journal of organizational effectiveness: people and performance, 1*, 240–260.

Williamson, T. (2005). Work-based learning: a leadership development example from an action research study of shared governance implementation. *Journal of Nursing Management, 13*(6), 490–499.

Wilson, V., Dewing, J., Cardiff, S., Mekki, T. E., Øye, C. & McCance, T. (2020). A person-centred observational tool: Devising the Workplace Culture Critical Analysis Tool®. *International Practice Development Journal, 10*(1), 1–15. https://doi:10.19043/ipdj.101.003

Wilson, V., Hardy, S. & Brown, B. (2008). An exploration of practice development evaluation: unearthing praxis. In K. Manley, B. McCormack & V. Wilson (Eds.), *International practice development in nursing and healthcare* (pp. 126–146). Blackwell.

Wong, C., Cummings, G. G. & Ducharme, L. (2013). The relationship between nursing leadership and patient outcomes: a systematic review update. *Journal of nursing management, 21*(5), 709–724.

Wong, C. A. & Cummings, G. G. (2007). The relationship between nursing leadership and patient outcomes: a systematic review. *Journal of Nursing Management, 23*(5), 522–538.

Zhu, J., Zhenyu, L., Yam, K. & Johnson, R. (2018). Shared leadership: a state-of-the-art review and future research agenda. *Journal of Organizational Behavior Management, 39*(7), 834–852.

Zidel, T. G. (2006). *A lean guide to transforming healthcare: how to implement lean principles in hospitals, medical offices, clinics and other healthcare organisations.* Quality Press.

4 Evaluation: Erforschung personzentrierter Praxis

Um sich dem Phänomen Personzentrierung empirisch anzunähern ist es notwendig, Forschung unter diesem speziellen Blickwinkel zu reflektieren. Daher werden in diesem Kapitel methodologische Grundlagen personzentrierter Forschung diskutiert und verschiedene Evaluationsansätze sowie Instrumente zur standardisierten Erhebung von Personzentrierung vorgestellt.

4.1 Methodologische Grundlagen personzentrierter Forschung

Martin Wallner und Hanna Mayer

Personzentrierung wird als eine weltweite Bewegung beschrieben, die darauf abzielt, die Praxis der Gesundheitsversorgung zu (re-)humanisieren, indem der Fokus auf die „Person hinter dem Patienten" gerichtet wird (McCormack et al., 2017; van Lieshout & Peelo-Kilroe, 2021). Das Konzept hat sich in den vergangenen Jahrzehnten von einer unscharf konturierten Idee mit humanistischen Wurzeln zu einer theoretischen Perspektive mit methodologischen Prinzipien und Ansätzen zur empirischen Messung entwickelt. Demnach kommt auch die gesundheits-, sozial- und pflegewissenschaftliche Forschung für, über und insbesondere mit Patient*innen nicht umhin, sich eingehend mit dieser Thematik zu befassen, sofern Forschung in einer ethischen, reflexiven und methodologisch robusten Art und Weise betrieben werden soll (McCormack et al., 2017), und um der Anforderung sozialer Verantwortung und Reflexivität, die an neue Wissenschaften wie die Pflegewissenschaft gestellt wird (Schrems, 2009), gerecht zu werden.

Zwischen der unternehmensstrategischen Rhetorik bzw. dem nominellen Gebrauch des Schlagworts „Personzentrierung" und den realweltlichen Erfahrungen von Patient*innen, Familien und dem Personal in der Praxis der Gesundheitsversorgung klafft jedoch nicht selten eine Lücke (Grossmann et al., 2018; McCormack et al., 2017). Dewing et al. (2017) argumentieren, dass Personzentrierung häufig als selbstverständlich angenommen wird, während es deutliche Hinweise darauf gibt, dass eine personzentrierte Praxis schwierig zu realisieren ist und die bestehende Praxis nicht so personzentriert ist, wie häufig behauptet wird. Darüber hinaus werden in Forschungsarbeiten über Personzentrierung selten personzentrierte Werte in der zugrundeliegenden Methodologie berücksichtigt und es gab bis zuletzt kaum Anzeichen für nennenswerte Fortschritte in dieser Hinsicht (McCormack et al., 2017).

Dieser Beitrag führt in die methodologischen Grundlagen personzentrierter Forschung ein. Nach einem konzisen Forschungsüberblick wird die Notwendigkeit grundlegender wissenschaftstheoretischer Überlegungen erörtert und es werden verschiedene methodologische Prinzipien personzentrierter Forschung skizziert.

4.1.1 Personzentrierung: Ein Blick in die Forschungslandschaft

Gesundheits-, sozial- und pflegewissenschaftliche Forschung zu Personzentrierung hat in den vergangenen zwei Jahrzehnten bedeutend an Umfang gewonnen. Das thematische Spektrum der wissenschaftlichen Auseinandersetzung umfasst: Konzeptanalysen und philosophische Analysen zu Personsein (personhood) und Personzentrierung (person-centredness), die Entwicklung theoretischer Rahmenkonzepte für personzentrierte Pflege, personzentrierte Praxis und personzentriertes Leadership, entsprechende Implementierungs- und Anwendungsstudien sowie empirische Untersuchungen von kulturellen und kontextualen Einflussfaktoren bei der Entwicklung einer personzentrierten Praxis. Des Weiteren lag ein Fokus auf Wirkungsforschung, der Evaluierung von Outcomes und der Entwicklung und Testung von entsprechenden Messinstrumenten im Zusammenhang mit Personzentrierung (McCormack et al., 2017).

Diese rege Forschungsaktivität spiegelt sich international in unzähligen Publikationen wider. Auch im deutschsprachigen Raum ist zunehmend pflegewissenschaftliche Forschungstätigkeit zu Personzentrierung zu verzeichnen, z. B. (Eberhardt, 2018; Grossmann et al., 2018; Mayer et al., 2020; von Dach, 2018; Weis et al., 2020). Während vor allem im Bereich der Versorgung von Menschen mit demenziellen Erkrankungen die grundlegende und richtungsweisende Arbeit Toms Kitwoods (Kitwood, 1997) weiterhin starke Rezeption erfährt und mitunter auch kritisch besprochen wird (Dewing, 2008), haben zahlreiche andere Forschende eigene theoretische Rahmenkonzepte entwickelt bzw. Theorieentwürfe vorgelegt. Die Forschungsarbeiten bauen jedoch nicht oder nur bedingt aufeinander auf – mit wenigen Ausnahmen, z. B. (Mayer et al., 2020; McCormack & McCance, 2010, 2017) – verfolgen unterschiedliche Ziele, sprechen unterschiedliche Populationen und Settings der Gesundheitsversorgung an und sind unterschiedlich weit fortgeschritten. Dementsprechend weisen sie in theoretisch-konzeptueller Hinsicht unterschiedliche Reifegrade und Reichweiten auf (Edvardsson et al., 2009a; Edvardsson et al., 2008; McCormack & McCance, 2017; McCormack et al., 2012; McGilton et al., 2012; Suhonen et al., 2018; White et al., 2008; Wilberforce et al., 2018b).

Konzeptanalysen mit unterschiedlicher Schwerpunktsetzung versuchen, begrifflich und semantisch verwandte Konzepte zu differenzieren und damit Personzentrierung konzeptuell zu schärfen (Coyne et al., 2018; Dewing & McCormack, 2017; Håkansson Eklund et al., 2018; Han, 2016; Lusk & Fater, 2013; Morgan & Yoder, 2012; Scholl et al., 2014; Slater, 2006; Sofronas et al., 2018). Wenngleich den Pflegeberufen bei der Entwicklung einer personzentrierten Praxis eine Vorreiterrolle zugeschrieben wird (Dewing et al., 2021a, 2021b), ist Personzentrierung keineswegs ein Alleinstellungsmerkmal der Pflege und Pflegewissenschaft, (zumal originär psychotherapeutischer Genese), sondern wird in verschiedenen gesundheits- und sozialwissenschaftlichen Disziplinen und auch in der Medizin diskutiert (Anjum, 2016; Fröhlich et al., 2018; McCormack et al., 2020). Dabei wird das Konzept mitunter als radikaler Gegenentwurf zum Evidence-based-Paradigma (Anjum, 2016) betrachtet.

Auf gesundheitspolitischer Ebene und aus Policy-Perspektive steht häufig die standardisierte Messung von Personzentrierung sowie die Entwicklung und testtheoretische Evaluierung entsprechender Messinstrumente im Fokus (De Silva, 2014; Edvardsson & Innes, 2010; Edvardsson et al., 2009b; Edvardsson et al., 2008; Edvardsson et al., 2015; Martinez et al., 2016a; Slater et al., 2017; Weis et al., 2020; Wilberforce et al., 2018b), um ihren Beitrag zu wünschenswerten Patient*innenergebnissen im Rahmen der Qualitätssicherung und der gesundheitsökonomischen Leistungsabrechnung abzubilden (**Kap. 4.3**).

Im Bereich der Wirkungsforschung zeigen Übersichtsarbeiten, z. B. (Klancnik Gruden et al., 2021; Olsson et al., 2013; Rossiter et al., 2020), dass die wissenschaftliche Evidenz für die Wirksamkeit personzentrierter Interventionen häufig unzureichend ist. Eine Ursache hierfür wird in den dabei eingesetzten, meist quantitativen Forschungsdesigns vermutet, die für die Untersuchung der Auswirkungen eines personzentrierten Ansatzes möglicherweise unzureichend sind (Klancnik Gruden et al., 2021). Methodologische Probleme betreffend Studiendesign und -durchführung werden auch als Grund für einen allgemeinen Mangel an Interventions- und Wirksamkeitsforschung zu personzentrierter Pflege ins Treffen geführt (Olsson et al., 2013).

Gemeinsam ist der breiten Vielfalt an empirischer Forschung im Zusammenhang mit Personzentrierung, dass personzentrierte Werte in der zugrundeliegenden Methodologie selten expliziert werden. Während also theoretisch und konzeptuell bedeutender Fortschritt zu verzeichnen ist, besteht in methodologischer Hinsicht erheblicher Nachholbedarf. Methodologische Aspekte personzentrierter Forschung werden beispielsweise in wissenschaftlichen Publikationen bislang nur selten behandelt. Ebenso selten werden personzentrierte Werte in den zugrundeliegenden theoretischen und methodologischen Rahmen angesprochen. Weiterentwicklung in diesem Bereich wird als oberste Priorität betrachtet, um die Agenda der (Re-)Humanisierung der Gesundheitsversorgung voranzubringen und den Erkenntnisfortschritt in der personzentrierten Forschung zu fördern (McCormack et al., 2017). Dies betrifft einerseits methodologische Aspekte der Forschung im Zusammenhang mit Personzentrierung im Allgemeinen, z. B. der Implementierungs- und Wirkungsforschung, andererseits die programmatische Ausrichtung des Forschungsprozesses nach personzentrierten Prinzipien.

Es bedarf somit einer wissenschaftstheoretischen Reflexion jener Prinzipien, die dem personzentrierten Forschungsprozess zugrunde liegen. In dieser Hinsicht gibt es, gleichwohl bislang vereinzelt, einige beachtenswerte Vorstöße und Vorschläge, wovon eine Auswahl in diesem Beitrag vorgestellt wird. Zunächst werden jedoch grundlegende wissenschaftstheoretische Konzepte und Positionierungen erörtert.

4.1.2 Wissenschaftstheoretische Grundlagen

„[P]erson-centred research starts with us—i. e. who am I as a person?“ (Dewing et al., 2021b, S. 162). Personzentrierte Forschung beginnt bei einem selbst – so lautet sinngemäß das Credo. Während die Aufmerksamkeit der Forschenden in der Regel zunächst auf den Untersuchungsgegenstand bzw. die Untersuchungsteilnehmenden gerichtet wird, setzt personzentrierte Forschung initial auf Selbstreflexion/Introspektion. Eine reflexive Praxis des Forschens wird dabei zugleich zum methodologischen Prinzip erklärt, das den gesamten Forschungsprozess begleitet. Diese Reflexivität ist deshalb erforderlich, weil bestimmte und häufig unbewusste Annahmen über die Wirklichkeit unmittelbaren Einfluss auf das Forschungshandeln und somit auf verschiedene Entscheidungen entlang des gesamten Forschungsprozesses haben.

Wissenschaftstheorie beschäftigt sich mit den verschiedenen Möglichkeiten des wissenschaftlichen Erkenntnisgewinns. Zu ihren zentralen Themen zählen Fragen nach der Beschaffenheit von Wirklichkeit (Ontologie), Fragen nach der Beziehung zwischen Beobachtenden und der Wirklichkeit sowie der Entstehung von Erkenntnis (Epistemologie) und Fragen danach, mit welchen Methoden diese Wirklichkeit abgebildet werden kann (Methodologie) (Mayer, 2019). Forschung basiert in der Regel auf bestimmten Annahmen der Forschenden, die sich im Bereich der genannten Konzepte bewegen. Nicht immer werden diese zugrundeliegenden Annahmen jedoch expliziert, obgleich sie folgenreich für den gesamten Forschungsprozess sind und somit auch auf die Art, Interpretation und Anwendung der gewonnen Erkenntnisse Einfluss haben.

Um sich in dieser Hinsicht zu verorten und zu positionieren, müssen sich Forschende mit philosophischen und wissenschaftstheoretischen Fragen auseinandersetzen. Dazu zählen ontologische, epistemologische, methodologische und auch wertebezogene (axiologische) (Sanders et al., 2021) Überlegungen, die in Kombination ein Paradigma (Dewing et al., 2017; Kuhn, 2014) bzw. ein wissenschaftliches Forschungsprogramm (Lakatos, 1970) ausmachen.

Forschungsparadigmen bzw. -programme sind also komplexe Glaubenssysteme, die das Forschungshandeln leiten. Ein Paradigma hilft Forschenden, theoretisch robuste und kohärente Forschungsansätze (Methodologien) und in Verbindung stehende Methoden zu entwickeln. Paradigmen sind von unterschiedlichen Annahmen, Wert- und Glaubensvorstellungen über die Beschaffenheit der Wirklichkeit sowie Formen von Wissen und Möglichkeiten des Erkenntnisgewinns geprägt (Skovdahl & Dewing, 2017). Ein effektives Paradigma beinhaltet des Weiteren methodologische Prinzipien, die konzeptionell mit ontologischen und epistemischen Grundannahmen verknüpft sind. Ein grundlegendes philosophisches Verständnis von Konzepten und ihrer Beziehungen ist essenziell im Verständnis der ontologischen und epistemischen Grundannahmen verschiedener Forschungsparadigmen. Nur auf dieser Basis ist es möglich, rigorose Forschungsmethodologien zu entwickeln und personzentrierte Forschung sorgfältig und wertegeleitet zu betreiben. Um ein effektives Forschungsparadigma für personzentrierte Forschung zu konzipieren, ist ein grundlegendes Verständnis der Begriffe Person und Personzentrierung der ebenso naheliegende wie unumgängliche Ausgangspunkt (Dewing et al., 2017; Dewing et al., 2021a). Dabei kann beispielsweise auf die definitorischen Überlegungen von McCormack & McCance (2017) (**Kap. 1.2**) zurückgegriffen werden. Auf diese Weise erfolgt zugleich eine Differenzierung zu begrifflich verwandten Konzepten. Wichtig ist dabei, die vorläufige Natur von Begriffsbestimmungen zu beachten. Definitionen sollten stets offen für Diskussion und Kritik bleiben und auch die Möglichkeit für kontextspezifische Adaptionen einräumen (Dewing et al., 2021a).

Diese Annahmen bilden das Fundament personzentrierter Forschung und beeinflussen alle anderen Annahmen im Forschungsprozess. Das Fundament prägt sowohl den Prozess als auch die Ergebnisse der Forschung und durchdringt alles, was Forschende tun, nicht nur bei der Planung einer Studie, sondern auch bei ihrer Durchführung (Titchen et al., 2017). Die Hauptaufgabe des/r personzentrierten Forscher*in besteht dementsprechend darin, ein dem Untersuchungsgegenstand angemessenes Forschungsparadigma zu entwickeln und dieses zu verkörpern (embody). Hierbei geht es darum, dass die eigenen Werte und jene Werte, auf denen die Forschung basiert, direkt mit den Konzepten Person, Personsein (personhood) und Personzentrierung (person-centredness) in Verbindung stehen. Die Forschenden sollen durch das Paradigma befähigt sein, personzentriert zu agieren und Forschungsprozesse entsprechend zu gestalten. Das Paradigma ermöglicht es, dass die Forschung in letzter Konsequenz auf die Prozesse und Outcomes von Personzentrierung ausgerichtet ist (z. B. *human flourishing*) (Dewing et al., 2021a).

In der Pflegewissenschaft und in anderen gesundheitswissenschaftlichen Disziplinen wird häufig auf zwei große Denktraditionen verwiesen. Das positivistische und das interpretative Paradigma sind das klassische Beispiel zur Veranschaulichung unterschiedlicher wissenschaftstheoretischer Positionen (Mayer, 2019). In der personzentrierten Forschung finden sich häufig auch Grundannahmen des kritischen Paradigmas (Dewing et al., 2017), die sich u. a. auf Mitglieder der Frankfurter Schule (Kritische Theorie) zurückführen lassen. In der Gegenüberstellung der unterschiedlichen Paradigmen (**Tab. 4-1**) zeigen sich deutlich die unterschiedlichen Sichtweisen auf

Tabelle 4-1: Vergleich der Grundannahmen des positivistischen, des interpretativen und des kritischen Paradigmas (Eigendarstellung in Anlehnung an „Pflegeforschung anwenden. Elemente und Basiswissen für Studium und Weiterbildung," von H. Mayer, 2019, Facultas, S X.; „Philosophical Perspectives on Person-Centredness for Healthcare Research," von J. Dewing, T. Eide & B. McCormack, 2017, in: B. McCormack, S. van Dulmen, H. Eide, K. Skovdahl & T. Eide (Eds.), *Person-centred Healthcare Research,* Wiley-Blackwell, S. X)

	Positivistisches Paradigma	Interpretatives Paradigma	Kritisches Paradigma
Ontologie	Es gibt eine Wirklichkeit; es gibt eine reale Welt.	Es gibt nicht eine Wirklichkeit; Wirklichkeit ist subjektiv und vom Individuum konstruiert.	Wirklichkeit ist nicht fixiert, wird durch Personen definiert und durch Medien, Institutionen und die Gesellschaft beeinflusst. Soziale Aktivitäten werden durch die Stellung einer Person in der Gesellschaft und durch Machtverhältnisse beeinflusst.
Epistemologie	Der/Die Beobachter*in ist vom untersuchten Gegenstand unabhängig; es gibt keine Beeinflussung der Ergebnisse vonseiten des Beobachters.	Der Beobachter ist nicht unabhängig von der Untersuchung, sondern interagiert mit den Untersuchten; die Ergebnisse der Untersuchung sind Ergebnisse dieser Interaktion.	Wissen ist sozial konstruiert und es gibt nicht die eine Wahrheit. Manche Formen von Wissen werden mehr geschätzt als andere. Was als wertvolles Wissen gilt, wird durch die soziale und positionsbezogene Macht der Schöpfer*innen und Besitzer*innen des Wissens bestimmt. Wissen ist Produkt und Ausdruck von Macht und nicht von Wahrheit.
Methodologie	Deduktives Prinzip mit dem Ziel der Verallgemeinerung; hohes Maß an Standardisierung der Datenerhebungs- und Auswertungsmethoden.	Induktives Prinzip mit Sicht auf die Ganzheit und Kontextgebundenheit eines Phänomens; flexible und offene Datenerhebungs- und Auswertungsmethoden.	Methoden mit einem hohen Ausmaß an Partizipation verschiedener Personen, um soziale Wirklichkeit zu verstehen und zu verändern.

Wirklichkeit, Erkenntnis und die Beziehung zwischen Beobachtenden und Wirklichkeit sowie die daraus folgenden Implikationen für die Datenerhebung und -analyse.

Basierend auf verschiedenen wissenschaftstheoretischen bzw. philosophischen Prinzipien entwickeln Forschende den paradigmatischen Rahmen für ihre Forschung und explizieren epistemologische und ontologische Grundannahmen. Diese werden mit Vorstellungen über Person und Personsein (personhood) zusammengeführt. Auf dieser Basis entstehen in weiterer Folge methodologische Überlegungen. In der Forschungspraxis gestaltet sich dieser Prozess häufig iterativ und nicht streng linear, wie dies oft in Lehrbüchern suggeriert wird (Dewing et al., 2021b).

In der personzentrierten Forschung wird in methodologischer Hinsicht grundsätzlich von der Notwendigkeit einer pluralistischen Positionierung ausgegangen. Kritischer methodologischer Diskurs wird dabei grundsätzlich begrüßt, da dies Möglichkeiten für gemeinsames Lernen und Verstehen schafft, was zum Entstehen neuer Ansätze zur Integration methodologischer Prinzipien und ihrer Operationalisierung in der Forschungspraxis beitragen kann. Der Wissenskorpus, der den jeweiligen Forschungsfokus dominiert und leitet, ist dabei stets abhängig vom Erkenntnisinteresse und der Forschungsfrage. Solche „paradigmatischen Synergien“ können auf Mikro-, Meso- und Makroebene entstehen und integrieren Wissen aus unterschiedlichen Disziplinen, wie etwa Naturwissenschaften, Sozialwissenschaften und Geistes- bzw. Humanwissenschaften (van Dulmen et al., 2017). Bei der Konstruktion eines dem Untersuchungsgegenstand angemessenen Paradigmas kann also durchaus auf mehrere wissenschaftstheoretische Positionen und Wissenschaftstraditionen rekurriert werden. Wichtig ist dabei sicherzustellen, dass daraus keine inhärenten Widersprüche entstehen. Insgesamt sollte es sich um ein kohärentes Gedankengebäude handeln und die Positionen sollten grundlegend miteinander vereinbar sein.

Methodologische Überlegungen zu personzentrierter Forschung sind vergleichsweise jung. Im Diskurs zeigen sich dabei bisweilen verschiedene Vorschläge und Ansichten, beispielsweise dahingehend, inwieweit personzentrierte Forschung selbst personzentrierte Ergebnisse produzieren soll. Während einerseits die Ansicht vertreten wird, dass sich personzentrierte Prinzipien in allen Forschungsdesigns realisieren lassen (Jacobs et al., 2017; van Lieshout & Peelo-Kilroe, 2021), ist andererseits vom Erfordernis die Rede, personzentierte Forschung müsse selbst zu zumindest einem personzentrierten Outcome bei den Beteiligten beitragen, beispielsweise *Flourishing* (Dewing et al., 2021a).

Wenngleich also die Konturen eines personzentrierten Forschungsprogramms in methodologischer Hinsicht zum aktuellen Zeitpunkt noch unscharf und vorläufiger Natur sein mögen, lassen sich einige Prinzipien skizzieren, die personzentrierte Forschung methodologisch kennzeichnen. **Kapitel 4.1.3** bietet hierzu einen konzisen Überblick.

4.1.3 Prinzipien personzentrierter Forschung

Personzentrierte Forschung hat eine inhaltlich-theoretische und eine methodologische Dimension. Einerseits beschäftigt sich Forschung thematisch mit Personzentrierung; andererseits ergibt sich daraus in methodologischer Hinsicht das Erfordernis, den Forschungsprozess nach entsprechenden Prinzipien auszurichten (Sandvik & McCormack, 2018). Jacobs et al. (2017) unterscheiden in diesem Zusammenhang zwischen *research into person-centredness* und *doing research in a person-centred way*, also Forschung über Personzentrierung einerseits und personzentrierter Forschung bzw. einer personzentriert ausgerichteten Forschung andererseits. Ähnlich stellt Dewing et al. (2021a, S. 5) die Frage: „Betreiben wir personzentrierte Forschung, oder sind wir personzentrierte Forschende?“

(„Do we do person-centred research, or are we person-centred researchers?“), wobei diese Dimensionen selbstredend miteinander verwoben sind.

Diese Dimensionalität personzentrierter Forschung findet in verschiedenen Vorschlägen für Prinzipien personzentrierter Forschung Ausdruck. Beispielsweise lassen sich die im Person-Centred Practice Framework (McCormack & McCance, 2017) (**Kap. 1.2**) konzeptualisierten personenbezogenen Voraussetzungen auch auf Forschung übertragen (Dewing et al., 2021a). Personzentrierte Forschende fühlen sich demnach ihrer Aufgabe verpflichtet, kennen sich selbst, sind sich über ihre Werte und Überzeugungen im Klaren, verfügen über entwickelte zwischenmenschliche Fähigkeiten und sind fachlich kompetent.

Nach einer Analyse unterschiedlicher Forschungsparadigmen haben Titchen et al. (2017) Gemeinsamkeiten identifiziert, die personzentrierte Forschung in methodologischer Hinsicht kennzeichnen. Analog zum Person-centred Practice Framework (McCormack & McCance, 2017) lassen sich diese in verschiedene Bereiche untergliedern:

Kasten 4-1: Merkmale personzentrierter Forschung

Personzentrierte Forschungsumgebung: Personzentrierte Forschende sind sich der kontextuellen Einflüsse auf die Beziehungen zu den Teilnehmern, ihr eigenes Wesen und den Forschungsprozess bewusst.

Voraussetzungen für personzentrierte Forschung: Reflexivität ist die wichtigste Eigenschaft eines personzentrierter Forschers bzw. der Forscherin. Ein reflexiver Forscher bzw. Forscherin sollte in der Lage sein, seine/ihre persönlichen Werte, Überzeugungen und Bedürfnisse zu artikulieren und zu reflektieren und auf dieser Grundlage in der moralischen Absicht zu handeln, „Gutes“ zu tun.

Personzentrierte Forschungsprozesse: Personzentrierte Forschung zeichnet sich durch eine Reihe von Prozessen aus, die zur Schaffung sicherer, kritischer und kreativer kommunikativer Räume beitragen.

Personzentrierte Forschungs-Outcomes: Wohlbefinden der Teilnehmenden und des Forschers/der Forscherin während (und nach) der Forschungsperiode.

Auch Jacobs et al. (2017) schlagen Prinzipien vor, um den Forschungsprozess personzentriert zu gestalten und verstehen personzentrierte Forschung als vielschichtigen, wertegeleiteten Forschungsansatz. Personzentrierte Forschung impliziert in diesem Verständnis eine Agenda für persönliche, kollektive und soziale Transformation. Aus diesem Grund müsse personzentrierte Forschung eine relationale, eine kontextuale und eine politische Dimension berücksichtigen. Die Interaktion zwischen Forschenden und Forschungsteilnehmenden (Forschungsbeziehung) wird damit zur Grundbedingung der Forschung. Diese Beziehung ist von Machtverhältnissen, unterschiedlichen Erwartungen, Interessen, Bedürfnissen, Gefühlen und Vorstellungen geprägt, die explizit gemacht werden müssen, um Prozess und Ergebnis der Forschung nicht zu beeinträchtigen. Eine kontextuale Perspektive ist erforderlich, um die Personen in ihrer Ganzheit im Blick zu haben, einschließlich Nationalität, sozioökonomische Verhältnisse, Gender, Weltanschauung und Sexualität, die das Sein der Person in der Welt und ihr Verständnis derselben prägen und die Forschungsbeziehung beeinflussen. Da personzentrierte Forschung mitunter bestehende Verhältnisse und Strukturen infrage stellt, die das *Personwerden* (becoming a person) von Menschen behindern, ist auch eine politische Dimension in der personzentrierten Forschung zu berücksichtigen (Jacobs et al., 2017).

Personzentrierte Werte bilden dabei die Grundlage des personzentrierten Forschungsprozesses und für die Gestaltung gesunder Beziehungen zwischen den Beteiligten (Jacobs et al., 2017). Personzentrierte Werte umfassen u.a. Respekt, Reziprozität und Selbstbestimmung (McCormack & McCance, 2017).

Basierend auf diesen Überlegungen schlagen Jacobs et al. (2017) folgende Prinzipien als handlungsleitend im personzentrierten Forschungsprozess vor: (i) Verbundenheit, (ii) Achtsamkeit und Dialog, (iii) Empowerment und Partizipation sowie (iv) kritische Reflexivität.

Verbundenheit ist das übergeordnete Hauptprinzip, das die Richtung im personzentrierten Forschungsprozess vorgibt. Es spiegelt das Bestreben wider, mit sich selbst, mit anderen und anderen Kontexten in Beziehung zu stehen (verbunden zu sein). Es findet seinen Ausdruck im konkreten Forschungshandeln (*doing*), im Dialog und Diskurs (Reden) über das Forschen (*knowing*) und im eigenen Sein als Forschende*r (*being*). Verbundenheit (i) wird durch die Prinzipien (ii) und (iii) präzisiert. Diese unterstützen bei der Diskussion von Rollen, Positionen, Methoden, Prozessen und Outputs während des Forschungsprozesses. Darüber hinaus braucht es ein weiteres Prinzip, welches dabei hilft, darüber zu reflektieren, wie diese Prinzipien in der Forschungspraxis umgesetzt werden: kritische Reflexivität (iv) hinsichtlich Prozess, Kontext und Ergebnis des Forschungsprozesses (Jacobs et al., 2017). Das Zusammenspiel dieser Prinzipien ist in **Abbildung 4-1** dargestellt.

4.1.4 Anwendung der Prinzipien im Forschungsprozess

Auf den ersten Blick mag es naheliegend erscheinen, dass sich die skizzierten Prinzipien personzentrierter Forschung am ehesten im Rahmen qualitativer Forschungsdesigns, z.B. bei der Durchführung von Interviews (Sandvik & McCormack, 2018) oder in der Aktionsforschung, realisieren lassen. Personzentrierte Forschung manifestiert sich jedoch nicht allein in spezifischen Methoden, sondern auch (und vor allem) in den Prinzipien und in der Haltung der Forschenden bei deren Anwendung (Jacobs et al., 2017; van Lieshout & Peelo-Kilroe, 2021). Das Potenzial personzentrierter Forschung entfaltet sich am wirkungsvollsten im gemeinsamen personzentrierten Arbeiten als (Co-)

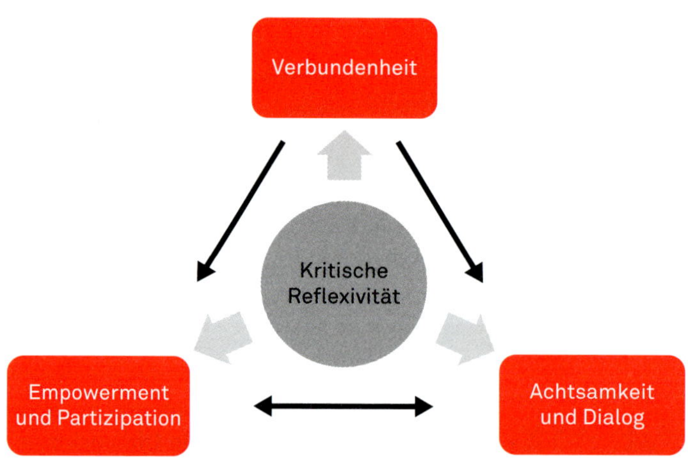

Abbildung 4-1: Prinzipien personzentrierter Forschung (Quelle: Eigendarstellung in Anlehnung an „Being a Person-Centred Researcher: Principles and Methods for Doing Research in a Person-Centred Way," von G. Jacobs, F. van Lieshout, M. Borg & O. Ness, 2017, in B. McCormack, S. van Dulmen, H. Eide, K. Skovdahl & T. Eide (Eds.), *Person-Centred Healthcare Research*, Wiley-Blackwell, S. X.)

Forschende und nicht in einem bestimmten Forschungsansatz (van Lieshout & Peelo-Kilroe, 2021).

Einigen Forschungsansätzen, beispielsweise partizipativen oder transformativen Ansätzen, sind diese Prinzipien und Perspektiven personzentrierter Forschung bereits immanent, indem sie z. B. Wert darauf legen, dass die Beziehungen zwischen den am Forschungsprozess beteiligten Personen (Forschende und Teilnehmende) offen gelegt werden (van Lieshout & Peelo-Kilroe, 2021). Nicht jede Studie muss allerdings partizipative Elemente (z. B. Ko-Konstruktion) beinhalten (Dewing et al., 2021a). Nur muss man sich im Klaren darüber sein, dass Forschung, die sich dem empirisch-analytischen Forschungsparadigma verpflichtet, beispielsweise eine standardisierte Befragung mittels Person-Centred Practice Inventory (PCPI-S) (**Kap. 4.3**), ein eher technisches Weltverständnis impliziert. Während hier gleichermaßen die Würde und Sicherheit von Personen gewahrt wird, ist in diesem Verständnis weniger die einzelne Person im Fokus und die Beziehung zwischen Forschende und Forschungsteilnehmende hat keinen Einfluss auf das Forschungsergebnis. Im Gegenteil: Distanz zwischen Forschenden und Forschungsteilnehmenden ist erforderlich, um dem Gütekriterium der Objektivität zu genügen (Titchen et al., 2017).

Überdies sind im Bereich der Einbindung von personzentrierten Werten in traditionell medizinisch-orientierte Studiendesigns, z. B. randomisiert-kontrollierte Studien (RCT), methodologische Innovationen zu verzeichnen. Beachtenswert ist in diesem Zusammenhang etwa der Vorschlag eines *Person-Centred Randomized-Controlled Trial* (PC-RCT), das verspricht, die Stärken einer personzentrierten Ausrichtung im Forschungsprozess und jene von randomisiert-kontrollierten Studien (RCT) hinsichtlich der Stärke von Evidenz zu verbinden, ohne die methodologische Robustheit des Forschungsdesigns zu kompromittieren (Badian et al., 2018). Des Weiteren kann personzentrierte Theorie in der (quasi-) experimentellen Wirkungsforschung als theoretischer Rahmen fungieren (Kmetec et al., 2021), der bei der Studienplanung, der Interventionsentwicklung, der Variablenauswahl, der Wirksamkeitsbewertung und nicht zuletzt bei der Interpretation der Studienergebnisse zum Tragen kommt.

Unabhängig von Forschungsmethodologie und -methoden können diese Prinzipien zum aktuellen Zeitpunkt als wesentliche Merkmale personzentrierter Forschung verstanden werden. Sie sind jedoch nicht als goldene Regel zu betrachten, sondern vielmehr als erstrebenswertes Ziel unter häufig nicht optimalen Forschungsbedingungen. Es gibt dabei kein Rezept für personzentriertes Forschen und keine einfachen Lösungen für Herausforderungen in den häufig komplexen Beziehungsgefügen und Kontexten der sozialen Realität (Jacobs et al., 2017). Ein Repertoire an Konversationsstrategien zur Verhandlung des Forschungsprozesses und Flexibilität in der Organisation von sowie die eine nicht-routinierte Herangehensweise an Forschung sind dabei empfehlenswerte Grundsätze, um möglichen Herausforderungen zu begegnen (van Dulmen et al., 2017).

Für die konkrete Anwendung personzentrierter Prinzipien im Forschungsprozess lassen sich folgende Aspekte ableiten (Jacobs et al., 2017):

- Einen starken Fokus auf Beziehungen zu anderen (Pflegepersonen, Patient*innen, Ko-Forschende, etc.) und auf Machtverhältnisse im Forschungsprozess haben, mit der Absicht der Wissens-Ko-Konstruktion sowie individuellem, teambezogenem und kontextuellem Wachstum als personzentriertes Outcome.
- Streben nach einem angemessenen Ausmaß und einer angemessenen Art der Partizipation von sich selbst als Forschende*r, Pflegeempfänger*innen, Pflegepersonen, Laien und/oder An- und Zugehörige in allen Phasen des Forschungsprozesses: beim Formieren der Forschungsgruppe, bei der Entscheidung für und Arten der Anwendung von Methoden der Datenerhebung und -analyse sowie bei der Dissemination der Ergebnisse.

- Streben nach rigoroser und systematischer Forschung sowie bewusstem Handeln, um die Qualitätskriterien, die den Prinzipien der Personzentrierung entsprechen, zu erfüllen. Eine solches relationales und kontextuales Verständnis prägt die Forschungsergebnisse und -produkte *knowing* und das Forschungshandeln *doing* im Kontext.
- Eine personzentrierte Haltung ist Teil des und formt das Sein des/der Forscher*in [*being*], das in ständigem Wechselspiel mit dem Forschungshandeln *doing* und dem Diskurs darüber *knowing* steht und somit professionelles und persönliches Wachstum fördert (van Lieshout, 2013, zitiert in Jacobs et al., 2017).

4.1.5 Exkurs: Personzentrierte Sprache und Terminologie

„Und eine Sprache vorstellen heißt, sich eine Lebensform vorstellen“ (Wittgenstein, 1958/1975, S. 24, § 19) – damit brachte der Philosoph Ludwig Wittgenstein (1889–1951) die enge Verwobenheit von Sprache und Handlung zum Ausdruck.

Sprache hat eine wichtige soziale Funktion und ist intrinsischer Bestandteil von Kulturen. Werte, Glaubensvorstellungen und Normen einer sozialen Gemeinschaft finden unter anderem in der Sprache ihren Ausdruck. Das trifft auf Kulturen im Gesundheitswesen, beispielsweise innerhalb einer Fachabteilung oder Station, ebenso zu, wie auf Kulturen innerhalb des Wissenschaftsbetriebs, beispielsweise innerhalb eines Forschungsinstituts. Sprache hat auch eine identitätsstiftende Funktion, was für Personsein (*personhood*) fundamental wichtig ist. Eine personzentrierte Sprache ist hierfür entsprechend sensibilisiert und nimmt Rücksicht darauf, wie eine Person durch Sprache repräsentiert wird bzw. repräsentiert werden will. Eine personzentrierte Sprache zu verwenden bedeutet, die Würde, den Wert, die einzigartigen Eigenschaften und Stärken jeder einzelnen Person zu berücksichtigen. Nicht selten finden sich in der Pflegepraxis und in der Forschungspraxis objektivierende oder stereotype Namen und Bezeichnungen, z. B. für an der Forschung teilnehmende Personen (z. B. Proband*in, Fall). Im schlimmsten Fall führt dies dazu, dass negativen Zuschreibungen entstehen, die Person depersonalisiert oder unsichtbar gemacht wird. Personzentrierte Forschung steht hier vor der Aufgabe, mit gängigen und tradierten Begriffen einen Umgang zu finden, der einerseits der Sache angemessen ist und andererseits mit personzentrierten Werten im Einklang steht (Dewing et al., 2021a).

In diesem Sinn ist beispielsweise auch über die meist settingspezifischen Bezeichnungen nachzudenken, die jene Personen bezeichnen, die Pflege erfahren (z. B. Patient*in, Bewohner*innen, Klient*in). In der personzentrierten Literatur finden sich dazu bisweilen Umschreibungen, etwa „*the person experiencing care*“ (Person, die Pflege erfährt). In dieser Hinsicht ist durchaus Kreativität geboten, wobei auch darauf hingewiesen werden muss, dass manche personzentrierten Umschreibungen, wenngleich wohlgemeint, auf Kosten der Klarheit gehen. So ist z. B. bei der Bezeichnung „Person, die Pflege erfährt“, nicht unmittelbar klar, welche Person gemeint ist: die Person mit dem Gesundheitsproblem („Patient“), die Pflegeperson oder auch ein Familienmitglied – schließlich haben alle Genannten Anteil an der Pflegeerfahrung. Wer am Ende gemeint ist, muss in diesem Fall aus dem Kontext ermittelt werden, oder mit Wittgenstein, 1958/1975, S. 24, § 43): Die Bedeutung eines Wortes ist sein Gebrauch in der Sprache.

Unabhängig davon, wie angemessen und nützlich solche Umschreibungen sind, ist es grundsätzlich wichtig, sich über die möglichen positiven oder negativen Auswirkungen von Sprache auf andere Personen Gedanken zu machen und diese Bezeichnungen vielleicht auch gemeinsam mit allen Beteiligten, ob im Forschungsprozess oder in der Praxis der Gesundheitsversorgung, offen anzusprechen und auszuhandeln. Selbstzuschreibungen von Personen oder Gruppen ist dabei Vorrang gegenüber

Fremdzuschreibungen einzuräumen, vorausgesetzt, dass dadurch keine Verletzung des Personseins (personhood) erfolgt.

4.1.6 Fazit

Einleitend anhand der Phrase „Person hinter dem Patienten“ angedeutet, hat dieser Beitrag aufgezeigt, wie voraussetzungsvoll, wirkmächtig und folgenreich das vermeintlich selbstverständliche und ubiquitäre Konzept der „Person“ ist. Bei der eingehenden Auseinandersetzung mit den zugrundeliegenden philosophischen Konzepten wird auch deren (forschungs-) praktische Tragweite bewusst. Zunehmend entsteht dabei ein Verständnis dafür, was Personzentrierung und folglich auch eine personzentrierte Ausrichtung des Forschungsprozesses bedeutet. Einmal näher damit befasst, verfestigt sich das Verständnis für das im Sinne einer (Re-) Humanisierung der Gesundheitsversorgung kritisch-revolutionäre Potenzial von authentischer Personzentrierung, und in der Folge fällt auch die Abgrenzung zu begrifflich und semantisch verwandten Konzepten zunehmend leichter. So intuitiv und vertraut das Konzept der Personzentrierung, insbesondere für Pflegepersonen und Pflegeforschende, zunächst erscheinen mag, so wenig selbstverständlich ist die Umsetzung und Anwendung damit in Verbindung stehender Prinzipien und Praktiken in der Praxis der Gesundheitsversorgung, geschweige denn im Forschungsprozess.

In diesem Beitrag wurde aufgezeigt, dass das Bekenntnis einer pflegewissenschaftlichen Forschungseinrichtung bzw. von Pflegeforschenden zu personzentrierter Theorie und Forschung mit Implikationen für deren forschungspraktische Durchführung verbunden ist, unabhängig davon, ob sich die Forschung thematisch mit Personzentrierung (personzentrierte Pflege, Praxis, Theorie) beschäftigt oder nicht. Dabei wurde dargelegt, dass in solchen Forschungen der Blick nicht nur auf den Untersuchungsgegenstand, die Forschungsteilnehmenden und/oder Co-Forschenden gelegt werden soll, sondern auch die eigene Rolle als Forschende*r sowie die Beziehung zum Untersuchungsgegenstand und zu Co-Forschenden bewusst gemacht werden soll, um die durch diese Verbundenheit Bedeutung erhaltende Co-Konstruktion von Wissen im gemeinsamen Forschungshandeln zu reflektieren.

Wenngleich personzentrierte Forschung die Auseinandersetzung mit philosophischen Prinzipien des Personseins (personhood) und augenscheinlich eher qualitative und partizipative Forschungsansätze impliziert, ist sie weder zwingend an bestimmte Themen noch an bestimmte Methoden oder Methodologien gebunden. Sie lässt sich auf der Ebene von methodologischen, also den Forschungsprozess leitenden und begleitenden, Prinzipien und in Abhängigkeit vom jeweiligen Erkenntnisinteresse sowie vor dem Hintergrund ihrer grundlegenden Zielsetzung in vielen pflege- und gesundheitswissenschaftlichen Themenfeldern und im Rahmen unterschiedlicher Forschungsansätze und -designs realisieren.

4.2 Evaluation personzentrierter Interventionen

Martin Wallner, Sabine Köck-Hódi
und Hanna Mayer

Wenn es um die Frage nach der Wirksamkeit pflegerischer Interventionen geht, nimmt Evaluationsforschung einen großen Stellenwert ein. Evaluationsforschung ist eine bestimmte Art der Forschung, die untersucht, wie Interventionen (Maßnahmen, Programme) funktionieren und welchen Effekt (Wirkung) sie haben (Mayer, 2019). Im Kontext der Forschung zu Personzentrierung kommt Evaluationsforschung mitunter dann eine wesentliche Bedeutung zu, wenn es darum geht, den Beitrag personzentrierter Interventionen zu wünschenswerten gesundheitsbezogenen Patientenergebnissen aufzuzeigen

(De Silva, 2014) und zu demonstrieren, dass ein personzentrierter Ansatz dem Gesundheitssystem nützt (Harding et al., 2015). Evaluation steht in diesem Zusammenhang vor der Aufgabe, Wissen zu generieren, das zu einer evidenzbasierten Datenbasis für eine verbesserte Erfahrung von Patient*innen, Angehörigen und Pflegenden mit und in der Gesundheitsversorgung in unterschiedlichen Versorgungskontexten beitragen kann (Hardy et al., 2013).

Basierend auf Erkenntnissen aus der Interventions-, Wirkungs- und Evaluationsforschung im Zusammenhang mit Personzentrierung besteht Grund zu der Annahme, dass traditionelle, rein quantitative Forschungsansätze und -designs nicht dazu geeignet sind, die Veränderungen (Outcomes), die durch Interventionen zur Entwicklung einer personzentrierten Praxis angestrebt werden, sinnvoll zu erfassen (Wilberforce et al., 2018b; z. B. Williams et al., 2013; Wolf et al., 2008). Aus diesem Grund ist bei der Evaluation von Interventionen dieser Art eine Diskussion alternativer Ansätze sowie eine Reflexion darüber angezeigt, welche Ansätze dem Untersuchungsgegenstand gerecht werden und was man aus einer solchen Intervention (Programm) lernen kann (W. K. Kellogg Foundation, 1998, 2004).

Dieser Beitrag führt in die Evaluation von Interventionen zur Entwicklung einer personzentrierten Praxis ein. Nach grundlegenden Überlegungen betreffend den Untersuchungsgegenstand und seine Charakteristiken sowie daraus resultierende Anforderungen an die Evaluation wird eine Auswahl an Evaluationsansätzen vorgestellt, die nach derzeitigem Erkenntnisstand zur Evaluation von Interventionen dieser Art empfohlen werden.

4.2.1 Personzentrierte Praxis als komplexe Intervention

Die meisten pflegerischen Interventionen werden als komplexe Interventionen aufgefasst, was sich mitunter durch den Aspekt des sozialen Handelns und dessen Kontextgebundenheit begründet (Höhmann & Bartholomeyczik, 2013; Mayer, 2019). Eine komplexe Intervention besteht aus mehreren, miteinander interagierenden Komponenten (Craig et al., 2013), die sich der Untersuchung durch rein standardisierte Methoden sperrt (Höhmann & Bartholomeyczik, 2013). Die Anzahl der miteinander interagierenden Komponenten, Anzahl und Schwierigkeit der erforderlichen Verhaltensänderungen der Beteiligten, Anzahl der beteiligten Gruppen oder organisatorischen Einheiten, Anzahl und Variabilität der Outcomes sowie das Ausmaß an notwendiger Flexibilität der Intervention sind dabei entscheidende Kriterien, die eine komplexe Intervention charakterisieren (Craig et al., 2013).

Personzentrierte Pflege ist eng mit dem Ansatz der Praxisentwicklung (**Kap. 2**) verbunden. Zeitgemäße Praxisentwicklung ist in diesem Verständnis eine spezifische, systematische Intervention, die sich durch bestimmte Eigenschaften und Attribute auszeichnet und von einmaligen und kurzweiligen ad hoc-Projekten in der Praxis abzugrenzen ist (Manley et al., 2013b). Der Ansatz basiert auf spezifischen Annahmen bzw. Theorien, beinhaltet das Handeln der beteiligten Akteur*innen, besteht aus einer Kette von Schritten bzw. Prozessen, die miteinander interagieren und selten linear verlaufen, ist in einen sozialen Kontext (Gesundheitsversorgung) eingebettet, anfällig für Modifikationen und existiert in offenen Systemen, die sich durch Lernen verändern (McCormack et al., 2006). Die Entwicklung einer personzentrierten Praxis bedient sich kollaborativer, inkludierender und partizipatorischer Vorgehensweisen, um eine Transformation von Einzelnen, Teams, Praktiken und Kulturen (Manley, 2017) und somit eine Veränderung sozialer Systeme zu erreichen (Manley et al., 2013b; McCormack et al., 2013; W. K. Kellogg Foundation, 1998/2004). Damit sind meist Verhaltensänderungen bei verschiedenen Akteur*innen und mit kontextuellen Veränderungen verbunden (Manley et al., 2013b).

Aufgrund der genannten Eigenschaften kann die Entwicklung einer personzentrierten Praxis, trotz divergierender epistemologischer Grundannahmen (Manley, 2017), als komplexe oder hochkomplexe Intervention im Sinne des Frameworks des Medical Research Council (MRC) (Craig et al., 2008, 2013) verstanden werden (Eberhardt, 2018; Manley, 2017; McCormack et al., 2006). Ansätze der Wirkungs- und Evaluationsforschung müssen dem Rechnung tragen und es ermöglichen, verschiedene, oft kleine Veränderungen auf einem Weg zu den angestrebten Ergebnissen zu verfolgen, wobei sowohl Prozesse als auch Ergebnisse im Fokus stehen. Einfache, lineare Input-Output-Modelle der Evaluation werden für diesen Zweck als unzureichend betrachtet und es wird empfohlen, eine Reihe verschiedener Methoden einzusetzen, um den Untersuchungsgegenstand in seiner Komplexität adäquat zu erfassen (McCormack et al., 2013).

Interventionen dieser Art entsprechen nicht den Kriterien einer traditionellen quantitativen Wirkungsevaluation: Es gibt keine einfachen, einheitlichen Ziele, keine standardisierten Interventionen, geschweige denn standardisierte Zielgruppen. Der Versuch, eine einzelne Intervention zu isolieren, ist nicht zielführend, da solche Initiativen mehrere Interventionen integrieren, die im vorherrschenden wissenschaftlichen Paradigma nicht aussagekräftig evaluierbar sind (Höhmann & Bartholomeyczik, 2013; W.K. Kellogg Foundation, 1998/2004). Die Vorgehensweisen zur Entwicklung einer personzentrierten Praxis sind zudem stark vom Kontext der Implementierung abhängig (Manley et al., 2013a).

Obwohl die Forschung zu Personzentrierung in den vergangenen Jahrzehnten deutlich an Umfang gewonnen hat (McCormack et al., 2017) und zunehmend auch die Outcome-Messung und die Entwicklung entsprechender Messinstrumente (**Kap. 4.3**) im Mittelpunkt der Forschung steht (McCormack et al., 2017), gilt die Outcome-Evaluation weiterhin als Herausforderung und befindet sich in einem vergleichsweise jungen Stadium. In methodologischer Hinsicht besteht die Notwendigkeit, kreative Forschungsstrategien zu entwickeln, um die komplexen Prozesse einer personzentrierten Praxis zu evaluieren (Dewar et al., 2017; McCormack et al., 2013).

4.2.2 Evaluation: eine theoriebasierte Perspektive

Vor diesem Hintergrund steht eine aussagekräftige Evaluation von Interventionen zur Entwicklung einer personzentrierten Praxis vor der Herausforderung, den Einfluss des Kontexts nicht nur anzuerkennen und zu berücksichtigen, sondern sich bewusst damit auseinandersetzen. Des Weiteren gilt es, unterschiedliche Stakeholder-Perspektiven einzubeziehen, ein kritisch-reflexives Verständnis von Evidenz zu vertreten sowie entsprechend unterschiedliche Methoden der Datenerhebung einzusetzen. Auf diese Weise werden für alle Beteiligten bedeutungsvolle Einsichten in das komplexe Geschehen ermöglicht, die dazu herangezogen werden können, Wandel anzuregen (Hardy et al., 2013).

In der Praxisentwicklung kommen verschiedene Evaluationsansätze zum Einsatz. Aktionsforschung (participatory action research), Fourth Generation Evaluation und Realist Evaluation werden zu den wichtigsten methodologischen Ansätzen gezählt (Hardy et al., 2013). Mit Realist Evaluation (Pawson & Tilley, 1997b), ursprünglich „Realistic Evaluation" genannt, findet sich darunter auch ein explizit theoriebasierter Evaluationsansatz. In diesem Beitrag fokussieren wir auf eine solche theoriebasierte Perspektive in der Evaluation komplexer Interventionen. Eine theoriebasierte Perspektive zählt, neben den Perspektiven Efficacy, Effectiveness und Systems, zu den zentralen Perspektiven in der Interventions- und Wirkungsforschung (Skivington et al., 2021). Jede Perspektive ist mit spezifischen Grundannahmen, einem spezifischen Erkenntnisinteresse sowie mit unterschiedlichen methodologischen Implikationen verbunden und repräsentiert somit ein unterschiedliches Paradigma (Pawson, 2022) (**Kap. 4.1**). Die theoriebasierte Perspektive zeichnet sich im Besonderen durch die Entwicklung einer sogenannten Programmtheorie aus. Die für den vorliegenden Beitrag ausgewählten Evaluationsansätze zeichnen sich durch einen jeweils spezifischen Zugang hierzu aus. Der Beitrag soll somit eine Orientierungshilfe für einen geeigneten Evaluationsansatz bieten, der eine zentrale methodologische Perspektive widerspiegelt.

4.2.2.1 Theoriebasierte Evaluation

Theoriebasierte Evaluationsansätze (englisch: theory-based evaluation, theory-driven evaluation) wurden ursprünglich in den 1980er-Jahren im nordamerikanischen Raum entwickelt und werden weltweit von verschiedenen Institutionen zur Evaluation von Interventionen im Gesundheits- und Sozialbereich eingesetzt (Funnell & Rogers, 2011). Ihr Auftauchen markiert die Entstehung einer neuen, erklärenden Generation der Evaluation, womit sie sich in evaluationstheoretischer Hinsicht nach der Fourth Generation Evaluation (Guba & Lincoln, 1989) an fünfter Stelle einreihen (Brousselle & Buregeya, 2018). Theoriebasierte Evaluation ist als methodologisch pluralistischer und methodenoffener Ansatz zu verstehen (Coryn et al., 2011; von Werthern, 2020).

Ansatzpunkt für theoriebasierte Evaluationsformen sind konzeptionelle und forschungspraktische Schwächen klassischer Evaluationsdesigns, deren Fokus häufig allein auf die Wirksamkeit von Interventionen gerichtet ist (Giel, 2013). Im Unterschied dazu wollen theoriebasierte Evaluationen nicht nur die Wirksamkeit, sondern auch die Wirkweise sozialer Programme zur Lösung gesellschaftlicher Probleme untersuchen, indem sie den Pfad von der Intervention zur beabsichtigten Veränderung theoretisch modellieren (Coryn et al., 2011; Funnell & Rogers, 2011; Giel, 2013; Rossi et al., 2004). Diese sogenannte Programmtheorie ist eine Konzeptualisierung eines Programms bzw. einer Intervention und ist das zentrale Merkmal und Instrument theoriebasierter Evaluation. Sie besteht im Wesentlichen aus einer Beschreibung der Umsetzung des Programms und erklärenden Annahmen über die Beziehungen zwischen den einzelnen Komponenten des Programms und den erwarteten Outcomes (Rossi et al., 2004). Eine Programmtheorie wird unter Zugriff auf unterschiedliche Wissensquellen mittels verschiedener Vorgehensweisen und Methoden konstruiert bzw. rekonstruiert (Coryn et al., 2011; Funnell & Rogers, 2011).

Theorie meint hier nicht zwingend wissenschaftliche Theorie, sondern kann sich auch auf theoretische Annahmen von Programmentwickler*innen oder Programmdurchführenden beziehen (Coryn et al., 2011). Gleichwohl kann eine Programmtheorie auf bestehende wissenschaftliche Theorien zurückgreifen, um beispielsweise die darin enthaltenen psychologischen oder sozialen Veränderungen, etwa im Verhalten von Personen oder Gruppen, zu erklären, und auf diese Weise die dem Programm zugrundeliegenden Annahmen theoretisch zu stärken (Beywl, 2006; De Silva et al., 2014; Shearn et al., 2017; Tilley, 2000). Mit Bezug zu Personzentrierung bieten sich hierzu z. B. das Person-centred Practice Framework (Kapitel 1.2) (McCormack & McCance, 2017) oder das Person-Centred Practice Framework for Long-Term Care, kurz PeoPLe (Kapitel 1.3) (Mayer et al., 2020), für den Bereich der institutionellen Langzeitpflege an.

In diesem breiten Theorieverständnis liegt auch eine Besonderheit theoriebasierter Evaluation und ihr Mehrwert für personzentrierte Forschung, indem kontextgebundenem und implizitem Wissen der Stakeholder (Coryn et al., 2011) eine besondere Rolle zugeschrieben wird. Dieses Wissen wird mittels verschiedener Methoden rekonstruiert und für die Programmtheoriekonstruktion aufbereitet. Die Partizipation der Stakeholder begleitet den Prozess der Programmtheoriekonstruktion, von der Datensammlung bis zur Validierung

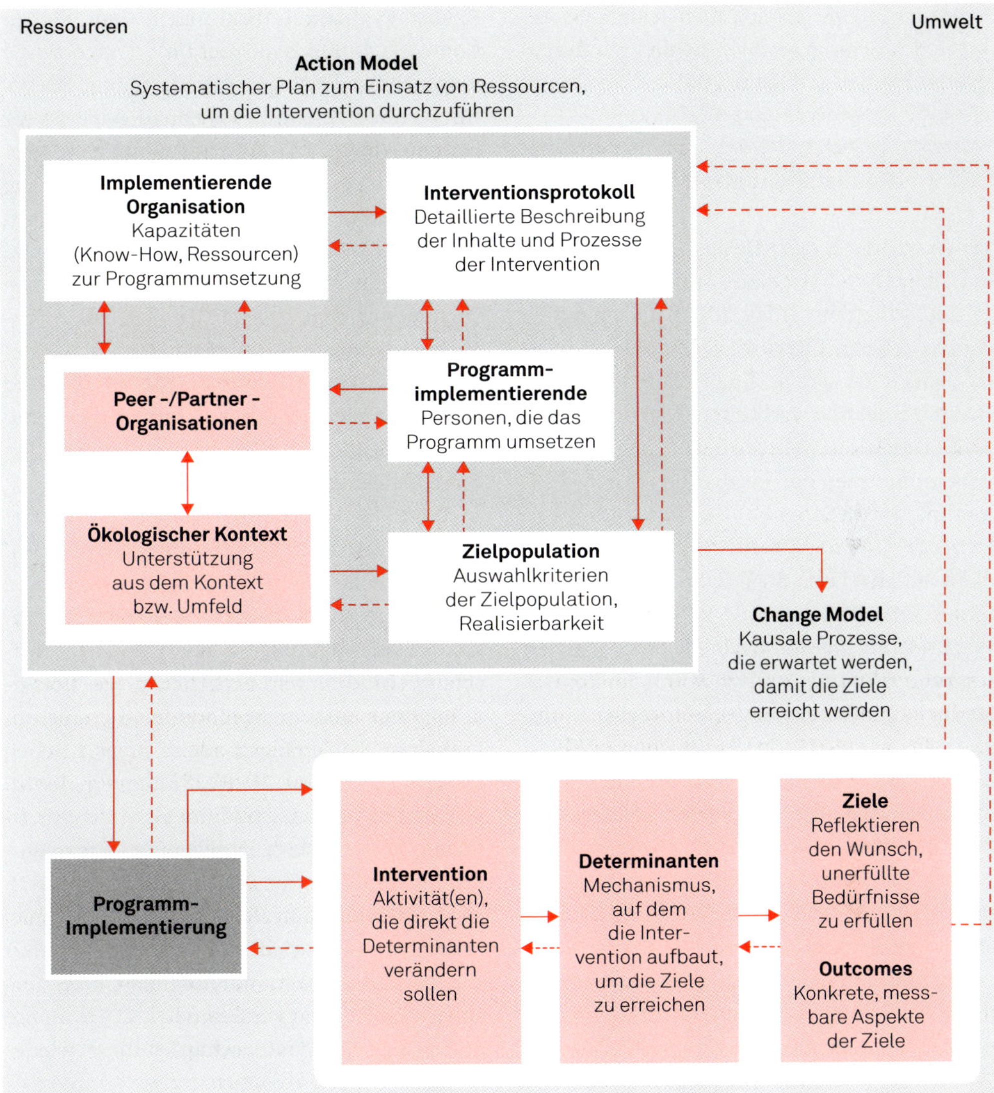

Abbildung 4-2: Action Model Change Model Schema (Quelle: Eigendarstellung in Anlehnung an „Practical program evaluation: Theory-driven evaluation and the integrated evaluation persepective (2nd ed.)," von H.T. Chen, 2015, SAGE, S. 83.)

der Programmtheorie und darüber hinaus (Funnell & Rogers, 2011).

Einer der am meisten verbreiteten Ansätze ist die Konzeption theoriebasierter Evaluation im Verständnis von Chen (2015). Das Kernstück dieses Ansatzes ist eine zweiteilige Programmtheoriekonzeption. Sie umfasst eine normative Theorie (Theory of Action) und eine kausale Theorie (Theory of Change), die durch das Action Model and Change Model Schema verknüpft sind. Das Action Model enthält präskriptive Komponenten, die für den Programmerfolg als notwendig erachtet werden. Das Change Model umfasst die deskriptiven Annahmen, die den Wirkmechanismen des Programms zugrunde liegen (Chen, 2015). Die zweiteilige

Programmtheorie hat sich auch in anderen Ansätzen der theoriebasierten Evaluation durchgesetzt (Funnell & Rogers, 2011).

4.2.2.2 Realist Evaluation

Der Ansatz der Realist Evaluation von Pawson and Tilley (1997b) ist eine Form der theoriebasierten Evaluation (Tilley, 2000). Ursprünglich wurde der Begriff *Realistic Evaluation* verwendet, jedoch hat sich im Englischen der Begriff *Realist Evaluation* verbreitet (Marchal et al., 2012). Der Ansatz hebt die Bedeutung des Kontexts im Rahmen der Evaluation sozialer Programme (Interventionen) hervor (Sager & Ledermann, 2006). Kontext wird dabei nicht allein auf physische Strukturen bezogen, sondern meint ebenso soziale Regeln und kulturelle Systeme, die zum Gelingen eines sozialen Programms beitragen (Kazi, 2003). Im Bereich der Versorgungsforschung erlebt Realist Evaluation derzeit eine Hochblüte (Busetto & Vrijhoef, 2018) und der Ansatz kommt zunehmend auch im der Gesundheitsforschung zur Anwendung (Feather, 2018). So finden sich auch im Bereich der Praxisentwicklung Anwendungsbeispiele (Hardy et al., 2013; Wilson, 2011; Wilson & McCormack, 2006).

Basierend auf der Idee, dass soziale Programme abhängig von ihren Umsetzungsbedingungen unterschiedlich wirken, werden sie im Realist Evaluation-Ansatz nach dem Muster Kontext (C) + Mechanismus (M) = Outcome (O) aufgeschlüsselt (Sager & Ledermann, 2006). Im weiteren Ablauf des Evaluationsprozesses werden diese Theorien/Annahmen (CMO-Konfigurationen) (**Abb. 4-3**) unter Einbezug verschiedener Informationsquellen verfeinert (Giel, 2013). Da die Mechanismen nicht direkt beobachtbar sind, wird die Suche nach ihnen von einer Theorie über sie geleitet. Diese Programmtheorie ist das zentrale Element der Realist Evaluation (Shearn et al., 2017). Dabei wird davon ausgegangen, dass verschiedene Beteiligte über unterschiedliche Expertisen zur Theorieentwicklung verfügen (Giel, 2013).

Trotz der Herausforderungen, die mit der Kommunikation von Realist-Prinzipien an wissenschaftliche Laien einhergehen, werden dem Ansatz gute Möglichkeiten einer stärkeren Stakeholder-Einbindung in die Evaluationsforschung sowie ein starkes partizipatives Potenzial im Sinne eines nicht-hierarchischen, demokratischen Forschungsansatzes zugeschrieben (Busetto & Vrijhoef, 2018). Während in der Interventionsforschung traditionell wissenschaftlichem Wissen Vorrang gegenüber Praxiswissen eingeräumt wird (Moore & Evans, 2017), wird in der Realist Evaluation den Akteur*innen in der Praxis eine wichtige Bedeutung zugemessen, da sie das Programm in seiner Umsetzung sowie den Kontext kennen (Giel, 2013; Moore & Evans, 2017). Wissenschaftler*innen wiede-

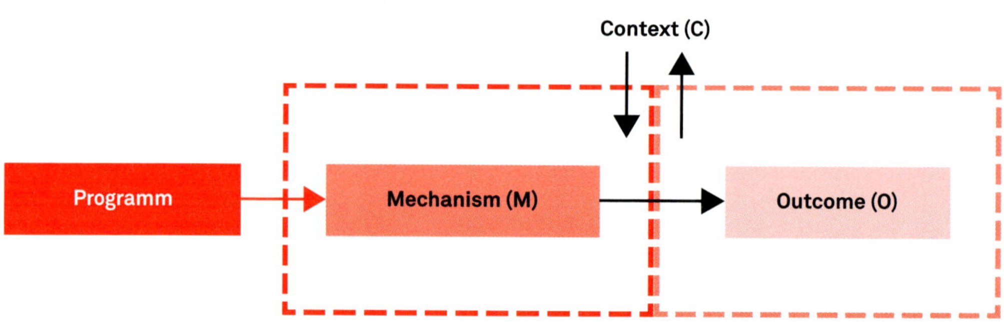

Abbildung 4-3: CMO-Konfiguration der Realist Evaluation (Quelle: Eigendarstellung in Anlehnung an „An Introduction to Scientific Realist Evaluation," von R. Pawson & N. Tilley, 1997a, in E.C.W.T. Shadish (Ed.), *Evaluation for the 21st Century: A Handbook*, SAGE.)

rum bringen ihre Erfahrung sowie sozial- bzw. pflegewissenschaftliche Theorien ein und vermitteln zwischen den Beteiligten (Giel, 2013). Diese Ko-Produktion der Intervention ist eine wichtige Maßnahme zur Sicherung der Kongruenz zwischen Theorie und Kontext (Moore & Evans, 2017).

Die Entwicklung einer Programmtheorie ist im Realist Evaluation-Ansatz ein kontinuierlicher Prozess, der die Evaluation einleitet und beschließt (Giel, 2013). In diesem Zusammenhang ist hervorzuheben, dass besonders die Entwicklung der initialen Programmtheorie zum gegenwärtigen Zeitpunkt häufig noch von methodologischen Schwierigkeiten begleitet ist, die es zu lösen gilt (Feather, 2018).

Im Unterschied zu konventionellen Ansätzen der Evaluation, die einzelne Variablen von externen Einflüssen zu isolieren versuchen, um kausale Beziehungen zu beobachten, konzentriert sich Realist Evaluation auf die Beziehungen der verschiedenen kausalen Tendenzen innerhalb eines komplexen und offenen Systems, indem sie versucht, den Mechanismus, der zum Outcome beiträgt, zu erklären (Retroduction) (Kazi, 2003). Im Gegensatz zu konstruktivistischen Evaluationskonzepten wird bei Realist Evaluation von Folgendem ausgegangen: Bei Programmtheorien dieser Art handelt es sich nicht um Konstruktionen, sondern um Abbildungen realer Aktivitäten (Giel, 2013), weshalb Realist Evaluation zwischen Positivismus und Konstruktivismus (Sager & Ledermann, 2006) angesiedelt bzw. als post-positivistischer Ansatz (Kazi, 2003) bezeichnet wird. „Realist" bezieht sich auf die entsprechende wissenschaftstheoretische Position des Scientific Realism (Pawson & Tilley, 1997a) bzw. Critical Realism (Bhaskar, 2008; Brousselle & Buregeya, 2018). Die Prinzipien der Realist Evaluation sind dabei auf verschiedene Forschungsansätze und Designs anwendbar (Busetto & Vrijhoef, 2018).

In der Gesundheitswissenschaft wird die Bedeutung des Kontexts in der Evaluationsforschung, im Unterschied zu den einer Intervention zugrundeliegenden Mechanismen, ungleich langsamer adaptiert. Die MRC-Guidance zur Entwicklung und Testung komplexer Interventionen etwa erwähnt kontextuale Faktoren im Rahmen der Interventionsentwicklung lediglich im Zusammenhang mit der Modifikation der Interventionseffekte (Moore & Evans, 2017). Erst in der jüngeren methodologischen Literatur werden Forschende angehalten, den Kontext im Rahmen der Interventionsentwicklung vermehrt zu berücksichtigen (Moore & Evans, 2017) und Prinzipien der Realist Evaluation entlang aller Phasen des MRC-Frameworks zu integrieren (Fletcher et al., 2016; Skivington et al., 2021). Interventionen werden in diesem Zusammenhang als Versuche aufgefasst, perpetuierende Mechanismen, die zu einem Problem zu einer bestimmten Zeit an einem bestimmten Ort beitragen, zu durchbrechen. Interventionen können demnach nicht isoliert von jenen Systemen betrachtet werden, deren Mechanismen sie zu ändern versuchen (Moore & Evans, 2017).

Im Rahmen der Evidence-Based-Practice (EBP)-Debatte wird dem Ansatz der Realist Evaluation das Potenzial eingeräumt, besser zur Untersuchung komplexer Interventionen geeignet zu sein als traditionelle Methoden, wie RCTs, sofern Realist Evaluation dem ontologischen Verständnis des kritischen Realismus folgt. Im umgekehrten Fall hingegen wird festgestellt, dass sich Realist Evaluation durch Ablehnung der Kritischen Theorie zugunsten von Pragmatismus und ‚Piecemeal Social Engineering" dem Vorwurf aussetzt, die der EBP inhärenten technokratischen Tendenzen zu replizieren und somit zu einer entsprechend technokratischen Interpretation menschlicher Probleme beizutragen (Sam & Peter, 2012).

In Forschungs- und Praxisfeldern mit vorherrschendem naturwissenschaftlichen Forschungsansatz gilt der Blick durch die Realist-Linse als Herausforderung. Des Weiteren gilt es darauf zu achten, dass der Ansatz trotz Hochblüte nicht zum Trend verkommt, indem Forschende ihre Arbeit als „realistisch" bezeichnen, ohne sich den damit in Verbindung stehenden Prinzipien zu verschreiben (Busetto & Vrijhoef, 2018).

4.2.2.3 Cluster Evaluation

Einrichtungen des Gesundheitswesens (z. B. Krankenhäuser, Pflegeheime) bestehen in der Regel aus mehreren Organisationseinheiten (z. B. Abteilungen, Stationen), mit unterschiedlichen Kulturen auf verschiedenen Ebenen und innerhalb verschiedener Abteilungen und Teams (Manley et al., 2013b). Auf dem Weg zu einer personzentrierten Praxis und personzentrierten Kulturen sollte es also im Interesse der Beteiligten und politischen Entscheidungsträger*innen sein, einen Weg zu finden, um einen Kulturwandel auf mehreren Ebenen zu initiieren. Dies erfordert folglich auch einen Evaluationsansatz, der diese unterschiedlichen Kontexte aus einer multizentrischen Perspektive berücksichtigen kann.

Cluster Evaluation ist eine Form der multizentrischen Evaluation, die darauf abzielt, die relativen Auswirkungen verschiedener Implementierungen eines Programms an unterschiedlichen Standorten zu untersuchen, um Erfolge und Misserfolge zu identifizieren. Dabei können verschiedene Projekte voneinander lernen, und die gesammelten Erfahrungen können der Konzeption zukünftiger Projekte dienen (Haubrich, 2009a; Haubrich, 2009b). Organisationen können von unterschiedlichen Strategien an verschiedenen Standorten und/oder Abteilungen lernen und Strategien identifizieren, die die Entwicklung einer personzentrierten Praxis unterstützen, während sie die Prinzipien der personzentrierten Forschung einhalten.

Cluster Evaluation ist anwendbar auf Programme, deren einzelne Projekte relativ autonom agieren und jeweils eigene, kontextspezifische Strategien entwickeln, um übergeordnete Ziele des Programms zu erreichen (Sanders, 1997). Cluster Evaluation erlaubt es auch, die Dynamik eines längerfristigen Entwicklungsprozesses zu berücksichtigen. Das Ziel der Evaluation besteht dabei in der empirisch fundierten theoriebasierten Beschreibung erprobter Strategien sowie deren Bewertung vor dem Hintergrund ihres Beitrages zur Lösung einer zu verändernden Ausgangssituation (Haubrich, 2009b).

Im Unterschied zu anderen Formen der multizentrischen Evaluation zeichnet sich Cluster Evaluation durch einen explorativen Charakter aus, wobei Variation in der Programmumsetzung der unterschiedlichen teilnehmenden Einrichtungen ausdrücklich erwünscht ist (Straw & Herrell, 2002) und somit keine uniforme, standardisierte Programmumsetzung vorgesehen ist (Worthen & Schmitz, 1997). Cluster Evaluation weist folgende Charakteristika auf (Burnham, 1999; Sanders, 1997), die sich durchaus auf die Entwicklung einer personzentrierten Praxis übertragen lassen: Einbezug mehrerer, geografisch unterschiedlicher Standorte; Fokus auf längerfristige Projekte; Einbezug unterschiedlicher Herangehensweisen an ähnliche bzw. gleiche Probleme; Verbesserung sozialer Bedingungen.

Das Programm wird als Gruppe (Cluster) von Projekten evaluiert, die unter einer bestimmten Perspektive Gemeinsamkeiten aufweisen (Haubrich, 2009b). Gegenstand der Cluster Evaluation ist das Programm in seiner bzw. die Umsetzung der Programmvision in ihrer Gesamtheit (Haubrich, 2009b). Die Programmevaluation steht hier vor der Aufgabe, den Evaluationsgegenstand auf eine Art und Weise zu beschreiben, die das übergeordnete Programm fassbar und die verschiedenen Umsetzungsformen und Aktivitäten zu dessen Dimensionen zuordenbar macht. Die sogenannte Programmarchitekturtheorie (**Abb. 4-4**) fungiert dabei als Bindeglied zwischen Cluster Evaluation und theoriebasierter Evaluation (Haubrich, 2009b). Sie bezeichnet das Verhältnis der unterschiedlichen „Wirklichkeitsausschnitte" eines multizentrischen Programms zueinander (Haubrich, 2009b).

Der Untersuchungsgegenstand ist das gesamte Programm-Cluster, innerhalb dessen die einzelnen Projekte als Programmimplementationen betrachtet werden. Die Aktivitäten an den verschiedenen Standorten werden dabei als mehr oder minder heterogene, autonome Programmumsetzungen betrachtet, wobei alle

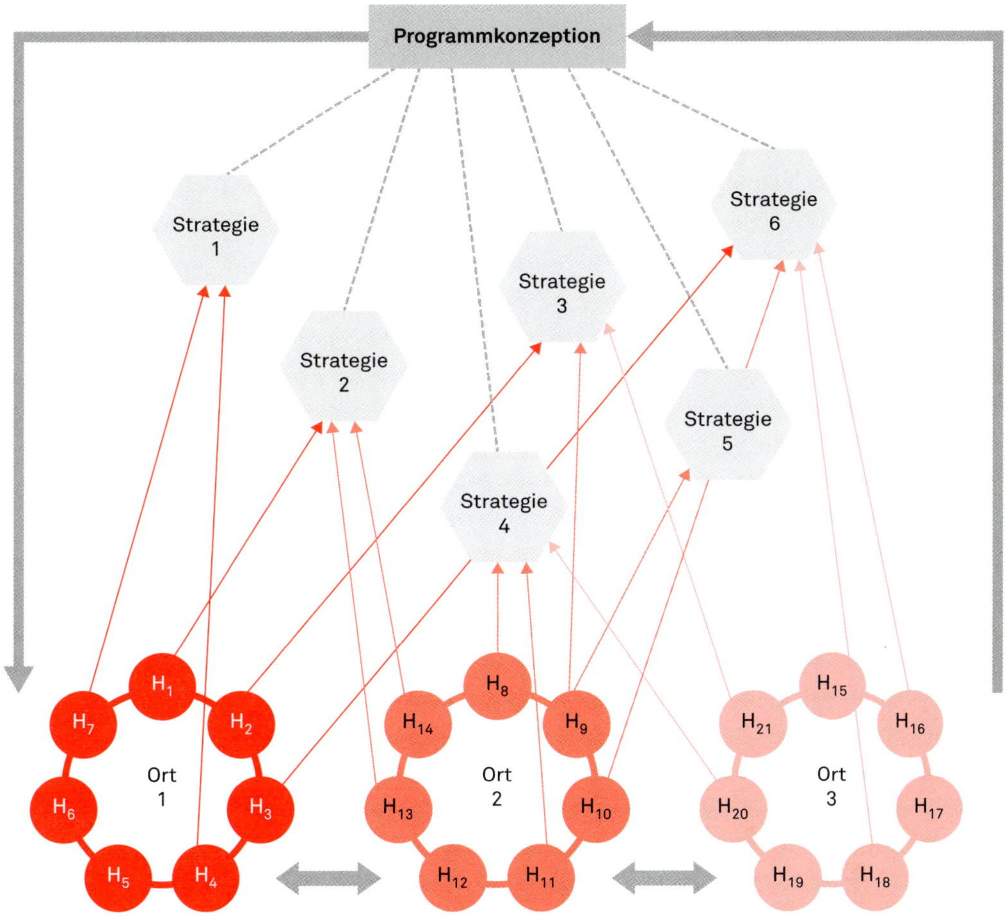

H = Handlungskonzept

Abbildung 4-4: Programmarchitekturtheorie (Eigendarstellung in Anlehnung an „Sozialpolitische Innovation ermöglichen: Die Entwicklung der rekonstruktiven Programmtheorie-Evaluation am Beispiel der Modellförderung in der Kinder- und Jugendhilfe," von K. Haubrich, 2009b, Waxmann, S. 207.)

Standorte die übergeordneten Programmziele verfolgen. Im Rahmen der Cluster Evaluation werden die einzelnen Handlungskonzepte der Standorte zu fachlichen Strategien der Programmumsetzung verdichtet, wobei eine vergleichende Perspektive eingenommen wird. Die genannten Strategien beschreiben schließlich das Programm-Cluster als Untersuchungsgegenstand der Evaluation (Haubrich, 2009b).

Cluster Evaluation ist ein partizipativer Evaluationsansatz. Dabei wird von den Beteiligten erwartet, dass sie kooperativ als Team agieren, Rollen gemeinsam klären, ein Klima der wechselseitigen Unterstützung und gemeinsamen Entscheidungsfindung schaffen, gemeinsam das Programm voranbringen und aus den gewonnenen Erfahrungen lernen (Haubrich, 2009b). Hierin zeigt sich deutlich die Vereinbarkeit des Cluster-Evaluationsansatzes mit den Prinzipien personzentrierter Forschung (Jacobs et al., 2017) (Kapitel 4.1).

Von den hier vorgestellten Evaluationsansätzen zählt Cluster Evaluation gewiss und vor allem in Kombination mit theoriebasierter Evaluation zu den anspruchsvolleren Ansätzen, der methodisch und analytisch mit einigen Herausforderungen und entsprechenden Anforderungen an die Beteiligten und Durchführenden aufwartet. Durch seinen explorativen und partizipativen Charakter bietet er aber eine innovative und vielversprechende Herangehensweise für personzentrierte Praxisentwicklung, die unterschiedliche lokale Kontexte berücksichtigt, während eine gemeinsame Vision verfolgt und ein gemeinsames Ziel angestrebt wird.

4.2.3 Fazit

In diesem Beitrag wurde aufgezeigt, dass bei der Entwicklung einer personzentrierten Praxis sowie bei der Evaluierung damit in Verbindung stehender Prozesse und Outcomes traditionelle Forschungsansätze und -designs an ihre Grenzen stoßen. Dies ist mitunter durch die besonderen Charakteristika des Untersuchungsgegenstandes begründet, der sich durch multiple Komponenten, Dimensionen, Perspektiven, Kontextgebundenheit und somit durch Komplexität auszeichnet. Um dennoch zu Forschungsergebnissen mit einem aussagekräftigen Gegenstandsbezug zu gelangen, ist eine Auseinandersetzung mit alternativen Forschungsansätzen angezeigt, die diesen Prämissen gerecht werden.

Die vorgestellten Ansätze zur Evaluation von Interventionen im Zusammenhang mit Personzentrierung repräsentieren eine theoriebasierte Perspektive auf Intervention- und Wirkungsforschung. Sie bieten Raum für die Partizipation verschiedener Teilnehmender und Stakeholder und ermöglichen auf diese Weise die Co-Konstruktion von bedeutungsvollem, kontext- und erfahrungsbezogenem Wissen und sind mit den Prinzipien von Personzentrierung sowie mit den Prinzipien personzentrierter Forschung vereinbar. Evaluation hat hier auch ein kritisch-reflexives Moment, das es im Sinne einer Transformation der Praxis hin zu einer personzentrierten Kultur gegenstandsadäquat einzusetzen und auch kreativ zu nutzen gilt.

Der Fokus der Evaluation ist dabei nicht nur auf Ergebnisse von Interventionen, sondern auch auf Prozesse und Wirkmechanismen gerichtet, um zu einem umfassenden Verständnis des Untersuchungsgegenstandes sowie der Veränderung, die dadurch hervorgerufen wird, zu gelangen. Das auf diese Weise co-produzierte Wissen hat hohen Nutzen für alle am Forschungs- und Entwicklungsprozess beteiligten Personen und stärkt nicht zuletzt auch die Evidenzbasis für eine personzentrierte Praxis, um ihren Beitrag zum Wohlbefinden von Patient*innen, Angehörigen und Pflegenden und somit ihren Nutzen für das Gesundheitssystem aufzuzeigen.

4.2.4 Umsetzungsbeispiel

Projekt Innovation Landespflegeheime Niederösterreich

Das Beispiel stellt mit dem Projekt Innovation Landespflegeheime Niederösterreich: Machbarkeit, Implementierung, Evaluation, Nachhaltigkeit (INOP-NÖ MIEN) die Kombination von theoriebasierter Evaluation und Cluster Evaluation dar.

Das Projekt ist ein Beispiel einer Evaluation personzentrierter Praxis an mehreren Standorten einer großen Langzeitpflegeorganisation und war Teil eines mehrjährigen Projekts zur Entwicklung, Implementierung und Evaluierung personzentrierter Praxis im Rahmen der Initiative „*Leben entfalten – Zukunft gestalten. Innovative Lebensräume in Niederösterreich Landespflegeheimen*“.

Das allgemeine Ziel des Projektes bestand in der Einführung des PeoPLe Modells (**Kap. 1.3**), der Evaluierung der dadurch bedingten Praxisveränderungen und der Entwicklung von Strategien für eine nachhaltige Implementierung. Dieses allgemeine Ziel wurde im Projektverlauf konkretisiert und der Fokus daraufgelegt, gemeinsam mit fünf ausgewählten Pflege- und Betreuungszentren in Niederösterreich individuelle Strategien und Maßnahmen zur Umsetzung des PeoPLe Modells zu konzipieren, daraus ein Programm zu erstellen und dieses theoriebasiert zu evaluieren.

Das Projekt basierte auf einem Forschungs- und Entwicklungsansatz, der theoriebasierte Evaluation mit Cluster Evaluation kombiniert und an den Prinzipien einer personzentrierten Forschung orientiert war. Partizipatives Vorgehen war dabei das leitende und vereinende Prinzip. Als Bindeglied zwischen Cluster Evaluation und theoriebasierter Evaluation fungierte die sogenannte Programmarchitekturtheorie (Haubrich, 2009b). Diese besteht aus drei Ebenen (Haubrich, 2009b):

1. Programmkonzeption
2. Handlungskonzepte
3. Fachliche Strategie.

Zum Erreichen der Projektziele wurde ein Arbeitsprogramm konzipiert, welches Aktivitäten zur Praxis- und Programmentwicklung umfasste. In einem Zeitraum von zwei Jahren wurden insgesamt 20 Workshops sowie fünf strategische Planungssitzungen mit den fünf Projekthäusern durchgeführt. Die Workshops dienten der Identifikation, Analyse und Reflexion bestehender und neu zu implementierender Strukturen und Prozesse, um personzentrierte Kulturen zu entwickeln und zu fördern. Die Umsetzung des Arbeitsprogramms erfolgte in folgenden Schritten:

(Re-)Konstruktion der Programmkonzeption
In einem ersten Schritt wurden die thematischen Programmdimensionen anhand des PeoPLe Modells herausgearbeitet und vor dem Hintergrund des jeweils spezifischen Kontextes der Pflege- und Betreuungszentren reflektiert.

Erhebung der Projektaktivitäten
Im nächsten Schritt wurden sowohl bestehende Aktivitäten und Maßnahmen erhoben als auch bereits geplante Maßnahmen für die Umsetzung von Personzentrierung, um die Programmaktivitäten vor dem Hintergrund der Dimensionen des PeoPLe Modells (Programmkonzeption) zu rekonstruieren. Diese wurden gemeinsam den verschiedenen Dimensionen des PeoPLe Modells zugeordnet, zunächst pro Standort strukturiert und mittels Logikmodellen dargestellt. Nicht zuordenbare Aktivitäten standen dann nicht mehr im Fokus der Programmentwicklung.

Zusammenführung der Handlungskonzepte zu Strategien
Nach der Erhebung der Projektaktivitäten wurden diese standortübergreifend in einer vergleichenden Perspektive zu fachlichen Strategien zusammengeführt. Auf diese Weise wurden Ähnlichkeiten und Unterschiede zwischen verschiedenen Formen der Programmumsetzung in den Pflege- und Betreuungszentren ersichtlich. Als Vergleichsdimensionen wurden die Komponenten und Ebenen des PeoPLe Modells herangezogen. Mit diesen wurde versucht zu beurteilen, welche Herangehensweisen (Aktivitäten/Handlungskonzepte) sich in welchem Kontext unter welchen Bedingungen vor dem Hintergrund der Programmkonzeption bewähren. Jeder Strategie ist ein oder mehrere Handlungskonzepte zugeordnet, diesen wiederum konkrete Aktivitäten/Maßnahmen. und Ziele (Outcomes/Zwischenergebnisse).

Letztere enthalten auch Annahmen über erwartete Auswirkungen, die unter Bezugnahme zum PeoPLe Modell sowie der Expertise von Praktiker*innen und wissenschaftlichen Projektmitarbeiter*innen programmtheoretisch beschrieben wurden und ein Verständnis davon schaffen sollten, wie die Handlungskonzepte/Aktivitäten und in der Folge die Strategien zur Entwicklung einer personzentrierten Kultur beitragen. In **Abbildung 4-5** ist die Logik im Sinne einer Programmarchitekturtheorie dargestellt.

Die Maßnahmen, die an den fünf Standorten umgesetzt und evaluiert wurden, lassen sich standortübergreifend in folgende Strategien zur Entwicklung einer personzentrierten Kultur zusammenfassen:

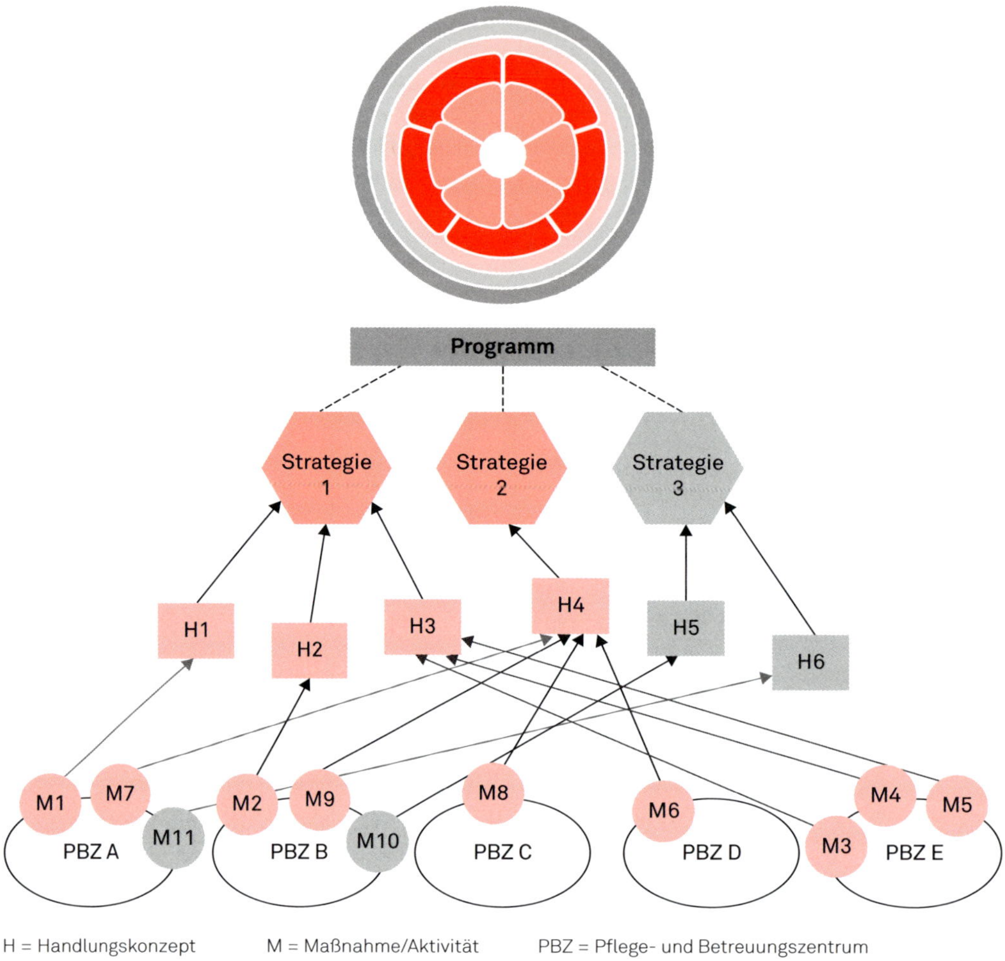

Abbildung 4-5: Programmarchitekturtheorie umgelegt auf das Projekt MIEN (Eigendarstellung)

1. Förderung der Kompetenzen und Stärkung der Mitarbeitenden
2. Förderung der personzentrierten Haltung
3. Berücksichtigung des Personseins

Diese Strategien sind auf Voraussetzungen, Praxisumfeld sowie personzentrierte Prozesse und Grundprinzipien gerichtet und stehen somit zu allen Ebenen des PeoPLe Modells in Bezug. In Summe leisten alle Strategien einen wesentlichen Beitrag zur Entwicklung einer personzentrierten Kultur. Jede Strategie beinhaltete mindestens ein Handlungskonzept, jedes Handlungskonzept mindestens eine Maßnahme. Die Maßnahmen wurden nach dem Schema Beschreibung, erwartete Auswirkungen, methodisches Vorgehen im Rahmen der Evaluation, Auswirkungen auf die personzentrierte Kultur sowie Fazit beschrieben (**Tab. 4-2**)

Strategische Planung und Programmumsetzung

Im nächsten Schritt stand eine strategische Planung der Maßnahmenumsetzung im Fokus. Ab diesem Zeitpunkt agierten die Arbeitsgruppen der verschiedenen Standorte selbstständig in

Tabelle 4-2: Darstellung der systematischen Verbindungen zwischen den einzelnen Komponenten im Rahmen der Programmtheoriekonstruktion am Beispiel der Strategie 1 (Eigendarstellung)

Strategie	**Strategie: Förderung der Kompetenzen und Stärkung der Mitarbeiter*innen Kompetenzen- und stärkungsorientierte Handlungskonzepte**
Handlungs-konzepte	**Kompetenzen- und stärkungsorientierte Handlungskonzepte:** • Kompetenzeinschätzung und Zielfestlegung (H1) • Schulung neuer Mitarbeiter*innen (H2) • Förderliche Interaktion mit Angehörigen (H3) • … (H_n)
Verortung im PeoPLe Modell	**Voraussetzungen** ✔ Fachlich kompetent sein ✔ Entwickelte zwischenmenschliche Fähigkeiten haben ✔ Klarheit über Werte und Überzeugungen ✔ Sich selbst kennen ✔ Sich der Aufgabe verpflichtet fühlen **Praxisumfeld** ✔ Angemessener Skill-Mix ✔ Gemeinsame Entscheidungs-prozesse ✔ effektive Arbeitsbeziehung ✔ Unterstützende Organisations-strukturen
Maßnahmen	• Einsatz des Instrumentariums „Standortbestimmung" • Arbeit mit dem Buddy-System und einer Checkliste • Arbeit mit einem Ablaufprozess für Feedback-Management • Erstellung eines Feedbackbogens für Angehörige und Erläuterung der Feedback-Kultur in der Informationsbroschüre für Angehörige • Absolvierung einer Kommunikations- und Deeskalationsschulung
Auswirkungen	**Ebene der Voraussetzungen** ✔ Steigerung der fachlichen Kompetenz und Expertise der MitarbeiterInnen, ✔ Stärkung ihrer Fähigkeiten, auf verschiedenen Ebenen im Team zu kommunizieren und in Interaktion zu treten, ✔ Auseinandersetzung mit ihrer eigenen Haltung und Wertvorstellung in Bezug auf eine personzentrierte Praxis, ✔ Bewussteres Sich Einlassen auf die beruflichen Aufgaben und ein damit in Verbindung stehendes berufliches Engagement. **Ebene des Praxisumfelds** ✔ Fördert die Entwicklung nicht-hierarchischer, nichtdominierender Strukturen und Arbeitsweisen sowie einen adäquaten Skill-Mix im Team ✔ Fördert die MitarbeiterInnen in gemeinsamen Entscheidungsfindungsprozessen und in der Übernahme von Verantwortung, ✔ Fördert eine professionelle zwischenmenschliche Beziehung im Team ✔ Fördert Initiative, Kreativität, Freiheit und Sicherheit der MitarbeiterInnen.

der Umsetzung der geplanten Strategien und Maßnahmen. Die wissenschaftlichen Mitarbeiter*innen standen nach Bedarf unterstützend zur Seite. Die Pflege- und Betreuungszentren wurden gebeten, über alle Aspekte im Zusammenhang mit umgesetzten Maßnahmen Protokoll zu führen. Dies betraf beispielsweise Fortschritts- und Erfolgsberichte oder Beschreibungen von Verzögerungen, Hindernissen, etc.

Evaluation

Die Evaluation am Ende des Projekts fand in allen fünf Projekthäusern statt, war multiperspektivisch und multimethodisch angelegt und bezog sich auf das Erreichen der Ziele (Outcomes), als auch auf den Prozess der Umsetzung und darauf einflussnehmende Faktoren.

Der Beitrag der ausgewählten Maßnahmen zur Entwicklung einer personzentrierten Praxis war im Rahmen der Programmentwicklung mithilfe von Logikmodellen theoretisch beschrieben worden. Diese dienten als Grundlage für die Erstellung und Auswahl der Reflexionsfragen. Auf diese Weise wurde versucht, ein Verständnis davon zu gewinnen, wie die Strategien/Handlungskonzepte zum gewünschten Ziel (personzentrierte Kultur) führen/beitragen.

Bei der Befragung der Mitarbeiter*innen kamen die übersetzten und adaptierten Instrumente *Person-Centred Practice Inventory – Staff* – PCPI-S (Slater et al., 2017) und *Person-Directed Care Measure* – PDC (White et al., 2008) zum Einsatz.

Ebenso wurde mittels standardisierter Interviews durch geschulte Interviewer*innen eine Befragung der Bewohner*innen (N=167) in allen beteiligten Projekthäusern durchgeführt. Dazu wurden die übersetzten und adaptierten Versionen des *Person-Centred Practice Inventory – Service User* – PCPI-SU (McCormack & McCance, 2019) und des *Person-Centred Community Care Inventory* – PERCCI (Wilberforce et al., 2016) eingesetzt.

Des Weiteren wurden im Rahmen der Evaluation nicht-standardisierte, qualitative Methoden verwendet: drei Workshops, zehn Fokusgruppen, 20 Interviews, acht nicht-teilnehmende Beobachtungen, sieben Feedback-Gespräche sowie regelmäßige Telefonkonsultationen mit Führungskräften und Mitarbeiter*innen.

Fazit

Die Kombination von theoriebasierter Evaluation und Cluster Evaluation und das Vorgehen nach der Programmtheoriekonstruktion hat sich in diesem Fall (wo mehrere Praxisinstitutionen einem theoretischen Rahmen zur Praxisentwicklung folgen) als praktikabel und sehr hilfreich erwiesen. Das daraus entstandene Programm ist ein Orientierungsrahmen, um Maßnahmen den Handlungskonzepten zuzuordnen und gegebenenfalls spezielle, kontextspezifische Maßnahmen zu konzipieren, wobei die Strategien immer als Konstante zu betrachten sind und auch die bisher entwickelten Handlungskonzepte verallgemeinert werden können.

Das Modell PeoPLe gibt den theoretischen Rahmen vor, das Programm zur Gestaltung einer personzentrierten Praxis bietet nun dessen Konkretisierung auf operativer Ebene. Die drei Strategien bilden das Fundament. Jede Strategie ist von zentraler Bedeutung und es ist wichtig, dass für jede Strategie gleichermaßen Maßnahmen entwickelt werden. Nur so können die unterschiedlichen Ebenen des PeoPLe Modells miteinbezogen und letztendlich eine personzentrierte Praxis entwickelt werden.

Die vorliegenden Handlungskonzepte können bereits in allen Häusern als leitende Konzepte für individualisierte Maßnahmen herangezogen werden. Sie sind aber noch nicht als ausschließlich zu betrachten; weitere Handlungskonzepte müssen entwickelt werden. Da diese einen fixen Bestandteil des allgemeinen Programms darstellen, ist die theoretische Passung und die empirische Überprüfung neuer Handlungskonzepte unabdingbar.

4.3 Instrumente zur standardisierten Erhebung von Personzentrierung

Stefan Gschwenter, Martin Wallner
und Hanna Mayer

Mit der Zunahme an theoretischer und empirischer Forschung zu Personzentrierung in den vergangenen Jahrzehnten hat auch die wissenschaftliche Literatur zur Entwicklung und Testung von Messinstrumenten bedeutend an Umfang gewonnen (McCormack et al., 2017). Forschende, Führungspersonen und Praktiker*innen stehen somit bei der Auswahl der für den jeweiligen Zweck geeigneten Messinstrumente vor der sprichwörtlichen Qual der Wahl. Den Wert personzentrierter Kulturen für Gesundheitsorganisationen und die Bedeutung personzentrierter Ergebnisse für Patient*innen, Familien, Pflegekräfte und Mitarbeitende durch Messung zu demonstrieren, gilt als dringliches Unterfangen, dem entscheidende Bedeutung zugesprochen wird (McCormack, 2022). Dadurch wird sichergestellt, dass Forschung zu Personzentrierung praktisch und theoretisch relevant ist, dem Gesundheitssystem nützt und aus ökonomischer Sicht von Geldgebenden und politischen Entscheidungsträger*innen unterstützt wird (Harding et al., 2015). Voraussetzung dafür sind klar definierte Konzepte (**Kap. 1.1**) und die Anwendung theoriebasierter Evaluationsansätze (**Kap. 4.2**) unter Einbezug unterschiedlicher Methoden, um die Vielfalt der Erfahrungen aller Beteiligten erfassen sowie die Wirksamkeit nachweisen zu können (McCormack, 2022).

Die konkreten Anlässe für die Messung von Personzentrierung sind dabei vielfältig (Miller, 2021). Aus wissenschaftlicher Sicht ist die Messung von Personzentrierung einerseits wichtig, um Theorien, in diesem Fall personzentrierte Theorien, z. B. (Mayer et al., 2020; McCormack & McCance, 2010, 2017), zu überprüfen, ihren Erklärungswert für Phänomene der sozialen Wirklichkeit zu bestimmen und die Theorie auf diese Weise empirisch gestützt weiterzuentwickeln. Des Weiteren kommt der Messung personzentrierter Outcomes bei der Wirkungsevaluierung, etwa in dem Rahmen von Praxisentwicklungs- oder Interventionsstudien (Lood et al., 2020; McCormack et al., 2010), eine wichtige Bedeutung zu. Aus gesundheitspolitischer Sicht und aus Policy-Perspektive sind standardisierte Messinstrumente andererseits wichtige Werkzeuge zum Aufzeigen des Beitrags personzentrierter Pflege und Betreuung zu wünschenswerten gesundheitsbezogenen Patient*innenergebnissen (De Silva, 2014; McCormack, 2022). Und auch im Rahmen der Praxis- und Organisationsentwicklung unterstützen Messinstrumente bei der wichtigen Funktion der Standortbestimmung sowie Überprüfung und Kontrolle des Entwicklungsfortschritts (Edvardsson et al., 2015) in verschiedenen Dimensionen im Zusammenhang mit einer personzentrierten Praxis.

Dieser Beitrag bietet einen Einblick in verschiedene Ansätze zur strukturierten Messung von Personzentrierung mittels standardisierter Fragebögen. Nach einem allgemeinen Überblick zur Messung von Personzentrierung wird eine Auswahl von standardisierten Instrumenten vorgestellt, die das Konzept Personsein (personhood) im theoretischen Hintergrund explizit berücksichtigen.

4.3.1 Personzentrierung messen: Ein Überblick

Verschiedene Forschende haben den Status quo hinsichtlich der Entwicklung von Messinstrumenten zu Personzentrierung im Rahmen von Übersichtsarbeiten erhoben und zusammengefasst (z. B. De Silva, 2014; Edvardsson & Innes, 2010; Harding et al., 2015; Louw et al., 2020; Martínez et al., 2016a; Wilberforce et al., 2016). Dabei sticht eine auf den ersten Blick überwältigende Vielzahl an Messinstrumenten ins

Auge. Dies kann auf die Multidimensionalität von Personzentrierung zurückgeführt werden. Darüber hinaus wurden verschiedene Perspektiven und Settings der Gesundheitsversorgung untersucht. So hat etwa De Silva (2014) für den Zeitraum 2000–2013 nach der Sichtung von über 200 000 publizierten Studien mehr als 160 verschiedene Messinstrumente identifiziert, darunter standardisierte Fragebögen und strukturierte Beobachtungsinstrumente, wobei erwähnt werden muss, dass auch dies keine erschöpfende Auflistung darstellt.

Und auch über diesen Zeitraum hinaus ist in diesem Bereich weiterhin rege Forschungsaktivität zu beobachten, indem etwa neue Instrumente entwickelt (Slater et al., 2017; Wilberforce, Challis et al. 2018) oder bestehende Instrumente validiert und in andere kulturelle Kontexte und Sprachen adaptiert und übersetzt werden (Bing-Jonsson et al., 2018; Edvardsson et al., 2015; Martinez, Suarez-Alvarez, Yanguas et al., 2016; Weis et al., 2020). Das Resümee über die bisherige Entwicklungsgeschichte fällt dabei ambivalent aus. Es besteht weitgehend Einigkeit dahingehend, dass noch ein „weiter Weg zu gehen“ ist, bis die über die diversen Settings hinweg konsistente und aussagekräftige Messung von Personzentrierung und damit in Beziehung stehender Outcomes im Mainstream angekommen ist (Harding et al., 2015; McCormack et al., 2017).

Wenngleich also einzelne Ergebnisse vielversprechend sind und einzelne Instrumente gute testtheoretische Eigenschaften aufweisen, kann das für den Großteil der publizierten Instrumente nicht konstatiert werden (Louw et al., 2020), zumal es eine Reihe forschungspraktischer und ethischer Bedenken gibt (Harding et al., 2015). Dazu zählen:

- ein Mangel an validierten Messmodellen (Harding et al., 2015) und die fehlende bzw. nicht explizierte konzeptuelle Basis bestehender Instrumente (Edvardsson & Innes, 2010; Martínez et al., 2016a)
- Zweifel an der Übertragbarkeit der Modelle (Harding et al., 2015)
- die Abhängigkeit von stellvertretenden (Proxy-) Messungen, um den Effekt von Personzentrierung festzustellen (De Silva, 2014; Harding et al., 2015)
- Instrumente mit ungenügenden psychometrischen Eigenschaften (De Silva, 2014; Harding et al., 2015)
- das Fehlen der Patient*innenperspektive (Harding et al., 2015; Martinez, Suarez-Alvarez & Yanguas, 2016; Wilberforce et al., 2016).

Ferner besteht Uneinigkeit darüber, welche Instrumente personzentrierte Pflege am aussagekräftigsten messen, was auf unterschiedliche Ansichten dahingehend zurückgeführt wird, wie Personzentrierung zu definieren ist (Harding et al., 2015).

Verbunden mit dieser Problematik ist die Begriffsvielfalt, um nicht zu sagen Begriffsverwirrung, im Zusammenhang mit Personzentrierung (De Silva, 2014; Harding et al., 2015) und die nicht selten anzutreffende und kontraproduktive konzeptuelle Übervereinfachung bzw. definitorische Reduzierung von Personzentrierung (Dewing & McCormack, 2017) auf einzelne Aspekte.

Des Weiteren ist nicht hinlänglich geklärt, welches konzeptuelle Verständnis von Personzentrierung bei Personen mit kognitiven Beeinträchtigungen am besten geeignet ist, die subjektive Sicht der Betroffenen zu erfassen (Martinez, Suarez-Alvarez & Yanguas, 2016). Die Komplexität von Personzentrierung sowie die anhaltende konzeptuelle Ambivalenz und definitorische Vielfalt werden auch als Hauptursachen für paradigmatische Spannungen zwischen Personzentrierung auf der einen, und Evidenzbasierung auf der anderen Seite ausgemacht (De Silva, 2014; Miller, 2021). Die Problematik unklarer oder nicht definierter Konzepte schlägt sich entsprechend in der Entwicklung von Messinstrumenten nieder (McCormack, 2022). Die vorhandene Fülle an Instrumenten kann als Konsequenz dieser konzeptuellen Differenzierungen betrachtet werden und hat zur Konsequenz, dass ein großer Teil der publizierten Instrumente nach ihrer Veröffentlichung keiner Weiterentwicklung unterzogen wird (De Silva, 2014).

Obwohl sich im Bereich der Qualitätssicherung ein zunehmender Wandel von Kontrolle zu Verbesserung zeigt, werden auch im Zusammenhang mit Personzentrierung, im Sinne einer Standardisierung von Qualität, nach wie vor quantifizierbare Verfahren bevorzugt. Wenngleich es unrealistisch ist, jeden Aspekt der Erfahrung einer Person auf individueller Ebene zu bewerten, sollte der ausschließliche Fokus auf Quantifizierung, Standardisierung und Verallgemeinerung von Erfahrungen hinterfragt werden, wenn personzentrierte Pflege und Kulturen gegenstandsadäquat und umfassend evaluiert werden soll (McCormack, 2022).

Der gebräuchlichste Ansatz zur Messung von Personzentrierung sind demensprechend strukturierte Fragebogenerhebungen, wobei auch Interviews und Beobachtungen zum Einsatz kommen. Es besteht jedoch kein Konsens dahingehend, welche Ansätze am besten geeignet oder am sinnvollsten sind und welche Aspekte von Personzentrierung im Mittelpunkt stehen sollten. Einigkeit besteht hingegen darüber, dass verschiedene Ansätze der Messung und verschiedene Arten von Evidenz erforderlich sind, um die komplexe Natur von Personzentrierung adäquat zu erfassen und abzubilden (De Silva, 2014; McCormack, 2022; Miller, 2021).

Besonders wichtig ist an dieser Stelle zu betonen, dass Personzentrierung nicht als isolierte Intervention betrachtet werden kann. Es ist von entscheidender Bedeutung, auch kontextuelle und kulturbezogene Faktoren zu berücksichtigen, da eine personzentrierte Praxis vom Bestehen personzentrierter Kulturen abhängig ist. Personzentrierte Pflege kann nur stattfinden, wenn in den Organisationen eine Kultur besteht, die es dem Personal ermöglicht, selbst Personzentrierung zu erleben und personzentriert zu arbeiten. Wird dies verabsäumt, führt dies dazu, dass einzelne Mitarbeiter*innen dafür verantwortlich gemacht werden, wenn Pflege nicht personzentriert erfolgt, ohne die Verantwortung der gesamten Organisation anzuerkennen (McCormack, 2022).

Die Entwicklung geeigneter Ansätze zur Messung von Personzentrierung gilt als work in progress, was vor dem Hintergrund, dass sich Personzentrierung selbst konzeptuell und praktisch weiterentwickelt, als naheliegend betrachtet werden kann (Miller, 2021). Zum aktuellen Zeitpunkt kann folglich auch keines der bestehenden Instrumente uneingeschränkt für den allgemeinen Gebrauch empfohlen werden. Die Entscheidung für ein Instrument sollte daher auf Basis einer systematischen Literaturrecherche und einer sorgfältigen Abwägung der Rechercheergebnisse hinsichtlich der Eignung für das infrage kommende Setting und Erkenntnisziel geprüft werden, wobei auch der Einsatz einer Kombination verschiedener Instrumente empfohlen wird (De Silva, 2014; Louw et al., 2020).

Trotz dieser ambivalenten Lage gibt es einige Instrumente, die sich von der Fülle der vorhandenen Instrumente abheben, indem sie etwa besonders häufig in verschiedenen Settings, kulturellen und sprachlichen Kontexten eingesetzt werden, entsprechend gut validiert sind und nicht zuletzt, indem sie ihre Theoriebezüge deutlich und nachvollziehbar explizieren. Nachfolgend werden Instrumente zur Messung von Personzentrierung aus unterschiedlichen Perspektiven präsentiert (Tabelle 4-3). Die Selektion dieser Instrumente war einerseits konzeptuell motiviert, indem auf eine Orientierung am Konzept des Personsein (personhood) im theoretischen Hintergrund der Instrumente geachtet wurde. Andererseits wurde bei der Auswahl auch darauf geachtet, wie verbreitet die Instrumente sind und wie häufig sie im Rahmen empirischer Forschung bereits eingesetzt wurden. Nicht zuletzt wurde auch ein besonderes Augenmerk auf die wissenschaftliche Güte der ausgewählten Instrumente gelegt und folglich nur solche Instrumente ausgewählt, die gute psychometrische Eigenschaften aufweisen. Auf diese Weise soll den Lesenden ein selektiver, jedoch in den genannten Aspekten durchwegs tiefergehender Einblick in die ausgewählten Instrumente sowie die ihnen zugrundeliegenden theoretischen Überlegungen gewährt werden.

Mit diesem gleichsam strengen, jedoch stringenten konzeptuellen Fokus erfolgt zugleich eine Differenzierung zu begrifflich und semantisch verwandten Konzepten und entsprechenden Messinstrumenten, wie etwa *Patient-Centred Nursing* und *Individualized Care*, die sich trotz augenscheinlicher Ähnlichkeiten in wesentlichen Punkten von Personzentrierung unterscheiden, wie Konzeptanalysen zeigen (Håkansson Eklund et al., 2018; Scholl et al., 2014).

Zunächst werden jene Instrumente vorgestellt, die einen direkten Bezug zum Person-Centred Practice Framework aufweisen: die Person-Centred Practice Inventories.

4.3.2 Person-Centred Practice Inventories

Die Person-Centred Practice Inventories stehen in direktem Bezug zum Person-Centred Practice Framework (McCormack & McCance, 2017) (**Kap. 1.2**), vertreten somit ein umfassendes Verständnis des Person-Begriffs und stellen einen konsequenten und konsistenten Bezug zu Personsein (personhood) her. Konkret handelt es sich dabei um drei verschiedene Instrumente: Person-centred Practice Inventory – Staff (PCPI-S), Person-centred Practice Inventory – Care (PCPI-C) und Person-Centred Practice Inventory – Student (PCPI-ST). Diese Instrumente bilden die Perspektiven von Praktiker*innen, Patient*innen und Studierenden ab und stehen konzeptuell mit den Dimensionen Voraussetzungen, Praxisumfeld und personzentrierte Prozesse des Person-Centred Practice Framework in Verbindung.

4.3.2.1 Person-Centred Practice Inventory – Staff

Das Person-Centred Practice Inventory – Staff (PCPI-S) wurde von Slater et al. (2017) entwickelt und erfasst Personzentrierung aus Sicht der Mitarbeiter*innen. Das Instrument bildet exakt die drei Konstrukte des Person-Centred Practice Frameworks (McCormack & McCance, 2017) ab, die sich auf die Mitarbeiter*innen beziehen: personbezogene Voraussetzungen, Praxisumfeld und personzentrierte Prozesse.

Das Instrument liegt mittlerweile in verschiedenen Sprachen vor, z. B. auf Norwegisch (Bing-Jonsson et al., 2018), Koreanisch (Kim & Tak, 2021) und auch in deutscher Übersetzung. Die vorliegenden deutschen Versionen wurde im Bereich der geriatrischen institutionellen Langzeitpflege in Österreich (Weis et al., 2020) und in Akutspitälern in der Schweiz (von Dach et al., 2023) eingesetzt und getestet. Zuletzt wurde im Rahmen eines Strukturgleichungsmodells mithilfe des PCPI-S das PCPF validiert. Die Ergebnisse wurden aus einer multidisziplinären Stichprobe gezogen und repräsentieren ein breites Spektrum an klinischen Settings. Es wurde ein positiver, statistisch signifikanter Zusammenhang zwischen den Komponenten des Frameworks festgestellt und dessen theoretische Annahmen damit bestätigt. Die Studie liefert dabei statistische Evidenz, die über die klassische Validitäts- und Konsistenzprüfung, denen Instrumente in der Regel unterzogen werden, hinausgeht und dient zur empirischen Untermauerung des PCPF (McCance et al., 2021).

Die drei vom Instrument erfassten Dimensionen setzen sich aus 59 als Aussagen formulierten Items zusammen, die auf einer Skala von „1=Stimme gar nicht zu“, bis „5=Stimme voll zu“ beantwortet werden.

4.3.2.2 Person-Centred Practice Inventory – Care

Das Person-Centred Practice Inventory – Care (PCPI-C) wurde von einem internationalen Forscher*innen-Team (McCormack et al., 2023) entwickelt und fokussiert explizit die Perspektive der gepflegten Personen.

Auch das PCPI-C bezieht sich, wie die anderen PCPI-Instrumente, auf das Person-centred Practice Framework von McCormack & McCance (2017), jedoch konzentriert es sich nur auf die Komponente „Personzentrierte Prozesse", da sich dieser Teil explizit auf die Perspektive der Patient*innen konzentriert. Es wurde in einem mehrphasigen, multimethodischen Forschungsprozess entwickelt, indem die auf „personzentrierte Prozesse" fokussierten Items aus dem PCPI-S extrahiert und entsprechend umformuliert wurden. In einem weiteren Schritt wurde der Inhalt in Fokusgruppen mit der Zielgruppe diskutiert und anschließend in unterschiedlichen Settings (Onkologie, Langzeitpflege) validiert. In Österreich gibt es mit einer nicht publizierten deutschen Version des Instruments erste Erfahrungen im Langzeitpflegebereich, wo es in Form von face-to-face Interviews mit Bewohner*innen, durchgeführt von geschulten Interview*innen, erfolgreich eingesetzt wurde (Gschwenter, 2021).

Das Instrument setzt sich aus 20 Items zusammen, welche ebenfalls auf einer Skala von „1=Stimme gar nicht zu", bis „5=Stimme voll zu" beantwortet werden.

4.3.2.3 Person-Centred Practice Inventory – Student

Das Person-Centred Practice Inventory – Student (PCPI-ST) wurde als Maß für die Wahrnehmung von Studierenden bzw. Auszubildenden in Bezug auf personzentrierte Praxis entwickelt. Das Instrument dient dazu, die Wirksamkeit von Curricula bei der Vorbereitung von Studierenden auf ihre Tätigkeit als personzentrierte Praktiker*innen zu beurteilen. Es wurde basierend auf dem PCPI-S entwickelt. Die Anpassung des PCPI-ST erfolgte unter Einbezug von Studierenden mittels Fokusgruppen in einem adaptierten Delphi Verfahren (O'Donnell et al., 2021).

Der PCPI-ST umfasst 57 Items, welche die Wahrnehmungen der Studierenden zu ihrer personzentrierten Praxis im Kontext ihrer praktischen Lernerfahrungen misst. Analog zum PCPI-S umfasst das Instrument ebenfalls drei Dimension, die in direktem Bezug zum PCPF (McCance & McCormack, 2021) stehen: Voraussetzungen der Studierenden, Praxislernumgebung und personzentrierte Prozesse.

Auch bei dieser Variante wird jedes Item mit einer 5-Punkt-Likert-Skala bewertet, wobei die Antworten wie folgt bewertet werden: „1=Stimme gar nicht zu", bis „5=Stimme voll zu".

In **Abbildung 4-6** wird beispielhaft ein Item gegenübergestellt, aus dem die unterschiedlichen Perspektiven, die durch die PCPI-Instrumente abgebildet werden, ersichtlich sind.

4.3.3 Weitere ausgewählte Instrumente

Im Folgenden werden Instrumente vorgestellt, deren Entwicklung zeitlich vor die Entwicklung der Person-Centred Practice Inventories fällt bzw. parallel dazu stattgefunden hat. Diese Instrumente zeichnen sich insbesondere dadurch aus, dass sie international häufig zur Anwendung kommen, psychometrisch gut untersucht sind und ihre Theoriebezüge explizit ausweisen.

4.3.3.1 Person-centred Care Assessment Tool

Das Person-centred Care Assessment Tool (P-CAT) (Edvardsson et al., 2010) misst das Ausmaß, in dem Mitarbeitende in der geriatrischen Langzeitpflege ihre Einrichtung als personzentriert einschätzen. Ein besonderer Fokus des

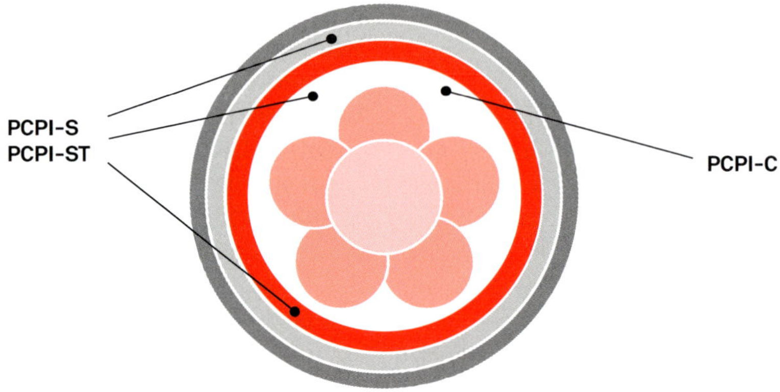

PCPI-S (Personal)	**PCPI-C** (Patient*in)	**PCPI-ST** (Studierende)
Ich ermutige die Bewohner dazu, über die Dinge zu reden, die ihnen wichtig sind.	Sie fühlen sich in der Lage, dem Pflegepersonal zu sagen, was Ihnen wichtig ist.	Ich ermuntere Andere darüber zu sprechen, was ihnen wichtig ist.

Abbildung 4-6: PCPI-Instrumente und ihre Bezüge zum Person-centred Practice Framework (Quelle: Eigendarstellung)

Kasten 4-2: Ausgewählte Items des P-CAT (Edvardsson et al., 2010)

- Die Bedürfnisse der Bewohner*innen werden täglich erhoben.
- Es steht uns frei, unsere täglichen Arbeitsroutinen zu ändern, um uns an die Bedürfnisse der Bewohner*innen anzupassen.
- Das Pflegeheim hält mich davon ab, personzentrierte Pflege und Betreuung leisten zu können (z.B. durch die Rahmenbedingungen).

Instruments wird auf die Pflege von Menschen mit Demenz gelegt. Entwickelt wurde es in einem mehrstufigen, iterativen Prozess mittels Expert*inneninterviews, Fokusgruppen und face-to-face Interviews mit Pflegenden und Gepflegten. Es bezieht sich dabei theoretisch unter anderem auf das Konzept der personzentrierten Pflege von Menschen mit Alzheimer von Edvardsson et al. (2008). Das finalisierte Instrument umfasst 13 Aussagen, welche auf einer 5-stufigen Skala von „1=Stimme überhaupt nicht zu“, bis „5=Stimme voll zu“ bewertet werden.

Der P-CAT wurde in eine Vielzahl von Sprachen in unterschiedlichen Kulturkreisen übersetzt und psychometrisch getestet. In einer Meta-Analyse von 23 publizierten Übersetzungen und Testungen des P-CAT konnte eine sehr gute interne Konsistenz des Instruments nachgewiesen werden (Bru-Luna et al., 2021).

4.3.3.2 Person-centred Climate Questionnaire – Staff Version

Der Person-centred Climate Questionnaire – Staff Version (PCQ-S) (Edvardsson et al., 2009b) ist ein Instrument zur Messung des psychosozialen Klimas. Das Instrument beruht unter anderem auf theoretischen Überlegungen zu unterstützenden Umgebungen (supportive environments) als Orte, welche das Personsein (personhood) eines Individuums durch die Förderung eines personzentrierten Klimas aufrechterhalten (Edvardsson et al., 2009b). Zur Generierung der Items wurden zusätzlich zu Expert*innen und Pflegepersonal auch Bewohner*innen mit Demenz und deren Angehörige herangezogen.

Der PCQ-S weist eine 3-faktorielle Struktur auf und umfasst die Dimensionen *Safety* (Sicherheit), *Everydayness* (Alltäglichkeit) und *Community* (Gemeinschaft). Das Instrument besteht dabei aus 14 Items mit Aussagen, anhand derer das Personal das psychosoziale Klima in der Gesundheitseinrichtung einschätzt. Die Antwortskala weist ein 6-stufiges Likert-Format auf, die Antwortmöglichkeiten reichen von „0=Nein, ich stimme überhaupt nicht zu" bis „5=Ja, ich stimme völlig zu". Für die Gesamtskala kann ein Indexwert errechnet werden, der sich von 0–70 erstreckt. Je höher dieser Wert, desto positiver bewerten die Mitarbeiter*innen das psychosoziale Klima an ihrem Arbeitsort.

Der PCQ-S wurde original in schwedischer Sprache entwickelt. Unter anderem liegen validierte Übersetzungen auf Englisch (Edvardsson et al., 2009b) und auf Norwegisch (Bergland et al., 2012) vor. Dabei konnten auch in übersetzter Form überzeugende psychometrische Eigenschaften nachgewiesen werden.

Kasten 4-3: Ausgewählte Items des PCQ-S

Ich erlebe meinen Arbeitsplatz als ...

... einen Ort, an dem ich mich als Person anerkannt fühle.

... einen Ort, wo das Personal eine Sprache verwendet, die die Bewohner*innen verstehen können.

... einen Ort, wo es leicht ist für Bewohner*innen, mit Angehörigen in Kontakt zu bleiben.

4.3.3.3 Person-centred Climate Questionnaire – Patient Version

Der Person-centred Climate Questionnaire – Patient Version (PCQ-P) (Edvardsson et al., 2009a; Edvardsson et al., 2008) wurde ebenfalls im Original in schwedischer Sprache für Krankenhauspatient*innen entwickelt (Edvardsson et al., 2008). Das Instrument beruht, ebenso wie der PCQ-S, auf theoretischen Überlegungen zu unterstützenden Umgebungen (*supportive environments*) als Orte, welche die „*Personhood*" (Person-Sein) eines Individuums durch die Förderung eines personzentrierten Klimas aufrechterhalten (Edvardsson et al., 2009a).

Es umfasst die drei Dimensionen Sicherheit, Alltäglichkeit und Gastfreundlichkeit. Der PCQ-P besteht aus 17 Items mit Aussagen über das soziale Klima in der Gesundheitseinrichtung. Die Antwortskala weist für Bewohnende ein 7-stufiges -Format auf; die Antwortmöglichkeiten reichen von „1=Nein, stimme überhaupt nicht zu" bis „7=Stimme voll zu".

Das Instrument wurde in verschiedenen Settings und Sprachen übersetzt und getestet (Yoon et al., 2015).

Kasten 4-4: Ausgewählte Items des PCQ-P

Dieses Pflegeheim ist ein Ort ...

... wo das Personal etwas mehr tut, als eigentlich notwendig/üblich ist (kleines bisschen Extra).

... wo das Personal Zeit für mich (und andere Bewohner*innen) hat.

... wo ich mich in sicheren Händen fühle.

4.3.3.4 Person-centred Climate Questionnaire – Family Version

Der Person-centred Climate Questionnaire – Family Version (PCQ-F) (Lindahl et al., 2015) misst das Ausmaß, in dem das psychosoziale Klima in Pflegeeinrichtungen von Familienmitgliedern der dort lebenden Bewohner*innen als personzentriert wahrgenommen wird.

Der PCQ-F richtet sich primär an Familienmitglieder. Er enthält 17 Items zu verschiedenen Aspekten des psychosozialen Klimas und steht inhaltlich mit der Version für Patienten (PCQ-P) in Verbindung, mit dem einzigen Unterschied, dass die Fragen im PCQ-F aus der Perspektive der Familie betrachtet werden. Ähnlich wie der PCQ-P umfasst der PCQ-F die drei Dimensionen Sicherheit, Alltäglichkeit und Gastfreundlichkeit. Es wird eine sechsstufige Likert-Skala verwendet (von 0 = Nein, ich stimme überhaupt nicht zu, bis 5 = Ja, ich stimme vollkommen zu).

Validierte Übersetzungen des Instruments liegen in mehreren Sprachen vor (Lindahl et al., 2015).

Kasten 4-5: Ausgewählte Items des PCQ-F

Dieses Pflegeheim ist ein Ort ...

... an dem mein Familienmitglied willkommen ist.

... wo das Personal Zeit für die zu Pflegenden zu haben scheint.

... wo über Dinge des Alltags gesprochen wird und nicht nur über Krankheit.

4.3.3.5 Person-Directed Care Measure

Das Person-Directed Care Measure (PDC) wurde von White et al. (2008) konzipiert und erfasst Personzentrierung aus Mitarbeiter*innenperspektive. Es beinhaltet einerseits Aspekte, die sich auf Mitarbeiter*innen und das Management beziehen. Andererseits legt das Instrument einen Fokus auf die Interaktion zwischen Mitarbeiter*innen und Bewohner*innen.

Als theoretische Grundlage des Instruments dient ein auf einer umfassenden Literaturrecherche und Diskussionen mit Expert*innen aufbauendes Konzept der „Person-Directed Care“. Dieses zeichnet sich durch insgesamt acht Dimensionen aus: Autonomie, Personsein (personhood), Die Person kennen, Geborgenheit, Unterstützende Beziehungen, Unterstützung für die Arbeit mit Bewohner*innen, Persönliche Umgebung, Unterstützung durch Management.

Der PDC bildet diese Dimensionen mit seinen 64 Items gleichermaßen ab. Items zu den ersten 5 Dimensionen sind dabei als Aussagen über die Bewohner*innen formuliert, welche auf einer Skala von „1=Sehr wenige oder keine“, bis „5=Alle oder fast alle“ zu beantworten sind. Items der restlichen Dimensionen beziehen sich auf das Umfeld, bzw. Interaktionen und werden von „1=Sehr selten bzw. nie“, bis „5=Immer“ beantwortet. Ursprünglich von White et al. in Englischer Sprache entwickelt, wurde der PDC u.a. ins Spanische (Martínez et al., 2016b), Koreanische (Choi & Lee, 2014), sowie Portugiesische übersetzt, wobei die Struktur des Instrumentes zuletzt 2022 validiert wurde (Barbosa et al., 2022).

Kasten 4-6: Ausgewählte Items des PDC

- *Denken Sie an die Bewohner*innen, die Sie pflegen und/oder betreuen – für wie viele dieser Bewohner*innen trifft Folgendes zu:*
- Sie können Entscheidungen über ihre persönlichen Pflegeroutinen treffen.
- Ich kann den Bewohner*innen helfen, das zu erreichen, was sie erreichen wollen.
- *Denken Sie an die Bewohner*innen, die Sie pflegen und/oder betreuen – Wie oft gelingt es Ihnen Folgendes umzusetzen?*
- Ich unterstütze Bewohner*innen dabei, Zeit mit Menschen zu verbringen, die sie mögen.
- Ich verbringe bewusst Zeit mit Bewohner*innen, um mit ihnen zu reden oder um einfach nur bei ihnen zu sein.

4.3.3.6 Person-Centred Community Care Inventory

Das Person-Centred Community Care Inventory (PERCCI) wurde von Wilberforce und Kolleg*innen (2018b) entwickelt. Das Instrument beinhaltet in seiner aktuellen Version an Pflegeempfänger*innen gerichtete Fragen über Personzentrierung in Bezug auf die Interaktionen mit Mitarbeitenden sowie hinsichtlich organisatorischer Aspekte der Pflege und Betreuung der jeweiligen Einrichtung.

Das Besondere an diesem Instrument ist, dass es gemeinsam mit den Adressat*innen des Instrumentes selbst entwickelt wurde, weshalb es sich besonders gut eignet, deren Perspektive zu erfassen. Dies spiegelt sich unter anderem in der Formulierung der Fragen und der guten Verständlichkeit durch die Zielgruppe wider. In der Entwicklung des Instruments wurden in einem ersten Schritt mit den Beteiligten Pflegeempfänger*innen Aussagen zu guter bzw. schlechter Pflegeerfahrung gesammelt und anhand der Methode des concept-mappings zwei separate thematische Gruppen gebildet. Einerseits jene betreffend interpersonelle Qualitäten zwischen Pflegepersonal und gepflegter Person, andererseits jene Aussagen, die die Pflegeeinrichtung und die damit verbundenen institutionellen Umstände betreffen. Ein eigens konzipiertes, auf Literatur gestütztes Framework mit Personzentrierung als Fokus (Wilberforce et al., 2016) stellte die Inhaltsvalidität sicher, indem nur jene Aussagen miteinbezogen wurden, die diesem zuordenbar waren.

Das Instrument wurde mit einer Skala mit vier Ausprägungen „1 = Selten/Nie", bis 4 = „Immer" einer psychometrischen Testung unterzogen, wobei aus diesem eine Letztversion mit 18 Items hervorging, welche robuste Kennzahlen lieferte (Wilberforce et al., (2018a).

Kasten 4-7 Ausgewählte Items des PERCCI (Wilberforce et al., 2018a)

Das Pflegepersonal kennt Sie gut genug, um zu erkennen, wann es Ihnen nicht gut geht.
Das Pflegepersonal erkennt, in welchen Bereichen Ihres Lebens Sie Hilfe brauchen.
Ihre Meinungen hinsichtlich Ihrer Pflege und Betreuung werden respektiert.
Das Pflegepersonal hilft Ihnen dabei, Vertrauen aufzubauen.

Tabelle 4-3 stellt die in diesem Beitrag besprochenen Instrumente gegenüber und ermöglicht so einen Vergleich anhand verschiedener Kriterien.

4.3.4 Fazit

Der empirischen Messung von Personzentrierung kommt im Rahmen der Qualitätssicherung, der Wirkungsevaluierung, der Praxisentwicklung, im Sinne einer strategischen Standortbestimmung, und nicht zuletzt im Rahmen der Überprüfung und Weiterentwicklung personzentrierter Theorien eine wesentliche Bedeutung zu. Einigkeit besteht dahingehend, dass der Komplexität des Konzepts am ehesten mit einem multimethodischen Ansatz Rechnung getragen wird. Neben Interviews und strukturierten Beobachtungen werden am häufigsten standardisierte Fragebogenerhebungen eingesetzt, um Personzentrierung zu messen. Durch eine standardisierte Messung wird sichergestellt, dass personzentrierte Forschung theoretisch und praktisch relevant ist und einen nachvollziehbaren Nutzen für das Wohlbefinden von Patient*innen, Angehörigen und Praktiker*innen sowie für das Gesundheitssystem hat.

In diesem Beitrag wurde aufgezeigt, dass eine Fülle an standardisierten Messinstrumenten existiert, die Personzentrierung aus unterschiedlichen Perspektiven, in unterschiedlichen Settings der Gesundheitsversorgung und mit unterschiedlichem konzeptuellem Fokus messen. Viele der vorhandenen Messinstrumente weisen jedoch erhebliche Schwachpunkte auf, die sich mitunter auf einen mangelnden Theoriebezug, ungenügende psychometrische Eigenschaften und forschungsethische Bedenken, etwa hinsichtlich des Einbezugs der Perspektive von Personen mit dementiellen Erkrankungen, zurückführen lassen. Ferner erschweren bestehende konzeptuelle Ambiguitäten und die de-

Tabelle 4-3: Vergleich einer Auswahl von Instrumenten zur Messung von Personzentrierung (Eigendarstellung)

Instrument	Kürzel	Autor (Jahr), Land	Population	Setting	Theorie bzw. Messmodell
Person-centred Practice Inventory – Staff	PCPI-S	Slater et al. (2017), UK	Personal	Akut-/Langzeitpflege	Person-centred Practice Framework (PCPF)
Person-centred Practice Inventory – Care	PCPI-C (vormals PCPI-SU)	McCormack et al. (2023), UK	Patient	Langzeitpflege	Person-centred Practice Framework (PCPF)
Person-centred Practice Inventory – Student	PCPI-ST	O'Donnell et al. (2021), UK	Studierende/Auszubildende	Ausbildung von Pflegekräften	Person-centred Practice Framework (PCPF)
Person-centred Care Assessment Tool	P-CAT	Edvardsson et al. (2010), Schweden	Personal	Langzeitpflege	Literaturbasierte Konzept- und Instrumententwicklung
Person-centred Climate Questionnaire – Staff Version	PCQ-S	Edvardsson et al. (2009b), Schweden	Personal	Akut-/Langzeitpflege	Personhood – being in place (McCormack, 2004)
Person-centred Climate Questionnaire – Patient Version	PCQ-P	Edvardsson et al. (2008), Schweden	Patient	Akut-/Langzeitpflege	Analog zu PCQ-S
Person-centred Climate Questionnaire – Family Version	PCQ-F	Lindahl et al. (2015), Schweden	Angehörige	Langzeitpflege	Analog zu PCQ-S
Person-Directed Care Measure	PDC	White et al. (2008), USA	Personal	Langzeitpflege	Literaturbasierte Konzept- und Instrumententwicklung
Person-centred Community Care Inventory	PERCCI	Wilberforce et al. (2018b), UK	Patient*in	häusliche Pflege	Literaturbasierte Konzept- und Instrumententwicklung

finitorische Vielfalt in Bezug auf Personzentrierung deren einheitliche und umfassende Messung.

Nichtsdestotrotz stechen einige Messinstrumente hervor, die sich durch eine explizierte theoretische Basis, gute psychometrische Eigenschaften und eine verbreitete Anwendung in der empirischen Forschung auszeichnen und sich dadurch von der Fülle vorhandener Messinstrumente abheben. Bei der Entscheidung für ein Instrument sollte, neben seiner wissenschaftlichen Güte und Verbreitung, auf eine solide theoretische Fundierung und insbesondere auf einen nachvollziehbaren und aussagekräftigen Bezug zum Konzept Personsein (personhood) geachtet werden, um die Validität von Forschungsergebnissen zu Personzentrierung sicherzustellen.

Nicht zuletzt ist im Sinne der Gegenstandsangemessenheit eindringlich zu betonen, dass der Einsatz standardisierter Instrumente im Zusammenhang mit Personzentrierung immer in einen umfassenden Evaluierungsansatz einzubetten ist. Dieser soll nicht nur unterschiedliche Perspektiven berücksichtigen und verschiedene Methoden umfassen, sondern auch seinen konzeptuellen Ausgangspunkt in einem umfassenden Verständnis von personzentrierter Praxis haben, der kontext- und kulturbezogene Aspekte auf der Ebene der Organisation ebenso berücksichtigt wie individuelle Faktoren auf der Ebene des Personals.

4.4 Literatur

Anjum, R.L. (2016). Evidence-based or person-centered? An ontological debate. *European Journal for Person Centered Healthcare, 4*, 421.

Badian, R., McCormack, B. & Sundling, V. (2018). Person-Centered Research: A novel approach to Randomized Controlled Trials. *European Journal for Person Centered Healthcare, 6*, 209.

Barbosa, M.M., Teixeira, L., Yanguas, J., Paul, C. & Afonso, R.M. (2022). Staff Assessment Person-Directed Care Questionnaire: Adaptation and Validation for the Portuguese Population. *Gerontology and Geriatric Medicine, 8*, 23337214221103394.

Bergland, A., Kirkevold, M. & Edvardsson, D. (2012). Psychometric properties of the Norwegian Person-centred Climate Questionnaire from a nursing home context. *Scandinavian Journal of Caring Science, 26*(4), 820–828.

Beywl, W. (2006). Evaluationsmodelle und qualitative Methoden. In U. Flick (Ed.), *Qualitative Evaluationsforschung: Konzepte, Methoden, Umsetzungen* (pp. 92–116). Rowohlt Taschenbuch Verlag.

Bhaskar, R. (2008). *A Realist Theory of Science*. Routledge.

Bing-Jonsson, P.C., Slater, P., McCormack, B. & Fagerström, L. (2018). Norwegian translation, cultural adaption and testing of the Person-centred Practice Inventory – Staff (PCPI-S). *BMC Health Service Research, 18*(1), 555.

Brousselle, A. & Buregeya, J.-M. (2018). Theory-based evaluations: Framing the existence of a new theory in evaluation and the rise of the 5th generation. *Evaluation, 24*(2), 153–168.

Bru-Luna, L.M., Marti-Vilar, M., Merino-Soto, C. & Livia, J. (2021). Reliability Generalization Study of the Person-Centered Care Assessment Tool. *Frontiers in Psychology, 12*, 712582.

Burnham, B.R. (1999, November). *Cluster Evaluation as Program Development*. Paper presented at American Evaluation Association Meeting, Orlando.

Busetto, L. & Vrijhoef, H.J. (2018). Special Issue: Realist research in health services research and care coordination. *International Journal of Care Coordination, 21*(3), 59–60.

Chen, H.T. (2015). *Practical program evaluation: Theory-driven evaluation and the integrated evaluation perspective* (2nd ed.). SAGE.

Choi, J.-S. &Lee, M. (2014). Psychometric Properties of a Korean Measure of Person-Directed Care in

Nursing Homes. *Research on Social Work Practice, 24*(6), 676–684.

Coryn, C.L.S., Noakes, L.A., Westine, C.D. & Schröter, D.C. (2011). A Systematic Review of Theory-Driven Evaluation Practice From 1990 to 2009. *American Journal of Evaluation, 32*(2), 199–226.

Coyne, I., Holmström, I. & Söderbäck, M. (2018). Centeredness in Healthcare: A Concept Synthesis of Family-centered Care, Person-centered Care and Child-centered Care. *Journal of Pediatric Nursing, 42*, 45–56.

Craig, P., Dieppe, P., Macintyre, S., Michie, S., Nazareth, I. & Petticrew, M. (2008). Developing and evaluating complex interventions: the new Medical Research Council guidance. *The BMJ, 337*, a1655.

Craig, P., Dieppe, P., Macintyre, S., Michie, S., Nazareth, I. & & Petticrew, M. (2013). Developing and evaluating complex interventions: The new Medical Research Council guidance. *International Journal of Nursing Studies, 50*(5), 587–592.

De Silva, D. (2014). *Helping measure person-centred care: A review of evidence about commonly used approaches and tools used to help measure person-centred care.*

De Silva, M.J., Breuer, E., Lee, L., Asher, L., Chowdhary, N., Lund, C. & Patel, V. (2014). Theory of Change: a theory-driven approach to enhance the Medical Research Council's framework for complex interventions. *TRIALS, 15*, 267. https://www.health.org.uk/publications/helping-measure-person-centred-care

Dewar, B., McBride, A. & Sharp, C. (2017). Person-centred research. In B. McCormack & T. McCance (Eds.), *Person-Centred Practice in Nursing and Health Care: Theory and Practice* (pp. 118–132). Wiley-Blackwell.

Dewing, J. (2008). Personhood and dementia: revisiting Tom Kitwood's ideas. *International Journal of Older People Nursing, 3*(1), 3–13.

Dewing, J., Eide, T. & McCormack, B. (2017). Philosophical Perspectives on Person-Centredness for Healthcare Research. In B. McCormack, S. van Dulmen, H. Eide, K. Skovdahl & T. Eide (Eds.), *Person-Centred Healthcare Research* (pp. 19–30). Wiley Blackwell.

Dewing, J. & McCormack, B. (2017). Editorial: Tell me, how do you define person-centredness? *Journal of Clinical Nursing, 26*(17–18), 2509–2510.

Dewing, J., McCormack, B. & McCance, T. (2021a). Principles for Person-Centred Nursing Research. In J. Dewing, B. McCormack T. McCance (Eds.), *Person-centred Nursing Research: Methodology, Methods and Outcomes* (pp. 1–12). Springer International Publishing.

Dewing, J., McCormack, B. & McCance, T. (2021b). Progressing Person-Centred Nursing Research. In J. Dewing, B. McCormack & T. McCance (Eds.), *Person-centred Nursing Research: Methodology, Methods and Outcomes* (pp. 161–169). Springer International Publishing.

Eberhardt, D. (2018). Personenzentrierung als gelebte Praxis. *PADUA, 13*(1), 5–5.

Edvardsson, D., Fetherstonhaugh, D., Nay, R. & Gibson, S. (2010). Development and initial testing of the Person-centered Care Assessment Tool (P-CAT). *International Psychogeriatrics, 22*(1), 101–108.

Edvardsson, D. & Innes, A. (2010). Measuring Person-centered Care: A Critical Comparative Review of Published Tools. *The Gerontologist, 50*(6), 834–846.

Edvardsson, D., Koch, S. & Nay, R. (2009a). Psychometric evaluation of the English Language Person-Centered Climate Questionnaire--Patient version. *West Journal of Nursing Research, 31*(2), 235–244.

Edvardsson, D., Sandman, P.O. & Rasmussen, B. (2008). Swedish language Person-centred Climate Questionnaire – patient version: construction and psychometric evaluation. *Journal of Advanced Nursing, 63*(3), 302–309.

Edvardsson, D., Sandman, P.O. & Rasmussen, B. (2009b). Construction and psychometric evaluation of the Swedish language Person-centred Climate Questionnaire – staff version. *Journal of Nursing Management, 17*(7), 790–795.

Edvardsson, D., Sjogren, K., Lindkvist, M., Taylor, M., Edvardsson, K. & Sandman, P.O. (2015). Person-centred climate questionnaire (PCQ-S): establishing reliability and cut-off scores in residential aged care. *Journal of Nursing Management, 23*(3), 315–323.

Feather, J.L. (2018). Developing programme theories as part of a realist evaluation of a healthcare quality improvement programme. *International Journal of Care Coordination, 21*(3), 68–72.

Fletcher, A., Jamal, F., Moore, G., Evans, R.E., Murphy, S. & Bonell, C. (2016). Realist complex intervention science: Applying realist principles across all phases of the Medical Research Council framework for developing and evaluating complex interventions. *Evaluation, 22*(3), 286–303.

Fröhlich, T., Bevier, F., Babakhani, A., Chisholm, H., Henningsen, P., Miall, D., Sandberg, S. & Schmitt, A. (2018). The ontology of person-centered healthcare: Theoretical essentials to reground medicine within its humanistic framework. *European Journal for Person Centered Healthcare, 6*(3), 138–145.

Funnell, S.C. & Rogers, P.J. (2011). *Purposeful program theory: effective use of theories of change and logic models*. Jossey-Bass.

Giel, S. (2013). *Theoriebasierte Evaluation: Konzepte und methodische Umsetzungen*. Waxmann.

Grossmann, F.F., Schäfer, U.B., van Lieshout, F. & Frei, I.A. (2018). Personenzentriert pflegen am Universitätsspital Basel. *PADUA, 13*(1), 7–12.

Gschwenter, S. (2021). *Herausforderungen bei standardisierten Befragungen von Bewohner*innen in der institutionellen Langzeitpflege im Kontext von Person-Centred Care*. Wien: Universität Wien.

Guba, E. & Lincoln, Y.S. (1989). *Fourth Generation Evaluation*. SAGE Publications.

Håkansson Eklund, J., Holmström, I.K., Kumlin, T., Kaminsky, E., Skoglund, K., Höglander, J., Sundler, A.J., Condén, E. & Summer Meranius, M. (2018). „Same same or different?" A review of reviews of person-centered and patient-centered care. *Patient Education and Counseling, 102*(1), 3–11.

Han, C.J. (2016). A Concept Analysis of Personalized Health Care in Nursing. *Nurs Forum, 51*(1), 32–39.

Harding, E., Wait, S. & Scrutton, J. (2015). *The state of play in person-centred care: A pragmatic review of how person-centred care is defined, applied and measured*. Available from https://www.healthpolicypartnership.com/app/uploads/The-state-of-play-in-person-centred-care-summary.pdf

Hardy, S., Wilson, V. & McCance, T. (2013). Evaluation Approaches for Practice Development: Contemporary Perspectives. In B. McCormack, K. Manley & A. Titchen (Eds.), *Practice Development in Nursing and Healthcare* (Vol. 2, pp. 167–189). Wiley-Blackwell.

Haubrich, K. (2009a). Rekonstruktive Programmtheorie: Evaluation mulitzentrischer Entwicklungsprogramme. *Zeitschrift für Qualitative Forschung, 10*, 79–95.

Haubrich, K. (2009b). *Sozialpolitische Innovation ermöglichen: Die Entwicklung der rekonstruktiven Programmtheorie-Evaluation am Beispiel der Modellförderung in der Kinder- und Jugendhilfe*. Waxmann.

Höhmann, U. & Bartholomeyczik, S. (2013). Komplexe Wirkungszusammenhänge in der Pflege erforschen: Konzepte statt Rezepte. *Pflege&Gesellschaft, 18*(4), 293–312.

Jacobs, G., van Lieshout, F., Borg, M. & Ness, O. (2017). Being a Person-Centred Researcher: Principles and Methods for Doing Research in a Person-Centred Way. In B. McCormack, S. van Dulmen, H. Eide, K. Skovdahl & T. Eide (Eds.), *Person-Centred Healthcare Research* (pp. 51–60). Wiley-Blackwell.

Kazi, M.A. F. (2003). *Realist Evaluation in Practice : Health and Social Work*. SAGE Publications Ltd.

Kim, S. & Tak, S.H. (2021). [Validity and Reliability of the Korean Version of Person-Centered Practice Inventory-Staff for Nurses]. *Journal of Korean Academic Nursing, 51*(3), 363–379.

Kitwood, T.M. (1997). *Dementia reconsidered the person comes first*. Open University Press.

Klancnik Gruden, M., Turk, E., McCormack, B. & Stiglic, G. (2021). Impact of Person-Centered Interventions on Patient Outcomes in Acute Care Settings: A Systematic Review. *Journal of Nursing Care Quality, 36*(1), E14-E21.

Kmetec, S., Fekonja, Z., Saga, E. & Bing-Jonsson, P.C. (2021). The Contribution of Experimentation and Quasi-experimentation in Person-Centred Research. In J. Dewing, B. McCormack & T. McCance (Eds.), *Person-centred Nursing Research: Methodology, Methods and Outcomes* (pp. 115–124). Springer International Publishing.

Kuhn, T.S. (2014). *Die Struktur wissenschaftlicher Revolutionen*. Suhrkamp.

Lakatos, I. (1970). Falsification and the Methodology of Scientific Research Programmes. In I. Lakatos & A. Musgrave (Eds.), *Criticism and the Growth of Knowledge: Proceedings of the International Colloquium in the Philosophy of Science, London, 1965* (*Vol. 4*, pp. 91–196). Cambridge University Press.

Lindahl, J., Elmqvist, C., Thulesius, H. & Edvardsson, D. (2015). Psychometric evaluation of the Swedish language Person-centred Climate Questionnaire-family version. *Scandinavian Journal of Caring Science, 29*(4), 859–864.

Lood, Q., Sjögren, K., Bergland, Å., Lindkvist, M., Kirkevold, M., Sandman, P.-O. & Edvardsson, D. (2020). Effects of a staff education programme about person-centred care and promotion of thriving on relatives' satisfaction with quality of care in nursing homes: a multi-centre, non-equivalent controlled before-after trial. *BMC Geriatrics, 20*(1), 268.

Louw, J.M., Marcus, T.S. & Hugo, J. (2020). How to measure person-centred practice – An analysis of reviews of the literature. *African journal of primary health care & family medicine, 12*(1), e1-e8.

Lusk, J. M. & Fater, K. (2013). A concept analysis of patient-centered care. *Nursing Forum, 48*(2), 89–98.

Manley, K. (2017). An overview of practice development. In B. McCormack & T. McCance (Eds.), *Person-Centred Practice in Nursing and Health Care. Theory and Practice* (pp. 133–149). Wiley Blackwell.

Manley, K., Solman, A. & Jackson, C. (2013a). Working Towards a Culture of Effectiveness in the Workplace. In B. McCormack, K. Manley & A. Titchen (Eds.), *Practice development in nursing and healthcare* (pp. 146–168). John Wiley & Sons.

Manley, K., Titchen, A. & McCormack, B. (2013b). What Is Practice Development and What Are the Starting Points? In K. Manley, B. McCormack & A. Titchen (Eds.), *Practice development in nursing and healthcare* (pp. 45–65). John Wiley & Sons.

Marchal, B., Belle, S. v., Olmen, J. v., Hoerée, T. & Kegels, G. (2012). Is realist evaluation keeping its promise? A review of published empirical studies in the field of health systems research. *Evaluation, 18*(2), 192–212.

Martinez, T., Suarez-Alvarez, J. & Yanguas, J. (2016). Instruments for assessing Person Centered Care in Gerontology. *Psicothema, 28*(2), 114–121.

Martinez, T., Suarez-Alvarez, J., Yanguas, J. & Muniz, J. (2016a). Spanish validation of the Person-centered Care Assessment Tool (P-CAT). *Aging & mental health, 20*(5), 550–558.

Martínez, T., Suárez-Álvarez, J., Yanguas, J. & Muñiz, J. (2016b). The Person Centered approach in Gerontology: New validity evidence of the Staff Assessment Person-directed Care Questionnaire. *International Journal of Clinical and Health Psychology, 16*(2), 175–185.

Mayer, H. (2019). *Pflegeforschung anwenden. Elemente und Basiswissen für Studium und Weiterbildung*. Facultas.

Mayer, H., McCormack, B., Hildebrandt, C., Köck-Hódi, S., Zojer, E. & Wallner, M. (2020). Knowing the person of the resident – a theoretical framework for Person-centred Practice in Long-term Care (PeoPLe). *International Practice Development Journal, 10*(2), 1–16.

McCance, T. & McCormack, B. (2021). The Person-centred Practice Framework. In B. McCormack, T. McCance, C. Bulley, D. Brown, A. McMillan & S. Martin (Eds.), *Fundamentals of Person-Centred Healthcare Practice* (pp. 23–32). Wiley-Blackwell.

McCance, T., McCormack, B., Slater, P. & McConnell, D. (2021). Examining the Theoretical Relationship between Constructs in the Person-Centred Practice Framework: A Structural Equation Model. *International Journal of Environmental Research and Public Health, 18*(24), 13138.

McCormack, B. (2004). Person-centredness in gerontological nursing: an overview of the literature. *Journal of Clinical Nursing, 13*(3a), 31–38.

McCormack, B. (2022). Person-centred care and measurement: The more one sees, the better one knows where to look. *Journal of Health Service Research Policy, 27*(2), 85–87.

McCormack, B., Dewar, B., Wright, J., Garbett, R., Harvey, G. & Ballantine, K. (2006). *A Realist Synthesis of Evidence Relating to Practice Development: Final Report to NHS Education for Scotland and NHS Quality Improvement Scotland*.

McCormack, B., Dewing, J., Breslin, L., Coyne-Nevin, A., Kennedy, K., Manning, M., Peelo-Kilroe, L., Tobin, C. & Slater, P. (2010). Developing person centred practice: nursing outcomes arising from changes to the care environment in residential settings for older people. *International Journal of Older People Nursing, 5*(2), 93–107.

McCormack, B. & McCance, T. (2010). *Person-centred nursing: theory and practice*. Wiley-Blackwell.

McCormack, B. & McCance, T. (2017). *Person-Centred Practice in Nursing and Health Care: Theory and Practice*. Wiley.

McCormack, B. & McCance, T. (2019). *Person-Centred Practice Inventory – Service User (PCPI-SU)*. Queen Margaret University.

McCormack, B., McCance, T., Bulley, C., Brown, D., McMillan, A. & Martin, S. (Eds.). (2020). *Fundamentals of Person-Centred Healthcare Practice*. Wiley.

McCormack, B., McCance, T. & Maben, J. (2013). Outcome Evaluation in the Development of Person-Centred Practice. In B. McCormack, K. Manley & A. Titchen (Eds.), *Practice Development in Nursing and Healthcare* (Vol. 2, pp. 190–211). Wiley-Blackwell.

McCormack, B., Roberts, T., Meyer, J., Morgan, D. & Boscart, V. (2012). Appreciating the ‚person' in long-term care. *International Journal of Older People Nursing, 7*(4), 284–294.

McCormack, B., Slater, P., Gilmour, F., Edgar, D., Gschwenter, S., McFadden, S., Hughes, C., Wilson, V. & McCance, T. (2023). *The development and structural validity testing of the Person-centred Practice Inventory – Care (PCPI-C)* [Manuscript submitted for publication]. Sydney Nursing School, The University of Sydney.

McCormack, B., van Dulmen, S., Eide, H., Skovdahl, K. & Eide, T. (2017). Person-Centredness in Healthcare Policy, Practice and Research. In B.

McCormack, S. van Dulmen, H. Eide, K. Skovdahl & T. Eide (Eds.), *Person-Centred Healthcare Research* (pp. 3–18). Wiley Blackwell.

McGilton, K.S., Heath, H., Chu, C.H., Bostrom, A.M., Mueller, C., Boscart, V.M., McKenzie-Green, B., Moghabghab, R. & Bowers, B. (2012). Moving the agenda forward: a person-centred framework in long-term care. *International Journal of Older People Nursing, 7*(4), 303–309.

Miller, E. (2021). *How is person-centred care understood and implemented in practice? A literature review.* Health Improvment Scotland & ihub.

Moore, G.F. & Evans, R.E. (2017). What theory, for whom and in which context? Reflections on the application of theory in the development and evaluation of complex population health interventions. *SSM – Population Health, 3*, 132–135.

Morgan, S. & Yoder, L.H. (2012). A concept analysis of person-centered care. *Journal of Holistic Nursing, 30*(1), 6–15.

O'Donnell, D., Slater, P., McCance, T., McCormack, B. & McIlfatrick, S. (2021). The development and validation of the Person-centred Practice Inventory-Student instrument: A modified Delphi study. *Nurse Education Today, 100*, 104826.

Olsson, L.-E., Jakobsson Ung, E., Swedberg, K. & Ekman, I. (2013). Efficacy of person-centred care as an intervention in controlled trials – a systematic review. *Journal of Clinical Nursing, 22*(3–4), 456–465.

Pawson, R. (2022). Rapid response to: A new framework for developing and evaluating complex interventions: update of Medical Research Council guidance. *BMJ, 374*, Article n2061.

Pawson, R. & Tilley, N. (1997a). An Introduction to Scientific Realist Evaluation. In E. Chelimsky & W.R. Shadish (Eds.), *Evaluation for the 21st Century: A Handbook* (pp. 405–418). SAGE Publications, Inc.

Pawson, R. & Tilley, N. (1997b). *Realistic Evaluation.* SAGE Publications.

Rossi, P.H., Lipsey, M.W. & Freeman, H.E. (2004). *Evaluation: A systematic Approach.* Sage Publications.

Rossiter, C., Levett-Jones, T. & Pich, J. (2020). The impact of person-centred care on patient safety: An umbrella review of systematic reviews. *International Journal of Nursing Studies, 109*, 103658.

Sager, F. & Ledermann, S. (2006). *Qualitative Comparative Analysis (QCA) und realistische Evaluation: Theoretische Parallelen und eine praktische Anwendung* [Sammelwerksbeitrag]. Campus Verl.

Sam, P. & Peter, O.H. (2012). The use and limitation of realistic evaluation as a tool for evidence-based practice: a critical realist perspective. *Nursing Inquiry, 19*(1), 18–28.

Sanders, J.R. (1997). Cluster Evaluation. In E. Chelimsky & W.R. Shadish (Eds.), *Evaluation for the 21st Century: A Handbook* (pp. 396–404). SAGE Publications.

Sanders, K., Marriott-Statham, K. & Logan, G. (2021). Overviews of Person-Centred Practice Research. In J. Dewing, B. McCormack & T. McCance (Eds.), *Person-centred Nursing Research: Methodology, Methods and Outcomes* (pp. 39–57). Springer International Publishing.

Sandvik, B.M. & McCormack, B. (2018). Being person-centred in qualitative interviews: reflections on a process. *International Practice Development Journal, 8*(2).

Scholl, I., Zill, J.M., Härter, M. & Dirmaier, J. (2014). An Integrative Model of Patient-Centeredness – A Systematic Review and Concept Analysis. *PLoS ONE, 9*(9), e107828.

Schrems, B. (2009). Wissensproduktion in der Pflege. In H. Mayer (Hrsg.) *Pflegewissenschaft – Von der Ausnahme zur Normalität. Ein Beitrag zur inhaltlichen und methodischen Standortbestimmung* (pp. 47–71). facultas.

Shearn, K., Allmark, P., Piercy, H. & Hirst, J. (2017). Building Realist Program Theory for Large Complex and Messy Interventions. *International Journal of Qualitative Methods, 16*(1), 1609406917741796.

Skivington, K., Matthews, L., Simpson, S.A., Craig, P., Baird, J., Blazeby, J.M., Boyd, K.A., Craig, N., French, D.P., McIntosh, E., Petticrew, M., Rycroft-Malone, J., White, M. & Moore, L. (2021). A new framework for developing and evaluating complex interventions: update of Medical Research Council guidance. *BMJ, 374*, n2061.

Skovdahl, K. & Dewing, J. (2017). Co-Creating Flourishing Research Practices Through Person-Centred Research: A Focus on Persons Living with Dementia. In B. McCormack, S. van Dulmen, H. Eide, K. Skovdahl & T. Eide (Eds.), *Person-Centred Healthcare Research* (pp. 85–93). Wiley Blackwell.

Slater, L. (2006). Person-centredness: a concept analysis. *Contemporary Nurse: A Journal for the Australian Nursing Profession, 23*(1), 135–144.

Slater, P., McCance, T. & McCormack, B. (2017). The development and testing of the Person-centred Practice Inventory – Staff (PCPI-S). *International Journal of Quality Health Care, 29*(4), 541–547.

Sofronas, M., Wright, D.K. & Carnevale, F.A. (2018). Personhood: An evolutionary concept analysis for nursing ethics, theory, practice, and research. *Nursing Forum, 53*(4), 406–415.

Straw, R.B. & Herrell, J.M. (2002). A framework for understanding and improving multisite evaluations. *New Directions for Evaluation, 2002*(94), 5–16.

Suhonen, R., Stolt, M. & Papastavrou, E. (2018). *Individualized Care: Theory, Measurement, Research and Practice*. Springer International Publishing.

Tilley, N. (2000). *Realistic Evaluation: An Overview*. Founding Conference of the Danish Evaluation Society.

Titchen, A., Cardiff, S. & Biong, S. (2017). The Knowing and Being of Person-Centres Research Practice Across Worldviews: An Epistemological and Ontological Framework. In B. McCormack, S. van Dulmen, H. Eide, K. Skovdahl & T. Eide (Eds.), *Person-Centred Healthcare Research* (pp. 31–50). Wiley Blackwell.

van Dulmen, S., McCormack, B., Eide, T., Skovdahl, K. & Eide, H. (2017). Future Directions for Person-Centred Healthcare Research. In B. McCormack, S. van Dulmen, H. Eide, K. Skovdahl & T. Eide (Eds.), *Person-Centred Healthcare Research* (pp. 209–218). Wiley Blackwell.

van Lieshout, F. & Peelo-Kilroe, L. (2021). Methodologies for Person-Centred Nursing Research. In J. Dewing, B. McCormack & T. McCance (Eds.), *Person-centred Nursing Research: Methodology, Methods and Outcomes* (pp. 71–82). Springer International Publishing.

von Dach, C. (2018). Observation as a structured learning journey for novice facilitators. *International Practice Development Journal, 8*, 1–6.

von Dach, C., Schlup, N., Gschwenter, S. & McCormack, B. (2023). German Translation, Cultural Adaptation and Validation of the Person-Centred Practice Inventory – Staff (PCPI-S). *BMG Health Service Research, 23*, 458.

von Werthern, A. (2020). *Theoriebasierte Evaluation. Entwicklung und Anwendung eines Verfahrensmodells zur Programmtheoriekonstruktion*. Springer VS.

W.K. Kellogg Foundation. (1998/2004). *Evaluation Handbook*. W.K. Kellogg Foundation.

Weis, M.L. D., Wallner, M., Köck-Hódi, S., Hildebrandt, C., McCormack, B. & Mayer, H. (2020). German translation, cultural adaptation and testing of the Person-centred Practice Inventory – Staff (PCPI-S). *Nursing Open, 7*(5), 1400–1411.

White, D.L., Newton-Curtis, L. & Lyons, K.S. (2008). Development and initial testing of a measure of person-directed care. *Gerontologist, 48 Spec No 1*, 114–123.

Wilberforce, M., Batten, E., Challis, D., Davies, L., Kelly, M.P. & Roberts, C. (2018a). The patient experience in community mental health services for older people: a concept mapping approach to support the development of a new quality measure. *BMC Health Service Research, 18*(1), 461.

Wilberforce, M., Challis, D., Davies, L., Kelly, M.P. & Roberts, C. (2018b). The preliminary measurement properties of the person-centred community care inventory (PERCCI). *Quality of Life Research, 27*(10), 2745–2756.

Wilberforce, M., Challis, D., Davies, L., Kelly, M.P., Roberts, C. & Clarkson, P. (2016). Person-centredness in the community care of older people: A literature-based concept synthesis. *International Journal of Social Welfare, 26*(1), 86–98.

Williams, J., Hadjistavropoulos, T., Ghandehari, O.O., Yao, X.U.E. & Lix, L. (2013). An evaluation of a person-centred care programme for long-term care facilities. *Ageing and Society, 35*(3), 457–488.

Wilson, V. (2011). Evaluation of a practice development programme: the emergence of the teamwork, learning and change model. *Internation Practice Development Journal, 1*(1), 1–15.

Wilson, V. & McCormack, B. (2006). Critical realism as emancipatory action: the case for realistic evaluation in practice development. *Nursing Philosophy, 7*(1), 45–57.

Wittgenstein, L. (1958/1975). *Philosophische Untersuchungen*. Suhrkamp.

Wolf, D., Lehman, L., Quinlin, R., Rosenzweig, M., Friede, S., Zullo, T. & Hoffman, L. (2008). Can nurses impact patient outcomes using a patient-centered care model? *Journal of Nursing Administation, 38*(12), 532–540.

Worthen, B.R. & Schmitz, C.C. (1997). Conceptual Challenges Confronting Cluster Evaluation. *Evaluation, 3*(3), 300–319.

Yoon, J.Y., Roberts, T., Grau, B. & Edvardsson, D. (2015). Person-centered Climate Questionnaire-Patient in English: A psychometric evaluation study in long-term care settings. *Archives of Gerontology and Geriatrics, 61*(1), 81–87.

5 Ausbildung: Dort wo alles anfängt

Im Mittelpunkt dieses Kapitels steht die Entwicklung fachlicher und persönlicher Kompetenzen personzentrierter Praktiker*innen in verschiedenen Ausbildungsformen. Nach einer Einführung in das Thema Ausbildung wird ein Ausbildungskonzept für Mentor*innen, die Personzentrierung als Lerngegenstand im Pflegestudium sowie im Masterstudiengang Pflegewissenschaft vorgestellt. Dass Theaterworkshops eine Methode sind, die dazu beitragen könnten, personzentrierte Haltung und Interaktion auf einem Wohnbereich für Menschen mit Demenz weiterzuentwickeln und zu etablieren, zeigt das abschließende Kapitel.

5.1 Einleitung

Hanna Mayer

Personzentrierung kann nicht einfach ‚eingeführt' oder ‚umgesetzt' werden, sondern erfordert eine breite Auseinandersetzung auf allen Ebenen einer Einrichtung der Gesundheitsversorgung unter Einbeziehung verschiedener Akteur*innen, die bereits ihren Anfang in der Ausbildung nimmt (Eberhardt, 2018; Grossmann et al., 2018). Dem folgend steht das Bildungssystem im Gesundheitswesen grundsätzlich vor der Herausforderung, Prinzipien der Personzentrierung in Curricula und Ausbildungsmodellen abzubilden, personzentrierte Lernumgebungen zu schaffen und partnerschaftliche Praktiken zwischen Lehrenden und Lernenden zu entwickeln (McCormack et al., 2017)

Während sich die ersten Kapitel auf die Entwicklung einer personzentrierten Praxis fokussiert haben, wird in dem letzten Kapitel eine wesentliche Voraussetzung dazu aufgegriffen: die Entwicklung von Kompetenzen, die personzentrierte Praktiker*innen benötigen.

Eine personzentrierte Praktikerin/ein personzentrierter Praktiker zu sein, das entsteht nicht von selbst. Folgt man dem PCP-Framework von McCormack und McCance (**Kap. 1.2**), so braucht es zum einen gewisse personbezogene Voraussetzungen, zum andern aber auch das Wissen und die Kompetenzen, wie die Arbeit/die Prozess personbezogen gestaltet werden können. Auch wenn hier von „Voraussetzungen" gesprochen wird: Dabei wird nicht davon ausgegangen, dass jede Person in der Pflege diese persönlichen Kompetenzen vollständig entwickelt mitbringt. Es geht darum, dass diese auf der Ebene der einzelnen Personen entwickelt werden müssen als eine notwendige Dimension, damit eine personzentrierte Kultur in der Praxis entstehen kann. Daher ist es von zentraler Bedeutung, das Thema Personzentrierung im Zusammenhang von Lernen und Lehren zu betrachten.

Die Ausbildung von Gesundheitsfachpersonen findet grundsätzlich in zwei Systemen statt: einem (hoch)schulischen System und im Gesundheitssystem, als Ort des Praktizierens selbst, d.h. auch das Lernen findet in diesen beiden Systemen statt (**Abb. 5-1**).

Eine personzentrierte Kultur in der Praxis zu entwickeln, impliziert auch eine Lernkultur, in der die Entwicklung personzentrierter Voraussetzungen sowie Kompetenzen zur Umsetzung

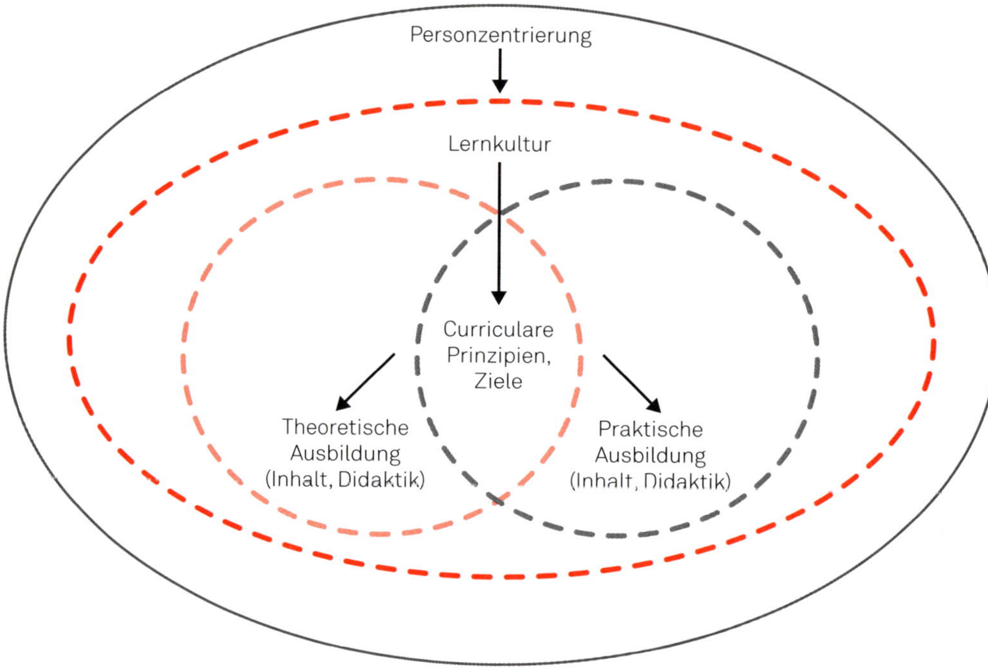

Abbildung 5-1: Personzentrierung als Lernkultur in theoretischer und praktischer Ausbildung (Eigendarstellung)

der Prozesse ermöglicht wird. In gleicher Weise muss sich diese Kultur auch im (hoch)schulischen Kontext abbilden. Es geht dabei um die Schaffung einer Lernkultur, in der die Person der Lernenden anerkannt wird und die ein Wachsen und Gedeihen der einzelnen Lernenden ermöglicht. Diese Lernkultur bildet die grundsätzliche Ausrichtung über die Art, *wie* die gesamte Ausbildung und der einzelne Unterricht gestaltet ist und gelehrt wird. Die Persönlichkeit der Lehrenden spielt dabei auch eine zentrale Rolle.

Jeder Lernkontext wird von pädagogischen Prinzipien getragen. Diese sind, übersetzt in curriculare Prinzipien, ein zentraler Bestandteil jedes Curriculums. Diese curricularen Prinzipien leiten die didaktische Umsetzung. Dabei wird das „*Wie*“ der Gestaltung der gesamten Ausbildung, aber auch der Vermittlung auf Ebene der einzelnen Lehrveranstaltungen festgelegt. Um Personzentrierung im Ausbildungskontext umzusetzen, braucht es aber auch das „*Was*“: definierte Inhalte, die Personzentrierung, personzentriertes Arbeiten etc. zum Inhalt haben.

Definitorisch ist daher zwischen personzentrierten Curricula/personzentrierter Ausbildung und Curricula zur Personzentrierung zu unterscheiden. Beim ersteren steht das „*Wie*“ im Zentrum: Das Curriculum selbst folgt personzentrierten pädagogischen Prinzipien, es ist so ausgerichtet, dass die Studierenden personzentriert lernen und sich in ihrer Persönlichkeit entwickeln können. Dies ist auch unabhängig vom Lerngegenstand „Personzentrierung“ selbst.

Beim Zweiten geht es vielmehr um die Inhalte, d.h. darum, *was, wann* und mit *welchen Methoden* gelehrt wird, um die Auszubildenen an das Konzept der Personzentrierung heranzuführen, sie dazu zu befähigen, die Pflege nach den Prinzipien der Personzentrierung zu gestalten und ihre eigenen Kompetenzen zu entwickeln.

Praktisch hängt aber beides zusammen, denn Personzentrierung kann nicht unabhängig vom Kontext, in dem die Lehre und das Lernen stattfinden, erfolgreich unterrichtet werden.

Neben einem internationalen Erasmus+ Projekt, das die Entwicklung eines allgemeinen Übergreifenden Curricularen Rahmenkonzepts zum Ziel hat (Cook et al., 2022; Dickson et al., 2020; McCormack et al., 2022; O'Donnell et al., 2021), gibt es im deutschsprachigen Raum erste Ansätze der Entwicklung und Umsetzung von Personzentrierung im Unterrichtskontext auf ganz unterschiedlichen Ebenen: als Gesamtkonzept, als einzelne Lehrveranstaltungen oder als theaterpädagogische Intervention. Diese Beispiele werden im folgenden Kapitel vorgestellt.

5.2 Mentoringkonzept – PCP in der institutionellen Langzeitpflege

Thomas Falkenstein, Maria Schweighofer, Sabine Köck-Hódi und Hanna Mayer

Seit dem Jahr 2015 gibt es einen kontinuierlichen Prozess der Entwicklung einer personzentrierten Kultur in den niederösterreichischen Pflege- und Betreuungszentren. Zu Beginn stand die Entwicklung, Validierung und Weiterentwicklung eines Rahmenkonzepts, gefolgt von Implementierungsprojekten sowie die Entwicklung und Testung von Instrumenten im Vordergrund. Um Nachhaltigkeit zu garantieren, muss jedoch vermehrt das Augenmerk auf Aus- und Weiterbildung gelegt werden, die verbunden mit der Pflegepraxis die Basis für kontinuierliche Praxisentwicklungsprozesse im Sinne der Personzentrierung bilden.

Das Mentoringkonzept für Niederösterreich wurde in einem iterativen Prozess unter Einbeziehung internationaler Literatur und internationalem Expert*innenwissen von einer Arbeitsgruppe, die sich aus Wissenschaftler*innen und Pflegepädagog*innen zusammensetzte, entwickelt. (Die Entwicklung des Konzepts wurde vom Amt der Niederösterreichischen Landesregierung, Abt. Landeskliniken und Landesbetreuungszentren beauftragt und finanziert.)

Eine wesentliche Grundlage stellten dabei auch die Empfehlungen der internationalen PCP ICOP CIC (Person-centred Practice International Community of Practice) dar. Das Mentoringkonzept bzw. die Mentor*innenausbildung im Detail wurde in einem mehrstufigen Multiperspektiven-Verfahren validiert. Zum einen wurde das Konzept als solches aus der Perspektive von Expert*innen (aus dem Praxis- und Bildungsbereich) sowie aus der Perspektive von Pflegepersonen, die über ein Basiswissen von PCP verfügen, validiert. Zum anderen konnten einzelne Methoden bereits im realen Unterrichtskontext eingesetzt und aus Sicht der Studierenden evaluiert werden.

5.2.1 Förderung von PCP durch Mentor*innen

Für die Konsolidierung personzentrierter Kultur sind Programme gefragt, die bei der Entwicklung unterstützen; hierbei sind es zwischenmenschliche Lernprozesse auf Augenhöhe, die ein Mitwachsen und somit eine personzentrierte Haltung begünstigen und weiterentwickeln können.

Mentor*innen können diese Prozesse initiieren, begleiten und unterstützen, aber auch die eigene personzentrierte Kultur vor Ort dazu befähigen, sich zu entfalten. Sie sind Ansprechpartner*innen und Bindeglied zwischen den unterschiedlichen Ebenen und tragen direkt und indirekt wesentlich zur Entwicklung der Fähigkeiten zum personzentrierten Handeln und dadurch zum Entstehen einer personzentrierten Kultur bei (O'Donnell et al., 2017).

Mentor*innen sind Teil eines Ganzen und handeln immer in einem System, daher kann die Rolle, ihre Funktion, ihre Verantwortung, etc. nicht unabhängig von anderen gedacht werden, sondern muss sich sinnvoll in ein großes Ganzes einfügen. Dies bedeutet, dass ein Konzept zur Ausbildung von Mentor*innen nicht isoliert gedacht werden darf, sondern als Teil einer Gesamtstrategie, die auf der Ebenen der Qualifizierung dazu beiträgt, Personzentrierung zu leben und weiterzuentwickeln.

Seitens der PCP ICoP CIC wurde im Dezember 2019 ein erstes Positionspapier diskutiert, bei dem es um die Frage ging, wie man Andere dazu befähigen kann, Personzentrierung im Gesundheitswesen zu entwickeln. Basierend auf jahrelanger Erfahrung mit Aus- und Weiterbildungen werden darin drei sogenannte „learning units" sowie „core learning outcomes" beschrieben, die als Wegweiser für die Adaption in lokalen Kontexten dienen sollen. Diese drei „learning units" können mit drei „Rollen" in Bezug gebracht werden, die es braucht, um eine personzentrierte Praxis nachhaltig zu entwickeln – sie bauen aufeinander auf und greifen ineinander wie Zahnräder. Diese sind:

- „Being a Person-centred Practitioner"
- „Leading and Developing Person-centred Cultures"
- „Advancing Facillitation of Person-centred Cultures".

Geht es um die Entwicklung personzentrierter Kulturen, so findet man in der rezenten Literatur zum einen Überlegungen, wie Pflegepersonen nicht nur auf einer Handlungsebene ausgebildet werden können, sondern zu *„compassionate carer"* (O'Donnel et al., 2017) werden.

Dabei geht es nicht nur um Inhalte, sondern vor allem um die Form – auf curricularer sowie auf Ebenen des konkreten Unterrichts.

Im Kontext der Publikationen rund um das Thema Praxisentwicklung sind zwei Begriffe zentral: *„critical companionship"* und *„facilitating"*. Beide sind assoziiert mit Personen, die besondere Aufgaben in Bezug auf die Praxisentwicklung haben. Critical companionship bezeichnet die Rolle eines Begleiters/einer Begleiterin, der/die in der Praxis als Vorbild wirkt und hilft, in konkreten Situationen diese gemeinsam personzentriert zu gestalten. Diese Begleitung sollte Personen darin unterstützen, sich selbst zu personzentrierten Praktiker*innen weiterzuentwickeln („Helping people to flourish") (Titchen & Hammond, 2017). Fazilitation hingegen ist mehr auf Strategien und Prozesse zu Veränderungen auf einer organisationalen, übergeordneten Ebene der Entwicklung personzentrierter Kulturen bezogen. Es geht um Entwicklung und Implementierung von Strategien und Initiierung bzw. Begleitung von systematischen Prozessen, die zu einer personzentrierten Praxis beitragen („Navigating organisational change") (van Lieshout, 2017). Auch Fazililtator*innen selbst müssen Personzentrierung verkörpern und leben, sowohl in der eigenen Arbeit als auch in der Arbeit mit anderen.

In das des Mentoringkonzept – Personzentrierte Praxis (PCP-Ment NÖ) fließen diese Grundgedanken mit ein und werden auf den lokalen Kontext übertragen.

Anforderungen:

- Integration in bestehende Aus- und Weiterbildungsangebote
- flexible Handhabung durch modulare Systeme
- stufenweiser Aufbau
- Bildungssackgassen vermeiden (Möglichkeiten der Anrechnung im weitgehend hochschulischen Weiterbildungssystem zu schaffen)
- internationale Akzeptanz
- Praktikabilität (Überschaubarkeit der Länge und des Aufwandes).

5.2.2 Rollen und Aufgaben der Mentor*innen

Wie bereits in **Kapitel 2.1** erwähnt, agieren Mentor*innen nicht für sich, sondern als Teil eines Systems. Im Rahmen der Umsetzung, Gestaltung und Förderung von Personzentrierung sind verschiedene Rollen von Bedeutung, die sich in unterschiedlichen „Funktionen" mit unterschiedlichen Aufgaben manifestieren (**Abb. 5-2**).

Auf erster Ebene sind alle Mitarbeiter*innen in der direkten Pflege bzw. Betreuung ange-

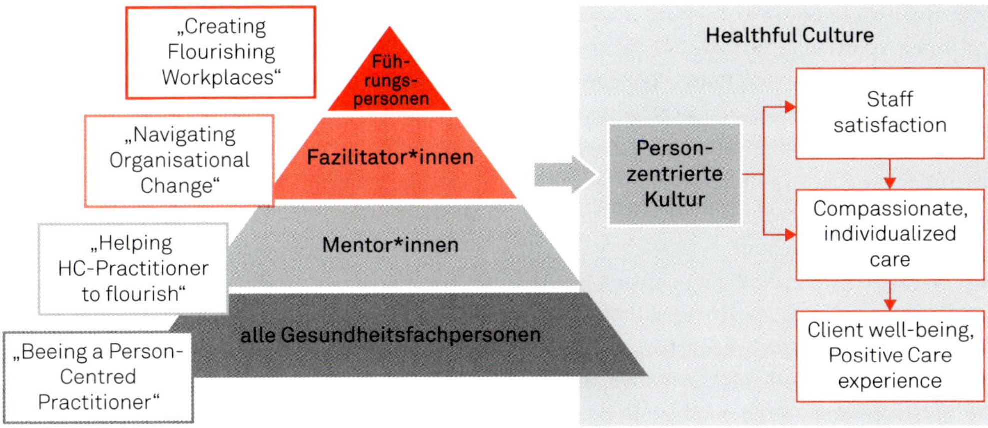

Abbildung 5-2: Rollen und Funktionen im Rahmen der Umsetzung, Gestaltung und Förderung von Personzentrierung (Eigendarstellung)

sprochen. Sie müssen über ein Basisverständnis von Personzentrierung an sich, aber auch über das konkrete Modell PeoPLe verfügen und sollten in der Lage sein, in der direkten Praxis personzentriert zu handeln und dieses Handeln auch reflektieren zu können. Sie erhalten dadurch die Grundlage, ein „Person-centred Practitioner“ zu sein *(„Being a Person-centred Practitioner“)*. Durch diese, von allen geteilte, theoretische Grundlage entwickelt sich in der Praxis ein gemeinschaftliches Verständnis von Personzentrierung und bezüglich des theoretischen Rahmens, der die Entwicklung der personzentrierten Praxis leitet, dem PeoPLe Modell.

Kasten 5-1: Rolle und Aufgabe der personzentrierten Praktiker*innen

*Personzentrierte Praktiker*innen* entwickeln eine personzentrierte Haltung gegenüber Bewohner*innen und Kolleg*innen, orientieren sich in ihrer Arbeitsweise allgemein an den Prozessen personzentrierter Praxis und richten die individuelle Pflege und Begegnung mit den Bewohner*innen an den Grundprinzipien aus.

Die Rolle des/der Mentor*in baut darauf auf und wird von bestimmten Personen, die auch in der direkten Praxis arbeiten, übernommen. Diese Aufgabe kann mit der als *„critical companionship“* (Titchen & Hammond, 2017) bezeichneten gleichgesetzt werden. Durch Mentor*innen werden die Praktiker*innen direkt in der Praxis unterstützt, personzentriert zu arbeiten. Sie helfen Praktiker*innen, sich als personzentrierte Praktiker*innen zu entwickeln *(„Helping HC-Practitioner to flourish“)* und fördern damit zugleich die Entwicklung einer personzentrierten Kultur. Mentor*innen müssen selbst Personzentrierung verstehen und leben, denn nur so können sie anderen Personen begleiten und anleiten.

„Person-centredness is central to helping practitioners to flourish at work. It manifests through relationships between colleagues and between practitioners and service users. [...] Such relationships are brought alive with working with the Person-centred Nursing Framework“ (Titchen & Hammond, 2017, S. 162).

Sie müssen aber auch **über Fähigkeiten und Methoden verfügen,** um anderen Personen dabei zu helfen, ihre Arbeit personzentriert zu gestalten. Mentor*innen agieren immer auf Mikroebene (im direkten pflegerischen Kontext – d.h. der Station, dem Wohnbereich, etc).

Dabei fokussieren sie in erster Linie auf die Kolleg*innen selbst und auf die Gestaltung der individuellen Pflege- und Betreuungsprozesse. Sie können aber auch stations- oder bereichsübergreifend Ideen einbringen und verwirklichen, z.B., wie individuelle Pflegepläne, aber auch wie Abläufe, Prozesse und Instrumente personzentrierter gestaltet werden können. Hier wird auch die Brücke zur nächsten Ebene, der Fazilitator*innen, geschlagen, mit denen die Mentor*innen zusammenarbeiten.

Mentor*innen sind auch wichtige Schlüsselfiguren, wenn es um die Einschulung neuer Mitarbeiter*innen oder die Begleitung von Auszubildenden und Studierenden auf der Station geht. Sie sind dadurch auch eine wichtige Brücke zwischen Ausbildungsort und Praxis (O'Donnell et al., 2017). Die Funktion von Mentor*innen kann in diesem Zusammenhang auch mit der von Praxisanleitenden verschmelzen.

Kasten 5-2: Rolle und Aufgabe der personzentrierten Mentor*innen

*Mentor*innen* agieren im direkten Kontext der Pflege und bilden die Konstante für die Entfaltung personzentrierter Praxis. Sie unterstützen durch Anleitung und gemeinsame Reflexion Kolleg*innen dabei, ihre Arbeit personzentriert, entlang der Grundprinzipien, auszurichten. Durch sie wird die Entwicklung einer personzentrierten Kultur maßgeblich auf Ebene des direkten Handelns vorangetrieben.

Ein Ausbildungskonzept, das zur Entwicklung eine personzentrierten Kultur beiträgt und diese nachhaltig fördert, muss daher zumindest auf die ersten drei Ebenen fokussieren, da die Mentor*innen zwischen der ersten und der dritten eingebettet sind und als Brücken zwischen den Praktiker*innen und den Personen, die auf einer im System übergeordneten Ebene (z.B. an Stabstellen oder im mittleren Management) agieren. Die Tätigkeit als Mentor*in kann nur ausgeübt werden, wenn ein gemeinsames Basiswissen über Personzentrierung und dem PeoPLe Modell sowie ein geteiltes Verständnis vorhanden ist. Zugleich können Mentor*innen im Sinne des Entwickelns einer personzentrierten Kultur nur wirksam werden, wenn Personen im Unternehmen dafür verantwortlich sind, Praxisentwicklungsprozesse im Sinne der Entwicklung einer personzentrierter Kultur zu initiierten. Dazu brauchen diese Personen nicht nur mehr Wissen und ein breiteres methodisches Repertoire als Mentor*innen, sondern auch die Position im Unternehmen und die Befugnisse, Strategien zu entwickeln und Praxisentwicklungsprozesse in Gang zu setzen. Diese Personen werden im vorliegenden Konzept als Fazilitator*innen bezeichnet; sie haben eine weitere Entwicklungsstufe im Rahmen des Gesamtkonzepts „Mentor*innenausbildung" durchlaufen. Im Sinne des Fokus auf „*Navigating organisational change*" widmen sie sich auf Mesoebene der Entwicklung von Strategien und Gestaltung von Prozessen, die für die Entfaltung einer personzentrierten Kultur in der Organisation nötig sind. Sie spielen eine aktive Rolle in der Strategieplanung zur Förderung einer evidenzbasierten und personzentrierten Praxis. Sie sind idealerweise im System auf der Ebene von Stabstellen im Bereich der Leitung angesiedelt.

Kasten 5-3: Rolle und Aufgabe der personzentrierten Fazilitator*innen

*Fazilitator*innen* übernehmen die Verantwortung für die Praxisentwicklung in Bezug auf personzentrierte Pflege. Sie sind für das Entwickeln und Umsetzen allgemeiner Strategien verantwortlich, die sie gemeinsam mit den Mentor*innen entwickeln und deren Umsetzung sie initiieren und begleiten. Durch sie wird die Entwicklung einer personzentrierten Kultur maßgeblich auf Ebene des direkten Handelns vorangetrieben.

Folgt man der Theorie von McCormack und McCance, so haben die Konstrukte, die der Praxisumgebung im PCP Framework – und somit auch dem Modell PeoPLe (Mayer et al., 2020) – zugeordnet sind einen signifikanten Einfluss auf die Implementierung der personzentrierten Praxis und sie weisen das größte Potenzial auf, die Umsetzung personzentrierter Prozesse einzuschränken oder zu fördern (McCance & McCormack, 2021). Gerade dann, wenn es um kollektive Lern- und Transformationsprozesse geht, darf der Einfluss der Organisation nicht unterschätzt werden (Stuart et al., 2021). Daher kann auch in einer Gesamtkonzeption zur nachhaltigen Etablierung von Personzentrierung in der Praxis die Rolle des Managements nicht ausgespart werden. Manager*innen haben die Aufgabe und Verantwortung, aktiv zu einer personzentrierten Umgebung beizutragen, in der sich die Mitarbeiter*innen entfalten können. Diese Aufgabe wird in der internationalen Literatur als „Creating flourishing Workplaces" (Dewing & McCormack, 2017) beschrieben. Auch wenn dies nicht im Fokus des Mentoringkonzepts steht, so muss an dieser Stelle doch auf die wichtige Qualifikation von Manager*innen hingewiesen werden. „Leadership is known to have a large impact on workplace/organisational cultures" (Cardiff, 2017, S. 86). In **Abbildung 5-2** ist diese Ebene an der Spitze der Pyramide dargestellt und kann, im Sinne der Umsetzung in die Ausbildung, als „Leadershipmodul" bezeichnet werden.

5.2.3 Das Mentor*innen-ausbildungskonzept

Die Mentor*innenausbildung bildet nicht nur das Herzstück des Konzept, sie ist auch im Gegensatz zu der Fazilitator*innenausbildung international einmalig und neu. Sie ist im Detail ausgearbeitet und in Folge dargestellt – ebenso wie die Basisschulung, die die inhaltliche Grundlage für die Mentor*innenausbildung darstellt. Gemeinsam bilden sie das sogenannte „Mentor*innenausbildungskonzept". Die Fazilitator*innenausbildung könnte in weiterer Folge analog zu den sogenannten „Practice Development Schools" ausgestaltet bzw. diese dafür herangezogen werden (PD Foundation School, 2023). Im Rahmen dieses Konzept wird für die erste Stufe bewusst das Wort Schulung verwendet, da es um die Vermittlung von Basiswissens geht, das die Grundlage für personzentriertes Arbeiten darstellt und somit von allen geteilt werden soll. Es führt aber zu keiner neuen Rolle oder Aufgabe. Die zweite Stufe wird im Gegensatz zur ersten nicht Schulung, sondern Ausbildung genannt, da es sich dabei um ein Programm handelt, das nur einige durchlaufen sollten, die dann auch eine besondere Aufgabe im Unternehmen innehaben werden.

5.2.3.1 Theoretische Rahmung der Mentor*innenausbildung

Mentor*innen (in der institutionellen Langzeitpflege) arbeiten auf der theoretischen Grundlage des PeoPLe-Modell (**Kap. 1.3**). PeoPLe zeigt auf, welche Kontextbedingungen, Voraussetzungen, Strukturen und Prozesse notwendig sind, um die erwünschten Erfahrungen und Outcomes einer personzentrierten Praxis zu erreichen. Die Mentor*innen haben all jene Dimensionen des Modells im Fokus, die in der Praxis direkt beeinflusst werden können. Auf diese Weise können die Praktiker*innen fokussiert auf dem Weg zu einer personzentrierten Praxis begleitet werden.

In der gelebten Praxis sind die einzelnen Dimensionen kaum voneinander zu trennen, sie sind ineinander verwoben, überschneiden sich und finden gleichzeitig statt. Für analytische Zwecke lassen sich jedoch vor allem in den Ebenen der Voraussetzungen, der Prozesse und der Grundprinzipien des Modells Schwerpunktsetzungen darstellen, die im Fokus der Mentor*innen stehen.

5.2.3.2 Pädagogisch didaktische Verortung

In der Literatur bezieht man sich bei personzentrierten Curricula oder Ausbildungskonzepten gerne auf das philosophisch-pädagogische Verständnis von Paulo Freire (1921–1997). Freire verfolgt eine Bildung der Freiheit, die Lernende und Lehrende auf dialogische Augenhöhe setzt. Er postuliert eine Pädagogik der Freiheit, des Dialogs und einen lebensweltlich orientierten Bildungsansatz. Seine pädagogische Philosophie stellt die Person, nicht den Umstand eines Menschen in den Mittelpunkt (Freire, 1980). Diese pädagogisch-philosophische Ausrichtung bildet für die Personzentrierung einen Weg für zwischenmenschliche Lernprozesse auf Augenhöhe, die eine gemeinsame Entfaltung personzentrierter Kultur ermöglicht.

Im Rahmen des Mentor*innenkonzepts geht es nicht nur um die Vermittlung von Inhalten oder das Erlernen von Fähigkeiten, sondern auch darum, eine neue Kultur des Lernens zu entwickeln – sowohl im Ausbildungsprogramm selbst als auch in der Praxis. Folgt man Piaget, so findet Lernen nicht nur im Kopf, sondern (auch) im Köper statt und postuliert daher einen ganzheitlichen Lernansatz, der nicht nur auf Wissen, sondern auch auf Erfahrungslernen basiert. Personzentrierte Praktiker*innen zu sein bedeutet nicht, nur einmal eine Ausbildung zu machen, sondern es stellt einen lebenslangen Lernprozess – einen sogenannten transformativen Prozess dar. „Thus, learning that contributes to transformation is of interest in person-centred practice" (Dewing & Lynch, 2021, S. 272).

Diese neue Lernkultur, die dem Gedanken eines lebenslangen, transformativen Lernprozesses folgt, trägt auch den Gedanken Paulo Freires in sich und drückt sich in drei zentralen lerntheoretischen Ansätzen – dem *aktiven Lernen*, dem *reflektiven Lernen* und dem *handlungsorientierten Lernen* – sowie in dem methodischen Zugang über „Critical Creativity" aus, die alle zusammen der Basisschulung und der Mentor*innenausbildung zugrunde liegen.

Aktives Lernen basiert auf Lernmethoden, die Auszubildende ermutigen, sich vollständig an ihrem Lernen zu beteiligen, indem sie denken, diskutieren, forschen und kreieren. Durch aktives Lernen können die Auszubildenden veranlasst werden, Fähigkeiten zu üben, Probleme zu lösen, sich mit komplexen Fragen auseinanderzusetzen, Lösungen vorzuschlagen und Ideen in eigenen Worten durch Schreiben und in Diskussionen zu erklären. Aktives Lernen kann Bezug auf Personzentrierung nach Dewing und Lynch im Sinne eines Ansatzes oder einer Methodologie in sechs Prinzipien dargestellt werden:

- Vertieftes Heranziehen der primären Sinne (Sehen, Wahrnehmen und Beobachten) und der multiplen sozialen Intelligenz
- Kritischer Dialog mit sich selbst und dann mit anderen
- Bewusstes Handeln oder Tun (als Teil der Praxis/Arbeit)
- Integration des Lernens in den Körper/des Personseins, um Reflexivität und einen guten „Flow" zu erreichen
- Das Wissen, diesen Prozess über die Zeit hinweg konsequent zu wiederholen, sodass er zur persönlichen Entwicklung („flourishing") beiträgt
- Ermöglichung für und Unterstützung bei ähnlicher Lernerfahrungen für andere am Arbeitsplatz (Dewing & Lynch, 2021).

Aktives Lernen im „Klassenraum" ist eine Art „Probe für die Realität". Da es aber nie vollständig ist, wenn es nicht in die Realität selbst übertragen wird, muss immer auch eine Möglichkeit des Lernens in einem realen, „praktischen" Kontext gegeben sein.

Neben dem aktiven Lernen ist das *reflektive Lernen* ein wichtiger lerntheoretischer Ansatz, wenn es um Personzentrierung geht, da reflektives Lernen es den Personen ermöglicht, ihre eigenen Erfahrungen zu fokussieren und von diesen zu lernen. Gerade „*Sich selbst kennen*" und „*Klarheit über eigene Werte und Überzeugungen bekommen*", beides Konstrukte aus den

„personbezogenen Voraussetzungen“ des PeoPLe Modells von Mayer et al. (2020), können am besten durch reflektives Lernen angesprochen werden. Reflexionsfähigkeit ist aber auch eine zentrale Eigenschaft von personzentrierten Pflegepersonen und dadurch noch stärker eine von Mentor*innen. „People who work in healthcare require a strategy to support how they respond and learn from experience, cognitively and emotionally, which includes being self-aware, curious and questioning our assumptions an biases“ (Brown & Mountain, 2021, S. 287). Daher ist reflektives Lernen zentral, wenn es um die didaktische Umsetzung des Mentor*innenkonzepts geht.

Der dritte lerntheoretische Ansatz des Mentor*innenausbildungskonzepts ist der des *handlungsorientierten Lernens* (Action Learning). Handlungsbasiertes Lernen geht auf Revans (2011) zurück und basiert auf der Prämisse, dass Organisationen lernende Systeme sind. Dieses Lernen geht über einen kollektiven Erfahrungsprozess hinaus. Im Lernprozess wechseln Theorie und Praxisphasen ab. Das Theoretische wird in der realen Praxis umgesetzt und gemeinsam reflektiert. Man lernt in und durch die Praxis, aber auch durch die Reflexion des Tuns und des Lernprozesses. Die Konzeption des Aufbaus und Ablaufes der hier entwickelten Ausbildung orientiert sich stark an dieser Art zu Lernen.

Durch den Lernprozess wird eine Neuinterpretation vorangegangener Erfahrungen bei den Teilnehmer*innen vollzogen, um Veränderungen einzuleiten.

Da die philosophische Grundlage der personzentrierten, kritischen Pädagogik in der Überzeugung liegt, dass Menschen, die Erfahrung mit der Pflege haben, am besten in der Lage sind, zu ermitteln, was effektiv, bedeutend und somit personzentriert ist (O'Donnell et al., 2017), sind demensprechend methodische Zugänge bei der Vermittlung zentral. „*Critical Creativity*“ ist ein kreativer Zugang, mit Hilfe dessen man Perspektive und Handlungen zu reflektieren lernt. Mit Methoden, die auf Critical Creativity basieren, können neue Betrachtungsweise erlangt und die Sicht auf Dinge verändert werden (McCormack & Titchen, 2014).

Die Prinzipien des aktiven Lernens, des reflektiven Lernens und des handlungsorientierten Lernens sowie Methoden, die auf dem Ansatz der Critical Creativity beruhen, bilden nicht nur die Grundlage des Ausbildungsprogramms, sondern sie sind auch für die Mentor*innen eine Basis für das zukünftige gemeinsame Lernen an und in der Praxis.

5.2.3.3 Formale Kriterien

Bei der Entwicklung des Ausbildungskonzeptes wurde – gemäß den in **Kapitel 5.2.1** beschriebenen Anforderungen – auf einen stufenweisen Aufbau geachtet, der es ermöglicht, unterschiedliche Qualifikationsniveaus in Bezug auf Personzentrierung nacheinander zu durchlaufen. Die Module sind aber auch flexibel zu handhaben, sodass sie sowohl als Einzelangebote bestehen können als auch in bestehende Aus- und Weiterbildungsangebote integrierbar sind. Weiters galt es, weitgehende Möglichkeiten der Anrechnung im hochschulischen Weiterbildungssystem zu schaffen, um Bildungssackgassen zu vermeiden.

In nachfolgender Abbildung sind, aufbauend auf diesen Überlegungen, die wichtigsten Eckpunkte bezüglich der Voraussetzungen, Zielgruppe(n), der Art des Angebots und der Verortung für alle Qualifikationsebenen angeführt.

Voraussetzungen

Um die Basisschulung absolvieren zu können, braucht es – außer erster Praxiserfahrung – keinerlei Voraussetzungen. Die Basisschulung bildet die Voraussetzung für die Mentor*innenausbildung. Will man Faziliator*in werden, so sind die Inhalte der Basisschulung zwingende Voraussetzung. Teile der Mentor*innenausbildung könnten angerechnet werden. Die Mentor*innenausbildung davor zu absolvieren ist

Qualifikation	Voraussetzung	Zielgruppe	Angebot	Nachweis	Verortung
Leadership	Basisschulung	Manager*innen (z. B. auch Ärzt*innen)	a) als eigenständiger Kurs b) integriert in die Sonderausbildung für höheres Management (als Modul)	ECTS	Im hochschulischen Bereich
Fazilitator*innen (FQ)	Basisschulung: zusätzlich Mentor*innen-ausbildung oder adäquate Inhalte	Ausgewählte Personen in Stabstellen (z. B. für ANP, Pflege-, Qualitäts- und Praxisentwicklung)	a) als eigenständiger Kurs b) integriert in ANP Studium oder Sonderausbildung für basales und mittleres Management (als Modul)	ECTS	Im hochschulischen Bereich
Mentor*innen (MQ)	Basisschulung	Pflegeassistenz, Pflegefachassistenz, diplomierter wie gehobener Dienst für GuKP, Ergo- oder Physiotherapeut*innen und ähnlich qualifizierte Praktiker*innen	a) als eigenständiger Kurs b) integriert bzw. als Zusatz zur Praxis-anleiter*innenausbildung	ECTS	Im hochschulischen Bereich
Basis (BQ)	Praxiserfahrung	Alle Pflege- bzw. Gesundheitsfachpersonen	a) als eigenständiger Kurs b) integriert in die Grundausbildung	Fortbildungszertifikat und -punkte (ÖGKV PFP®), ECTS (wenn in Bacc integriert)	An Weiterbildungs-institutionen oder im hochschulischen Bereich (für ECTS)

Abbildung 5-3: Formale Kriterien und Verortung (Eigendarstellung)

sinnvoll, aber nicht zwingend notwendig. Auch für das Leadershipmodul sind die Inhalte der Basisschulung notwendig. Diese können gesondert durch die Basisschulung erworben werden, könnten jedoch auch als eigenes Modul in Sonderausbildung für höheres Management integriert sein (und dann für diejenigen Personen angerechnet werden, die die Basisschulung bereits absolviert haben).

Zielgruppe

Die Basisschulung zielt auf alle Gesundheitsfachpersonen ab. Je nach Unternehmensphilosophie könne diese auch für anderes Personal (z. B. in der Küche, Haustechnik, etc. oder Freiwillige) mit kleinen Adaptionen angeboten werden. Die Mentor*innenausbildung sollten Personen aus dem Pflegebereich absolvieren (ggf. auch Therapeut*innen, sofern sie fixe Teammitglieder sind). Diese sollten neben einem besonderen Interesse an Personzentrierung auch gerne mit anderen Kolleg*innen arbeiten, innovationsfreudig sein sowie über eine gute Beobachtungsgabe als auch Kommunikations- und Reflexionsfähigkeit verfügen. Der Fokus liegt hier auf Pflegepersonal aus dem gehobenen Dienst für Gesundheits- und Krankenpflege, aber auch engagierte Pflegefachassistent*innen könnten als Mentor*innen ausgebildet werden. Die Rolle der Fazilitator*innen ist vor allem relevant für Personen des gehobenen Dienstes für Gesundheits- und Krankenpflege, die sich mit der Entwicklung und Einführung von Praxisentwicklung befassen sowie für Personen, die eine aktive Rolle in der Strategieplanung zur Förderung einer evidenzbasierten und personzentrierten Praxis ausüben. Daher ist es durchaus sinnvoll, dieses Modul z. B. in ein Masterprogramm für Advanced Nurse Practitioner zu integrieren. Aber auch Personen aus dem Qualitätsmanagement oder dem mittleren Management wären die geeignete Zielgruppe für die Mentor*innen-Qualifikation. Die Zielgruppe für das Leadershipmodul sind Personen aus dem höheren Management.

Art des Angebots

Die einzelnen Ausbildungsstufen sind so konzipiert, dass sie sowohl als eigenständiger Kurs geführt, als auch in bestehende Ausbildungen integriert werden können. Die Integration in bestehende und zukünftige Ausbildungen sollte in Zusammenarbeit mit den jeweiligen Ausbildungsanbietern realisiert werden, wobei hier auf größtmögliche Einheitlichkeit in Niederösterreich geachtet werden sollte. Für die Realisierung wird empfohlen, einer Fachhochschule in Niederösterreich den „Lead“ zu übergeben, von der ausgehend alle anderen Fachhochschulen oder GuKP- Schulen involviert werden können.

Nachweis und Verortung

Um Anrechenbarkeit auf allen Ebenen zu gewährleisten, sollen alle Angebote im tertiären Bildungsbereich angesiedelt oder an diesen angegliedert sein (auch wenn sie eigenständige Kurse darstellen), damit es einen ECTS-Nachweis dafür geben kann. Einzig die Basisschulung kann auch in einer niederschwelligen Form angeboten werden. Hier wäre es sinnvoll, formal die Zusammenarbeit z. B. mit dem österreichischen Gesundheits- und Krankenpflegeverband zu suchen, da hierfür auch Fortbildungspunkte vergeben werden könnten und so ein zusätzlicher Mehrwert für die Teilnehmer*innen und eine Aufwertung der Basisschulung entsteht.

5.2.3.4 Die curriculare Beschreibung

In der folgenden sogenannten „curricularen Beschreibung“ wird ein Unterrichtsprogramm für die Basisschulung und die Mentor*innenausbildung dargestellt. Dabei werden, ausgehend von einer kurzen Rollenbeschreibung, die Ausbildungsziele, die mit dem jeweiligen Programm erreicht werden sollen, angeführt und somit eine Verbindung zwischen Rolle und Ausbildungszielen hergestellt.

Danach werden die einzelnen Module der Basisschulung, bzw. der Mentor*innenausbildung auf Ebene der Lernziele und der Inhalte, über die diese erreicht werden soll, ausformuliert und die dazu geeignete didaktische Umsetzung bzw. konkrete Methodenvorschläge beschrieben.

Der *theoretische Rahmen* – das PeoPLe Modell – bildet den Hintergrund für die Ausbildungsinhalte, die Prinzipien des *aktiven* und *reflexiven Lernens* sind in der methodischen Umsetzung repräsentiert. Das Verständnis des *aktionsorientierten Lernens* bedingt eine Konzeption in abwechselnde, aufeinander aufbauende Theorie- und Praxisphasen, in erster Linie natürlich bei der Mentor*innenausbidlung, aber auch, in geringerem Ausmaß, bereits in der Basisschulung.

Die Basisschulung

Die Basisschulung richtet sich in erster Linie an alle Pflege- bzw. Gesundheitsfachpersonen in den Pflege- und Betreuungszentren. Der Fokus liegt darauf, eine gemeinsame Wissens-, Verständnis-, Haltungs- und Wertebasis in Bezug auf Personsein, Personzentrierung auf Basis des PeoPLe-Modells zu entwickeln (**Abb. 5-4**).

Personzentrierte Praktiker*in sein

Bevor Handlungen in ihrer Verortung verstanden werden können, brauchen die Handelnden ein Verständnis für das bereits implizit Vorhandene (d.h. für die die alltäglichen, unbewussten, schwer zu verbalisierenden = impliziten) Handlungen) (Büssing et al., 2000). Für die Personzentrierung bedeutet dies die Auseinandersetzung mit den eigenen Handlungen. Über die eigene Handlung wird dann zum theoretischen Verständnis eine Brücke geschlagen.

Die explizite Verortung von Wissensbeständen liegt vor, wenn das Gelernte verbalisiert und reflektiert werden kann (Büssing et al., 2000). Das implizite Verständnis wird auf diesem Weg in ein explizites Verständnis übergeführt. Dies ist die Basis dafür, dass die Inhalte aktiv und bewusst in der täglichen Praxis gelebt werden können.

Explizite Verortung

Praktiker*innen ...

- kennen den theoretischen Ursprung der Personzentrierung.
- können das Rahmenkonzept/PeoPLe-Modell und zentrale Begrifflichkeiten (z.B. Person, Personzentrierung, menschliche Entfaltung [human flourishing]) verorten.

Lehrende können mit Hilfe der gesetzten (expliziten) Wissensgrundlagen einen reflektierten & kritischen Zugang zum impliziten Wissen schaffen.

Die **Lernmethoden** sind dabei wertvolle Instrumente oder Werkzeuge, die den Brückenbau vom vorerst impliziten zum expliziten Verständnis ermöglichen. Wichtig ist, dass die Lernmethode im Einklang mit den Voraussetzungen der Lernenden stehen.

Vom impliziten zum expliziten Verständnis

Praktiker*innen ...

- reflektieren eigene Werte & Haltungen, die einen Einfluss auf Überzeugungen, Verhalten und Beziehungen zu anderen Menschen haben.
- können ihre eigenen Werte und implizite Strukturen, welche die Art der Pflege bestimmen, die sie geben (oder gerne geben würden) sich selbst und anderen gegenüber explizieren.
- können die Inhalte des Modells mit den impliziten Vorgängen der Praxis verbinden und dadurch einen selbstkritischen Zugang gewinnen.
- verstehen, was es bedeutet, im Pflegeprozess personzentriert zu arbeiten und entwickeln eine Sichtweise, um in der Praxis entsprechend zu handeln und zu agieren.

Abbildung 5-4: Personzentrierte Praktiker*innen sein (Eigendarstellung, Büssing et al., 2000)

Sie ist so aufgebaut, dass sie daran ansetzt, implizites Verständnis mit neuem Wissen über den Weg der Reflexion und theoretische Verortung so zu verknüpfen, dass die Praktiker*innen zu einem expliziten Verständnis von personzentrierten Handeln kommen können.

Die Basisschulung (**Tab. 5-1**) umfasst drei Präsenztage zu je 6–7 Unterrichtseinheiten (à 45 Minuten). Zwischen dem ersten und dem zweiten Präsenztag sollte eine Praxisphase liegen, in der einfache Arbeitsaufträge umgesetzt werden können. Nach dem dritten absolvierten

Tabelle 5-1: Basisschulung – Ziele, Inhalte und Methoden (Eigendarstellung)

BASISSCHULUNG			
	Inhalte	**Geeignete Methoden/ didaktische Elemente**	**Lernziele**
Teil I	• Vermittlung • von Ursprung, Definition und Bedeutung von Personzentrierung • von Personzentrierung in der Pflege • Des Verständnisses von Personzentrierung im Sinne des Person-Centred Practice Frameworks[1] • Des Aufbaus und der Inhalte des Rahmenkonzepts/PeoPLe Modells (Mayer et al. 2019)	→ **Visualisierung** (z. B. durch Folien, Videos oder Fallbeispiele) der Lerninhalte → **Wiederholung** (z. B. durch Ausarbeitung von Fragen oder ein Quiz) der Lerninhalte → **Tagebuch** (Laufende Dokumentation der gemachten Erfahrungen, um Prozess der eigenen Entwicklung besser nachvollziehen/reflektieren zu können)	Die Teilnehmer*innen ✔ kennen den theoretischen Ursprung der Personzentrierung ✔ können das Rahmenkonzept/PeoPLe-Modell und zentrale Begrifflichkeiten (z. B. Person, Personzentrierung, menschliche Entfaltung – *human flourishing*) verorten
Teil II	• Bewusstmachung • der eigenen Werte & Haltungen/des impliziten Verständnisses im Kontext der Personzentrierung • impliziter, personzentrierter Handlungen in der Praxis und Verortung im PeoPLe Modell • Vermittlung des grundlegenden Gedankens/ Verständnisses von Critical Creativity	→ **Snapshot** (Reflexion der eigenen Werte sowie des eigenen Verständnisses von Personzentrierung anhand von Bildern/ Verortung im PeoPLe Modell) → **Storytelling** anhand von PZ-Momenten (Erzählen von und gemeinsam Reflexion über in der Praxis wahrgenommene PZ- Momente) → **Mapping** (Zuordnen der PZ-Momente zum PeoPLe Modell/Reflexion in der Gruppe)	Die Teilnehmer*innen ✔ reflektieren eigene Werte & Haltungen, die einen Einfluss auf Überzeugungen, Verhalten und Beziehungen zu anderen Menschen haben. ✔ können ihre eigenen Werte und implizite Strukturen, welche die Art der Pflege bestimmen, die sie geben (oder gerne geben würden), sich selbst und anderen gegenüber explizieren.

BASISSCHULUNG			
	Inhalte	**Geeignete Methoden/ didaktische Elemente**	**Lernziele**
Teil III	• Bewusstmachung der eigenen Rolle/des eigenen Beitrags zu einer personzentrierten Praxis • Schrittweise Verinnerlichung von Personzentrierung im Sinne des Rahmenkonzepts/ PeoPLe Modells.	→ **Kritische Selbstreflexion** (z.B. anhand der Reflexionsfragen des adaptierten PCPI-Student Version) → **Anchored Instruction** basierend auf einer vorgegebenen und definierten Fallvignette mit dem Fokus auf die Prozesse und Grundprinzipien → **Collage** erstellen (welche das eigene Verständnis von PZ zum Ausdruck bringt) → **Mapping** (Zuordnen der Ausschnitte der Collage zum PeoPLe-Modell/ Reflexion in der Gruppe/ gemeinsame Abschlusspräsentation) → Abschlussreflexion des Prozesses anhand der **Tagebuch**einträge	✔ können die Inhalte des Modells mit den impliziten Vorgängen der Praxis verbinden und dadurch einen selbstkritischen Zugang gewinnen ✔ verstehen, was es bedeutet, im Pflegeprozess personzentriert zu arbeiten und entwickeln eine Sichtweise um in der Praxis entsprechend zu handeln und zu agieren

Tag schließt man die Basisschulung ab und erhält ein Zertifikat und Fortbildungspunkte. Es ist aber auch die Möglichkeit vorgesehen, ECTS für die Basisschulung zu vergeben (falls diese im tertiären Bildungsbereich angesiedelt ist oder in Kooperation mit einer tertiären Bildungseinrichtung durchgeführt wird; **Kap. 3.4**). Dafür sollte zusätzlich eine kurze Abschlussarbeit verfasst werden. Insgesamt entspricht die Basisschulung 3 ECTS.

In **Abbildung 5-5** ist ein möglicher Ablauf der Basisschulung auf einer Zeitebene dargestellt. Dabei sind für die Praxisphasen sowohl die minimal nötigen als auch die maximal sinnvollen Zeitabstände angegeben.

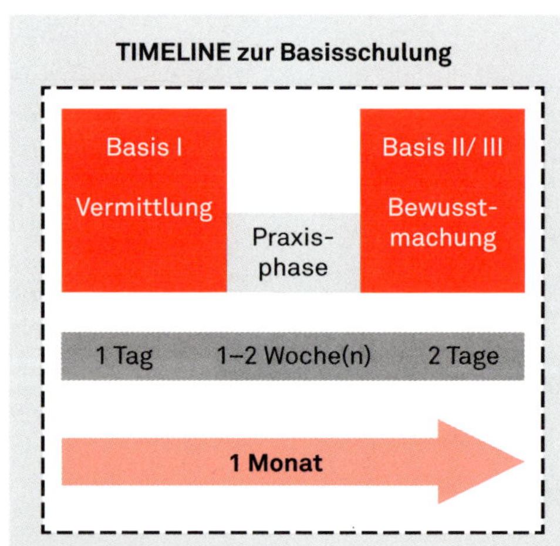

Abbildung 5-5: Timeline Basisschulung (Eigendarstellung)

PCP Mentor*in sein

Mentorin sein bedeutet, auf Basis der eigenen gelebten personzentrierten Praxis (in Haltung und Handlung) anderen zu helfen, personzentrierte Praktiker*innen zu werden. Reflexion der eigenen Haltung und Handlung (Selbstreflexion) sowie das Reflektieren anderer Handlungen und der dahinter liegenden Haltungen sind die Voraussetzung dafür, ein gemeinsames Werteverständnis zu entfalten sowie gemeinsam Wege zu entwickeln, als personzentrierte Praktiker*innen zu wachsen, Personzentrierung in der direkten Pflege umzusetzen und somit zur Entwicklung einer personzentrierten Kultur beizutragen.

Theoretische Vertiefung

Bei der **Vertiefung** handelt es sich zum einen kritischen und reflexiven Zugang zur Mentor*innenrolle.

Dies geschieht zum einen durch die Auseinandersetzung mit sich und der neuen Rolle als Mentor*in, zum anderen durch theoretische Vertiefung und das Kennenlernen von Methoden basierend auf dem Gedanken der Critical Creativity.

Praktische Umsetzung

Die **Umsetzung** verbindet das theoretische Wissen mit der praktischen Arbeit eines/einer personzentrierten Mentor*in.

Die erste Phase fokussiert auf den kritisch-reflektiven Prozess, bei der der Schwerpunkt in der Auseinandersetzung mit sich und der neuen Rolle als Mentor*in liegt.

In der zweiten Phase erlangen die angehenden Mentor*innen ein vertieftes theoretisches Verständnis und erhalten ein methodisches Rüst- bzw. Werkzeug, das Ihnen dabei hilft, andere in der Entfaltung zur personzentrierten Praktiker*in und der Umsetzung der Grundprinzipien auf der Basis der personzentrierten Prozesse zu unterstützen.

Vertiefung

Mentor*innen ...

- haben ein vertieftes Verständnis zur Philosophie, Theorie und zu Methoden, die zur Entwicklung einer Personzentrierung beitragen.
- können personzentrierte Prozesse und den eigenen Beitrag (Haltung und Handlung) als Mentor*in erkennen.
- können Muster und Routinen, die in die Kultur und den Kontext der Praxis eingebettet sind, reflektieren.
- sind sich ihrer Rolle als Mentor*in bewusst.

Der Lernprozess wird in erster Linie über aktionsorientiertes Lernen initiiert, wobei Aktives und Reflektives Lernen wichtige Prinzipien innerhalb diesem sind.

Umsetzung

Mentor*innen ...

- lernen Handlungskonzepte sowie weitere Methoden für die Entfaltung einer personzentrierten Kultur kennen und können diese für die eigene Praxis reflektieren.
- erreichen ein vertieftes Verständnis zur Personzentrierung innerhalb ihres Praxisumfeldes.
- können personzentriert agieren und das erworbene Wissen im Pflegeprozess bewusst einsetzen.
- können ihr Team dabei unterstützen, ihr Wissen und ihre Fähigkeiten durch Reflexion und arbeitsbezogenes Lernen zu entwickeln
- fördern durch ihre Begleitung und Anleitung
  - die Entfaltung einer personzentrierten Haltung,
  - ein personzentriertes Handeln auf der Ebene der Prozesse und Grundprinzipien sowie
  - einen kontinuierlichen Prozess der Verbesserung und Innovation als Grundlage für eine längerfristige, nachhaltige Entwicklung einer personzentrierten Kultur.

Abbildung 5-6: Mentor*innenausbildung – Ziele, Inhalte und Methoden (Eigendarstellung)

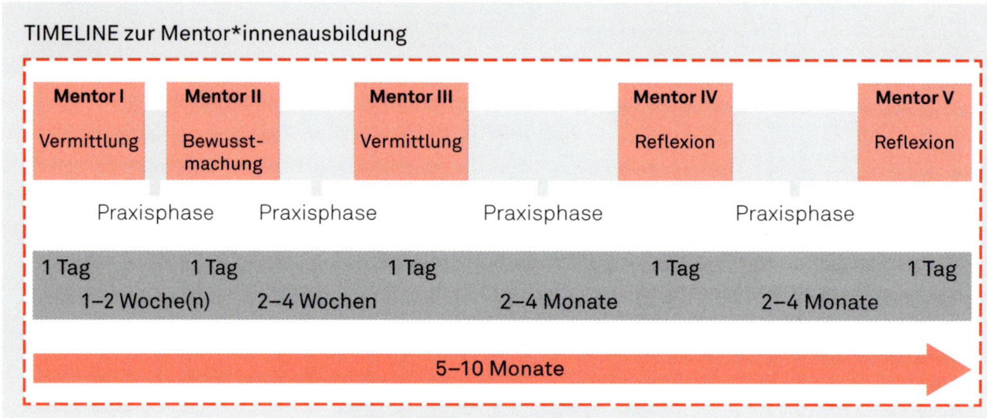

Abbildung 5-7: Timeline Mentor*innenausbildung (Eigendarstellung)

Die Mentor*innenausbildung

Sie baut auf der Basisschulung auf und fokussiert auf eine ganz bestimmte Rolle im Unternehmen. Mentor*innen müssen daher ein vertieftes Verständnis von Personzentrierung für sich selbst entwickeln, aber auch für ihre Rolle als Mentor*in. Dazu braucht es Vertiefung auf Ebene des Wissens, der eigenen Reflexionsfähigkeit sowie das Erlernen von Methoden, andere Personen praktischen Tun anzuleiten und auf ihrem Weg zu begleiten.

Die Mentor*innenausbildung (**Abb. 5-6**) erstreckt sich über einen Zeitraum von mindestens 5 bzw. maximal 10 Monate. Sie umfasst 5 Präsenztage zu je 8 Unterrichtseinheiten (à 45 Minuten). Zwischen jedem dieser zweiten Präsenztage liegt eine Praxisphase, in der Arbeitsaufträge umgesetzt werden sollen (**Tab. 5-2**).

Die Mentor*innenausbildung wird mit einem Prüfungsgespräch abgeschlossen. Insgesamt entspricht die Mentor*innenausbildung 10 ECTS.

In **Abbildung 5-7** ist ein möglicher Ablauf der Mentor*innenausbildung auf einer Zeitebene dargestellt. Dabei sind für die Praxisphasen sowohl die minimal nötigen als auch die maximal sinnvollen Zeitabstände angegeben.

5.2.3.5 Exkurs: Die Lehrenden

Da Personzentrierung auf gelebter Haltung und geteiltem Werteverständnis beruht, muss an dieser Stelle – will man die Mentor*innenausbildung umsetzen – ein kurzer Blick auf die Rolle, die Lehrende einnehmen und die Voraussetzungen, die sie mitbringen müssen, geworfen werden.

Hierzu wird ebenfalls das PCP Framework von McCormack und McCance als Orientierung herangezogen, da dies auch international die Basis für die Entwicklung von personzentrierten Curricula bis hin zur Beschreibung der Rolle von Lehrenden ist (O'Donnell et al., 2017; Stuart et al., 2021). Vor allem sind es die personzentrierten Voraussetzungen, die auch auf die Lehrenden zu übertragen sind:

„Sich selbst kennen, Klarheit über Werte und Überzeugungen haben, sich der Aufgabe verpflichtet fühlen, entwickelte zwischenmenschliche Fähigkeiten haben und fachlich kompetent sein" (Mayer et al., 2019, S. 12).

Lehrende sind– ebenso wie Mentor*innen – „Role Models". Der Schlüssel zu einem personzentrierten Unterricht sind Pädagog*innen, die Leidenschaft für personzentrierte Praxis haben, selbst eine personzentrierte Haltung einnehmen und leben und die Werte von Person-

Tabelle 5-2: Mentor*innenausbildung – Ziele, Inhalte und Methoden (Eigendarstellung)

MENTOR*INNENAUSBILDUNG			
	Inhalte	**Geeignete Methoden/didaktische Elemente**	**Lernziele**
Teil I	Vermittlung • Der Rolle und grundsätzlichen Aufgabenbereiche von Mentor*innen im Kontext Personzentrierung und deren Verortung im PeoPLe-Modell • Des Grundgedankens von Praxisentwicklung • Des Verständnisses von Critical Creativity und der Möglichkeit diese als Mentor*in zu nutzen	→ **Visualisierung** (z. B. durch Folien, Videos oder Fallbeispiele) der Lerninhalte → **Tagebuch** (Laufende Dokumentation der gemachten Erfahrungen, um Prozess der eigenen Entwicklung besser nachvollziehen/reflektieren zu können, mögliche Hürden anzusprechen und Unterstützung einzufordern) **Arbeitsauftrag/Aufwand:** Wahrnehmung und Verschriftlichung von in der Praxis selbst wahrgenommener PZ- Momente, die von den TN (Selbstbeobachtung) oder von den Mitarbeiter*innen (Fremdbeobachtung) ausgelöst wurden	Die Teilnehmer*innen ✔ haben ein vertieftes Verständnis von Philosophie, Theorie und Methoden, die zur Entwicklung einer Personzentrierung beitragen. ✔ können personzentrierte Prozesse und den eigenen Beitrag (Haltung und Handlung) als Mentor*in erkennen. ✔ können Muster und Routinen, die in die Kultur und den Kontext der Praxis eingebettet sind, reflektieren. ✔ sind sich ihrer Rolle als Mentor*innen bewusst.
Teil II	Bewusstmachung • der eigenen Rolle/des eignen Beitrags zu einer personzentrierten Praxis als Mentor*in • der eigenen personzentrierten Handlungen und jener der Mitarbeiter*innen in der Praxis und Verortung im PeoPLe-Modell	→ **Storytelling** anhand von PZ-Momenten (Reflexion über in der Praxis wahrgenommener PZ- Momente, die von den TN (Selbstbeobachtung) oder von den Mitarbeiter*innen (Fremdbeobachtung) ausgelöst wurden) → anschließendes **Mapping** → **Collage** erstellen (welche die eigene Vorstellung in der Rolle als Mentor*in zum Ausdruck bringt) → anschließendes **Mapping** → Kritische **Selbstreflexion** (Auseinandersetzung mit dem adaptierten Instrument PCPI-Student Version) **Arbeitsauftrag/Aufwand:** kritische Selbstreflexion anhand des adaptierten Instruments des PCPI-Student	

MENTOR*INNENAUSBILDUNG			
	Inhalte	**Geeignete Methoden/didaktische Elemente**	**Lernziele**
Teil III	Vermittlung der Anwendung von Methoden, welche von den Mentor*innen in der Praxis eingesetzt werden können (und vorerst in Form von selbstgesteuerten Praxisaufträgen mit ausgewählten Mitarbeiter*innen erprobt werden sollen)	• **Wiederholung/Visualisierung** von bekannten Methoden (Einsteigerlevel) anhand von Anwendungsbeispielen. Dazu gehören z. B. die Methoden → Storytelling anhand von PZ-Momente und Mapping → Selbstreflexion mithilfe des adaptierten PCPI-S → Anchored Instruction I mittels vorgegebener und definierter Fallvignetten • **Visualisierung** von neuen Methoden (Fortgeschrittenenlevel) anhand von Anwendungsbeispielen. Dazu gehören z. B. die Methoden → Blitzlicht als Feedbackmethode → Cognitive Apprenticeship zur Sichtbarmachung kognitiver Prozesse → Gruppen-Expert*innen-Rallye mit Lehrenden und Lernenden in einer Person → Anchored Instruction II (anhand von konkreten Problemstellungen, die bei den Mitarbeiter*innen in der Praxis aufgetreten sind) **Arbeitsauftrag/Aufwand:** Erstes Ausprobieren der erlernten Methoden	Die Teilnehmer*innen ✔ lernen evaluierte Handlungskonzepte sowie weitere Methoden für die Entfaltung einer personzentrierten Kultur kennen und können diese für die eigene Praxis reflektieren. ✔ erreichen ein vertieftes Verständnis zur Personzentrierung innerhalb ihres Praxisumfeldes. ✔ Können personzentriert agieren und das erworbene Wissen im Pflegeprozess bewusst einsetzen. ✔ können ihr Team dabei unterstützen, ihr Wissen und ihre Fähigkeiten durch Reflexion und arbeitsbezogenes Lernen zu entwickeln. ✔ fördern durch ihre Begleitung und Anleitung • die Entfaltung einer personzentrierten Haltung, • ein personzentriertes Handeln auf der Ebene der Prozesse und Grundprinzipien sowie • einen kontinuierlichen Prozess der Verbesserung und Innovation als Grundlage für eine längerfristige, nachhaltige Entwicklung einer personzentrierten Kultur.

MENTOR*INNENAUSBILDUNG			
	Inhalte	**Geeignete Methoden/didaktische Elemente**	**Lernziele**
Teil IV	Reflexion der Erfahrungen bei der Erprobung der Methoden (Einsteigerlevel) in der Praxis	→ **Blitzlicht** (Feedbackrunde zu den einzelnen Methoden hinsichtlich ihres Nutzens und ihrer Praktikabilität) → **Cognitive Apprenticeship** (Rollenspiel mit dem Fokus auf die Mentor*innenenrolle) → **Gruppen-Expert*innen-Rallye** (basierend auf der bereits erworbenen Expertise in der Praxis) → **Anchored Instruction** (anhand von Problemstellungen, die bei den angehenden Mentor*innen in der Praxis aufgetreten sind) **Arbeitsauftrag/Aufwand:** Nochmaliges Anwenden der erlernten Methoden	
Teil V	• Reflexion der Erfahrungen bei der Erprobung der Methoden (Fortgeschrittenenlevel) in der Praxis • Abschließende Reflexion des stattgefundenen Entwicklungsprozesses	→ **Blitzlicht** (Feedbackrunde zu den einzelnen Methoden hinsichtlich Nutzens und Praktikabilität) → **Cognitive Apprenticeship** (Rollenspiel mit dem Fokus auf die Mentor*innenenrolle) → **Gruppen-Experten-Rallye** (basierend auf der bereits erworbenen Expertise in der Praxis) → **Anchored Instruction** (anhand von Problemstellungen, die bei den angehenden Mentor*innen in der Praxis aufgetreten sind) → Abschlussreflexion des Prozesses anhand der **Tagebuch**einträge **Abschlussauftrag/Prüfung z. B. anhand eines Fallbeispiels (in einer eigenen Einheit)**	

zentrierung verkörpern. Diese Haltung und das Werteverständnis nutzen sie auch in ihrer pädagogischen Praxis, um eine förderliche Lernumgebung zu schaffen und Auszubildenden in ihrer Entwicklung zu unterstützen und zu begleiten.

Professionell kompetent sein bedeutet in diesem Zusammenhang vor allem:

- über vertieftes Wissen bezüglich Personzentrierung zu verfügen und Erfahrung mit der praktischen Umsetzung zu haben sowie
- über ein breites Methodenrepertoire zu verfügen, das aktives, reflektives und kollaboratives Lehren und Lernen ermöglicht.

Regelmäßige Weiterbildungen auf dem Gebiet der Personzentrierung in Theorie und Praxis sind für die Weiterentwicklung der professionellen Kompetenz unumgänglich.

Die *zwischenmenschlichen Fähigkeiten* beziehen sich auch bei den Lehrenden auf die eigene Reflexionsfähigkeit und die Offenheit für Dialog mit Auszubildenden und Praktiker*innen.

Lehrende in personzentrierten Ausbildungssystemen oder solche, die Personzentrierung als Inhalt vermitteln wollen, müssen sich weniger als Vermittler*in von Wissen sehen, sondern ein Rollenverständnis haben, in dem sie sich als Fordernde und Begleiter*innen von individuellen und kollektiven Lernprozessen verstehen.

5.2.4 Nachhaltigkeit durch Aufbau eines Netzwerkes

Ein wichtiger Punkt bei dem Aufbau eines nachhaltigen Mentor*innenprogramms stellt die kontinuierliche und systematische Vernetzung auf unterschiedlichen Ebenen dar.

Durch diese wird die Möglichkeit des Austausches, des Lernens voneinander und der gemeinsamen Weiterentwicklung geschaffen. Außerdem wird es dadurch leichter, die eigene Rolle und Identität als Mentor*in, Fazilitator*in zu entwickeln. Ein Netzwerk schafft auch ein gemeinsames Verständnis bei der Möglichkeit, diese im Detail unterschiedlich zu leben und je nach Bedarf in der jeweiligen Organisation oder im jeweiligen Bereich in konkretes Handeln umzusetzen.

Im Falle von Niederösterreich sind die einzelnen Pflege- und Betreuungszenten fünf Regionen zugeordnet. Übergeordnet sind alle in der der sogenannten Landesgesundheitsagentur (LGA) verankert, die einen Überbau im Sinne der Strategischen Ausrichtung bildet.

Die Vernetzung sollte auf unterschiedlichen Ebenen stattfinden. Je nachdem, ob ein Pflege- und Betreuungszentrum für sich alleinsteht oder in einen ein- oder mehrstufigen organisationalen Rahmen eingebunden ist, geschieht dies nur auf der ersten, der ersten und der zweiten bzw. der ersten und der dritten oder auf allen drei Ebenen:

- Ebene 1: innerhalb eines PBZs (**Abb. 5-8**)
- Ebene 2: innerhalb der Region (**Abb. 5-9**)
- Ebene 3: überregional niederösterreichweit (**Abb. 5-10**)

Auf der ersten Ebene geht es um die Vernetzung innerhalb eines PBZs. Idealerweise sollte es pro (größerer) Station/Wohnbereich eine/einen Mentor*in und eine/einen Fazilitator*in pro PBZ geben. Dadurch entsteht eine hausinterne Gruppe an Mentor*innen, die von dem/der Fazilitator*in geleitet wird. Regelmäßige Treffen dienen zum einen dem Erfahrungs- und Wissensaustausch der Mentor*innen untereinander und der Reflexion mit dem/der Fazilitator*in. Zum anderen kann der/die Fazilitator*in strategische Entwicklungen die Personzentrierung betreffend direkt über die Mentor*innen in die jeweilige Bereiche kommunizieren und die Implementierung dieser damit in Gang setzen.

Die zweite Ebene betrifft die Vernetzung auf regionaler Ebene. Dazu sollte – langfristig am besten aus dem Kreis der Fazilitator*innen – eine regionale Person-centred Practice (PCP) als Koordinator*in eingesetzt werden. Diese ist auf regionaler Ebene für die Vernetzung der Fazilitator*innen aus allen PBZs der Region zu-

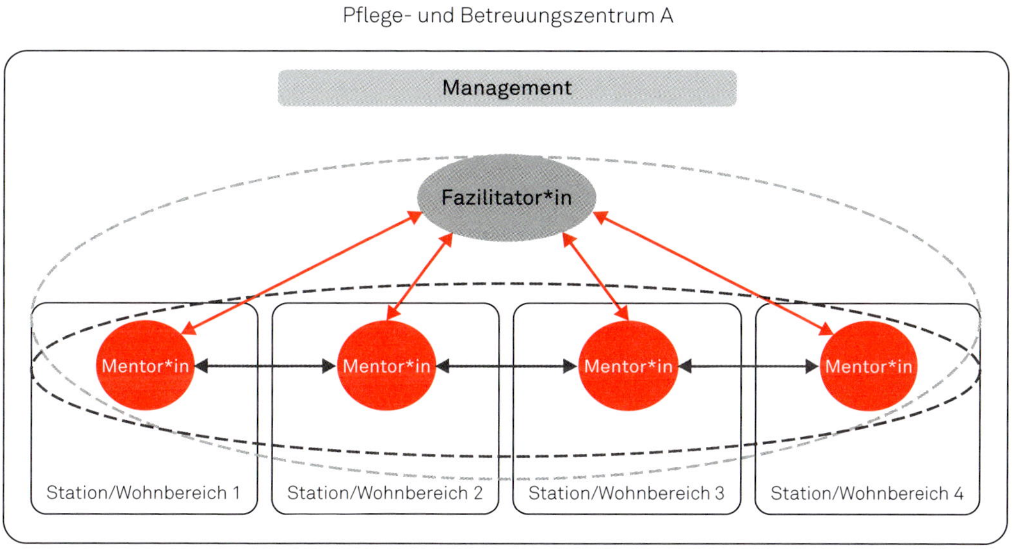

Abbildung 5-8: Vernetzung auf Ebene der einzelnen Pflege- und Betreuungszentren (Eigendarstellung)

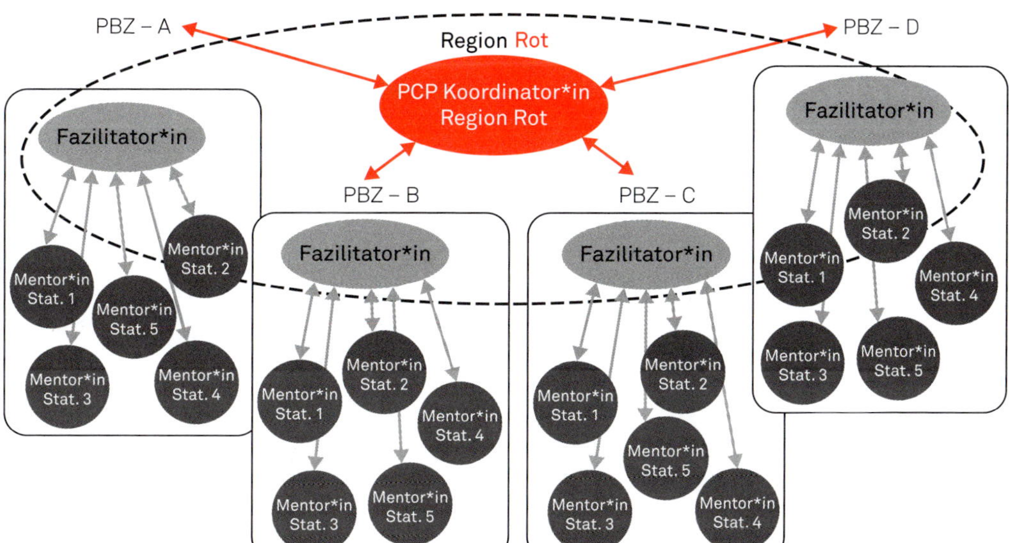

Abbildung 5-9: Vernetzung auf Ebene der Regionen (Eigendarstellung)

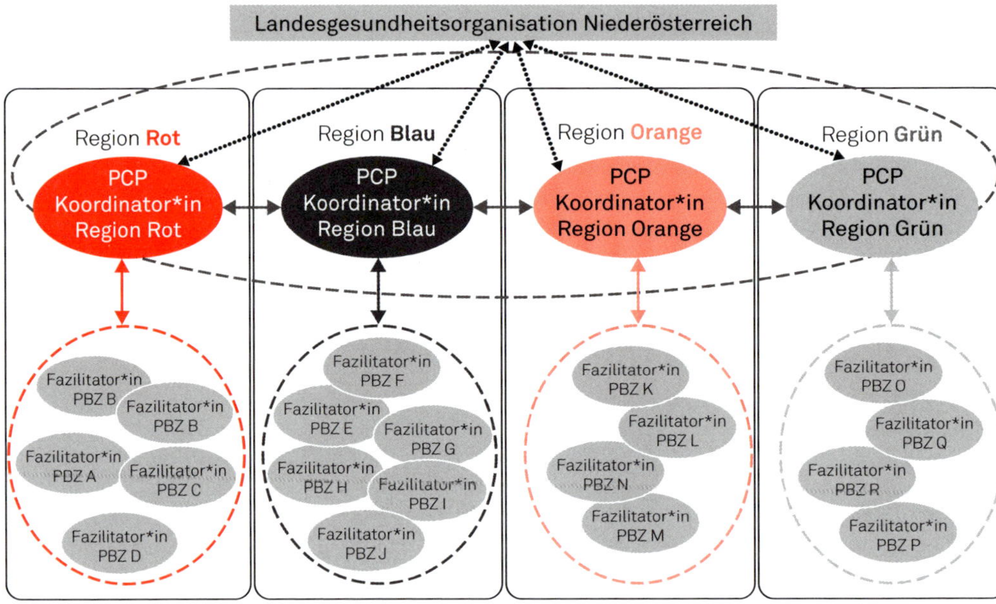

Abbildung 5-10: Das Gesamtbild: Überregionale Vernetzung (Eigendarstellung)

ständig. Auch hier geht es um Erfahrungs- und Wissensaustausch – aber nun zwischen den Fazilitator *innen. Weiterhin können auf dieser Ebene regionale, aber auch überregionale Strategien entwickelt, kommuniziert und diskutiert werden sowie deren Umsetzung auf Ebenen der einzelnen Häuser besprochen und geplant werden.

Die überregionale, landesweite Vernetzung stellt sich auf Basis von Regionen dar. Die PCP-Koordinator*innen bilden ein eigenes Netzwerk zum Erfahrungs- und Wissensaustausch und des gemeinsamen Arbeitens an regionsübergreifenden Strategien. Durch die PCP-Koordinator*innen gibt es auch die direkte Vernetzung mit den zuständigen Vertreter*innen der Landesgesundheitsorganisation Niederösterreich.

Eine systematische Vernetzung ist aber auch auf der Ebene der Lehrenden anzustreben, idealerweise sollten sich diese in einem internationalen Kontext ein Netzwerk bilden.

Da es in einer personzentrierten Ausbildung nicht nur um Inhalte, sondern auch um eine neue Kultur des Lernens geht – nicht nur im Ausbildungsprogramm selbst, auch in der Praxis -, ist auch die enge Zusammenarbeit zwischen Praxispartner*innen und Ausbildungsinstitutionen bzw. Lehrendenteams ein wesentlicher Bestandteil.

5.2.5 Die Basisausbildung im Bachelorstudium

Im folgenden Abschnitt wird die Umsetzung der Basisausbildung für Personzentrierung im Detail vorgestellt Die Zielgruppe sind dabei auszubildende Studierende des Bachelorstudiengangs für Gesundheits- und Krankenpflege an der Fachhochschule Wiener Neustadt (FHWN) in Niederösterreich.

5.2.5.1 Hintergrund und Entstehung

Wie bereits im Kapitel zur Gestaltung eines Mentoringkonzepts für eine personzentrierte Praxis in der institutionellen Langzeitpflege erläutert wurde, braucht es ein grundlegendes Basisverständnis von bzw. Wissen über Personzentrierung, um in der Praxis personzentriert zu agieren und dieses Handeln auch zu reflektieren und entsprechend eine personzentrierte Praktiker*in zu sein.

Um sich dieses aneignen zu können, muss eine entsprechende Basisschulung angeboten werden. Hierfür sollte zum einen ein eher niederschwelliger Zugang für alle Gesundheitsfachpersonen (und ggf. andere Berufsgruppen), welche bereits in der Praxis tätig sind, ermöglicht werden (**Kap. 5.2.3.3**). Die FHWN bietet zudem aber auch die Möglichkeit, diese Schulung bereits im Zuge der Ausbildung zur bzw. zum diplomierten Gesundheits- und Krankenpfleger*in zu absolvieren. Dies bietet den Vorteil, dass sich zukünftige Pflegende bereits von Beginn ihrer Ausbildung an mit Personzentrierung auseinandersetzen, indem sie das entsprechende Wissen vermittelt bekommen, dieses in den zu absolvierenden Praktika anwenden und ihre Handlungen reflektieren können.

Aufbau und Inhalte entsprechen grundsätzlich der Basisschulung, welche auch für weiterführende Ausbildungen (wie jene zum bzw. zur Mentor*in) als Voraussetzung gilt und von Hanna Mayer und ihrem Team konzipiert wurde (**Kap. 5.2**). Entsprechend stellen sowohl das Person-Centred-Practice Framework (**Kap. 1.2**) als auch das PeoPLe-Modell (**Kap. 1.3**) die wesentliche theoretische Rahmung dar. Die Prinzipien des aktiven, des reflektiven und des handlungsorientierten Lernens (Revans, 2011) sowie Methoden, die auf dem Ansatz der Critical Creativity beruhen (McCormack & Titchen, 2014), bilden wiederum die pädagogisch-didaktische Grundlage dieser integrierten Form der Basisschulung (**Kap. 5.2.3.4**)

5.2.5.2 Umsetzung

Die Vermittlung von Personzentrierung im Rahmen des Bachelorstudiums beginnt im ersten und endet im letzten Studienjahr, erstreckt sich also über die gesamte Studiendauer. Die Basisschulung besteht aus drei Einheiten. Die Inhalte werden im Zuge der berufspraktikumsbegleitenden Seminare, welche einen fixen Bestandteil des Studiums darstellen, vermittelt.

Zudem werden die zu absolvierenden Berufspraktika genutzt, um mithilfe konkreter Aufgabenstellungen Personzentrierung in unterschiedlichen Settings bewusst wahrzunehmen, diese Wahrnehmungen zu reflektieren und sich der eigenen Rolle im Kontext einer personzentrierten Praxis bewusst zu werden. Im Laufe des Studiums gilt es insgesamt 2300 Praktikumsstunden in der Akut- und Langzeitpflege, der mobilen Pflege sowie in der Prävention und Rehabilitation zu absolvieren.

Als Lektor*innen für diese Ausbildung fungieren Personen, welche selbst eine personzentrierte Haltung einnehmen, ein vertieftes Wissen zu Personzentrierung im Bereich Lehre, Forschung und Praxis haben und über die notwendigen didaktischen Kompetenzen verfügen, um ein aktives, reflektives wie auch handlungsorientiertes Lehren und Lernen zu ermöglichen und die Studierenden in ihrer Entwicklung adäquat zu begleiten.

Einheit 1

Die erste Einheit findet im ersten Studienjahr statt. Hier wird die Vermittlung theoretischer Kenntnisse über und die erste Auseinandersetzung mit Personzentrierung als vorrangiges Ziel betrachtet.

Zu Beginn wird der Ursprung und die Definition von Personzentrierung und der in diesem Zusammenhang von Tom (Kitwood, 1997) geprägte Begriff der „Personhood" erläutert und kritisch gewürdigt sowie das Verständnis von Patient*innenzentrierung („patient-centred") jenem von Personzentrierung („person-centred") gegenübergestellt. Schließlich wird aufgezeigt, was es braucht, um eine personzentrierte Praxis zu ermöglichen und welche Beiträge hierfür sowohl auf institutioneller als auch auf persönlich-individueller Ebene geleistet werden müssen, um eine dahingehende Praxisentwicklung zu initiieren und diese fortlaufend weiterzuentwickeln.

Danach werden sowohl das Person-Centred Practice Framework (McCance & McCormack, 2021) als auch das Rahmenkonzept zur Gestaltung Personzentrierter Langzeitpflege (Mayer et al., 2020) vorgestellt und die diesen zugrundeliegenden Ebenen und Dimensionen erörtert.

Die methodisch-didaktische Umsetzung erfolgt einerseits mittels *Visualisierung* (z.B. anhand von Folien und Videos) und andererseits durch die Wiederholung der Inhalte anhand von *Quizfragen*, zu deren Beantwortung alle zur Verfügung gestellten Unterlagen herangezogen werden können.

Einen weiteren wesentlichen Anteil in dieser ersten Einheit stellt die Auseinandersetzung mit den sogenannten „*Personzentrierten Momenten*" dar. Dabei handelt es sich um besondere Momente in der Praxis, in denen alles zusammenzupassen scheint und sich das Ergebnis zufriedenstellend und lohnend anfühlt (McCance et al., 2011). Das bewusste Wahrnehmen und Reflektieren solcher Momente bilden eine wichtige Basis einer personzentrierten Praxis. Dies kann als erster Schritt gesehen werde, um die Entwicklung hin zu einer personzentrierten Haltung und Kultur zu initiieren (Dewing & McCormack, 2017).

Die Auseinandersetzung mit personzentrierten Momenten verläuft in drei Schritten: der Wahrnehmung, der Reflexion und dem sogenannten Mapping.

Der erste Schritt ist es demnach, selbständig personzentrierte Momente in der Praxis wahrzunehmen und diese schriftlich festzuhalten. Anschließend gilt es, die beschriebenen Momente anhand folgender Fragestellungen zu reflektieren (Schritt 2):

- Wie ist dieser Moment entstanden/haben Sie selbst etwas dazu beigetragen?
- Wie ist es Ihnen bei der Beobachtung dieses Moments ergangen?
- Was hat dieser Moment Ihrer Meinung nach bei dem/der Bewohner*in ausgelöst?
- Was können Sie davon für sich mitnehmen?

Als letzter Schritt werden die Momente den einzelnen Dimensionen des PeoPLe Modells zugeordnet, was auch als „Mapping" bezeichnet wird. Dies kann allein, zu zweit oder auch in einer größeren Gruppe von Studierenden erfolgen. Abschließend gilt es, die Zuordnung zu begründen.

Während der ersten Lehreinheit wird dieser Prozess mit beispielhaften personzentrierten Momenten durchgeführt, welche in der Pflegepraxis gesammelt und für Ausbildungszwecke zur Verfügung gestellt wurden. Erst im Rahmen der daran anschließenden Berufspraktika müssen die Studierenden selbständig personzentrierte Momente erfassen, reflektieren und diese anschließend „mappen".

Einheit 2

Das Hauptziel der nächsten Einheit, welche im 2. Studienjahr stattfindet, ist die Bewusstmachung der eigenen Haltung, Werte als auch Handlungen im Kontext der Personzentrierung.

Dabei wird die Selbstreflexion in den Vordergrund gestellt, welche als Schlüssel zur Selbsterkenntnis betrachtet wird, um sich als Person weiterentwickeln zu können. Der Grundgedanke dabei ist, dass uns, indem wir über unsere Handlungen nachdenken und uns mit ihnen auseinandersetzen, bewusst wird, warum wir auf bestimmte Art und Weise agieren. Folglich können wir dann daran arbeiten, das eigene berufliche Ideal mit der erlebten Realität in der Praxis in Einklang zu bringen (Freshwater, 2002).

Hierfür werden eingangs jene *personzentrierten Momente* herangezogen, welche zuvor in den bereits absolvierten Berufspraktika erfasst wurden. Diese Momente werden in der Kleingruppe vorgestellt und anhand der bereits in der ersten Einheit besprochenen Fragestellung reflektiert. Jeweils ein Moment pro Gruppe wird schließlich im Plenum vorgestellt und über ihre Verortung im PeoPLe Modell diskutiert.

Ein wesentliches Konzept, um diesen Reflexionsprozess zu initiieren und der Bewusstmachung von Personzentrierung mit möglichst großer Methodenvielfalt zu begegnen, stellt die sogenannte *Critical Creativity* dar: Der Kerngedanke ist, durch die Verbindung von Kritischem und Kreativem, das Potenzial für Veränderung und Entfaltung zu erhöhen (Titchen & McCormack, 2020). Den Studierenden wird daher der grundlegende Gedanke bzw. das Verständnis von Critical Creativity vermittelt und im Kontext der Personzentrierung methodisch umgesetzt.

Eine Möglichkeit stellt hier die Anwendung der „*Bildkartei*" dar. Bei dieser Methode wird den Teilnehmer*innen ein Sortiment von Bildern zur Verfügung gestellt, von denen sie jenes auswählen sollen, mit dem sie am meisten zu einer vorgegebenen Impulsfrage (z. B. „Was bedeutet für mich Personzentrierung?") assoziieren (Müller, 2016). Da die Studierenden gebeten werden, sich alle Bilder anzusehen, bevor Sie eines auswählen, wird grundsätzlich jedes der Bilder kritisch bewertet und das eigene Verständnis von Personzentrierung damit in Verbindung gebracht. Mit Fragen wie: „Was nehme ich auf diesem Bild wahr?" „Was verbinde ich dabei mit Personzentrierung?" „Was kann ich von diesem Bild für mich mitnehmen bzw. was könnte ich dazu beitragen, damit ein solches Bild entsteht?" wird dieser Reflexionsprozess zusätzlich angeregt. Wie bereits bei der Auseinandersetzung mit den personzentrierten Momenten zuvor gilt es, auch mit dem ausgewählten Bild eigenständig ein „Mapping" zu den Dimensionen des PeoPLe-Modells durchzuführen. Anschließend wird das Bild in der Kleingruppe vorgestellt und die eigene Wahrnehmung dazu ebenso wie die Dimensions-Zuordnung erläutert. Abschließend wird ein Bild aus jeder Gruppe im Plenum vorgestellt und die Ansichten aller Anwesenden dazu eingeholt.

Zur Förderung der kritischen *Selbstreflexion* wird den Teilnehmer*innen zudem eine Auswahl an Reflexionsfragen zur Verfügung gestellt, welche in abgewandelter Form der deutschen Übersetzung des Person Centred Practice Inventory-Staff entnommen wurden, zu denen beispielsweise folgende gehören:

1. Verwenden Sie verschiedene Methoden der Kommunikation (verbal und nonverbal), um zu einer gemeinsamen Lösung zu gelangen?
2. Suchen Sie nach Gelegenheiten, die Patient*innen/Bewohner*innen und deren Angehörige kennenzulernen, um ganzheitliche Pflege- und Betreuung leisten zu können?
3. Nehmen Sie sich Zeit darüber nachzudenken, warum Sie in bestimmten Situationen auf eine bestimmte Art reagieren?
4. Versuchen Sie, die Perspektiven der Patienten*innen/Bewohner*innen zu verstehen?
5. Achten Sie bei der Umsetzung von Pflege- und Betreuungsmaßnahmen darauf, die Patienten*innen/Bewohner*innen in ihrer Ganzheit wahrzunehmen?

Die Studierenden werden angehalten, zumindest je eine Frage in jedem Berufspraktikum des zweiten Studienjahrs, basierend auf ihren Erfahrungen zu beantworten und ihre Antwort zu begründen bzw. ein konkretes Beispiel oder eine konkrete Situation zu beschreiben.

Einheit 3

Die dritte Einheit findet im letzten Studienjahr statt. Ziel dieser letzten Einheit ist die Bewusstmachung der eigenen Rolle bzw. des eigenen Beitrags zu einer personzentrierten Praxis sowie die zunehmende Verinnerlichung von Personzentrierung.

Zu Beginn wird die Auseinandersetzung mit jenen Reflexionsfragen vorgestellt, welche im Zuge der im zweiten Studienjahr absolvierten Praktika stattgefunden hat. Unter dem Motto „Mein Beitrag zu einer personzentrierten Praxis" schildern die Studierenden ihre Erfahrungen in der Kleingruppe, holen die Perspektive der Kolleg*innen ein und reflektieren konkrete Handlungen bzw. Situationen anhand der Dimensionen des PeoPLe-Modells.

Im Sinne der Critical Creativity werden auch in der dritten Einheit Methoden herangezogen, welche eine kritische wie kreative Auseinandersetzung fördern. Dazu zählen beispielsweise das Erstellen von Collagen oder auch die Durchführung von Rollenspielen.

Die *Erstellung einer Collage* trägt dazu bei, das schöpferische Denken zu fördern und das eigene Wissen bzw. Verständnis zu einem Thema auf kreative Weise zu visualisieren (Wirtz et al., 2021). Die Studierenden suchen dabei in Einzelarbeit nach geeigneten Materialien, wie Fotos, Bilder oder Zeitungsausschnitte zum Thema „Personzentrierung in der Pflege". Anschließend gehen sie in Kleingruppen zusammen und zeigen den anderen die gesammelten Materialien und erläutern, weshalb sie diese ausgewählt haben. Danach wird gemeinsam eine Collage erstellt und die Studierenden angehalten darüber zu diskutieren, wie sie diese im Kontext der Personzentrierung wahrnehmen und welchen Dimensionen des PeoPLe-Modells sie die einzelnen Ausschnitte davon zuordnen würden und weshalb. Am Ende werden die Collagen im Plenum vorgestellt.

Bei der Methode „*Rollenspiel*" werden Rollen zugewiesen, deren Charaktereigenschaften und Verhaltensweisen entweder genau definiert sind oder aber die Teilnehmer*innen dahingehend frei entscheiden und entsprechend improvisieren können (Scholz, 2021).

Bei der Auseinandersetzung mit Personzentrierung ist es sinnvoll, unterschiedliche Varianten des Rollenspiels einzusetzen. So wird z. B. zu Beginn ein Rollenspiel nach klaren Vorgaben abgehalten. Im Mittelpunkt steht dabei ein/eine Patient*in, welcher bzw. welche von keinem der mitspielenden Akteur*innen eine personzentrierte Handlung erfährt. Nach erfolgter Darbietung werden die einzelnen Szenen gemeinsam reflektiert. Im nächsten Schritt wird das Rollenspiel wiederholt –, allerdings werden die Akteur*innen nun aufgefordert, personzentriert zu agieren, wobei sie in der Umsetzung frei improvisieren können. Anschließend werden die beiden Varianten miteinander verglichen (Was hat sich verändert? Was bewirkt dies bei der Patientin bzw. dem Patienten und den anderen Beteiligten? Was braucht es, um den Ablauf personzentriert zu gestalten?).

Bei einer anderen Rollenspielvariante erhalten alle Teilnehmer*innen die notwendigen Hintergrundinformationen anhand eines konkreten Fallbeispiels. Die Rollen werden vergeben, wobei eine davon eine Pflegefachkraft darstellt mit der Aufgabe, personzentriert zu agieren. Hierfür kann sie bzw. er optional auch andere Personen hinzuziehen, an welche ebenfalls Rollen vergeben wurden. Diese Mitwirkenden können, müssen allerdings nicht personzentriert agieren.

Der Verlauf wie auch das Ergebnis dieser Rollenspielvariante ist vielseitiger als bei den davor beschriebenen Varianten. Vor allem die direkt daran anschließende, gemeinsame Reflexion ist bei dieser Variante besonders wichtig, da trotz aller Bemühungen der Pflegeperson nicht immer das von ihr erhoffte Ergebnis eintritt. Auch hier können die Dimensionen des PeoPLe-Modells herangezogen werden, um aufzuzeigen, dass es neben dem Engagement einzelner Personen auch weitere Mitwirkende, bestimmte Voraussetzungen und Umgebungsfaktoren braucht, um eine personzentrierte Praxis zu ermöglichen.

5.2.5.3 Feedback der Studierenden

Am Ende der letzten Einheit werden die Teilnehmer*innen gebeten, ein Feedback zu geben, indem sie sich schriftlich darüber äußern, was ihnen gut bzw. weniger gut gefallen hat, was es bei ihnen bewirkt hat oder was sie davon mitnehmen können bzw. auch zukünftig in der Praxis anwenden möchten. Hierfür wurden den Studierenden als Anregung unterschiedliche Fragen gestellt, z. B.:

- Inwieweit haben die Aufgabenstellungen dazu beigetragen, dass Sie sich mit Personzentrierung vertieft auseinandergesetzt haben?
- Inwiefern haben die Aufgabenstellungen dazu beigetragen, dass Sie sich über Ihre ei-

gene Wahrnehmung von Personzentrierung Gedanken gemacht haben und darüber, wie Ihr eigenes Verhalten Einfluss auf das „Personsein“ anderer Menschen nimmt?
- Inwiefern finden Sie eine kreative Herangehensweise zur Auseinandersetzung mit Personzentrierung sinnvoll?
- Wie ist es Ihnen bei der Umsetzung der Aufgabenstellungen grundsätzlich ergangen?

Aus den schriftlich eingegangenen Rückmeldungen geht hervor, dass die Umsetzung der Aufgabenstellungen die vertiefte Auseinandersetzung mit Personzentrierung fördert und verdeutlicht, wie Personzentrierung von einem selbst wahrgenommen wird. Zudem haben die Aufgabenstellungen dazu beigetragen, die vielfältigen Perspektiven von Personzentrierung ebenso bewusster wahrzunehmen wie auch Situationen, in denen offensichtlich keine Personzentrierung stattfindet.

„Es hat auch unprofessionelle Situationen gegeben, welche uns zum Nachdenken gebracht haben. Dadurch ist uns die Wichtigkeit von personzentrierter Pflege nochmals aufgezeigt worden.“

Das Konzept der „Critical Creativity“ ermöglicht einen abwechslungsreichen Zugang, macht den Teilnehmer*innen Spaß und regt neue Denkprozesse an. Eine kreative Herangehensweise wird auch deshalb als wichtig erachtet, da man dadurch einen erweiterten Blick auf Personzentrierung erhält und die vermittelten Inhalte für sich selbst besser visualisieren und in die Praxis einfließen lassen kann.

„Läuft in der Praxis immer alles strikt nach Plan und ohne jegliche Kreativität, läuft man Gefahr, einen für alle Beteiligten sehr unerfüllten Alltag zu erleben.“

Die angewandten Methoden tragen zur Wiederholung der Inhalte und vertieften Auseinandersetzung mit diesen bei, da man sich intensiv damit auseinandersetzen und verstehen muss, was Personzentrierung bedeutet.

„Zur Umsetzung der Aufgabenstellung mussten wir uns mit der Thematik erneut auseinandersetzen. Dadurch haben wir diese besser verstanden und unsere eigene Wahrnehmung und unsere Erfahrungen besser reflektieren und so auch die Aufgabenstellungen gewissenhaft umsetzen können.“

Schließlich wird ein selbstkritischer Reflexionsprozess gefördert, der dazu beiträgt, die eigenen Werte und Handlungen als auch sein Umfeld, „neu“ wahrzunehmen und zu hinterfragen. Dadurch wird den Studierenden auch zunehmend bewusster, was Personzentrierung bei ihnen selbst als auch bei anderen bewirkt und wie das eigene Verhalten Einfluss auf das „Personsein“ dieser Menschen nimmt.

„Es hat mich zum Nachdenken gebracht, wie ich bis jetzt in meinen Praktika Personzentrierung wahrgenommen habe und wie ich diese in Zukunft besser fördern kann. Folgende Fragen habe ich mir dabei gestellt: Habe ich stets eine personzentrierte Haltung eingenommen? Habe ich personzentriert gehandelt? Wurde mir selbst das Gefühl des „Personseins“ in meinen Praktika vermittelt?“

Die Studieremden äußerten sich auch zu ihren Gedanken bei der Umsetzung der Aufgabenstellungen. Ihre individuelle Herangehensweise sowie das Potenzial kritisch kreativer Methoden, soll durch folgende Zitate, in Bezug auf die Erstellung einer Collage, verdeutlicht werden.

„Ich habe mich für jene Bilder entschieden, die mich spontan angesprochen und mich berührt haben. Mir war es wichtig, Elemente auszuwählen, die in mir ein gutes Gefühl auslösen.“

„Ich habe mich für völlig unterschiedliche Bilder entschieden, da dies die vielfältigen Möglichkeiten für personzentrierte Pflege ausdrücken sollte.“

„Ich habe in meiner Collage bewusst alle Bilder in Schwarz-Weiß gestaltet, bis auf jenes des Pflegeteams. Es soll zeigen, dass personzentrierte Pflege ohne ein funktionierendes Team nicht stattfinden kann.“

5.2.5.4 Fazit

Die Basisschulung für personzentrierte Praktiker*innen wurde an der FHWN erfolgreich in die Ausbildung zur/zum diplomierten Gesundheits- und Krankenpfleger*in integriert. Die Vermittlung von Personzentrierung erstreckt sich über die gesamte Studiendauer von drei Jahren. Die Studierenden setzen sich daher bereits von Beginn ihrer Ausbildung an sowohl im Zuge der jeweiligen Lehreinheiten als auch der begleitenden Berufspraktika mit Personzentrierung auseinander.

Das Ziel dabei ist zum einen theoretische, wissenschaftliche Erkenntnisse zu vermitteln. Dies beinhaltet Ursprung und Definition von Personzentrierung ebenso wie die kritische Auseinandersetzung mit wesentlichen Begrifflichkeiten, Konzepten und Modellen. Zum anderen wird die Selbstreflexion in den Vordergrund gestellt, um die Bewusstmachung der eigenen Haltung, Werte als auch Handlungen sowie der eigenen Rolle zu fördern und eine Verinnerlichung von Personzentrierung anzustreben.

Die methodisch-didaktische Umsetzung beruht dabei auf dem Konzept der „Critical Creativity“, welches mithilfe diverser Methoden, wie der Bildkartei, der Erstellung von Collagen oder anhand von Rollenspielen umgesetzt wird. Vertieft wird der Prozess der Selbstreflexion durch die Auseinandersetzung mit personzentrierten Momenten oder die Beantwortung von Reflexionsfragen im Zuge der begleitenden Berufspraktika. Das Feedback der Studierenden bestätigt den Mehrwert dieser Methoden. Diese bieten einen abwechslungsreichen Zugang, um sich mit Personzentrierung vertieft auseinanderzusetzen, einen selbstkritischen Reflexionsprozess zu fördern und die vermittelten Inhalte schrittweise zu verinnerlichen.

Um den Studierenden das erforderliche Wissen zu vermitteln und sie in ihrer Entwicklung zu begleiten, braucht es jedoch nicht nur geeignete Methoden, sondern auch Lektor*innen, welche über die notwendigen pädagogischen Kompetenzen ebenso, wie über ein vertieftes Wissen zur Personzentrierung verfügen und zudem Personzentrierung selbst verinnerlicht haben und eine entsprechende Haltung einnehmen müssen.

Im Zuge der zeitnah anstehenden Curriculumsrevision für den Bachelorstudiengang Allgemeine Gesundheits- und Krankenpflege der FHWN ist geplant, die beschriebene Basisschulung als eigenständige Lehrveranstaltung auszuweisen. Dadurch soll zum einen die Relevanz von Personzentrierung im Rahmen der Grundausbildung für Pflegende hervorgehoben und zum anderen diese Form der integrierten Basisschulung auch als Grundlage für darauf aufbauende Ausbildungsmöglichkeiten, wie beispielsweise zur bzw. zum Mentor*in, legitimiert werden.

5.3 Personzentrierung als Lerngegenstand im Pflegestudium

Doris Eberhardt

Die Anforderungen einer personzentrierten Praxis müssen bereits in Qualifikationsstandards und Bildungskonzepten berücksichtigt werden (**Kap. 5.3.1**). Nachfolgend wird eine Curriculum-Konstruktion mit Lernergebnissen, Inhalten und Gestaltungselementen beschrieben (**Kap. 5.3.2**) und das Potenzial von kunstbasiertem Lernen vorgestellt (**Kap. 5.3.3**). Die weiteren notwendigen Entwicklungsschritte des Curriculums hinsichtlich einer personzentrierten Lernkultur thematisiert **Kapitel 5.3.4**.

5.3.1 Hintergrund

Die Ausbildung von Gesundheitsfachpersonen wird als zentraler Ansatzpunkt für die Entwicklung personzentrierter Kulturen und Praxen gesehen (McCormack et al., 2019; Registered Nurses’ Association of Ontario (RNAO), 2015). Die Bildungsrealität hinkt diesem Auftrag jedoch hinterher (Phelan et al., 2020). O’Donnell et al. (2020) zeigen in ihrer Meta-Synthese zu Personzentrierung als Lerngegenstand in Pflegecurricula, dass Pflegelehrende die Förderung von Personzentrierung durchaus anstreben und hierzu auch eine Reihe methodisch-didaktischer bzw. curricularer Entwicklungen verfolgen. So konnten die Autoren*innen 48 Studien zu dieser Thematik aus insgesamt 12 Ländern einschließen. Gleichzeitig zeigen die Ergebnisse, dass es an einer modulübergreifenden, systematischen und theoretisch untermauerten Integration von Personzentrierung mangelt.

Auch in Deutschland scheint erkannt zu sein, dass sich die Anforderung einer personzentrierten Praxis in Qualifikationsstandards und Bildungskonzepten widerspiegeln muss. Zum Beispiel wird im kürzlich veröffentlichten Positionspapier der Hochschulrektorenkonferenz (Präsidium der Hochschulrektorenkonferenz, 2021) zur Akademisierung der Gesundheitsberufe betont, dass den berechtigten Ansprüchen der Gesellschaft im Sinne von Patientenzentrierung mit hinreichender Bildung und Qualifizierung entsprechender Fachkräfte begegnet werden muss. Auch in den jüngst vorgelegten Rahmenlehrplänen der Fachkommission nach § 53 Pflegeberufegesetz (2020) wird die Gestaltung von Beziehungs- und Pflegeprozessen unter Berücksichtigung einer „personzentrierten Haltung" explizit als Bildungsziel bzw. zu erwerbende Kompetenz ausgewiesen. Eine inhaltliche Ausdifferenzierung und methodisch-didaktische Konkretisierung bleiben jedoch aus.

Bereits an dieser Stelle wird deutlich, dass es sich bei Personzentrierung nicht um einen feststehenden Begriff handelt, sondern zahlreiche semantische Variationen existieren, z. B. Personen,- Patienten-, Klienten-, Familienzentrierung oder auch -orientierung. Ebenso wenig besteht konzeptionelle Klarheit. Dies bestätigt die systematische Auswertung von 43 Übersichtsarbeiten zum Konzept der Personzentrierung (Sharma et al., 2015). Die größte Übereinstimmung lässt sich demnach zu folgenden sechs Komponenten finden:

1. Aufbau einer therapeutischen Beziehung,
2. geteilte Entscheidungsmacht und -verantwortung,
3. Kennenlernen der Person,
4. Empowerment der Person,
5. Vertrauen und Respekt und
6. eine personzentrierte Art und Weise der Sprache bzw. Kommunikation.

Auch wenn sich Aspekte im pflegewissenschaftlichen Diskurs wiederfinden lassen, die diesen Komponenten zugeordnet werden können (Nienaber et al., 2021; Rommerskirch-Manietta et al., 2021; Schulz et al., 2018) hat das Konzept der Personzentrierung in Deutschland im Vergleich zu anderen Ländern (allen voran UK und USA) bislang wenig Aufmerksamkeit erfahren. So wird Personzentrierung vor allem im Kontext der Pflege und Betreuung von Personen mit psychischen Gesundheitsproblemen und kognitiven Beeinträchtigungen thematisiert, hier vorrangig im Umgang mit Menschen mit demenziellen Erkrankungen (Kitwood, 2019; Deutsches Netzwerk für Qualitätsentwicklung in der Pflege (DNQP), 2018; Fachkommission nach § 53 Pflegeberufegesetz, 2020). Folgt man dem Verständnis, dass eine personzentrierte Haltung Grundlage einer jeden pflegerischen Beziehungsgestaltung sein muss (Bartholomeyczik, 2019), steht die Rezeption des Konzepts über alle Settings, Personengruppen und pflegerischen Handlungsfelder hinweg in Deutschland noch aus. Auch in der methodisch-didaktischen bzw. curricularen Aufarbeitung von Personzentrierung stehen wir am Anfang, wie das gänzliche Fehlen deutscher Studien in der eingangs angeführter Meta-Synthese zu Personzentrierung als Lerngegenstand in Pflegecurricula (O'Donnell et al., 2020) zeigt. In diese Lücke stößt der vorliegende Beitrag.

An der Technischen Hochschule Deggendorf absolvierten Studierende im Bachelor-Studiengang Pflege Dual bislang im achten Semester ein umfangreiches Modul (8 ECTS) zur Praxisentwicklung. In diesem Zusammenhang lernen Sie auch das Konzept der Personzentrierung kennen. Mit Auslaufen des dualen und Beginn des primärqualifizierenden Bachelor-Studiengangs Pflege wurde ein neues Gesamtcurriculum entwickelt. Dies bot die Chance, das bisherige Lehren und Lernen in Bezug auf das Thema Personzentrierung zu überdenken und weiterzuentwickeln. Neben eigenen Erfahrungen aus dem dualen Studiengang sollten hierbei auch theoretische Überlegungen zur Verankerung von Personzentrierung als Lerngegenstand in Pflege-Curricula berücksichtigt werden. Insbesondere sollte das Curriculum folgenden Anforderungen (O'Donnell et al., 2020) Rechnung tragen:

- Dem Curriculum wird ein theoretischer Bezugsrahmen zugrunde gelegt, der das Fundament bildet und ermöglicht, alle curricularen Entscheidungen ausgehend von einem gemeinsamen Verständnis zu treffen.
- Personzentrierung wird so verankert, dass über das gesamte Studienprogramm hinweg eine Breite und Tiefe von Lernerfahrungen in theoretischen und praktischen Lernkontexten möglich werden.
- In das Curriculum wird die Perspektive der Personen einbezogen, die Gesundheits- und Pflegeleistungen in Anspruch nehmen, um deren Relevanzsysteme zu verstehen und diese angemessen in Bildungsprozessen abzubilden.

Nachfolgend werden der Prozess der Curriculum-Konstruktion und der Arbeitsstand dieser ersten Systematisierung vorgestellt. In einem Exkurs wird näher auf das kunstbasierte Lernen eingegangen, da es für die Gestaltung von Lernprozessen im Kontext von Personzentrierung besonderes Potenzial bietet. Abschließend werden die weiteren Entwicklungsbedarfe des Curriculums reflektiert und nächste Schritte angedeutet.

5.3.2 Curriculum-Konstruktion

Die Entwicklung des Curriculums erfolgte angelehnt an die Schritte des qualifikatorischen Curriculumansatzes, wie er von Schewior-Popp (2005) im Anschluss an Robinson skizziert wird.

5.3.2.1 Anforderungen an eine personzentrierte Praxis

Bei der Analyse der Anforderungen für eine personzentrierte Praxis wird deutlich, dass Pflegefachpersonen neben der personzentrierten Gestaltung von Interaktionen und Pflegeangeboten auch gefordert sind, die Entwicklung personzentrierter Praxisumgebungen und Kulturen im eigenen Arbeitsumfeld proaktiv voranzutreiben und zu unterstützen (Dickson et al., 2020). Zugleich darf in Curricula nicht ignoriert werden, dass Personzentrierung in der Gesundheitsversorgung auch durch soziale, ökonomische und politische Ungerechtigkeit verhindert werden kann (Fleming-Castaldy, 2015). Auch wenn für Bachelorabsolvent*innen, die in der direkten Versorgung arbeiten, hieraus keine unmittelbaren Handlungsanforderungen abgeleitet werden können, sollten sie das komplexe Beziehungs- und Bedingungsgefüge von personzentrierter Pflege zumindest verstehen und kritisch reflektieren können (Fleming-Castaldy, 2015). Für eine personzentrierte Praxis bestehen somit Anforderungen auf der Mikro-, Meso- und Makroebene. Diese spiegeln sich auch in den Domänen des Person-centred Practice Framework (PCPF) von McCance and McCormack (2021) (**Kap. 1.2**) wider, das dem Curriculum als theoretischer Bezugsrahmen zugrunde gelegt wurde (**Abb. 5-11**).

5.3.2.2 Kompetenzen zur Bewältigung der Anforderungen

Für die Definition der Kompetenzen wurde neben den Domänen des PCPF eine evidenzbasierte Leitlinie zur Implementierung einer person- und familienzentrierten Praxis der RNAO (2015) herangezogen. Die in der Leitlinie ausgewiesenen Empfehlungen sind ebenfalls der Mikro-, Meso- und Makroebene zugeordnet und stehen im Einklang mit den konstituierenden Konzepten des PCPF.

Theoretische Bezugsrahmen	Person-centred Practice Framework (PCPF) von McCance und McCormack (2020)		
Domänen des PCPF	**Makroebene** Voraussetzungen und Kontext	**Mesoebene** Praxisumfeld Personzentrierte Ergebnisse	**Mikroebene** Personzentrierte Prozesse
Anforderungen für eine personzentrierte Praxis	**Makroebene** Eine personzentrierte Grundhaltung entwickeln; Strukturen und Systeme, die für eine personzentrierte Versorgung relevant sind, verstehen und reflektieren	**Mesoebene** Praxisumgebungen und -kuturen, die für eine personzentrierte Versorgung relevant sind, verstehen, analysieren und deren Aufbau proaktiv unterstützen	**Mikroebene** Interaktion und Pflegeangebote personzentriert gestalten
Kompetenzen	1.1 – 1.3	2.1 – 2.10	3.1 – 3.10

Abbildung 5-11: Curricularer Rahmen (Eigendarstellung)

Um die Curriculum-Konstruktion konsequent an der Lebenswelt und Berufsrealität der Studierenden zu orientieren (McCormack et al., 2019), wurden nur Kompetenzen fokussiert, die auf die Berufsrolle klinisch tätiger Bachelorabsolventen (Eberhardt, 2017) abzielen. So wurden Maßnahmen, die beispielsweise zum typischen Aufgabenbereich des Pflegemanagements gehören (z. B. die Bereitstellung von Ressourcen zur Umsetzung einer personzentrierten Pflege) nicht in Kompetenzen übersetzt.

In der RNAO-Leitlinie wird explizit empfohlen, dass eine Kompetenzentwicklung von Gesundheitsfachpersonen in den Bereichen 1) Empowerment, 2) personzentrierte Kommunikation und 3) partizipative Entscheidungsfindung sichergestellt werden sollte. Diese Bereiche werden im Curriculum ebenfalls adressiert. In **Abbildung 5-12** werden die Kompetenzen, zugeordnet zu den Domänen des PCPF, aufgelistet.

5.3.2.3 Lernergebnisse, Inhalte und Gestaltungselemente

In diesem Schritt galt es, Teilkompetenzen, die in ihrer Gesamtheit die jeweilige Kompetenz ausmachen, abzuleiten und mit inhaltlichen, methodischen und lernerfolgsbezogenen Komponenten zu einem curricularen Rahmen zu verknüpfen. Auch wenn dieser hier nicht im Detail aufgeschlüsselt werden kann, sollen zumindest die wichtigsten Überlegungen zu diesem Entwicklungsschritt skizziert und die Eckdaten des Curriculums im Überblick (**Tab. 5-3**) dargestellt werden.

Inhalte und Struktur

Bei der Zuordnung der Inhalte zu den Modulen des Bachelor-Programms wurde einem spiraligen Aufbau gefolgt. D. h., nach einer grundlegenden Einführung in das Konzept der Personzentrierung wird das Thema über mehrere Semester und Module hinweg in unterschiedlichen Kontexten systematisch erneut aufgegriffen, vertieft und anhand neuer Aspekte bzw.

1.1 Theoretische Grundlagen von Personzentrierung verstehen

1.2 Persönliche Voraussetzungen für die Umsetzung personzentrierter Pflege verstehen, reflektieren und eigene Herausforderungen, Grenzen und Einflussmöglichkeiten erkennen

1.3 Den Einfluss politischer, gesellschaftlicher und professionsspezifischer Faktoren auf Personzentrierung verstehen und das komplexe Beziehungsgefüge erkennen

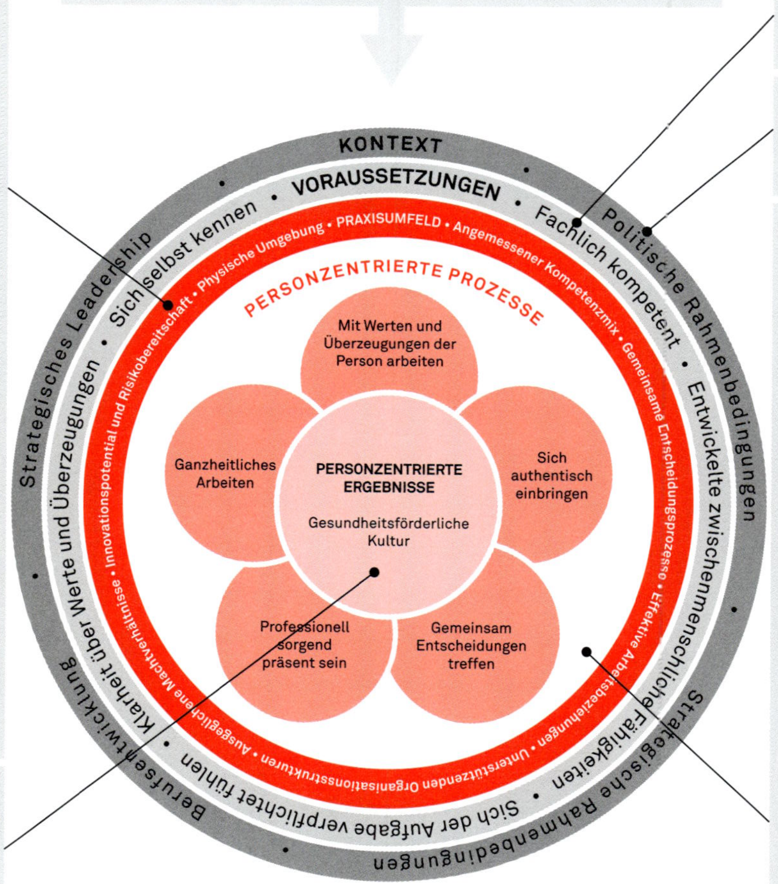

2.1 Faktoren aus dem Praxisumfeld, die Personzentrierung unterstützen und hemmen, analysieren und die Ergebnisse zur Verbesserung der personzentrierten Pflege nutzen

2.2 Die Umsetzung von Abläufen und Prozessen unter Berücksichtigung der Patient*innenperspektive unterstützen

2.3 Instrumente entwickeln, mit denen Patient*innen systematisch an Pflegeentscheidungen, Maßnahmenplanung und Evaluationen beteiligt werden

2.4 Erhebungsinstrumente und Dokumentationsbögen entwickeln, mit denen die subjektive Sichtweise der Patient*innen erfasst und dokumentiert werden kann

2.5 Die Patientenperspektive bei der Entwicklung, Implementierung und Evaluation neuer Maßnahmen einbeziehen

2.6 Informationsmaterial entwickeln, das Patient*innen unterstützt, sich das für eine Entscheidung notwendige Wissen anzueignen

2.7 Eine Vorbildrolle im Team übernehmen und sich aktiv für die Etablierung einer personzentrierten Praxis engagieren

2.8 Die Kontinuität der Pflege während des Aufenthalts sowie bei Verlegungen sichern

2.9 Den Zugang zu Pflegeangeboten und -leistungen (z.B. Terminvergaben, telefonische Erreichbarkeit, Wartezeiten, Besuchszeiten usw.) erleichtern

2.10 Die Umsetzung einer personzentrierten Praxis kontinuierlich und systematisch evaluieren und die Ergebnisse zur Verbesserung der personzentrierten Pflege nutzen

3.1 Ein therapeutisches Arbeitsbündnis aufbauen, dass durch Vertrauen, Respekt und Akzeptanz gekennzeichnet ist

3.2 Professionell sorgend präsent sein, echtes Interesse an der Person und Ansprechbarkeit signalisieren

3.3 Bedürfnisse und Prioritäten der gesamten Person adressieren und diese nicht auf die Krankheit bzw. das Kranksein zu reduzieren

3.4 Wissen, Werte, Überzeugungen und kulturellen Hintergrund der Person in die Planung und Durchführung der Pflege einbeziehen

3.5 Mit den Patient*innen zusammenarbeiten, gemeinsam Ziele vereinbaren und gemeinsame Entscheidungen treffen

3.6 Verbale und nonverbale Kommunikationstechniken, die unvoreingenommen und bejahend sind, einsetzen

3.7 Den Zeitpunkt für die Durchführung der Pflege angemessen wählen und hierbei Kontinuität sicherstellen

3.8 Die Patient*innen so informieren, dass er Gesundheits- bzw. Pflegeentscheidungen treffen oder sich daran beteiligen kann

3.9 Schulungs- und Beratungsmaßnahmen gemeinsam mit dem Patient*innen auf seine persönlichen Lernmuster bzw. -strategien ausrichten

3.10 Feedback von Patient*innen einholen, inwieweit er die Pflege als personzentriert erlebt

Abbildung 5-12: Kompetenzen, zugeordnet zu den Domänen des PCPF (Eigendarstellung)

Tabelle 5-3: Struktur und Aufbau im Überblick (Eigendarstellung)

Semester	Modulname	Übergeordnete Inhalte	Bezug zur Berufsrolle	Kompetenzen
3	Berufsidentität und -politik	Theoretische Grundlagen von Personzentrierung: Begriffsbestimmung und -abgrenzung, Einführung PCPF Persönliche Voraussetzungen, Herausforderungen, Grenzen und Einflussmöglichkeiten bei der Umsetzung personzentrierter Pflege Pflegehabitus und Berufsentwicklung als Einflussfaktoren auf eine personzentrierte Praxis Personzentrierte Prozesse und Handlungsprinzipien	Entwicklung einer professionellen Haltung Gestaltung von Interaktion und Pflegebeziehung	1.1 1.2 1.3 2.3 2.4 3.1 3.2 3.3 3.4 3.5 3.6 3.7 3.10
4	Gesundheitskommunikation und information	Aufbereitung von Gesundheitsinformationen unter Berücksichtigung von Informationsbedürfnissen unterschiedlicher Ziel- und Adressatengruppen Befähigung von Personen zur informierten Entscheidungsfindung und Beteiligung an Entscheidungen, Decision Coaching Personzentrierte Konzeption und Gestaltung von Informations-, Beratungs- und Schulungsangeboten Befähigung von Personen zur kritischen Bewertung von gesundheitsrelevanten Informationen	Förderung der Gesundheitskompetenz	3.8 3.9 2.9
6	Praxisentwicklung	Praxisentwicklung als Methodologie für die Etablierung einer personzentrierten Pflegepraxis Praxisumfeld und -kultur als Einflussfaktoren auf eine personzentrierte Praxis Methodisches Vorgehen bei der Analyse und (Weiter)entwicklung der personzentrierten Praxis Forschungsbefunde zur Wirkung bzw. zu Ergebnissen personzentrierter Praxis Methodisches Vorgehen bei der Evaluation von Ergebnissen personzentrierter Praxis	Systematische (Weiter)entwicklung der Pflegepraxis	2.1 2.2 2.5 2.6 2.7 2.8 2.9 2.10

Semester	Modulname	Übergeordnete Inhalte	Bezug zur Berufsrolle	Kompetenzen
7	Soziale Gerechtigkeit und Gesundheit	Soziale, ökonomische und gesundheitspolitische Rahmenbedingungen als Einflussfaktoren auf eine personzentrierte Praxis Beitrag gegenwärtiger gesundheitspolitischer Positionen und Strategien zu einer personzentrierten Gesundheitsversorgung	Verständnis des Bedingungs- und Beziehungsgefüges von Personzentrierung	1.3
8	Projekt Praxisentwicklung	Begleitete Planung und Umsetzung eines Praxisentwicklungsprojekts		

Perspektiven weitergeführt. Dieses Vorgehen wir der Forderung nach Lernerfahrungen über das gesamte Studium hinweg (O'Donnell et al., 2020) gerecht und steht zudem im Einklang mit einer stufenweisen Entwicklung nachhaltiger beruflicher Kompetenzen (Schewior-Popp 2013). Beim bisherigen Lehrkonzept stellte sich heraus, dass die Kenntnis der Praxis eine wichtige Voraussetzung für den Lernerfolg darstellt. Die Seminare sind so konzipiert, dass die Studierenden ermutigt werden, Verbindungen zwischen theoretischen Inhalten und Praxiserfahrungen herzustellen. Hierbei werden besonders Diskrepanzen zwischen Anspruch und Realität reflektiert, um – ohne diese Spannungsfelder einseitig auflösen zu wollen (Kersting, 2011) – Lösungsansätze zu diskutieren, die zur Entwicklung oder Veränderung der Praxis beitragen können. Die hier geforderte aktive und vor allem (selbst-)kritische Auseinandersetzung ist ohne Kenntnis der Logik der Praxis nicht möglich. Aus diesem Grund beginnt die Vermittlung der Thematik erst nach der zweiten Praktikumsphase, sprich im dritten Semester. Ein wichtiges Element bildet das Projektmodul im 8. Semester. Hier führen die Studierenden unter Anleitung ein Praxisentwicklungsprojekt durch. Gemäß den Prinzipien der Praxisentwicklung (McCormack et al., 2013), soll mit dem Projekt (auch) die Weiterentwicklung einer personzentrierten Pflege vorangetrieben werden. Auf diese Weise sind die Studierenden gefordert, ihre Kenntnisse und Fähigkeiten, die sie im Laufe des Studiums zur Gestaltung und Entwicklung einer personzentrierten Versorgungskultur erworben haben, zusammenzuführen und zu integrieren.

Überprüfung von Lernergebnissen

Zur Curriculum-Konstruktion gehören auch Überlegungen zur Überprüfung von Lernergebnissen (Schewior-Popp 2005). Auch die International Community of Practice for Person-centred Practice (PcP-ICoP) betont in ihrer Erklärung zur Positionierung von Personzentrierung in der Curriculumentwicklung im Gesundheits- und Sozialwesen die Notwendigkeit einer Ergebnismessung. Dort wird außerdem darauf hingewiesen, dass hierfür Instrumente verwendet werden sollten, die aus dem zugrunde gelegten theoretischen Bezugsrahmen abgeleitet sind. Zudem sollte die Bewertung von Lernergebnissen mit Blick auf die spätere Rolle und die Aufgaben der Absolvent*innen in der Berufspraxis vorgenommen werden und es ermöglichen, die jeweiligen Stärken der Studierenden zur Geltung zu bringen und Entwicklungspotenziale aufzuzeigen (McCormack et al., 2019).

Lernergebnisse zum Thema Personzentrierung wurden bislang im Rahmen der Modulleistung überprüft. Jedoch ging es hierbei vor allem um die Beurteilung des Verständnisses von Inhalten und Zusammenhängen. Die Evaluation der Lernergebnisse wurde nun um den Aspekt der Kompetenzentwicklung bezogen auf eine personzentrierte Praxis ergänzt. Hierfür soll zunächst ein Selbsteinschätzungsinstrument, das auf dem PCPF basiert, zum Einsatz kommen: das Person-centred Practice Inventory – Student (PCPI-ST) (O'Donnell et al., 2021) (**Kap. 4.3.2.3**).

Um summativen und formativen Evaluationsanliegen gerecht zu werden, erfolgen wiederholte Erhebungen. Durch die formativen Erhebungen im Studienverlauf, die sich entsprechend der Modulschwerpunkte auf ausgewählte Domänen beziehen, sollen die Studierenden Stärken und Verbesserungsmöglichkeiten hinsichtlich des eigenen personzentrierten Handelns und Verhaltens erkennen, sodass sie im weiteren Lernprozess gezielt an ihrer Kompetenzentwicklung arbeiten können. Summative Erhebungen am Ende des Studiums geben Aufschluss über die erreichten Kompetenzen. Die Auswertung der anonymisierten, zusammengefassten Daten soll zudem zur Beurteilung der Effektivität des Curriculums und zu dessen Weiterentwicklung herangezogen werden.

Derzeit wird mit einer Version des PCPI-ST gearbeitet, die vom Fachbereich Pflegewissenschaft mit Schwerpunkt Person-Centred Care Research, Karl Landsteiner Privatuniversität für Gesundheitswissenschaften, Krems an der Donau, Österreich, übersetzt und adaptiert wurde. Das Instrument befindet sich gerade in der Validierung, die Ergebnisse stehen also noch aus.

Methodische Gestaltung

Der gegenwärtige Evidenzkörper unterstützt im Sinne von Wirksamkeitsnachweisen keine klaren Empfehlungen für oder gegen bestimmte Vermittlungsstrategien im Bereich der Personzentrierung. Ob es möglich ist, bestimmte Lernergebnisse isoliert auf eine methodisch-didaktische Komponente zurückzuführen, ist in der Bildungsforschung ohnehin umstritten (Schüßler, 2021). Nicht nur deshalb sollen qualitative Forschungsergebnisse bei der Frage nach der methodischen Gestaltung nicht außen vorgelassen werden. Sie bieten vertieften Einblick in methodisch-didaktische Facetten und Erfahrungen und ermöglichen dadurch ein erweitertes Verständnis der Vermittlungsstrategien. So wurde in der Meta-Synthese von O'Donnell et al. (2020) eine Reihe lernförderlicher Vermittlungsansätze identifiziert. Hierzu gehören z. B.:

- Reflexionsmethoden
- Erfahrungsbasierte Ansätze
- Problembasiertes Lernen
- Simulationen
- Kreative und kunstbasierte Ansätze
- Vertieftes Kennenlernen von pflegebedürftigen Personen, entweder direkt durch deren Einbezug in den Unterricht oder indirekt mithilfe digitaler Geschichten, Filme o. ä.
- Einblicke in die Erfahrungen examinierter Pflegefachpersonen
- Praxisentwicklungsmethoden
- Moderierte Diskussionen
- Anwendung klinischer Beurteilungsinstrumente mit personzentrierten Fragen.

Lehrerfahrungen zeigen zudem, dass die Qualität des Lernens durch Art und Ausmaß der Beschäftigung mit den Lernaktivitäten beeinflusst wird. Als besonders lernverstärkend werden Lernerfahrungen gesehen, die in der Praxis gewonnen werden. Jedoch wird in diesem Zusammenhang auf die Bedeutung von Mentor*innen hingewiesen, die die Aufmerksamkeit der Lernenden gezielt weg von pflegerischen Verrichtungen und technischen Aspekten hin zu Interaktionsprozessen lenken. Nicht zuletzt wird die enge Zusammenarbeit und Abstimmung zwischen Lehrenden, Lernenden und klinischen Mentor*innen als wichtige Voraussetzung für die Entwicklung eines gemeinsamen Verständnisses von Personzentrierung und deren konsequente Förderung im Theorie- und Praxislernen hervorgehoben (O'Donnell et al., 2020).

Diese Erkenntnisse decken sich mit den Empfehlungen der RNAO-Leitlinie (2015): Auch hier wird die Bedeutung von Lernerfahrungen in der klinischen Umgebung hervorgehoben, so z. B. durch die Interaktion mit Pflegebedürftigen oder das Beobachten von Gesundheitsfachpersonen bei der Umsetzung personzentrierter Pflege. Ebenso wird empfohlen, multiple Lernstrategien einzusetzen und Personen einzubeziehen, die Gesundheits- und Pflegeleistungen nutz(t)en und durch das Berichten ihrer Erfahrungen Einblick in die gelebte Praxis geben.

Bereits vor der Überarbeitung des Curriculums kamen multiple Lernstrategien zum Einsatz, darunter auch einige der oben genannten Formate, z. B. Simulationsbasiertes Lernen mit Schauspieler*innen (Eberhardt & Obermeier, 2021), Rollenspiele, Kommunikationsübungen, Analyse von Anamnesebögen aus der eigenen Einrichtung und kunstbasierte Ansätze. Diese Lernstrategien wurden übernommen und weiter ausgebaut. Zudem wurde nun besonderer Fokus auf Lernerfahrungen in der klinischen Umgebung bzw. in praktischen Lernkontexten und unter Einbezug der Sichtweisen von Menschen mit Pflegebedarf gelegt. So erhalten die Studierenden z. B. Praxisaufträge mit Beobachtungs- und Reflexionsaufgaben zu verschiedenen Dimensionen personzentrierter Praxis. Ein anderes Beispiel ist die inhaltsanalytische Auswertung öffentlich zugängiger Interviews (www.krankheitserfahrungen.de) oder Aussagen von Menschen, die Gesundheits- und Pflegeleistungen in Anspruch genommen haben, z. B. in Online-Bewertungsportalen. Zum einen erkennen die Studierenden hierbei Aspekte, die von Menschen mit Pflegebedarf geschätzt bzw. nicht geschätzt werden und zum anderen werden sie an sogenannte Patient-Stories oder Stakeholder-Interviews als Methode zur Generierung von Evidenz für die Evaluation einer personzentrierten Kultur (Wilson et al., 2020) herangeführt.

Wie gelernt werden soll, ist jedoch nicht nur eine Frage von Output und Outcomes. Allein aus philosophisch-moralischer Perspektive ginge es an der Sache vorbei, wenn Methodenentscheidungen die Frage danach ausklammern würden, wie Lernprozesse so gestaltet werden können, dass Selbstbestimmung und Entfaltung möglich ist und unterschiedliche Dimensionen des Personseins angesprochen werden. Oder kurz gesagt: Die Ausbildung personzentrierter Pflegefachpersonen erfordert auch eine personzentrierte Ausrichtung von Lernmethoden (Middleton & Moroney, 2019). Die PcP-ICoP schlägt mehrere Kernprinzipien zur Untermauerung personzentrierter Curricula vor, die diesen Aspekt adressieren. So sollten Curricula u. a. darauf ausgelegt werden, durch aktives, selbstbestimmtes Lernen und die Möglichkeit der gemeinsamen Entwicklung von Sinnzuschreibungen Empowerment zu fördern. Ebenfalls wird auf die Bedeutung kommunikativer Räume für Reflexion und Lernen, partizipativer Methoden sowie kritischer und kreativer Arbeitsweisen hingewiesen (McCormack & Dewing, 2019).

Die Umsetzung dieser Anforderungen verlangt nach konkreten Methoden. Es liegt auf der Hand, dass die klassischen, häufig lehrerzentrierten und auf kognitive Lernprozesse ausgerichteten Methoden hier an Grenzen kommen. Ein vielversprechender Ansatz ist in diesem Zusammenhang das sogenannte Kunst-basierte Lernen (Arts-based Learning). Wie es im vorliegenden Curriculum zum Einsatz kommt, wird nachfolgend mit zwei Beispielen veranschaulicht. Doch zunächst wird kurz in das Konzept eingeführt.

5.3.3 Kunst-basiertes Lernen

Im Anschluss an die Begriffsbildung, die Rieger und Chernomas (2013) in einer Konzeptanalyse zu Kunst-basiertem Lernen (KbL) vornehmen, handelt es sich hierbei um einen Sammelbegriff für jeglichen Einsatz von Kunst bzw. künstlerischen Prozessen (z. B. Fotografie, Poesie, Malerei, Theaterspiel, Tanz, Musik, kreatives Gestalten oder Schreiben, Erzählungen, Literatur, Film, bildende Kunst usw.) als pädagogisch-didaktisches Instrument in nicht-künstlerischen Disziplinen und Domänen.

Dabei charakterisieren drei Merkmale das Konzept (Rieger & Chernomas, 2013):

1. Das Lernen findet zu einer definierten Zeit und in einem definierten Setting statt.
2. Das Lernen ereignet sich durch die aktive Beteiligung an einem künstlerischen Prozess und/oder durch die reflektierende Betrachtung von Kunst. Reflektierende Betrachtung meint, dass die Kunstrezeption nicht passiv erfolgt, sondern aktiv und dass hierbei Prozesse des kritischen Denkens zum Tragen kommen.
3. Das Lernen erfolgt in Bezug auf einen anderen Lerngegenstand, nicht in Bezug auf die Kunst(form) oder künstlerische Praxis selbst.

Das Potenzial dieser Lernform wird deutlich, wenn man die spezifischen Qualitäten von Kunst betrachtet (Haidet et al., 2016):

Symbolischer oder metaphorischer Charakter

In der Kunst geht es nicht darum, die Realität naturgetreu abzubilden. Vielmehr kann sie als Werkzeug charakterisiert werden, mit dem die Realität bearbeitet wird. Durch diese Bearbeitung entstehen neue Sinnebenen und Bedeutungen, die auf keine andere Weise ausgedrückt werden können. Dieser metaphorische und symbolische Charakter ermöglicht es, einen Lerngegenstand mithilfe von Kunst abseits des Gewohnten wahrzunehmen und dadurch zu einer neuen bzw. anderen Perspektive zu gelangen.

Subjektivität

Die Bedeutungen der Kunst werden vom Individuum konstruiert, wobei die Konstruktionen von der Kultur und den Erfahrungen des Künstlers und Betrachters sowie von der Zeit und dem Ort, an dem einem die Kunst begegnet, beeinflusst werden. Diese Subjektivität ermöglicht es zum einen, subjektive Konstruktionen zu einem Lerngegenstand zu hinterfragen und dabei gleichzeitig die Vielzahl persönlicher Erfahrungen und Emotionen der Lernenden im Umgang mit einem Thema zu würdigen.

Ambiguität und Komplexität

Durch ihren symbolischen bzw. metaphorischen Charakter und ihre Subjektivität ist Kunst im Allgemeinen auch mehrdeutig und vielschichtig. Dies führt nicht selten zu Unsicherheit bei der Begegnung mit Kunst und lässt den Wunsch entstehen, die Intention des Künstlers zu verstehen oder die „richtige" Lesart zu entschlüsseln. Dadurch wird ein Suchprozess getriggert, der die Lernenden anregt, verschiedene, divergierende Perspektiven zum Lerngegenstand zu erkunden und Sinnzuschreibungen zu entwickeln.

Universalität

Nicht zuletzt ist Kunst universell, in der Hinsicht, dass sie kulturelle und sprachliche Barrieren überwinden kann. In Kombination mit ihrer subjektiven und mehrdeutigen Natur lässt Kunst individuelle Perspektiven zu und ist zugleich über Kulturen oder Personengruppen hinweg verbindend. Dies ermöglicht allen Lernenden, unabhängig von Status, Gruppenzugehörigkeit oder Ausbildungsgrad Zugang zum Lerngegenstand und baut dadurch Hierarchien ab.

Im Kontext der Ausbildung von Gesundheits- bzw. Pflegeberufen (Casey, 2009; Freeman & Bays, 2007; Haidet et al., 2016; Rieger & Chernomas, 2013) wird KbL seit langem als wertvolle Methode diskutiert. Ihr Nutzen, dessen ausführliche Diskussion hier den Rahmen sprengen würde, wird dort in vielen Bereichen gesehen und umfasst z. B. die Förderung:

- der Selbst- und Fremdwahrnehmung
- der Wahrnehmung alternativer Perspektiven
- von Ambiguitätstoleranz
- eines ganzheitlicheren, differenzierteren und tieferen Verstehens
- des Bewusstseins für die Vielfältigkeit bzw. Verschiedenheit menschlichen Lebens.

Haidet et al. (2016) betonen darüber hinaus, dass die Deutungs-, Konstruktions- und Reflexionsprozesse während der künstlerischen Tätigkeit oder des Beobachtens von Kunst nicht nur kognitiver Natur sind, sondern auch Emotionen, Imaginationsvorgänge, verkörpertes und ästhetisches Wissen angesprochen werden. So können durch ein- und dieselbe kunstbasierte Lernaktivität mehrere der oben genannten Lerneffekte erreicht werden. Meltzer & Schwencke (2009) sehen zudem den Aspekt der Kreativität als bedeutsam, da Kreativität ein Gefühl von Freiraum schafft, der den Dialog, die Reflexion und die Zusammenarbeit im Lernprozess verbessert. Zusammenfassend kann gesagt werden, dass KbL Voraussetzungen für kritisches Denken, kreatives Handeln und Denken, Selbstentfaltung und persönliches Wachstum schafft (McCormack & Dewing, 2010). Damit bietet dieser Ansatz gleichermaßen Potenzial für das Lehren und Lernen *von* und *durch* Personzentrierung.

Praxisbeispiele

Kunst-basiertes Lernen kann in unterschiedlichsten Formaten zum Einsatz kommen und ist daher an unterschiedliche Prämissen geknüpft. So gibt es Formate, die mit größerem Aufwand verbunden sind und aufseiten der Lehrenden bzw. Anleitenden eine entsprechende künstlerische Expertise erfordern. Ein Beispiel hierfür ist das Format der ästhetischen Forschung (Kämpf-Jansen, 2000): Hierbei wird der Lerngegenstand mit wissenschaftlichen, ästhetisch-künstlerischen und alltagspraktischen Mitteln untersucht, die Ergebnisse werden künstlerisch aufbereitet und vor Publikum präsentiert. Interessierte Leser können bei (Eberhardt et al., 2017) einen Einblick in ein solches Format gewinnen. An dieser Stelle werden zwei Lernaktivitäten beschrieben, die zeigen, wie KbL auch ohne besonderen Aufwand und künstlerische Vorkenntnisse in die Lehrveranstaltung integriert werden können.

Reflektierende Betrachtung von Kunst

Mit dieser Methode arbeite ich bei der Einführung in das Konzept der Personzentrierung. Zentrale Lernziele bestehen darin, den zu Pflegenden als Person und nicht als Ansammlung von Krankheiten, Problemen, Funktionsstörungen etc. zu verstehen (Pelzang, 2010) und damit auch den Unterschied zwischen dem „Kennen" der Person und dem „Informiertsein" über sie zu erfassen.

Dazu werden zuerst der Begriff der Personzentrierung zu anderen Begriffen (z. B. personalisierte Medizin, Patientenorientierung) abgegrenzt und das Konzept „Knowing the patient" (Zolnierek, 2014) vorgestellt. Mit der anschließenden Bildinterpretation sollen die vorher kognitiv erfassten theoretischen Grundlagen sinnlich wahrnehmbar gemacht und mit den subjektiven Wahrnehmungen und Deutungsweisen der Studierenden verknüpft werden. Dazu projiziere ich aus dem Buch „Kunst aufräumen" (Wehrli, 2004, S. 16) zwei einander gegenübergestellte Bilder mittels Tischkamera an die Wand. Es handelt sich um das Originalbild „The Gold of the Azure" von Joan Miró und die „aufgeräumte" Version dieses Kunstwerks, für die Urs Wehrli Mirós Kunstwerk feinsäuberlich in seine einzelnen Elemente zerlegt hat, um sie nach Farben und Formen neu sortiert auf Papier zu bringen. (Das Bild konnte vom Kein & Aber-Verlag nicht für einen Abdruck freigegeben werden. Ein schneller Eindruck vom beschriebenen Kunstwerk kann über eine Internetsuche gewonnen werden. Suchbegriffe „Ursus Wehrli" und „Miró The Gold of the Azure").

Ich fordere die Studierenden auf, sich vorzustellen, dass das Originalbild eine Person mit Pflegebedarf und das „aufgeräumte" Bild unsere professionelle Wahrnehmung von dieser charakterisiert und bitte sie, Assoziationen zu entwickeln und Verknüpfungen zum Konzept der Personzentrierung sowie zu ihren Praxiserfahrungen herzustellen. Die Aussagen der Studierenden werden zunächst gesammelt und nicht kommentiert. Anschließend werden zentrale Erkenntnisse abgeleitet und deren Bedeutung für die Praxis diskutiert.

Das unbeschriebene Blatt

Diese ursprünglich als experimentelles Format der Kunstvermittlung entwickelte Methode kommt am Ende der Vermittlung der Grundlagen zu Personzentrierung zum Einsatz, um den Nachklang der Lehrveranstaltung einzufangen. Sie wurde von David Vogel und der Geheimen Dramaturgischen Gesellschaft (Anna-Sophia Fritsche, Jonas Feller, Stephan Mahn) entwickelt. (Diese und weitere Methoden, die zu Zwecken des KbL adaptiert werden können, sind abrufbar unter https://pap-berlin.de/sites/default/files/2020-07/2018_Zwischen_Publikum_und_Bu__hne.pdf.)

Die Methode bietet den Studierenden eine kreative Möglichkeit, persönliche Lernerfahrungen und Emotionen in Bezug auf das Gelernte zu reflektieren. Durch den schöpferisch-aktiven Austausch wird nicht nur eine vielschichtige Auseinandersetzung mit den Lerninhalten ermöglicht, sondern auch die Fähigkeit gefördert, andere Perspektiven und Deutungen anzuerkennen.

Nachdem alle Studierenden ein weißes DIN-A4-Blatt bekommen haben, leite ich die Methode mit folgenden Worten ein: *Wenn das, was Sie in diesem Modul über Personzentrierung gelernt und erfahren haben, zu Ihrem persönlichen Kunstwerk würde, wie sähe dieses aus? Bitte formen Sie eine entsprechende Skulptur.* Mit dem Blatt ist alles erlaubt (reißen, falten, knüllen etc.), es dürfen jedoch keine anderen Materialien (Stift, Kleber o. ä.) verwendet werden. Erfahrungsgemäß fördert die Untermalung dieser Phase mit geeigneter Musik eine konzentriertere Atmosphäre und verhindert Gespräche zwischen den Studierenden.

Nach ca. fünf Minuten fordere ich die Studierenden auf, sich zu zweit zusammenzutun und ihre Skulpturen gegenseitig im Modus eines Kunstkritikers zu interpretieren. Dabei trägt jede Skulptur den Titel Personzentrierung. Nach einigen Minuten wird gewechselt und die andere Person interpretiert die Skulptur des Gegenübers. Die „Künstler*in" hört jeweils aufmerksam zu und kommentiert die Aussagen der „Kritiker*in" nicht.

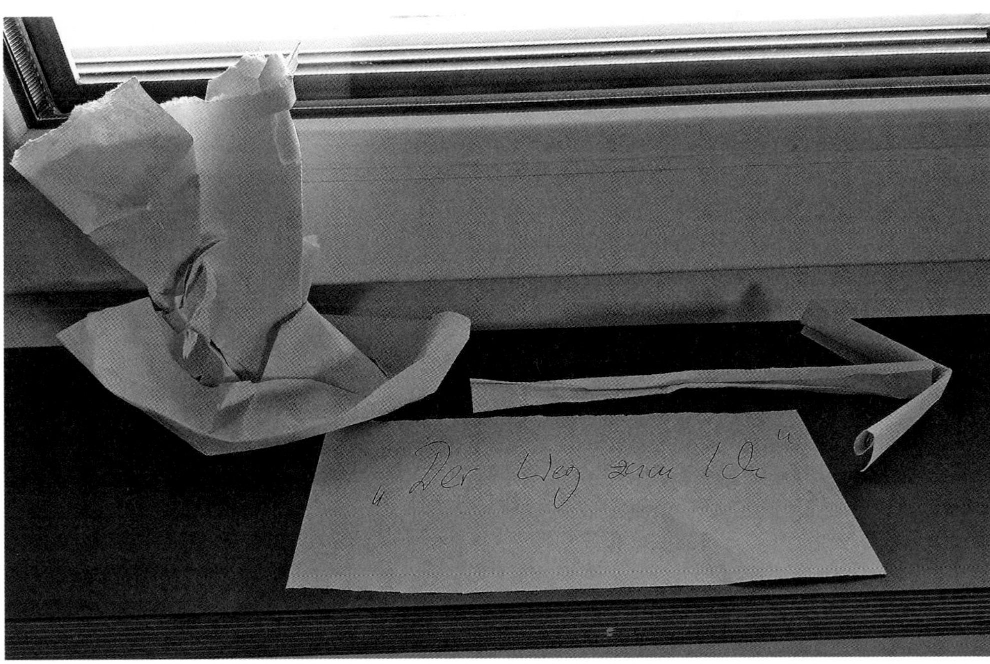

Abbildung 5-13: Skulptur 1 – „Der Weg zum Ich" (Quelle: Doris Eberhardt)

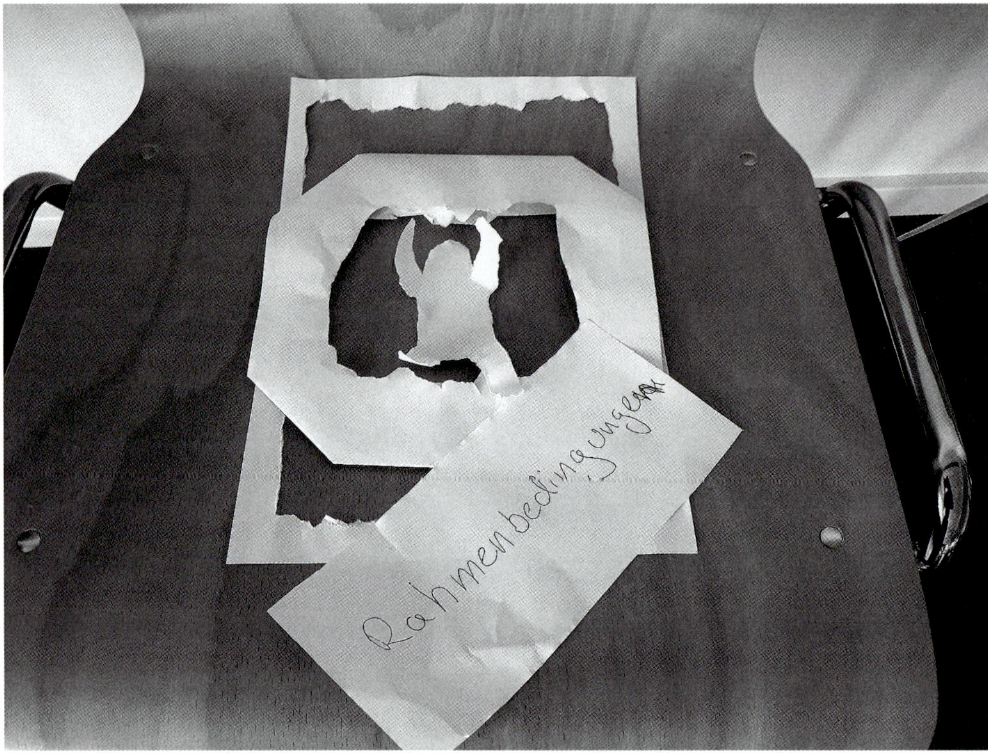

Abbildung 5-14: Skulptur 2 – „Rahmenbedingungen“ (Quelle: Doris Eberhardt)

Anschließend bitte ich die Zweiergruppen, ihre Skulpturen so zusammenzufügen bzw. zu arrangieren, dass *ein* Kunstobjekt entsteht und diesem gemeinsam einen Titel zu geben. Hierzu erhalten die Studierenden ein weiteres, kleineres Stück Papier und einen Stift. Die Skulpturen werden samt Titel an einem beliebigen Ort im Raum platziert. Die **Abbildungen 5-13** und **5-14** zeigen Beispiele aus der eigenen Praxis. Danach sind alle eingeladen, sich frei im Raum zu bewegen, um die Skulpturen der anderen zu entdecken und dabei ins Gespräch zu kommen.

5.3.4 Die nächsten Schritte

Das nun vorliegende Curriculum ist seit dem Wintersemester 21/22 im Einsatz. Im Sinne eines „Living Curriculum“ (McCormack et al., 2019) ist es als erste Etappe auf dem Weg zu einer systematischen und theoriegeleiteten Vermittlung von Personzentrierung im Pflegestudium zu verstehen.

Zum einen bleibt abzuwarten, wie sich die konzeptionellen Veränderungen in der Lehrpraxis bewähren. Zum anderen deutete sich bereits im Konstruktionsprozess an, dass nicht alle Prinzipien oder Ideen von Beginn an vollständig umgesetzt werden können.

So ist beispielsweise eine Strategie zur Qualitätsentwicklung und -sicherung des Curriculums zwingend erforderlich (McCormack et al., 2019). Weiterführende Entwicklungsschritte zeichnen sich vor allem in den nachstehenden Bereichen ab.

Kompetenzentwicklung und -messung
Da ein direkter Zugang zu Kompetenzen nicht möglich ist, sollen Einschätzungs- und Beobachtungsdaten indirekt Rückschlüsse auf Kom-

petenzen zulassen (Darmann-Finck & Reuschenbach, 2013).

Selbsteinschätzungsdaten, wie sie mithilfe des PCPI-ST generiert werden, unterliegen jedoch typischen Verzerrungsgefahren (Darmann-Finck & Reuschenbach, 2013). Erste Erfahrungen beim Einsatz des PCPI-ST zeigen, dass sich die Studierenden in den Domänen „Persönliche Voraussetzungen" und „Personzentrierte Prozesse" bereits bei der ersten Erhebung so stark ausgeprägte Stärken attestieren, dass kaum Entwicklungsbedarf abgeleitet werden kann. Es erscheint fraglich, ob mit dem Instrument vor allem sozial erwünschte Kompetenzen und Eigenschaften bzw. das professionelle Idealbild erhoben werden.

Inwiefern sich das PCPI-ST für die Entwicklung und Messung von Kompetenzen eignet, muss sich daher erst zeigen. Hier bleiben zunächst die Ergebnisse der Validierung des Instruments abzuwarten. Unabhängig davon erscheint es sinnvoll, Erhebungen mit dem PCPI-ST systematisch mit Verfahren zu kombinieren, die eine Konkretisierung der dort abgefragten Aspekte erfordern. Ein solches Verfahren ist beispielsweise die Arbeit mit personzentrierten Momenten (**Kap. 2.4.2**).

Da Selbsteinschätzungsinstrumente überdies nicht die Perspektive der Personen abbilden, die Pflegeleistungen in Anspruch nehmen, sind bei der weiteren Entwicklung des Curriculums zusätzliche Fremdeinschätzungen und Performanzbeobachtungen anzustreben. Hierfür liegen eine Reihe an Instrumenten vor, die ebenfalls aus dem PCPF abgeleitet wurden und teilweise in deutscher Sprache vorliegen (**Kap. 4.3, Kap. 2.4**). Bei der weiteren Entwicklung des Curriculums soll untersucht werden, inwiefern diese Instrumente für die Zwecke der Kompetenzmessung eingesetzt werden können und welche Voraussetzungen hierzu geschaffen werden müssen.

Integration von Personzentrierung in arbeitsgebundenes Lernen

Lernmöglichkeiten in praktischen Lernkontexten sind im vorliegenden Curriculum in Form von arbeitsverbundenem Lernen (durch methodisch angeleitetes Reflektieren von Praxiserfahrungen) und arbeitsorientiertem Lernen (durch Einüben, Erproben und Reflektieren von Handlungen in simulierten Lernumgebungen) abgebildet. Arbeitsgebundenes Lernen, d.h. Lernen über Erfahrungen, die beim – auch angeleiteten – praktischen Tun in der Arbeitsrealität erworben werden, ist vonseiten der Hochschule nicht ohne Weiteres zu initiieren, da diese Lernform entsprechende Arbeitsumgebungen, z.B. spezifische Expertenkulturen, voraussetzt (Dehnbostel, 2007). Nähere Informationen zu den Formen des Praxislernens bieten z.B. Sahmel und Leibig (2018) oder Reuschenbach und Darmann-Finck (2018).

Solange personzentrierte Handlungspraktiken und Kulturen nicht systematisch in der Pflegepraxis verankert sind, sind dieser eher informellen Lernform Grenzen gesetzt. Gleichzeitig gilt sie in der Vermittlung von Personzentrierung als besonders lernverstärkend (O'Donnell et al., 2020). Der nächste Schritt liegt daher darin, das Curriculum zur Personzentrierung zum Gegenstand der Lernortkooperation zu machen. Dazu gehören auch Fortbildungsangebote zum Konzept der Personzentrierung für in den Kooperationseinrichtungen tätige Schlüsselpersonen (Praxisanleitende, Führungspersonen usw.).

Einbezug der Perspektive der Pflegeempfänger*innen

Mit der Anforderung, Personen, die Gesundheits- und Pflegeleistungen in Anspruch nehmen, in das Curriculum einzubeziehen, geriet das Konzept des Service User Involvement (SUI) in den Blick. SUI ist ein international etablierter Ansatz, der Nutzer*innen sozialer und gesundheitsbezogener Leistungen als sogenannte Erfahrungsexpert*innen an Bildungsprozessen beteiligt (Ackermann & Dettmann,

2022; Tola, 2018). SUI gilt in der Vermittlung von Personzentrierung nicht nur als besonders lernverstärkend, mit diesem Ansatz werden die in der Lehre vermittelten Prinzipien von Personzentrierung (z. B. Empowerment, Partizipation von Betroffenen) direkt gelebt. Jedoch kann sich SUI nicht darauf beschränken, Personen in den Unterricht einzuladen, um Fragen von Studierenden zu beantworten. Abgeleitet von der partizipativen Gesundheitsforschung sind Formen „echter" Partizipation anzustreben (Tola, 2018). So können Erfahrungsexpert*innen beispielsweise an der Herstellung von Lehrmaterialien, an dialogischen Lehr-Formaten, studentischen Projekten o.ä., an der Planung und Gestaltung von Seminaren oder an der Entwicklung von Curricula beteiligt werden (Ackermann & Dettmann, 2022). Solche Formate des SUI, ebenso wie die zur effektiven Umsetzung erforderlichen Strukturen bzw. Rahmenbedingungen, werden bei der weiterführenden Bearbeitung des Curriculums in den Blick genommen.

Entwicklung einer personzentrierten Lernkultur

Die bisherige Curriculum-Konstruktion fokussierte vor allem das Lehren und Lernen von Personzentrierung. Wie bereits angedeutet, muss auch die Entwicklung einer personzentrierten Lernkultur in den Blick genommen werden. Die integrierten personzentrierten Lernformen und Methoden der Ergebnismessung sind zwar ein Anfang, reichen jedoch nicht für die umfassende und nachhaltige Entwicklung einer personzentrierten Lernkultur aus.

Diese setzt vielmehr eine Arbeitsplatzkultur voraus, in der beispielsweise gemeinsam vereinbarte Werte und Prinzipien für das Lehren und Lernen vorliegen, die Personzentrierung widerspiegeln. Auch müssen Möglichkeiten und Orte für die Reflexion und das gemeinsame Lernen des Kollegiums etabliert werden (McCormack et al., 2019).

Die Entwicklung einer solchen Arbeitsplatzkultur erfordert Zeit sowie die Bereitschaft aller Teammitglieder, sich authentisch auf diesen Prozess einzulassen und die gemeinsam vereinbarten Werte als Grundlage für die Zusammenarbeit anzuerkennen. Daher ist es zunächst geplant, die Sichtweisen der Beteiligten bezüglich dieses Vorhabens zu erfassen und den möglichen Rahmen für die Umsetzung auszuloten.

5.4 Personzentrierte Gesundheitsversorgung im Masterstudiengang Pflegewissenschaft

Catherine Gassmann, Nadine Saladin, Teresia Bartolomeoli, Gabriela Tarnutzer und Irena Anna Frei

In diesem Abschnitt stellen wir die curriculare Verortung von personzentrierter Gesundheitsversorgung und Leadership Kompetenzen in Advanced Nursing Practice (ANP) im Masterstudiengang Pflegewissenschaft an einer Fachhochschule vor. Wir beschreiben die zwei konsekutiven Module, das Einführungsmodul sowie das Transfermodul zu Praxisentwicklung & Leadership und fokussieren die Konzipierung und Umsetzung mit den didaktisch-methodischen und methodologischen Überlegungen sowie unseren Vorgehensweisen. Anhand von zwei Beispielen zeigen wir, wie die Student*innen ihre Praxisprojekte personzentriert gestalteten. Die beiden Projekte sind Exempel für die Umsetzung der Leitidee. Das Fazit und die Schlussfolgerungen ziehen wir ausgehend von einer kritischen Reflexion aus unterschiedlichen Perspektiven.

5.4.1 Hintergrund

Im Masterstudiengang Pflegewissenschaft der Ostschweizer Fachhochschule steht die Kompetenzentwicklung für eine erweiterte und vertiefte, evidenz-basierte Pflegepraxis im Mittelpunkt. Das Projektteam orientierte sich bei der

Entwicklung des Curriculums am Verständnis von Advanced Nursing Practice nach Hamric und Tracy (2019). Im Team entwickelten wir eine Leitidee (**Kasten 5-4**), welche eine Synthese der Erfahrungen und Expertisen der Teammitglieder mit pflegerischem, pflegewissenschaftlichem, und didaktisch-pädagogischem Hintergrund darstellt. Einbezogen wurden Ergebnisse einer qualitativen Evaluation mit Studierenden einer Kohorte, quantitative Evaluationsergebnisse von einzelnen Modulen, berufsspezifische Literatur sowie inhaltliche, definitorische, politische und rechtliche Aspekte des aktuellen Diskurses um den Gegenstandsbereich ANP und um das Rollenpotenzial der Advanced Practice Nurse (APN). Die Abschlusskompetenzen orientieren sich am Qualifikationsrahmen der Dublin Deskriptoren, welche einen europäischen Konsensus auf Masterstufe darstellen. Ebenso einbezogen wurden die Abschlusskompetenzen der schweizerischen Gesundheitsberufe, festgelegt durch die Nationale Dach-Organisation der Arbeitswelt Gesundheit und die Schweizerische Konferenz der kantonalen Erziehungs- und Gesundheitsdirektor*innen als verbindlichen Standard für die Fachhochschul-Gesundheitsberufe auf Bachelor- und Masterstufe. Das Curriculum wurde mit verschiedenen Vertreter*innen aus der klinischen Praxis diskutiert.

Als Spezialisierung einer erweiterten Pflegepraxis in unserem Masterstudiengang orientieren wir uns an Lebens- und Care-Situationen von Personen mit chronischen Gesundheitsbeeinträchtigungen. Es gehört zu den Kernkompetenzen einer APN, diese Personen innerhalb ihres Bezugssystems im Umgang mit den Auswirkungen ihrer gesundheitlichen Problematiken zu unterstützen, zu begleiten und sie in ihren Selbstmanagementkompetenzen zu fördern. Dazu bedarf es spezifischer Fähigkeiten und Kompetenzen, um eine qualitativ hochstehende, bedürfnisorientierte, evidenzbasierte und wirtschaftlich effiziente Versorgung der betroffenen Personen und ihrer Familien zu leisten. Wir bilden APNs dahingehend aus, dass sie ihren Aufgaben- und Verantwortungsbereich in der Pflege, Betreuung und Begleitung von Personen eigenständig gestalten und bestehende pflegerische Handlungsfelder weiterentwickeln können. Durch einen verstehenden Zugang zu Lebenswelten und vor dem Hintergrund ihres professionellen Verständnisses und ihres fachlichen und intuitiven Wissens erfassen sie die subjektive Bedeutung von Krankheit und Ge-

Kasten 5-4: Leitidee

In den Berufswelten von Advanced Practice Nurses (APN) sind Leadership Kompetenzen sowie Fähigkeiten zur Entwicklung der Pflegepraxis grundlegende Anforderungen. Daher steht in den Modulen Praxisentwicklung & Leadership und Transfer Praxisentwicklung & Leadership die Gestaltung des Pflegeprozesses nach den Prinzipien der Personzentrierung im Fokus. Leitend für das pflegerische Handeln sind die Sorge und Fürsorge sowohl für Patientinnen und Patienten und deren Familien als auch für die Pflegenden selbst. APNs bedürfen einer geschärften Wahrnehmung für die Kultur von Arbeitsplätzen, an denen Lernen und Lehren als lebenslange Prozesse verstanden werden. Sie sind gefordert, ihre Werte und Annahmen sowie ihre Rolle zu reflektieren und Schlussfolgerungen für das berufliche Handeln zu ziehen. In einem interprofessionellen Team argumentieren sie aus der Position der Profession Pflege und vertreten in diskursiver Auseinandersetzung ihren Standpunkt für das Erreichen evidenz-basierter und wirksamer Ergebnisse. Die Initiierung von Veränderung als Antwort auf die Bedarfe von Patientinnen und Patienten ist eine Kernkompetenz von APNs. In den konsekutiven Modulen Praxisentwicklung & Leadership und Transfer Praxisentwicklung & Leadership werden die Teilnehmenden gefordert und gefördert, als kritisch denkende, reflektierende, autonome Pflegefachpersonen, Praxisfelder wahrzunehmen, zu verstehen, zu beurteilen und mitzugestalten.

sundheit bei Individuen. Sie setzen den Pflegeprozess personzentriert und evidenz-basiert um und etablieren eine pflegerische Beziehung. Eine weitere Kernkompetenz ist die Förderung einer Arbeits- und Teamkultur, in der Lernen als kontinuierlicher Entwicklungsprozess verstanden wird.

In den Prinzipien (**Kap. 2**) und Vorgehensweisen der Praxisentwicklung liegt das Potenzial, eine sichere und effektive, personzentrierte Arbeitsplatzkultur zu gestalten, in der Bedarfe und Bedürfnisse aller Personen im System berücksichtigt sind (McCormack et al., 2013). Der Einbezug sämtlicher Akteur*innen unter Berücksichtigung kollaborativer, inkludierender und partizipatorischer Ansätze fördert gelingende Veränderungsprozesse in Teams und an Arbeitsorten (Hardy et al., 2021).

Von einer APN wird gefordert, dass sie innerhalb der Organisation und des Teams aktiv und wirksam ihre Kompetenzen lebt. Diese Kompetenzen sind Grundlage, andere Personen für die Entwicklung einer Vision zu gewinnen und diese kontinuierlich zu verfolgen (Kouzes & Posner, 2017). Somit ist die APN eine fachlich-führende sowie aus pflegerischer Perspektive agierende Person, die sich aktiv an den Prozessen und der Umgebungsgestaltung beteiligt (Hamric & Tracy, 2019).

5.4.2 Praxisentwicklung & Leadership: die Module

In beiden Modulen, das Einführungsmodul und das Transfermodul zu Praxisentwicklung & Leadership, sind ganztägige Lehr- und Lernveranstaltungen zu definierten inhaltlichen Themen angeboten. In diesen Veranstaltungen werden die relevanten theoretischen und konzeptuellen Hintergründe durch Expert*innen aus den jeweiligen Fachbereichen vermittelt. Methodisch-didaktisch sind diese Themen so gestaltet, dass Interaktion und diskursive Auseinandersetzung anhand von Praxisbeispielen erfolgen, welche durch die Studierenden selbst eingebracht werden. Sie erhalten somit ein Feedback zu ihren Projektthemen und werden durch die Lehrpersonen dieser Veranstaltungen begleitet. Bei der Konzipierung der Lehrveranstaltungen orientierten wir uns am Konzept der agilen Didaktik (Arn, 2020) mit dem Ziel, die Studierenden individuell und situativ zu begleiten. In **Kasten 5-5** sind die Inhalte der Lehr-/Lernveranstaltungen ausgeführt.

Kasten 5-5: Lernziele Modul Praxisentwicklung & Leadership

Die Studierenden:
- setzen sich mit der Methodologie und den Methoden der Praxisentwicklung auseinander
- reflektieren die eigene Rolle als (zukünftige) Advanced Practice Nurse
- stellen Sorge und Fürsorge für die zu pflegenden Menschen in den Mittelpunkt; ebenso für Teammitglieder und sich selbst
- kennen und nutzen wirksame Methoden zur Wahrnehmung und Gestaltung personzentrierter (Arbeitsplatz-)Kultur
- identifizieren vor dem Hintergrund eines Leitbilds einer Organisation die Bedarfe in verschiedenen Bereichen mit Eignung zur Veränderung (z. B. Gesundheitsversorgung, Prävention, Gesundheitsförderung)
- initiieren Veränderung als Antwort auf Bedarfe der involvierten Personen und berücksichtigen die Rahmenbedingungen
- gestalten die Veränderung, indem sie partizipativ vorgehen und sämtliche involvierte Personen in den Prozess integrieren
- integrieren Aspekte des Projektmanagements
- handeln und entscheiden evidenz-basiert
- entwickeln ein erweitertes Verständnis von fachlichem Leadership.

Die Modulleiter*innen begleiten die Studierenden kontinuierlich über die Zeit der Projektarbeit hindurch. Erstens agieren sie als Gestalter*innen von einzelnen Lehr- und Lernsequenzen, zweitens kennen sie die Studierenden und ihre Arbeitssituationen und können mögliche hindernde Faktoren antizipieren und gegebenenfalls (re)agieren, und drittens beurteilen sie die erbrachten Leistungen der Studierenden im Rahmen der Kompetenznachweise, regen in den Feedbacks die Reflexion und eine entsprechende Weiterentwicklung an. Zudem arbeiten die Studierenden in Kleingruppen zusammen mit einem Coach, der sie kontinuierlich begleitet.

5.4.2.1 Modul 1

Zu Beginn des Einführungsmoduls *Praxisentwicklung & Leadership* identifizieren die Studierenden ein Praxisthema aus ihrer Berufswelt mit einem erkennbaren Entwicklungs- oder Veränderungsbedarf aus Sicht von betroffenen Personen, Patient*innen und/oder Angehörige. Die Argumentation für den Bedarf erfolgt aus einer personzentrierten Perspektive. Dies bedeutet, dass das Thema ein Bedürfnis aus Sicht der Betroffenen darstellt und nicht auf Annahmen oder Interpretationen der Fachpersonen beruht. Das Thema soll „nice and small“, d.h. überschaubar, gut abgegrenzt und in einem definierten Zeitrahmen bearbeitbar sein. Strukturell orientiert sich die Bearbeitung des Themas an den Prinzipien des Projektmanagements, das Ergebnis des ersten Moduls ist daher ein schriftlicher Projektantrag. Das Thema wird im Projektantrag basierend auf Aussagen der betroffenen Personen, auf Literatur sowie auf individuellem und institutionellem Erfahrungs- und Expertenwissen dargelegt (Rycroft-Malone et al., 2004). Der pflegerische Verantwortungsbereich muss vordergründig ersichtlich sein.

Die Absichten werden so formuliert, dass im Fokus des Praxisprojekts eine langfristige Veränderung oder Verbesserung hinsichtlich personzentrierter Outcomes steht. Dies soll sich in klaren, erreichbaren und abgegrenzten Zielformulierungen widerspiegeln, die innerhalb der Projektzeit erreicht werden können. Das Vorgehen im Projekt orientiert sich an der Methodologie und den Prinzipien der Praxisentwicklung (**Kap. 2**). Parallel zur Erarbeitung des Projektvorhabens stellen sie an ihrem Arbeitsort ein Projektteam zusammen und treten so in (Inter)aktion als Projektleitende.

5.4.2.2 Modul 2

Im konsekutiven Modul *Transfer Praxisentwicklung & Leadership* initiieren die Studierenden die konzeptionelle Entwicklung und Umsetzung des Vorhabens in ihrem beruflichen Umfeld. Sie nehmen die Rolle der Projektleitung ein und setzen gemeinsam mit dem Projektteam und relevanten Stakeholdern das Vorhaben um. Sie evaluieren mit qualitativen und/oder quantitativen Ansätzen mögliche Aspekte gemäß des Projektantrags und reflektieren die Ergebnisse. Sie verfassen einen Projektergebnisbericht mit den Schwerpunkten: Ergebnisse der Umsetzung, Diskussion der Vorgehensweisen und Reflexion ihrer Erkenntnisse. Zudem präsentieren sie die Haupterkenntnisse aus der Umsetzungsphase und ihre Reflexion auf einem Poster und beziehen Stellung zu kritisch-würdigenden Fragen vor einem Publikum. Da die Projektarbeit am Arbeitsort der Studierenden durchgeführt und begleitet wird, die methodische Begleitung aber durch Personen an der Hochschule erfolgt, liegt der Transfer von der Theorie zur Praxis und umgekehrt im Aufgabenbereich der Studierenden. Diese Transferleistung stellt hohe Anforderungen an sie in Bezug auf ihre Vermittlungs- und Kommunikationskompetenzen. Oft sind die Projekte mit Ende des Moduls nur teilweise oder nicht abgeschlossen. Für eine nachhaltige Gestaltung von Veränderungen ergeben sich daher Folgeprojekte **für die Studierenden zur** weiteren Bearbeitung in ihrem Berufsumfeld. Das kann darauf hinweisen, dass die Praxisentwicklungsprojekte der Studierenden eine hohe Praxisrelevanz aufweisen und einen Nutzen für Patient*innen und Mitarbeitende bringen.

5.4.3 Kompetenzen in der Rolle der Projektleitung

Die Bearbeitung des Praxisentwicklungsprojekts knüpft direkt an die Berufs- und Lebenswelt der Studierenden an, weil sie ein praktisches Thema in einem realen Umfeld bearbeiten. Vor dem konstruktivistischen Hintergrund sind Menschen interaktiv reagierende und selbstständig lernende Individuen und Handlungskompetenzen werden am wirksamsten durch Anwendungsübung und Reflexion angeeignet. Somit kann diese Aufgabe als „situiertes Lernen" (Wildt & Wildt, 2011, S. 14, zitiert nach Turner, 2008) und somit als höchste Stufe der Lernwirksamkeit angesehen werden. Es ist wahrscheinlich, dass reale förderliche und hemmende Einflussfaktoren der Projektarbeit auftreten. Diese Faktoren und der Umgang damit werden in den Lehr- und Lernveranstaltungen an der Hochschule mit den Studierenden bearbeitet. Die Studierenden werden gefördert, eigene Lösungswege und Strategien zu entwickeln und auszuprobieren. In der Bearbeitung und Umsetzung der Praxisprojekte sind zwei Kernkompetenzen von besonderer Relevanz: Leadership und Fazilitation.

5.4.3.1 Leadership

Personzentriertes Leadership in der klinischen Praxis ist komplex und anspruchsvoll, gerade für junge und noch wenig erfahrende Pflegefachpersonen (Cardiff et al., 2018). In unserem Verständnis von Leadership unterscheiden wir zwischen Leadership Kompetenzen mit Fokus auf Patient*innen und Familie sowie im Kontext des Systems (Organisation) (Lamb et al., 2018). APNs müssen fähig sein, Veränderungsprozesse derart zu gestalten, dass sie den Bedarfen und Bedürfnissen der Patient*innen und deren Familien entsprechen und im System eine Auswirkung auf die professionelle Pflegepraxis und die Verbesserung der Qualität der Pflege haben. Dies stellt hohe Anforderungen an die Kommunikation sowie an die Leadership Kompetenzen einer APN. Das Praxisentwicklungsprojekt wird exemplarisch und im kleinen Rahmen umgesetzt und methodisch begleitet. Eine reflektierende Haltung der Studierenden ist ein wichtiger Aspekt zur Entwicklung der Leadership Kompetenzen in der Rolle der Projektleitung. Sie agieren als verantwortliche Person für ihr Vorhaben und stellen sicher, dass im Projekt die relevanten Stakeholder partizipatorisch eingebunden und geeignete Strategien entwickelt und anwendet werden, um die Veränderung nachhaltig und menschlich zu gestalten (Carter & Reed, 2019). Die Lernziele der Module sind im **Kasten 5-6** und in der **Tabelle 5-4** dargestellt.

Kasten 5-6: Lernziele Transfermodul Praxisentwicklung & Leadership

Die Studierenden:

- transferieren Wissen und Kompetenzen zu Projektmanagement, Praxisentwicklung und Leadership in die Praxis
- setzen ein konkret abgegrenztes Projekt gemäß Projektantrag in einem Praxisfeld um
- stellen eine partizipative und personzentrierte Projektarbeit sicher
- nehmen die Rolle als Projektleitung ein und reflektieren die persönlichen Leadership-Kompetenzen
- initiieren und leiten Projektbesprechungen
- kommunizieren inner- und außerhalb des Projektteams angemessen und proaktiv
- erkennen Veränderungen im Projektverlauf rechtzeitig und reagieren entsprechend darauf
- verstehen Evaluation als kontinuierlichen Prozess, wählen sinnvolle Vorgehensweisen zur Evaluation aus und wenden diese im konkreten Projekt an
- schließen das Projekt oder Teile davon ab (Minimalanforderung: abgeschlossene Konzipierung der Veränderung) und verfassen einen Projektergebnisbericht
- präsentieren die Projektergebnisse vor einem Plenum und beantworten kritisch-würdigende Fragen authentisch und kompetent.

Tabelle 5-4: Modulinhalte (Eigendarstellung)

	Praxisentwicklung & Leadership	Transfer Praxisentwicklung & Leadership
Inhalte der Lehr-/Lern-veranstal-tungen	• Methodologie und Methoden der Praxisentwicklung und personzentrierte Modelle	• Prinzipien der Evaluation – Vertiefung und Konkretisierung
	• Grundlagen des Projektmanagement I	• Leadership-Kompetenzen in Advanced Practice Nursing – Rolle als Projektleiter*in
	• Prinzipien der Evaluation	
	• Team- und Arbeitsplatzkultur	
	• Grundlagen des Projektmanagement II	
	• Implementierung von Evidence	
	• Werte und Visionen von Advanced Practice Nursing	
	• Leadership-Kompetenzen in Advanced Practice Nursing	
Fokus und Inhalte der Coachings	*Erstes Coaching:* • Argumentation des Bedarfs für das Projekt • Personzentrierte Perspektive als leitendes Argument in der Projektidee verankert *Zweites Coaching:* • Begründen der Zielsetzung, der Absichten und der Abgrenzungen • Zusammenstellung des Projektteams und Diskussion der Projektstruktur *Drittes Coaching:* • Diskussion der finalen Version des Projektantrags und Klärung letzter Fragen • Ausblick auf das Transfermodul	*Erstes Coaching:* • Projektstart und Planung des weiteren Vorgehens in Abstimmung mit dem Projektzeitplan *Zweites Coaching:* • Reflexion des Projektverlaufs und der Rolle der Projektleiter*in • Planung des Projektabschlusses
Bestand-teile des Modulab-schlusses / Leistungs-nachweises	***Projektantrag*** (schriftliche Einzelarbeit) für ein abgegrenztes Thema mit Entwicklungs- oder Veränderungsbedarf aus Sicht von Patient*innen und/oder Angehörigen. Bedingung: Dass das Projekt in einem beruflichen Umfeld umgesetzt werden kann.	***Projektergebnisbericht*** (schriftliche Einzelarbeit) und komprimierte Darstellung auf einem wissenschaftlichen Poster; ***Präsentation des Posters und Diskussion kritischwürdigender Fragen*** vor einem Plenum (bestehend aus Kommiliton*innen, Modulleiter*innen, Gäste der Institutionen).

5.4.3.2 Fazilitation

In der Praxisentwicklung wird Fazilitation verstanden als Prozess der begleitenden Förderung, Erleichterung oder Ermächtigung (Heron, 1999) und ist ein zentrales Element zur Gestaltung einer personzentrierten Kultur (**Kap. 2**). Die befähigende Begleitung der Studierenden, um sich in ihrem Praxisalltag mit den erlebten Erfahrungen konstruktiv auseinanderzusetzen und um auch in ihrem Praxisentwicklungsprojekt befähigend zu wirken, erfolgt von verschiedenen Seiten. Einerseits findet, wie bereits erwähnt, eine Begleitung im Prozess des Lerninhaltsvermittlung statt, anderseits werden die Studierenden über die beiden Module von „Coaches" begleitet. Diese Coaches erfüllen die Aufgabe der „Fazilitator*innen", verstanden als Personen, welche geprägt durch eigene Erfahrung und selbst-reflektive Auseinandersetzung, Individuen oder Gruppen in Prozessen begleiten. Durch reflektive und befähigende Fragen regen sie Denkprozesse an und fördern das Entwickeln von Lösungen in individuellen Situationen. Sie verfügen über ein Repertoire an Interventionen und Strategien und begleiten die Student*innen über den gesamten Prozess. Sie fördern in den Coaching-Sessions ein kollegiales Feedback zwischen den Studierenden, sodass ein gemeinsames und transformationales Lernen ermöglicht wird. In beiden Modulen finden regelmäßige Coaching-Sessions in Kleingruppen statt. (**Kasten 5-6**).

Ebenso findet Fazilitation in den Institutionen der Studierenden statt. Dieser Faktor ist vonseiten der Modulleitung weniger plan- oder vorhersehbar, jedoch nicht weniger wichtig für die Lernwirksamkeit und den Erkenntnisprozess der Studierenden. Wir fördern eine transparente Kommunikation zwischen Hochschule und involvierten Personen aus den Institutionen, indem wir über Lernziele, Aufträge sowie über die Absichten der Module informieren und Erfahrungen austauschen. Im Einzelfall kommunizieren Studierende, Modulleitungen und Begleitpersonen aus der Institution über spezifische Fragen oder Ereignisse in der individuellen Situation. Es geht darum, die Anforderungen der Hochschule an den individuellen Kontext des jeweiligen Umfelds der Student*in abzugleichen. Auf einer Metaebene steht an dieser Stelle die Person Student*in im Zentrum. Der Effekt dieser befähigenden Begleitung auf die Kompetenzen der Studierenden selbst als Fazilitator*innen zu wirken, zeigt sich in der retrospektiven Reflexion der Prozesse.

5.4.4 Praxisentwicklungsprojekte – zwei Beispiele

Zur Veranschaulichung der bisherigen Ausführungen skizzieren wir nachfolgend zwei Praxisentwicklungsprojekte der Studierenden.

Beispiel 1: Orientierungsförderung im gerontopsychiatrischen Setting

Worum geht es?
In diesem Praxisentwicklungsprojekt verfolgte die Studentin die Absicht, die Patient*innen der gerontopsychiatrischen Abteilung in ihrer Orientierung zu unterstützen und damit das Delirrisiko nachhaltig zu senken. Dazu wurden basierend auf einem bestehenden Delirkonzept präventive Maßnahmen entwickelt und der Informationsfluss bezüglich Orientierungshilfsmitteln der Patient*innen im Team verbessert (**Abb. 5-15**). Nach einer Analyse der aktuellen Prozesse auf der Abteilung mit Beobachtungen und Gesprächen hinsichtlich präventiver Maßnahmen sowie einer Literaturrecherche fand eine Einschätzung der Situation im Projektteam statt. Zur Sensibilisierung auf eine personzentrierte Betreuung von Patient*innen und zur gemeinsamen Zielfindung wurden im Projektteam die eigenen Annahmen reflektiert. Gemeinsam entwickelte das Projektteam anschließend nicht-pharmakologische Maßnahmen zur Orientierungsförderung.

Orientierungsförderung im gerontopsychiatrischen Setting

1 Ausgangslage

Die Klinik für Alterspsychiatrie (KAP) gehört zu einer Universitären Psychiatrie in der Schweiz und ist für die Versorgung von über 65-jährigen, psychisch kranken Personen verantwortlich. Die Behandlungsschwerpunkte der entsprechenden Station liegen in den Bereichen Demenz und Delir. Das im Herbst 2018 von der KAP verabschiedete Delirkonzept[1] zeugt von einer hohen Relevanz der Delirprävention im Setting der Alterspsychiatrie. Das Konzept beschreibt Assessmentinstrumente, nichtpharmakologische pflegerische Interventionen und Präventionsmassnahmen in der Betreuung Delir gefährdeter Personengruppen.

Im Praxisfeld des stationären Settings zeigt sich dennoch, dass die Patientinnen und Patienten der KAP noch nicht vollumfänglich von den orientierungsfördernden Massnahmen, welche die Literatur empfiehlt und im Delirkonzept beschrieben sind, profitieren.

2 Ziele

Absicht des Praxisentwicklungsprojekts ist es, durch orientierungsfördernde Massnahmen Patientinnen und Patienten in ihrer Orientierung zu unterstützen, das Risiko eines Delirs zu minimieren und den Genesungsprozess zu fördern.

Die daraus abgeleiteten Ziele beinhalten die Einbettung orientierungsfördernder Elemente in die stationäre Umgebungsgestaltung sowie die Verbesserung des Informationsflusses betreffend Orientierungshilfen von Patientinnen und Patienten.

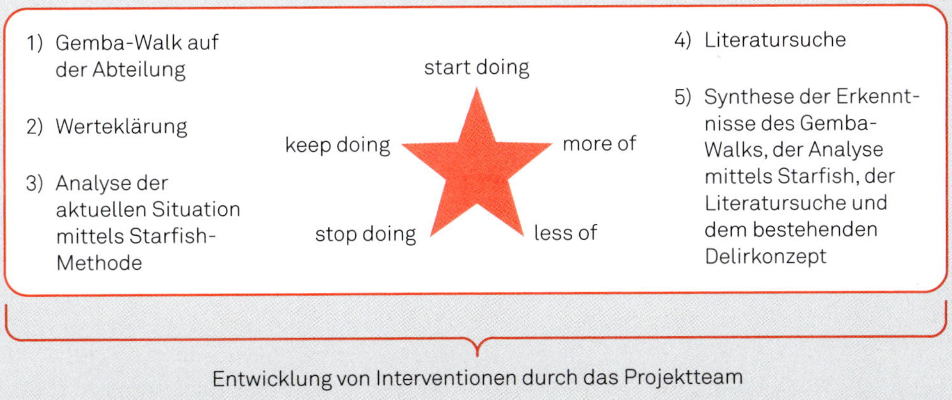

Abbildung 5-14-1: Vorgehen im Projekt

3 Methode

Das Projekt orientiert sich an der Methodologie und Methoden der Praxisentwicklung[2], Evidence-based Practice nach Rycroft-Malone[3]: sowie dem Bezugsrahmen PARIHS[4]. Das Vorgehen des Projektteams ist in Abbildung 5-14-1 ersichtlich.

Abbildung 5-15: Orientierungsförderung im gerontopsychiatrischen Setting (Eigendarstellung)

4 Ergebnisse

Output

Orientierungsfreundlichere Umgebung für Personen mit kognitiven Einschränkungen:

- Türen zu Patientenzimmern sind mit einfachen und kontrastreichen Symbolen beschriftet
- Alle Zimmer und öffentlichen Räume sind mit Kalendern und Uhren ausgestattet

Gestaltung des Stationskorridors im Sinne eines demenzsensiblen Settings ist initiiert:

- Weniger schriftliche Informationen
- Mehr haptische und taktile Angebote in Form individuell gestaltbarer Magnetwände

Ein effizienter und effektiver interprofessioneller Informationskanal zu persönlichen Hilfsmitteln wurde geschaffen:

- Tageseinsatzplan beinhaltet aktuelle Informationen zu persönlichen Hilfsmitteln von Patientinnen und Patienten

Prozess

- Projektablaufplan und Termine wurde eingehalten und das Projekt termingerecht abgeschlossen
- Störfaktoren verzögerten zeitweise den Prozess (bspw. personelle Engpässe aufgrund der Pandemie)
- Projektkernteam: Zuverlässige Teilnahme an allen Meetings und fristgerechte Umsetzung der Aufgaben

5 Schlussfolgerung & Empfehlung

Die konstruktive und inspirierende Zusammenarbeit innerhalb des Projektteams lässt ein hohes Potenzial, sowohl für die personzentrierte und evidenzbasierte Praxisentwicklung als auch für orientierungsfördernde Veränderungen innerhalb der KAP erkennen.

Der wünschenswerte partizipative Prozess verfügt aber auch über Potenzial, den Fokus zu verlieren. Um die Methoden zu verbinden und in Einklang zu bringen bedarf es Leadership. Im Umgang mit unbekannten Variablen und Störfaktoren zeigen sich Flexibilität, Geduld und Hartnäckigkeit als förderlich.

Das Bewusstsein für gemeinsame Werte sowie die Setzung gemeinsamer Ziele innerhalb der KAP sollten weiter vorangetrieben werden, um die Leistungskraft der Mitarbeitenden im Sinne einer nachhaltigen Praxisentwicklung auszuschöpfen.

Literaturangaben

1. Freyer, S., Holzer-Pruss, C. & Vögeli, S. (2018). *Delirkonzept KAP: Pflegerischer Umgang mit den Krankheitsphänomenen bei Delir*. Zürich.
2. Dewing, J., McCormack, B. & Titchen, A. (2015). *Practice Development Workbook for Nursing, Health and Social Care Teams*. John Wiley & Sons, Ltd.
3. Rycroft-Malone, J., Seers, K., Titchen, A., Harvey, G., Kitson, A. & McCormack, B. (2004). What counts as evidence in evidence-based practice? *Journal of advanced nursing*, 47(1), 81–90.
4. Rycroft-Malone, J. (2004). The PARIHS framework – a framework for guiding the implementation of evidence-based practice. *Journal of nursing care quality*, 19(4), 297–304.

Abbildung 5-15: (Fortsetzung)

Was zeigt das Beispiel in Bezug auf Praxisentwicklung, Leadership und Personzentriertheit?
Es zeigt, dass das Reflektieren und Explizieren von gemeinsamen Werten zu einer personzentrierten Haltung führen kann. Der Prozess der Werteklärung ist sehr zeitaufwändig, aber lohnenswert und wertvoll für die Zusammenarbeit im (interprofessionellen) Team. Weiter wird transparent, dass Praxisentwicklung eine wichtige Aufgabe der APN ist und Leadership-Kompetenzen erfordert. Die Ansprüche an eine APN in diesem Bereich sind sehr hoch und erfordern ein hohes Maß an Kommunikations- und Methodenkompetenzen.

Beispiel 2: Förderung des Selbstmanagements bei Personen nach einer Augenoperation

Worum geht es?
Absicht dieses Praxisentwicklungsprojektes war die Förderung des Selbstmanagements bei Personen nach einer Augenoperation. Ausgehend von Interviews mit Patient*innen und verschiedenen Personen aus dem Behandlungsteam und einer kritischen Betrachtung des aktuellen Prozesses, wurden Informationen und Vorgehensweisen zur Applikation von Augentropfen und -salben entwickelt. Sie werden zusammengefasst in einem Merkblatt/Flyer präoperativ abgegeben (**Abb. 5-16**). Als Folge des Praxisentwicklungsprojekts zeigte sich der Bedarf für eine kontinuierliche Begleitung dieser Personen durch eine APN über den gesamten perioperativen Prozess hinweg.

Was zeigt das Beispiel in Bezug auf Praxisentwicklung, Leadership und Personzentrierung
Bedürfnisse der betroffenen Personen und institutionelle/organisatorische Strukturen divergieren teilweise. Eine APN kann die richtige Person sein, dies zu erkennen, um die Hürden und Probleme für die Betroffenen gemeinsam mit allen involvierten Personen anzugehen. Ihr kommt damit eine wichtige Aufgabe in der kontinuierlichen Begleitung der betroffenen Person im Umgang mit Auswirkungen von Erkrankung und Therapien während des Trajekts zu.

5.4.5 Kritische Reflexion

Die Prinzipien und Methoden der Praxisentwicklung unterstützen den Wandel von Kultur und Kontext am Arbeitsort durch einen kreativkritischen, innovativen und systemischen Ansatz. Zur Erreichung wirksamer Veränderung und Entwicklung bedarf es der Transformation und Rekonstruktion (reframing) der Lernerfahrung (Regan, 2012). Um in einen reflexiven Diskurs zu treten, müssen wir die als gegeben geltenden Annahmen und Überzeugungen auf kognitiver Ebene und auf der Handlungsebene kritisch hinterfragen (Kitchner, 1983). Durch transformatives Lernen als Form der Problemlösung kann es gelingen, vorgefasste Interpretationen auf einer weiterführenden, erkenntnistheoretischen Stufe weiterzuentwickeln (Mezirow, 2000).

Um die transformative Lernerfahrung sowohl bei den Studierenden als auch bei den Modulleiter*innen zu fördern, wählten wir als Methode die kritische Reflexion nach (Mezirow, 1990). Nach dieser Methode werden unterschiedliche Dimensionen einer Handlung berücksichtigt: Inhalt, Prozess und Handlungsprämissen. Dies unterstützt die kritische Selbstreflexion und die Auseinandersetzung mit den eigenen Annahmen. Nachfolgend soll das Konglomerat der Reflexion aus Sicht der Studierenden und der Modulleitungen dargestellt werden. Auf die Beschreibung der Handlungs- und Prozessebene verzichten wir an dieser Stelle, da diese bereits in den vorherigen Kapiteln ausführlich erläutert wurden.

Förderung des Selbstmanagements bei Personen nach einer Augenoperation

1 Ausgangslage

Patientinnen und Patienten mit Augenerkrankungen müssen sich nach einem operativen Eingriff für einige Wochen Augentropfen und -salben verabreichen. Eine korrekte Applikation dient der Vermeidung von postoperativen Komplikationen (1). Die betroffenen Patientinnen und Patienten applizieren sich die Augenmedikation nach dem stationären oder ambulanten Aufenthalt in der Augenklinik meist selbständig oder mit Unterstützung einer Bezugsperson. Sie werden von diplomierten Pflegefachpersonen zur Augentropfenverabreichung angeleitet. Die Anleitungen finden aufgrund der kurzen Aufenthalte oft unter Zeitdruck statt. Die klinische Erfahrung sowie Erkenntnisse aus der Literatur zeigen, dass der Wissensstand der Betroffenen und das Üben der korrekten Verabreichungstechnik Voraussetzungen für eine korrekte Augentropfenapplikation sind (2, 3). Wegen den knappen zeitlichen Bedingungen scheint es in der betreffenden Augenklinik, trotz der bestmöglichen Umsetzung der hausinternen Handlungsanweisung zur Tropfeninstruktion, in diesem Bereich Optimierungsbedarf zu geben.

2 Ziel

Das Hauptziel dieses Praxisentwicklungsprojektes ist die Entwicklung einer Mikro-Intervention, um Patientinnen und Patienten mit Augenerkrankungen und deren Angehörigen mehr Sicherheit zu vermitteln bezüglich einer korrekten Augentropfenapplikation. Die Mikro-Intervention soll folgende Punkte erfüllen:

- Sie stellt eine Ergänzung und einen Mehrwert dar zu der bestehenden Handlungsanweisung.
- Die Integration der Mikro-Intervention in bereits vorhandene Konzepte und Standards des betreffenden Spitals ist gewährleistet.
- Sie orientiert sich an Evidence-based Practice.

3 Methode

Methodischer Ansatz
Beachtung der Prinzipien der Praxisentwicklung (4) durch:

- Personzentrierung: Die Instruktion soll auf die Bedürfnisse der Betroffenen und durchführenden Pflegefachpersonen abgestimmt sein.
- Befähigung der Patientinnen und Patienten
- Einbezug der vier Quellen der Evidenz nach Rycroft-Malone et al. (5).

Vorgehen

- Qualitative, leitfadengestützte Interviews mit einem Pflegeteam, Leitungspersonen, Fachverantwortlichen, einem Oberarzt der Augenklinik und Betroffenen.
- Synthese der erhobenen Daten mit den bestehenden hausinternen Handlungsanweisungen, Patienteninformationsmaterialien, Konzepten und Erkenntnissen einer Literaturrecherche.
- Entwicklung der Mikro-Intervention basierend auf der Synthese aller erhobenen Daten.

Abbildung 5-16: Förderung des Selbstmanagements bei Personen nach einer Augenoperation (Eigendarstellung)

4 Ergebnisse

Abbildung 5-16-1 zeigt die verschiedenen Situationen, in denen sich Patientinnen und Patienten Augenmedikamente verabreichen müssen und die dazu gewonnen Erkenntnisse (rechte Spalte). Im Edukationsprozess wurde eine Lücke identifiziert (schwarzer Balken in Abbildung 5-16-1).

Erstellung eines Merkblattes
Als Antwort auf die erkannte Lücke wurde ein Merkblatt zur korrekten Applikation der Augenmedikation erstellt. Dieses wird den Betroffenen nun präoperativ, zusammen mit dem Operationstermin, mit nach Hause gegeben. Es basiert auf vorhandenen Patientenedukationsmaterialien der Augenklinik, der Expertise von Ärztinnen und Ärzten und Pflegefachpersonen und Ergebnissen einer Literaturrecherche. Für die Berücksichtigung der Patientenpräferenzen wurde es vorhergehend in einem Pilotversuch mit einem Patienten und einer Angehörigen getestet.

5 Diskussion und Schlussfolgerungen

Die entwickelte Mikro-Intervention kann als erster Schritt zur Schliessung der Lücke im Edukationsprozess betrachtet werden. Eine schriftliche Intervention erschien sinnvoll, weil sie für einen Grossteil der Betroffenen zugänglich ist. Zudem wurden die Projektressourcen eingehalten. Ideen für Folgeprojekte wären die Erstellung eines Edukationsvideos und die Implementierung einer präoperativen pflegerischen Sprechstunde.

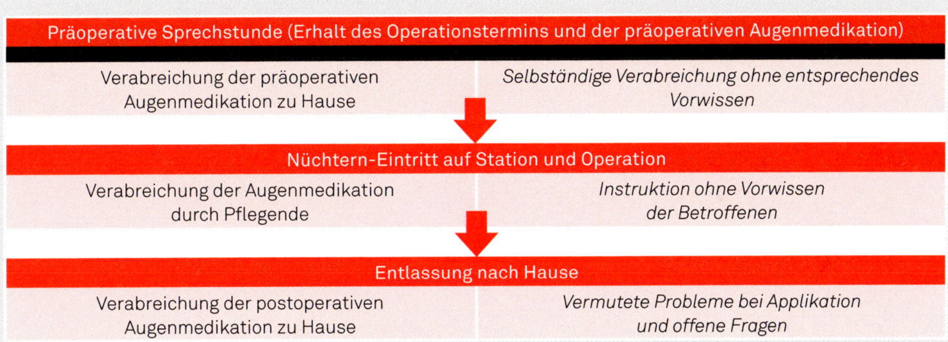

Abbildung 5-16-1: Lücke Im Edukationsprozess

Literaturangaben

1. Geyer, O., Bottone, E. J., Podos, S. M., Schumer, R. A. & Asbell, P. A. (1995). Microbial contamination of medications used to treat glaucoma. *The British journal of ophthalmology*, *79*(4), 376–379. https://doi.org/10.1136/bjo.79.4.376
2. Waterman, H., Evans, J. R., Gray, T. A., Henson, D. & Harper, R. (2013). Interventions for improving adherence to ocular hypotensive therapy. *The Cochrane database of systematic reviews*, (4), CD006132. https://doi.org/10.1002/14651858.cd006132.pub3
3. Tatham, A. J., Sarodia, U., Gatrad, F. & Awan, A. (2013). Eye drop instillation technique in patients with glaucoma. *Eye, 27*(11), 1293–1298. https://doi.org/10.1038/eye.2013.187
4. McCormack, B., Manley, K. & Titchen, A. (2013). *Practice development in nursing* (2nd ed.). John Wiley & Sons.
5. Rycroft-Malone, J., Seers, K.,. Titchen, A., Harvey, G., Kitson, A. & McCormack, B. (2004). What counts as evidence in evidence-based practice? *Journal of advanced nursing, 47*(1), 81–90. https://doi.org/10.1111/j.1365-2648.2004.03068.x

Abbildung 5-16: (Fortsetzung)

5.4.5.1 Bewusstseins-Ebene

Was ist uns bewusst geworden?

Umsetzung des Praxisentwicklungsprojektes aus Sicht der Studierenden

- „Ich generierte einen Wissenszuwachs im Bereich Projektmanagement, aber auch in Abläufen und Vorgängen der Institution."
- „Auch in ein kleines Projekt sind viele Personen involviert, die Rücksprachen mit allen Stakeholdern benötigt viel Zeit."
- „In der Zusammenarbeit im Projektteam kann es zu unerwarteten Dynamiken kommen."

Planung und Durchführung der Module

- Lernwirksamkeit wird nur erreicht durch die Verbindung theoretischer Inhalte mit den lebensweltlichen Erfahrungen der Personen, um die es geht.
- Es gibt positive und schwierige Erfahrungen, beide haben das Potenzial zur lernwirksamen Transformation.
- Studierende brauchen eine hohe Sozialkompetenz, insbesondere in der Kommunikation und Interaktion, sie benötigen eine hohe Reflexionskompetenz aber auch Fach- und Methodenkompetenzen.
- Die Heterogenität der Studierenden ist positiv – durch den Austausch in der Gruppe entsteht eine Lernkultur unter Personen, die in der gleichen Lage sind.
- Eine engmaschige und kontinuierliche Begleitung der Studierenden über beide Module hinweg ist unabdingbar.
- Die Intensität und Inhalte dieser Begleitung sind sehr individuell und variieren je nach Erfahrungen der Studierenden, Interessen der involvierten Stakeholder und Unterstützung der Studierenden in den Institutionen.

Aufgaben-, Kompetenz- und Verantwortungsbereiche von APNs

- Die Fähigkeit, sich auf Beziehungen zu Menschen (Patient*innen, Angehörige, Berufskolleg*innen) einzulassen und diese ziel- und adressatengerecht zu gestalten, ist elementar und Bedarf im Studium der Begleitung durch verschiedene Fazilitator*innen.
- Es wird eine hohe Kommunikationskompetenz, Fachwissen, ein Repertoire an Methoden, kreative Lösungsansätze und die Fähigkeit zur Selbstreflexion benötigt.
- Wichtige Eigenschaften einer APN sind Mut, Empathie, Durchhaltevermögen und Kreativität.

5.4.5.2 Affektive Ebene

Welche Gedanken und Gefühle hatte ich?

Umsetzung des Praxisentwicklungs-Projektes aus Sicht der Studierenden

- „Das zeitweise alleinige Arbeiten am Projekt, ohne Team wurde als demotivierend empfunden."
- „Das Gefühl, allein zu sein im Umgang mit Störungen."
- „Freude über die aktive und zuverlässige Zusammenarbeit im Projektteam."
- „Befriedigung und Stolz über das Ergebnis."
- „Ermutigung, weitere Projekt zu initiieren."

Planung und Durchführung der Module

- Unsicherheit bezüglich der Heterogenität der Gruppe, der unterschiedlichen Erfahrungen der Studierenden.
- Ungewissheit in Bezug auf die vielen verschiedenen involvierten Akteur*innen. Nicht vorhersehbare, nicht plan- und kontrollierbare Faktoren.
- Respekt, ob es gelingt, den Studierenden die Leitidee plausibel zu machen und die Frage, ob es gelingt, Entwicklungen in der klinischen Praxis anzuregen.
- Freude und Stolz als sich zeigte, dass die Aufgabe die Selbstwirksamkeit der Studierenden bestärkte und einen wirksamen (weil am eigenen Leib erlebten) Lern- und Reflexionsprozess in Gang setzte.

- Hoffnung, dass die Absolventinnen und Absolventen des Masterstudiengangs Pflegewissenschaft als autonom agierende APNs die klinische Praxis kompetent und autonom mitgestalten können.
- Eine gewisse Angst, dass die Komplexität der Aufgabe den Rahmen des machbaren sprengen könnte und Studierende oder Modulleitung überfordern könnte.

5.4.5.3 Bewertende Ebene

Was war hilfreich, weniger hilfreiche in Bezug auf Gedanken/Gefühle?

Umsetzung des Praxisentwicklungs-Projektes aus Sicht der Studierenden

- „Der Austausch mit anderen Personen, sei es im Betrieb oder an der Hochschule, z. B. in den Coaching-Sessions, war sehr hilfreich."
- „Der Gedanke, dass im Projektmanagement nie alle Variablen bekannt sind und man sich deshalb nicht ärgern soll, war hilfreich und entlastend und führte zu einer Motivation, diese unbekannten Variablen erfolgreich zu integrieren."
- „Theorien und Methoden unterstützten die Umsetzung in der Praxis."

Planung und Durchführung der Module

- Hilfreich war die stetige Auseinandersetzung, die Diskussionen und Reflexionen mit den verschiedenen involvierten Personen. Besonders erkenntnisreich waren schriftlich festgehaltene Gedanken, kollaborative Produkte aus den Lehr-/Lernveranstaltungen (z.B. Hoffnungen, Befürchtungen, Erwartungen oder Produkte gemeinsamer Reflexionen).
- Die Unsicherheiten und ungewissen Faktoren waren auch hilfreich, weil sie stetig wachsam machten und sofort auf Einflussfaktoren reagiert werden konnte.
- Die Begleitung bei der Modulentwicklung und bei der ersten Durchführung der Module durch eine Mentorin mit Erfahrung in personzentrierter Praxisentwicklung war sehr wertvoll und gab uns Sicherheit und Mut bei der Durchführung der Module und Begleitung der Studierenden.

5.4.5.4 Konzeptuelle/theoretische Ebene

Welche konzeptuellen oder theoretischen Ansätze sind bewusst geworden?

Umsetzung des Praxisentwicklungs-Projektes aus Sicht der Studierenden

- „Im Verlauf des Projektes ist mir vor allem das Konzept der Personzentrierung bewusst geworden. Die Erhebung der verschiedenen Quellen der Evidenz zeigte mir, dass für die erfolgreiche Entwicklung einer Intervention die Bedürfnisse der Betroffenen (Patient*innen und Angehörige) ebenso wichtig sind wie die der umsetzenden Personen (Pflege- und andere Gesundheitsfachpersonen). Nur unter Einbezug aller Sichtweisen und der sorgfältigen Untersuchung des ganzen Versorgungsprozesses kann der wirkliche Bedarf für eine Veränderung festgestellt werden."
- „Mir wurde bewusst, wie das Konzept Advanced Nursing Practice mit der Methodologie der personzentrierten Praxisentwicklung und der evidenzbasierten Pflege zusammenhängt. Dieses Bewusstsein unterstützt mein Verständnis für die Rolle, Funktion und Aufgaben einer APN in meinem beruflichen Setting."

Planung und Durchführung der Module

Die Studierenden befinden sich in unterschiedlichen transformativen Phasen ihrer beruflichen Entwicklung. Diese Heterogenität ist sehr wertvoll für die Gruppe und fördert eine gemeinsame Lernkultur. Im Hinblick auf die Entwicklung von Leadership Kompetenzen zeigt sich, dass dies einer bestimmten Reife und Reflexionsfähigkeit bedarf. Es ist daher sehr wichtig, die Kompetenzstufen der Studierenden zu berücksichtigen und die Begleitung diesen anzupassen, um die Studierenden nicht zu überfordern (Benner, 1984), insbesondere da der Prozess der Kompetenzentwicklung nicht linear verläuft und sehr dynamisch ist (Brykczynski, 2019). Eine kontinuierliche Begleitung durch Mentor*innen unterstützt die Studierenden dabei, ihre Fähigkeiten und ihr Wissen weiterzuentwickeln, mit herausfordernden Situationen umzugehen und bei der kritischen Selbstreflexion sowie im Umgang mit (Selbst-)Zweifeln (Gazaway et al., 2019). Coaching-Konzepte und kollegiale Beratungen erscheinen uns als lernwirksame Methoden für die Kompetenzentwicklung der Studierenden. Diese sind weiter auszubauen und zu verankern, um auch die Person der Student*in innerhalb ihres Studiums und ihre Individualität ins Zentrum zu stellen und sie bei ihrer persönlichen und beruflichen Entfaltung zu unterstützen.

Aufgaben-, Kompetenz- und Verantwortungsbereiche von APNs
Pflegefachpersonen, die sich zur Pflegeexpertin entwickeln, erlangen Autonomie, Selbstbewusstsein und expertenhafte Kompetenz in ihrem pflegerischen Handeln und fördern damit die personzentrierte Kultur. Eine persönliche Weiterentwicklung im Sinne einer Emanzipation sowie das Einstehen für die Anliegen und Bedürfnisse der Patient*innen sind Ergebnis dieser Expertise und des Könnens. Pflegehandeln wird zur Kunst.

5.4.6 Fazit

APNs agieren als Schlüsselpersonen für die Gestaltung von Wandel im Gesundheitswesen. Die Anforderungen diesbezüglich sind hoch, deswegen ist es grundlegend, dass die Student*innen in ihren Leadership- und Fazilitation-Kompetenzen gefördert werden. Die Methodologie und Prinzipien der Praxisentwicklung geben einen Rahmen und unterstützen APNs dabei, sich den Herausforderungen im Arbeitsalltag zu stellen und Veränderungen nachhaltig zu implementieren mit dem Fokus, die Betreuungsqualität für Patient*innen und Angehörige und die Arbeitsqualität für Gesundheitsfachpersonen zu erhöhen. Ein Verständnis für personzentrierte Gesundheitsversorgung sollte daher gefördert und entwickelt und als Leitidee im gesamten Studiengang verankert sein. Mentoring und Coaching sind wichtige pädagogische Konzepte zur Förderung von Autonomie, Emanzipation und Professionsentwicklung.

5.5 Theaterpädagogische Workshops mit Personen mit Demenz

Angela Schnelli

Gemäß Alzheimer Schweiz (2020) lebten im Jahr 2020 144 300 Menschen mit Demenz in der Schweiz und rund 40 % von ihnen leben in einer Institution. Demenzen sind auch von nicht-kognitiven Symptomen begleitet, wie expressiven oder „herausfordernden" Verhaltensweisen. In der Medizin und Forschung wird für die Beschreibung dieser Verhaltensweisen häufig die Begrifflichkeit „Behaviorale und Psychologische Symptome", kurz BPSD verwendet. Etwa zwei Drittel der Personen mit Demenz zeigen im Verlauf ihrer Erkrankung BPSD (Lyketsos et al., 2000; Savaskan et al., 2014). Dazu gehören neben Apathie und Depressionen u. a. auch agitierte Verhaltensweisen, Wahn, Halluzinationen sowie aggressive Verhaltensweisen oder Angst (Savaskan et al., 2014). BPSD sind sowohl für die Personen mit Demenz als auch für die formell und informell Pflegenden eine große Belastung. In der Fachliteratur werden verschiedene Ansätze zum Umgang mit herausfordernden Verhaltensweisen, zu denen auch aggressive Verhaltensweisen von Personen mit Demenz gehören, beschrieben. In der Leitlinie zur Diagnostik und Therapie von BPSD finden sich verschiedene Empfehlungen für nichtpharmakologische und pflegerische Interventionen, die bei BPSD eingesetzt werden können (Savaskan et al., 2014). Zu den empfohlenen Ansätzen gehören die verstehende Diagnostik (in diesem Kontext die Anwendung des NDB-Modells), Validation, Fallgespräche, Basale Stimulation, Fallgespräche und Bewegungsförderung. Diese Empfehlungen decken sich mehrheitlich mit den Rahmenempfehlungen zum Umgang mit herausforderndem Verhalten bei Menschen mit Demenz in der stationären Altenhilfe (Bartholomeyczik et al., 2006). In einer Übersichtsarbeit zu nicht-pharmakologischen Interventionen zur Behandlung von BPSD wurden Musiktherapie und Verhaltensmanagementtechniken (individuelle Analyse des Verhaltens und Erarbeitung individueller Strategien und Kommunikationstechniken) als effektiv bei der Reduktion von BPSD beschrieben (Abraha et al., 2017). Positive Effekte auf BPSD, insbesondere auf aggressive Verhaltensweisen, scheinen auch Ansätze der personzentrierten Pflege (PZP) zu haben (Abraha et al., 2017; Ballard et al., 2018; Jutkowitz et al., 2016; Kim & Park, 2017). Es gibt verschiedene Ansätze der personzentrierten Pflege, die Bekanntesten basieren auf den Ausführungen von Kitwood (2019), beziehungsweise von McCormack und McCance (2016).

5.5.1 Bezugsrahmen der personzentrierten Pflege

Personzentrierte Pflege nach Kitwood (2019) ist die am weitesten verbreitete Theorie der Personzentrierung im Bereich „Pflege von Menschen mit Demenz". Kitwood (2019) beschreibt die personzentrierte Pflege im Kontext der Pflege und Betreuung von Menschen mit Demenz. Er bezeichnet Handlungen, die Personen mit Demenz degradieren oder entwerten als maligne Sozialpsychologie. Diese depersonalisierenden Handlungen, beispielsweise Infantilisieren, Etikettieren, Vorenthalten, Ignorieren oder Zwingen, sind oftmals gar nicht negativ intendiert. Mit diesen Handlungen ist jedoch gemäß Kitwood (2019) die Gefahr verbunden, dass Menschen mit Demenz nicht als Personen mit Rechten und Fähigkeiten angesehen werden. Die PZP nach Kitwood basiert auf dem dialogischen Prinzip nach Buber, wonach eine wechselseitige Beziehung dann zustande kommt, wenn eine symmetrische Auseinandersetzung mit dem Gegenüber stattfindet, im Sinne einer gleichrangigen Interaktion zwischen zwei Subjekten (Buber, 2002). Weiter orientiert sich die PZP an den Ideen von Rogers (2013) zur klientenzentrierten Therapie. Gemäß Rogers (2013) ist eine verstehende, akzeptierende und wertschätzende, beziehungsweise nicht-wertende Begegnung die Voraussetzung für eine heilende Beziehung, die der Person mit Demenz das Personsein ermöglicht (Rogers, 2013). Das Personsein kann folgendermaßen verstanden werden:

„Stand, der dem einzelnen Menschen im Kontext von Beziehung und sozialem Sein von anderen verliehen wird. Er impliziert Anerkennung, Respekt und Vertrauen" (Kitwood, 2019, S. 31).

Die PZP nach Kitwood (2019) stellt die Auseinandersetzung mit der Person in den Vordergrund, anstelle der Fokussierung auf biomedizinische Aspekte und Einschränkungen. Dies hat zur Folge, dass Verhaltensweisen von Personen mit Demenz nicht pathologisiert werden sollen, sondern als Reaktion einer in der Interaktion vorhergehenden Aktion des Gegenübers. Verhaltensweisen sollten folglich als Interaktionsstrategien akzeptiert und mit einem verstehenden Zugang betrachtet werden. Kitwood (2019) beschreibt zudem, dass sich die Grundbedürfnisse von Personen mit Demenz nicht von denen von Personen ohne Demenz unterscheiden: Trost, Primäre Bindung, Einbeziehung, Beschäftigung und Identität. Brooker (2004) operationalisierte die PZP nach Kitwood und entwickelte das VIPS-Modell: *Valuing People with dementia* steht für die Wertschätzung, die Personen mit Demenz entgegen gebracht werden soll und die Sensibilität für das

Vermeiden von depersonalisierenden Handlungen. Auch das Bestärken vorhandener Ressourcen und sorgfältige Ausführung aller pflegerischer und betreuerischer Tätigkeiten bei Personen mit Demenz. *Individualised Care* steht für die individualisierte Pflege, wo die Autonomie der Personen mit Demenz sorgfältig gewahrt wird, ohne die Fürsorgepflicht zu vernachlässigen. Individualisierte Pflege berücksichtigt lebensgeschichtliche Aspekte genauso wie aktuelle Bedürfnisse und Strategien. *Personal Perspective* meint die Annäherung an die Perspektive der Person mit Demenz und sie als semiotische Subjekte anzuerkennen. Damit ist gemeint, dass nach der Bedeutung des Verhaltens der Personen mit Demenz gesucht wird und auch herausfordernde Verhaltensweisen als Art der Kommunikation angesehen werden. *Social Environment* bezeichnet den ressourcenfördernden Einbezug in die soziale Umgebung. Dazu gehört auch, den Personen mit Demenz ein Zugehörigkeitsgefühl sowohl zum direkten sozialen Kontext als auch zur Gesellschaft zu ermöglichen(Brooker, 2004). Der personzentrierte Pflegeansatz nach McCormack und McCance (2016) basiert auf den Überlegungen und Ausführungen von Kitwood und operationalisiert diese. Die Implementierung personzentrierter Pflege ist herausfordernd, da sie keinem klar definierten Prozess folgt, sondern verschiedene Praktiken, Haltung und strukturelle Voraussetzungen verbindet (Ballard et al., 2018) und die Entwicklung einer personzentrierten Kultur erfordert (Manley, 2016). Ein wichtiger Aspekt in der Entwicklung personzentrierter Kultur ist die Etablierung von effektiven Beziehungen, sowohl zwischen Pflegepersonal und Bewohner*innen als auch im Pflegeteam (Manley, 2016). Zur Etablierung effektiver Beziehungen gehört auch die Fähigkeit der Pflegepersonen sich selbst und ihre Werte zu reflektieren und sich damit auseinanderzusetzen (Manley, 2016). Hinzu kommt, dass Interaktionskompetenzen als Teil personzentrierter Pflege in der Pflege von Menschen mit Demenz von größter Bedeutung sind (Ballard et al., 2018). Ebendiese Aspekte Interaktion, Beziehungsaufbau und Selbstreflexion könnten u.a. durch theaterpädagogische Methoden adressiert werden. Diese Idee wurde in einer Langzeitpflegeinstitution in der Schweiz aufgenommen und weiterverfolgt. Vor der Konkretisierung wurde eine orientierende Recherche zu kreativen Ansätzen in der Arbeit mit Menschen mit Demenz durchgeführt.

5.5.2 Ein kreativer Ansatz zur Förderung von PCP

Studien, die explizit die Durchführung theaterpädagogischer Workshops mit Menschen mit Demenz unter dem Fokus der personzentrierten Pflege untersuchen, liegen aktuell keine vor. Verschiedene Untersuchungen und Erfahrungsberichte zeigen jedoch auf, dass sich kreative Ansätze in der Arbeit mit Personen mit Demenz positiv auswirken können. Die Untersuchung von Tischler et al. (2019) liefert Hinweise darauf, dass Kunstworkshops, u.a. Theaterworkshops die Integration von Personen mit Demenz in die Gruppe und gemeinsames Lernen ermöglichen. Eine weitere Untersuchung aus dem Jahr 2011 zeigt, dass theaterbasierte Interventionen einen positiven Effekt auf die Lebensqualität von Menschen mit Demenz haben können (van Dijk et al., 2012). Die Untersuchung von Guzman et al. (2017) liefert Hinweise dafür, dass Interaktionstraining, das theaterbasierte Elemente beinhaltet, sich positiv auf die Interaktion mit Bewohner*innen auswirken kann. Diese Hinweise aus der Literatur erlauben die Annahme, dass Theaterworkshops die personzentrierte Kultur auf einem Wohnbereich für Menschen mit Demenz, beziehungsweise das Wohlbefinden der Personen mit Demenz positiv beeinflussen könnten.

5.5.2.1 Die Entstehung der Idee

Die bisherigen Ausführungen verdeutlichen die folgenden Hinweise:

- Theaterpädagogische Workshops könnten sich positiv auf Personen mit Demenz auswirken.
- Theaterpädagogische Workshops könnten möglicherweise dazu beitragen, personzentrierte Haltung und Interaktion in einem Pflegeteam weiterzuentwickeln und zu etablieren.

Diese Überlegungen gingen der Organisation und Durchführung eines theaterpädagogischen „Probeworkshops" auf einem offenen Wohnbereich für Personen mit Demenz in einer Langzeitpflegeinstitution voraus. Vorangegangen war jedoch noch eine weitaus wichtigere Entwicklung. In der besagten Langzeitpflegeinstitution wurde das Thema „Märchen" auf übergeordneter Ebene aufgenommen. Das heißt. Während eines Monats fanden verschiedene Veranstaltungen in der Institution zum Thema „Märchen" statt. Ursprünglich waren zu diesem Themenfeld verschiedene Veranstaltungen in der Institution geplant, die aufgrund der COVID-19 Pandemie jedoch ausfielen. Die Wohnbereiche wurden angehalten, individuell auf das Thema einzugehen. Auf dem offenen Wohnbereich für Menschen mit Demenz wurde das Thema „Märchen" mit Begeisterung aufgenommen. Gemeinsam mit den Bewohner*innen wurde ein Bühnenbild gebastelt und die Pflegefachpersonen entwickelten eine Kurzform des Märchens „Frau Holle", das sie für die Bewohner*innen aufführten. Die „Vorführung" auf dem Wohnbereich zeigte sich als voller Erfolg: Die Bewohner*innen lachten, klatschten und erzählten teilweise noch einige Tage danach von diesem Ereignis. Auch die Pflegefachpersonen berichteten, dass ihnen die Vorbereitung und Durchführung großen Spaß gemacht hätte. Bei der Reflexion wurde diskutiert, dass es jedoch sinnvoll gewesen wäre, wenn die Personen mit Demenz in das Spiel hätten integriert werden können. Um diesen Schritt zu schaffen, wurde überlegt, die Unterstützung einer/eines Theaterpädagogen*in in Anspruch zu nehmen. Diese Entwicklung gemeinsam mit den beschriebenen fachlichen Überlegungen führte dazu, dass der erste theaterpädagogische „Probeworkshop" durchgeführt wurde.

5.5.2.2 Der erste Workshop – ein Erfahrungsbericht

Der Wohnbereich, auf dem der theaterpädagogische Workshop durchgeführt wurden, beheimatet 19 Personen mit mittelschwerer bis schwerer Demenz.

Die Durchführung des ersten theaterpädagogischen Workshops war mit verschiedenen Unsicherheiten verbunden und forderte die Ambiguitätstoleranz der Pflegefachpersonen heraus: Wie würden die Bewohner*innen reagieren? Was passiert an so einem Workshop? Wie reagieren die Pflegefachpersonen? Ist es für die Bewohner*innen zu viel? Gefällt es den Pflegenden und den Bewohner*innen? Wird eine Interaktion überhaupt stattfinden? Wird ein/eine Teilnehmer*in zu sehr exponiert? Obwohl all diese Unsicherheiten und Fragen im Raum standen, freuten sich die Pflegefachpersonen auf den Workshop und kamen sogar extra aus der Freizeit, um teilzunehmen.

Das Ziel des Workshops war ein exploratives „Ausprobieren" verschiedener theaterpädagogischer Methoden, um zu sehen, was in der Workshopgruppe passiert und wie die Personen mit Demenz darauf reagieren. Ein weiteres Ziel war es, eine Idee davon zu erhalten, inwiefern theaterpädagogische Workshops ein Potenzial haben, um eine Weiterentwicklung und Etablierung personzentrierter Haltung und Interaktion in einem Pflegeteam zu eruieren. Eine Prämisse für den Workshop war, dass die Personen mit Demenz aktiv in den Workshop eingebunden werden. Da es kaum Erfahrungen zu Theaterworkshops mit Personen mit mittelschwerer Demenz gibt, war dies eine große Herausforderung. Es bestand Unsicherheit und Zweifel darüber, ob dies gelingt. Um dem Rechnung zu tragen, wurde festgelegt, dass die teilnehmenden Bewohner*innen jeweils im Tandem mit einer Pflegeperson teilnehmen würden. Die Pflegefachperson, die die Bewohner*innen am Workshoptag pflegte, entschied gemeinsam mit der Wohnbereichsleitung, ob die zu pflegende Person am jeweiligen Tag am Workshop teilnehmen sollte. Ausschlaggebend für die Entscheidung war, ob der/die Bewohner*in an diesem Tag noch anderen Besuch oder andere Termine hatte, ob die Person eine tiefe Reizschwelle zeigte und ob er/sie sich zur Teilnahme am Workshop motivieren ließ. Am Workshoptag waren vier Bewohner*innen sowie zehn Pflegefachpersonen zur Teilnahme bereit. Vorgängig wurde zudem abgesprochen, dass alle Teilnehmenden den Workshop jederzeit verlassen können. Eine flexible Gestaltung des Workshops war zwingend notwendig, da die Reizschwelle der Personen mit Demenz unterschiedlich sein kann und je nach dem, was im Workshop geschieht, angepasst werden muss. Zwei Personen mit theaterpädagogischem Hintergrund leiteten den Workshop.

Der Workshop wurde in einem großen Raum auf dem Wohnbereich durchgeführt. Gestartet wurde mit Konzertbestuhlung, wobei die Workshopleitenden einen humoristischen Einstieg gestalteten und die Teilnehmer*innen durch direktes Ansprechen von Anfang an einbezogen. Zu Beginn des Workshops wurden die Teilnehmenden schließlich dazu aufgefordert, sich im Tandem durch den Raum zu bewegen und auf unterschiedliche Arten zu begrüßen. Dabei wurde beispielsweise eine eigene Art des Klatschens eines Bewohners als Begrüßungsritual aufgenommen. Schließlich wurde ein Kreis gebildet und ein Stock diente als Requisit. Die Teilnehmer*innen wurden dazu aufgefordert, den Stock darstellerisch so zu präsentieren, dass er einen bestimmten Gegenstand abbildete. Die übrigen Teilnehmer*innen mussten erraten, was der Stock in der jeweiligen Sequenz darstellte. Ein Bewohner konnte mit minimaler Unterstützung im Sinne eines Impulses durch eine Pflegeperson selbst etwas darstellen, während zwei Bewohner*innen aktiv mitraten konnten. Eine Bewohnerin saß interessiert im Kreis und sprach von Zeit zu Zeit Zustimmung und Lob aus. Die Stimmung während dem Workshop war ausgelassen und fröhlich. Die teilnehmenden Bewohner*innen integrierten sich gut in die Gruppe und wurden in der aktiven Teilnahme durch die Pflegepersonen unterstützt. Bereits in diesem Probeworkshop zeigte sich, inwiefern Ressourcen bei den Bewohner*innen mobilisiert werden konnten. Folgende Beispiele verdeutlichen das:

- Eine Bewohnerin, die im Alltag Symptome einer klinischen Aphasie zeigt, konnte im Ratespiel einige Begriffe erraten und korrekt benennen. Sie strahlte jeweils über das ganze Gesicht.
- Eine Bewohnerin, die sich sonst eher von Gruppenaktivitäten zurückzieht, feuerte die Teilnehmer*innen bei der Darstellung mit dem Stock an und brachte neue Ideen ein, was sonst noch alles dargestellt werden könnte mit Bezugnahme auf ihre eigene Biografie.
- Ein Bewohner zeigte ausgelassene Freude, als er gemeinsam mit einer Pflegeperson einen „Schwertkampf" mit Hilfe des Stocks darstellte. Er beteiligte sich unter Anleitung auch an weiteren Darstellungen.
- Eine Bewohnerin leitete eine Pflegeperson an, als diese einen Begriff aus der beruflichen Biografie dieser Bewohnerin darstellen wollte.

Insgesamt beteiligten sich die teilnehmenden Bewohner*innen aktiv am Workshop und interagierten in der Gruppe. Sie zeigten durch Lachen, durch ihre aktive Beteiligung und dem Ausbleiben von expressiven Verhaltensweisen, dass der Workshop eine positive Erfahrung für sie darstellte. Die teilnehmenden Bewohner*innen bedankten sich zudem sehr bei der Verabschiedung am Ende des Workshops und äußerten, dass ihnen dieser Nachmittag sehr gefallen habe. Der Workshop wurde nach einer Stunde beendet. Die Nachbesprechung mit den Pflegepersonen ergab, dass auch ihnen der Workshop sehr gut gefallen habe. Sie konnten neue Ideen für die tägliche Aktivierung mit den Bewohnenden entwickeln und berichteten, dass sie ein positives Gruppenerlebnis hatten und dass sie über ihre eigenen Interaktionsstrategien reflektierten aufgrund des Workshops. Dieser hätte dazu beigetragen, Hemmungen abzubauen. Beobachten ließ sich nach dem Workshop, dass z. B. das spezifische „Klatschen" eines Bewohners, das im Workshop als Begrüßungsritual aufgenommen wurde, sich als Begrüßungsritual mit diesem Bewohner bei einigen Pflegenden etabliert hat. Das Klatschen war vorher bei den Pflegenden eher negativ als Verhaltensauffälligkeit konnotiert. Die Pflegenden berichteten zudem, dass sie in Aktivierungssequenzen versuchen würden, Erkenntnisse aus dem Workshop in den Pflegealltag einzubauen.

5.5.2.3 Potenzial von theaterpädagogischen Workshops

Das Ziel des theaterpädagogischen Workshops war es, zu explorieren. Dieses Ziel konnte dadurch erreicht werden, dass der Workshop überhaupt durchgeführt werden konnte und die Bewohner*innen sich aktiv im Rahmen des Workshops beteiligen konnten. Der Workshop hat gezeigt: Es ist möglich, dass Pflegefachpersonen gemeinsam mit Menschen mit mittelschwerer bis schwerer Demenz theaterpädagogische Methoden ausprobieren können und dies zu einer gemeinsamen positiven Erfahrung führen kann. Das zweite Ziel ging der Frage nach, ob theaterpädagogische Workshops ein Potenzial zur Weiterentwicklung und Etablierung einer personzentrierten Haltung und Interaktion in einem Pflegeteam haben. Während des Workshops und in der Reflexion wurde deutlich, dass dieses Potenzial durchaus vorhanden sein könnte. Nachfolgende Zitate von Pflegenden in Bezug auf die Workshops erläutern dieses mögliche Potenzial beispielhaft.

„Ich habe etwas über mich selbst gelernt an diesem Nachmittag."

„Knowing self" im Sinne von dem Modell von McCormack und McCance (2016) bedeutet, dass inwiefern eine Pflegeperson sich selbst kennt, einen Einfluss darauf hat, wie sie personzentrierte Pflege gestalten kann. Um sich selbst zu kennen, also eigene Stärken und Schwächen sowie das Erkennen von Handlungsmustern und Strategien und ihre Veränderung, ist ein lebenslanger Reflexions- und Lernprozess notwendig. Dieses Zitat zeigt: Genau solche Reflexions- und Lernprozesse im Rahmen von theaterpädagogischen Workshops können implizit, d. h. ohne, dass die Pflegepersonen dafür explizit einer Anleitung bedarf, angestoßen werden. Dies ist z. B. gegenüber klassischen Schulungen ein deutlicher Vorteil, wo der Anstoß solcher Prozesse häufig schwieriger und aufwändiger ist.

„Ich habe neue Interaktionsstrategien gelernt, die ich in Aktivierungseinheiten einbauen kann. Ich werde jetzt mutiger sein und mehr meine Fantasie benutzen. Ich konnte auch Hemmungen abbauen."

Developed interpersonal skills ist ein Aspekt aus dem Modell nach McCormack und McCance (2016). Damit ist die Fähigkeit gemeint, auf verschiedenen Ebenen mit dem Gegenüber zu kommunizieren und dabei sowohl verbale als auch nonverbale Interaktionsstrategien einzusetzen. In der Pflege von Personen mit Demenz stehen v. a. nonverbale Interaktionsstrategien im Vordergrund, ebenso wie Kreativität in der Interaktion (Schnelli et al., 2021). Dieses Zitat gibt einen Hinweis darauf, dass die Pflegefachpersonen durch die theaterpädagogischen Workshops neue Strategien lernen können, die sie in der Interaktion mit Personen mit Demenz einsetzen und dadurch ihre interpersonalen Skills weiterentwickeln können.

*„Ich habe meine Teamkolleg*innen von einer ganz anderen Seite kennengelernt".*

Effective staff relationships als interpersonelle Verbindungen, die dazu beitragen, ganzheitliche personzentrierte Pflege zu erbringen, sind ein Bestandteil des pflegerischen Umfelds im

Modell von McCormack und McCance (2016). Stabile und wertschätzende Beziehungen zwischen den Mitarbeitenden tragen dazu bei, dass die Kommunikationswege sich verkürzen und effizienter werden. Positive Beziehungen zwischen den Mitarbeiter*innen werden positiv wahrgenommen, während negative Beziehung zwischen ihnen sich negativ auf die Pflege auswirken können (McCormack & McCance, 2016). Theaterpädagogische Workshops bieten die Möglichkeit, dass die Mitarbeiter*innen eine andere Seite an ihren Kolleg*innen kennenlernen. Dies wiederum kann zu mehr Akzeptanz und Vertrauen im Team führen. Vor dem Hintergrund dieser Überlegungen könnten theaterpädagogische Workshops auch diesen Aspekt positiv beeinflussen.

Zusätzlich zu diesen Aspekten zeigt das „Wagnis", diese Workshops durchzuführen in der Institution, dass eine Bereitschaft besteht, Risiken einzugehen und auf die Bedürfnisse und Interessen der Mitarbeiter*innen einzugehen. Der theaterpädagogische Workshop gemeinsam mit Personen mit Demenz an sich stellt zudem eine Intervention dar, die verschiedene Bedürfnisse der Personen mit Demenz adressieren kann: sozialer Einbezug, Identität und Beschäftigung. Im Rahmen von theaterpädagogischen Workshops können Barrieren der Kommunikation über Sprache durch andere Strategien wie Singen, Körpersprache, Spiegeln oder Gestik und Mimik überwunden werden. Im Gruppengefüge können Stärken von Einzelnen hervorgehoben und Schwächen kompensiert werden. Voraussetzung dafür, dass theaterpädagogische Workshops für die Personen mit Demenz zu einer positiven Erfahrung führen ist, dass die Workshopleitung darin unterstützt wird, die Befindlichkeiten der Bewohner*innen situativ einzuschätzen und darauf reagiert. Dies war dadurch gewährleistet, dass jeweils eine Pflegefachperson einen/eine Bewohner*in unterstützte und begleitete. Zusätzlich zur Beobachtung könnte diese Zusammenarbeit im Rahmen des Workshops auch zur Stärkung der pflegerischen Beziehung beitragen und das Vertrauen der Bewohner*in in die Pflegeperson und umgekehrt fördern.

Insgesamt war die Durchführung der theaterpädagogischen Workshops auf dem Wohnbereich für Personen mit mittelschwerer bis schwerer Demenz ein voller Erfolg. Es ist jedoch anzumerken, dass diese Methode in einem pädagogisch geschickten Moment ausprobiert wurde, so zu einem Zeitpunkt, wo die Pflegefachpersonen selbst sehr interessiert an dieser Methode waren. Es ist kritisch zu diskutieren, inwiefern dieser Workshop ein Erfolg gewesen wäre, wenn er entgegen dem Wunsch der Pflegefachpersonen „auf diktiert" worden wäre. Eine offene und interessierte Grundhaltung gegenüber dieser Methode vonseiten der Pflegefachpersonen war somit ein Erfolgsfaktor für diesen Workshop. Hinzu kommt, dass bereits Aspekte der personzentrierten Haltung im Leitbild der Institution verankert sind und auf dem Wohnbereich auch gelebt werden. Die Bereitschaft, sich während den Workshops mit den Bewohner*innen auseinanderzusetzen, war daher bereits gegeben. Diese Überlegungen machen deutlich, dass diese Methode nicht zu jederzeit und nicht für jede Institution oder jedes Team unbedingt geeignet sein muss. Die Bereitschaft, sich auf ein solches Experiment einzulassen, sollte vorgängig abgeklärt werden.

5.5.3 Fazit

Theaterworkshops sind eine Methode, die dazu beitragen könnten, personzentrierte Haltung und Interaktion auf einem Wohnbereich für Menschen mit mittelschwerer bis schwerer Demenz weiterzuentwickeln und zu etablieren. Verschiedene spezifische Aspekte aus dem Modell der personzentrierten Pflege nach McCormack und McCance (2016) könnten mit diesen Workshops adressiert werden. Zusätzlich besteht die Chance, dass theaterpädagogische Workshops einen Mehrwert für die Bewohner*innen bieten, ein zusätzliches Aktivierungsangebot sind und zu einer gefestigten pflegerischen Beziehung beitragen. Es ist jedoch wichtig, dass bereits vorher eine Offenheit und die Bereitschaft, Neues auszuprobieren, im Pflegeteam präsent ist.

Die Erkenntnisse aus diesem theaterpädagogischen „Probeworkshop" haben dazu geführt, dass die Methode nun im Rahmen eines Pilotprojekts auf dem entsprechenden Wohnbereich genauer untersucht wird. Gemeinsam mit einer Theaterpädagogin ist geplant, insgesamt 16 Workshops auf dem Wohnbereich durchzuführen, gemeinsam mit den Bewohner*innen und dem Pflegeteam. Der Prozess einer allfälligen Veränderung personzentrierter Haltung und Interaktion wird mit qualitativen Methoden, wie Interviews und Beobachtungen und mit quantitativen Erhebungen (Fragebögen) durchgeführt. Anschließend an dieses Projekt können genauere und differenziertere Aussagen über den Nutzen von theaterpädagogischen Workshops in diesem Kontext gemacht werden.

5.6 Literatur

Abraha, I., Rimland, J.M., Trotta, F.M., Dell'Aquila, G., Cruz-Jentoft, A., Petrovic, M., Gudmundsson, A., Soiza, R., O'Mahony, D., Guaita, A. & Cherubini, A. (2017). Systematic review of systematic reviews of non-pharmacological interventions to treat behavioural disturbances in older patients with dementia. The SENATOR-OnTop series. *BMJ OPEN, 7*(3), e012759.

Ackermann, T. & Dettmann, M.A. (2022). Service User Involvement in der Hochschulbildung-gelebte Partizipation?!. *Die Neue Hochschule, (*3), 6–9.

Alzheimer Schweiz. (2020). *Demenz in der Schweiz 2020. Zahlen und Fakten.* https://www.alzheimer-schweiz.ch/de/publikationen-produkte/produkt/demenz-in-der-schweiz-zahlen-und-fakten/

Arn, C. (2020). *Agile Hochschuldidaktik* (3. Aufl.). Juventa.

Ballard, C., Corbett, A., Orrell, M., Williams, G., Moniz-Cook, E., Romeo, R., Woods, B., Garrod, L., Testad, I., Woodward-Carlton, B., Wenborn, J., Knapp, M. & Fossey, J. (2018). Impact of person-centred care training and person-centred activities on quality of life, agitation, and antipsychotic use in people with dementia living in nursing homes: A cluster-randomised controlled trial. *PLoS Med, 15*(2), e1002500.

Bartholomeyczik, S. (2019). Pravention von Mangelernahrung in der stationaren Pflege am Beispiel des DNQP-Expertenstandards „Ernahrungsmanagement".. *Bundesgesundheitsblatt Gesundheitsforschung Gesundheitsschutz, 62*(3), 304–310. https://doi.org/10.1007/s00103-019-02878-1

Bartholomeyczik, S., Halek, M. & Riesner, C. (2006). *Rahmenempfehlungen zum Umgang mit herausforderndem Verhalten bei Menschen mit Demenz in der stationären Altenhilfe.* https://www.bundesgesundheitsministerium.de/fileadmin/Dateien/5_Publikationen/Pflege/Berichte/Bericht_Rahmenempfehlungen_zum_Umgang_mit_herausforderndem_Verhalten_bei_Menschen_mit_Demenz_in_der_stationaeren_Altenhilfe.pdf

Benner, P. (1984). From Novice To Expert. *AJN American Journal of Nursing, 82*(3), 402–407. https://doi.org/10.1097/00000446-198412000-00027

Brooker, D. (2004). What is person-centred care in dementia? *Reviews in Clinical Gerontology, 13*(3), 215–222. https://doi.org/10.1017/S095925980400108X

Brown, D. & Mountain, K. (2021). Knowing and becoming through reflective learning. In B. McCormack, T. McCance, C. Bulley, D. Brown, A. McMillan & S. Martin (Eds.), *Fundamentals of Person-Centred Healthcare Practice* (pp. 279–287). Wiley-Blackwell.

Brykczynski, K.A., Mackawey, C.L. (2019). Role development of the Advanced Practice Nurse.. In M.F. Tracy & E.T. O'Grady (Eds.), *Hamric and Hanson's advanced practice nursing. An integrative approach* (6th ed., pp. 80–107). Elsevier.

Buber, M. (2002). *Das dialogische Prinzip* (9 Aufl.). Gütersloher Verl.-Haus.

Büssing, A., Herbing, B. & Ewert, T. (2000). Intuition als implizites Wissen. Bereicherung oder Gefahr für die Krankenpflege? *Pflege, 13*(5), 292–296. https://doi.org/10.1024/1012-5302.13.5.291

Cardiff, S. (2017). Person-centredness in nursing leadership. In B. McCormack & T. McCance (Eds.), *Person-centred Practice in Nursing and Health Care: Theory and Practice* (pp. 86–98). Wiley Blackwell.

Cardiff, S., McCormack, B. & McCance, T. (2018). Person-centred leadership: A relational approach to leadership derived through action research. *Journal of Clinical Nursin, 27*(15–16), 3056–3069. https://doi.org/10.1111/jocn.14492

Carter, M. & Reed, L. (2019). *Leadership. Hamric and Hanson's advanced practice nursing. An integrative approach* (6 ed.). Elsevier.

Casey, B. (2009). Arts-based inquiry in nursing education. *Contemporary Nurse, 32*(1–2), 69–82. https://doi.org/10.5172/conu.32.1-2.69

Cook, N.F., Brown, D., O'Donnell, D., McCance, T., Dickson, C.A.W., Tønnessen, S., Dunleavy, S., Lorber, M., Falkenberg, H.K., Byrne, G. & McCormack, B. (2022). The Person-centred Curriculum Framework: a universal curriculum framework for person-centred healthcare practitioner education. *International Practice Development Journal, 12*(Suppl), 1–11. https://doi.org/10.19043/12Suppl.004

Darmann-Finck, I. & Reuschenbach, B. (2013). Entwicklungsstand der Kompetenzmessung im Berufsfeld Pflege. *Zeitschrift Evidence, Fortbildung und Qualität im Gesundhwesen, 107*(1), 23–29. https://doi.org/10.1016/j.zefq.2012.11.020

Dehnbostel, P. (2007). *Lernen im Prozess der Arbeit.* Waxmann.

Deutsches Netzwerk für Qualitätsentwicklung in der Pflege (DNQP) (Hrsg.). (2018). *Expertenstandard Beziehungsgestaltung in der Pflege von Menschen mit Demenz*, DNQP.

Dewing, J. & Lynch, B. (2021). Being an active learner. In B. McCormack, T. McCance, C. Bulley, D. Brown, A. McMillan & S. Martin (Eds.), *Fundamentals of Person-Centred Healthcare Practice* (pp. 269–278). Wiley-Blackwell.

Dewing, J. & McCormack, B. (2017). Creating flourishing workplaces. In B. McCormack & T. McCance (Eds.), *Person-centred Practice in Nursing and Health Care: Theory and Practice* (pp. 150–161). Wiley Blackwell.

Dickson, C., van Lieshout, F., Kmetec, S., McCormack, B., Skovdahl, K., Phelan, A., Cook, N., Cardiff, S., Brown, D., Lorber, M., Magowan, R., McCance, T., Dewing, J. & Štiglic, G. (2020). Developing philosophical and pedagogical principles for a pan-European person-centred curriculum framework. *International Practice Development Journal, 10*(Suppl2), 1–20.

Eberhardt, D. (2017). *Praxisentwicklung als Rahmen zur Implementierung akademischer Pflegerollen. Entwicklung eines klinikweiten Strategiekonzepts. Klinische Pflegeforschung.* Abrufbar unter https://ojs.ub.uni-freiburg.de/index.php/klinischepflegeforschung/article/view/920

Eberhardt, D. (2018). Personenzentrierung als gelebte Praxis. *PADUA, 13*(1), 5–5. https://doi.org/10.1024/1861-6186/a000408

Eberhardt, D., Bauermann, E., Krakhofer, B., Landschulze, B., Loibl, C., Rauch, M., Schiewietz, S., Wurzer, S. & Bossle, M. (2017). Ich sehe was, was Du nicht siehst. *PADUA, 12*(1), 33–40. https://doi.org/10.1024/1861-6186/a000355

Eberhardt, D. & Obermeier, L. (2021). Decision Coaching – eine simulationsbasierte Lerneinheit im Bachelorstudiengang Pflege. In A. Kerres, C. Wissing & B. Wershofen (Eds.), *Skillslab in Pflege und Gesundheitsfachberufen. Intra- und interprofessionelle Lehrformate.* Springer Berlin. https://doi.org/10.1007/978-3-662-61928-5_8

Fleming-Castaldy, R.P. (2015). A macro perspective for client-centred practice in curricula: Critique and teaching methods. *Scand J Occup Ther, 22*(4), 267–276. https://doi.org/10.3109/11038128.2015.1013984

Freeman, L.H. & Bays, C. (2007). Using literature and the arts to teach nursing. *International Journal of Nursing Education Scholarship, 4*, Article 15. https://doi.org/10.2202/1548-923X.1377

Freire, P. (1980). *Pädagogik der Unterdrückten: Bildung als Praxis der Freiheit.* Rowohlt.

Freshwater, D. (2002). *Therapeutic Nursing: Improving Patient Care through Self Awareness and Reflection.* Sage Publications. https://doi.org/10.4135/9781446220719

Gazaway, S., Gibson, R.W., Schumacher, A. & Anderson, L. (2019). Impact of mentoring relationships on nursing professional socialization. *Journal of Nursing Management, 27*(6), 1182–1189. https://doi.org/10.1111/jonm.12790

Grossmann, F.F., Schäfer, U.B., Lieshout, F.v. & Frei, I.A. (2018). Personenzentriert pflegen am Universitätsspital Basel. *PADUA, 13*(1), 7–12. https://doi.org/10.1024/1861-6186/a000409

Guzman, A., Wenborn, J., Ledgerd, R. & Orrell, M. (2017). Evaluation of a Staff Training Programme using Positive Psychology coaching with film and theatre elements in care homes: views and attitudes of residents, staff and relatives. *Int J Older People Nurs, 12*(1). https://doi.org/10.1111/opn.12126

Haidet, P., Jarecke, J., Adams, N.E., Stuckey, H.L., Green, M.J., Shapiro, D., Teal, C.R. & Wolpaw, D.R. (2016). A guiding framework to maximise the power of the arts in medical education: a systematic review and metasynthesis. *Medical Education, 50*(3), 320–331. https://doi.org/10.1111/medu.12925

Hamric, A.B. & Tracy, M.F. (2019). A definition of advanced practice nursing. In M.F. Tracy & E.T. O'Grady (Eds.), *Advanced practice nursing: an integrative approach* (pp. 61–79). Elsevier.

Hardy, S., Clarke, S., Frei, I.A., Morley, C., Odell, J., White, C. & Wilson, V. (2021). A global manifesto for practice development: revisiting core principles In K. Manley, V. Wilson & C. Øye (Eds.), *International Practice Development in Health and Social Care*. Wiley. https://doi.org/10.1002/9781119698463.ch8

Heron, J. (1999). *The complete Facilitator's Handbook*. Kogan Page.

Jutkowitz, E., Brasure, M., Fuchs, E., Shippee, T., Kane, R.A., Fink, H.A., Butler, M., Sylvanus, T. & Kane, R.L. (2016). Care-Delivery Interventions to Manage Agitation and Aggression in Dementia Nursing Home and Assisted Living Residents: A Systematic Review and Meta-analysis. *Journal of Amercican Geriatric Society, 64*(3), 477–488. https://doi.org/10.1111/jgs.13936

Kämpf-Jansen, H. (2000). *Ästhetische Forschung. Wege durch Alltag, Kunst und Wissenschaft. Zu einem innovativem Konzept ästhetischer Bildung*. Tectum Verlag.

Kersting, K. (2011). *„Coolout" in der Pflege. Eine Studie zur moralischen Desensibilisierung*. Mabuse.

Kim, S.K. & Park, M. (2017). Effectiveness of person-centered care on people with dementia: a systematic review and meta-analysis. *Clin Interv Aging, 12*, 381–397. https://doi.org/10.2147/CIA.S117637

Kitchner, K.S. (1983). Cognition, Metacognition, and Epistemic Cognition. *Human Development, 26*(4), 222–232. https://doi.org/10.1159/000272885

Kitwood, T.M. (1997). *Dementia Reconsidered: The Person Comes First*. Open University Press.

Kitwood, T.M. (2019). *Demenz: der person-zentrierte Ansatz im Umgang mit verwirrten Menschen*. Hogrefe.

Kouzes, J.M. & Posner, B.Z. (2017). *The leadership challenge: how to make extraordinary things happen in organizations* (6th ed.). John Wiley & Sons, Inc.. & Posner.

Lamb, A., Martin-Misener, R., Bryant-Lukosius, D. & Latimer, M. (2018). Describing the leadership capabilities of advanced practice nurses using a qualitative descriptive study. *Nursing Open, 5*(3), 400–413. https://doi.org/10.1002/nop2.150

Lyketsos, C.G., Steinberg, M., Tschanz, J.T., Norton, M.C., Steffens, D.C. & Breitner, J.C. (2000). Mental and behavioral disturbances in dementia: findings from the Cache County Study on Memory in Aging. *American Journal of Psychiatry, 157*(5), 708–714. https://doi.org/10.1176/appi.ajp.157.5.708

Manley, K. (2016). An overview of practice development. In B. McCormack & T. McCance (Eds.), *Person-Centred Practice in Nursing and Health Care. Theory and Practice* (2nd ed.). Wiley-Blackwell.

Mayer, H., McCormack, B., Hildebrandt, C., Köck-Hódi, S., Zojer, E. & Wallner, M. (2020). Knowing the person of the resident – a theoretical framework for Person-centred Practice in Long-term Care (PeoPLe). *International Practice Development Journal, 10*(2), 1–16. https://doi.org/10.19043/ipdj.102.003

Mayer, H., Wallner, M., Hildebrandt, C. & Köck-Hódi, S. (2019). *Rahmenkonzept zur Gestaltung Personzentrierter Praxis in der Langzeitpflege (PeoPLe) – Hintergrund – Entstehung – Elemente*. Universität Wien.

McCance, T. & McCormack, B. (2021). The Person-centred Practice Framework. In B. McCormack, T. McCance, C. Bulley, D. Brown, A. McMillan & S. Martin (Eds.), *Fundamentals of Person-Centred Healthcare Practice* (pp. 23–32). Wiley-Blackwell.

McCance, T., McCormack, B. & Dewing, J. (2011). An Exploration of Person-Centredness in Practice. *Online Journal of Issues in Nursing, 16*(2). https://doi.org/10.3912/OJIN.Vol16No02Man01

McCormack, B., Baldie, D., Dewing, J., Magowan, R. & Dickson, C. (2019). *Transforming how e enable others to develop person-centredness in health and social care: A proposal for ICOP*.

McCormack, B. & Dewing, J. (2010). *The Implementation of a Model of Person-Centred Practice In Older Person Settings*. Available from https://www.lenus.ie/bitstream/handle/10147/115689/PCPProgramme1.pdf?sequence=6&isAllowed=y

McCormack, B. & Dewing, J. (2019). International Community of Practice for Person-centred Practice: position statement on person-centredness in health and social care. *International Practice Development Journal, 9*(1), 1–7. https://doi.org/10.19043/ipdj.91.003

McCormack, B., Magowan, R., O'Donnell, D., Phelan, A., Štiglic, G. & van Lieshout, F. (2022). Developing a Person-centred Curriculum Framework: a whole-systems methodology. *International Practice Development Journal, 12*(Suppl), 1–11. https://doi.org/10.19043/ipdj.12suppl.002

McCormack, B., Manley, K. & Titchen, A. (2013). *Practice development in nursing* (2nd ed.). John Wiley & Sons..

McCormack, B. & McCance, T. (2016). *Person-Centred Practice in Nursing and Health Care. Theory and Practice* (2nd ed.). Wiley-Blackwell.

McCormack, B. & Titchen, A. (2014). No beginning, no end: an ecology of human flourishing. *International*

Practice Development Journal, 4(2), 1–21. https://doi.org/10.19043/ipdj.42.002

McCormack, B., van Dulmen, S., Eide, H., Skovdahl, K. & Eide, T. (2017). Person-Centredness in Healthcare Policy, Practice and Research. In B. McCormack, S. Dulmen, H. Eide, K. Skovdahl & T. Eide (Eds.), *Person-Centred Healthcare Research* (pp. 3–18). Wiley Blackwell. https://doi.org/10.1002/9781119099635.ch1

Meltzer, C. & Schwencke, E. (2019). Arts-based learning in vocational education: Using arts-based approaches to enrich vocational pedagogy and didactics and to enhance professional competence and identity. *Journal of Adult and Continuing Education, 26*(1), 6–24. https://doi.org/10.1177/1477971419846640

Mezirow, J. (1990). *Fostering critical reflection in adulthood*. Jossey-Bass Publishers.

Mezirow, J. (2000). *Learning as Transformation: Critical Perspectives on a Theory in Progress*. Jossey-Bass Publishers.

Middleton, R. & Moroney, T. (2019). Using person-centred principles to inform curriculum. *International Practice Development Journal, 9*(1), 1–9. https://doi.org/10.19043/ipdj.91.010

Müller, F. (2016). *Selbstständigkeit fördern und fordern: Handlungsorientierte Methoden-praxiserprobt, für alle Schularten und Schulstufen*. Beltz.

Nienaber, A., Bötel, N., Schulz, M., Wabnitz, P. & Jørgensen, R. (2021). Ein Verständnis der eigenen Erkrankung erarbeiten. *Psychiatrische Pflege, 6*(4), 32–35. https://doi.org/10.1024/2297-6965/a000368

O'Donnel, D., Cook, N. & Black, P. (2017). Person-centred nursing education.. In B. McCormack & T. McCance (Eds.), *Person-centred Practice in Nursing and Health Care: Theory and Practice* (pp. 99–117). Wiley Blackwell.

O'Donnell, D., Slater, P., McCance, T., McCormack, B. & McIlfatrick, S. (2021). The development and validation of the Person-centred Practice Inventory-Student instrument: A modified Delphi study. *Nurse Education Today, 100*, 104826. https://doi.org/10.1016/j.nedt.2021.104826

O'Donnell, D., McCormack, B., McCance, T. & McIlfatrick, S. (2020). A meta-synthesis of person-centredness in nursing curricula. *International Practice Development Journal, 10*(Suppl 2), 1–22. https://doi.org/10.19043/ipdj.10Suppl2.002

PD Foundation School. (2023). Basisseminar Praxisentwicklung. In *B. u. Z. Netzwerk Praxisentwicklung*. Universitätsspitäler Basel (Ed.).

Pelzang, R. (2010). Time to learn: understanding patient-centred care. *BrJNurs, 19*(14), 912–917. https://doi.org/10.12968/bjon.2010.19.14.49050

Phelan, A., McCormack, B., Dewing, J., Brown, D., Cardiff, S., Cook, N., Dickson, C., Kmete, S., Lorber, M., Magowan, R., McCance, T., Skovdahl, K., Štiglic, G. & van Lieshout, F. (2020). Review of developments in person-centred healthcare. *International Practice Development Journal, 10*(Suppl2), 1–29. https://doi.org/10.19043/ipdj.10Suppl2.003

Präsidium der Hochschulrektorenkonferenz. (2021). *Positionspapier des HRK-Präsidiums: Akademisierung der Gesundheitsberufe*. Hochschulrektorenkonferenz. Available from https://www.arbeitskreis-berufsgesetz.de/fileadmin/Inhalte/AK_Berufsgesetz/Aktuelles/HRK-Pra__sidium_Positionspapier_Akademisierung_der_Gesundheitsberufe_26042021.pdf

Regan, P. (2012). Reflections of community public health nurse practice development: transformative learning through Mezirow's reflective discourse. *International Practice Development Journal, 2*(2), 1–9.

Registered Nurses' Association of Ontario (RNAO). (2015). *Person- and Family-Centred Care*. Available from https://rnao.ca/bpg/guidelines/person-and-family-centred-care.

Reuschenbach, B. & Darmann-Finck, I. (2018). Pflege studieren – Intentionen, Strukturen und Erfahrungen. In K.H. Sahmel (Hrsg.), *Hochschuldidaktik der Pflege und Gesundheitsfachberufe* (S. 63–75). Springer. https://doi.org/10.1007/978-3-662-54875-2_6

Revans, R. (2011). *ABC of Action Learning. Farnham*. Gower.

Rieger, K.L. & Chernomas, W.M. (2013). Arts-based learning: analysis of the concept for nursing education. *International Journal of Nursing Education Scholarship, 10*. https://doi.org/10.1515/ijnes-2012-0034

Rogers, C.R. (2013). *Therapeut und Klient. Grundlagen der Gesprächpsychotherapie* (22 ed.). Fischer Taschenbuch Verlag.

Rommerskirch-Manietta, M., Roes, M., Stacke, T.-I., Manietta, C., Bergmann, J.-M. & Purwins, D. (2021). Präferenzen von Menschen mit Pflegebedarf: Eine explorative Analyse von Pflegedokumentation in verschiedenen Settings. *HeilberufeSCIENCE, 12*(1), 13–21. https://doi.org/10.1007/s16024-020-00346-4

Rycroft-Malone, J., Seers, K., Titchen, A., Harvey, G., Kitson, A. & McCormack, B. (2004). What counts as evidence in evidence-based practice? *Joural of Advanced Nursing, 47*(1), 81–90. https://doi.org/10.1111/j.1365-2648.2004.03068.x

Sahmel, K.H. & Leibig, A. (2018). Lernen und Lernbegleitung in Praxisphasen des Pflegestudiums. In K.H. Sahmel (Hrsg.), *Hochschuldidaktik der Pflege und Gesundheitsfachberufe* (S. 209–220). Springer.

Savaskan, E., Bopp-Kistler, I., Buerge, M., Fischlin, R., Georgescu, D., Giardini, U., Hatzinger, M., Hemmeter, U., Justiniano, I., Kressig, R.W., Monsch, A., Mosimann, U.P., Mueri, R., Munk, A., Popp, J., Schmid, R. & Wollmer, M.A. (2014). Empfehlungen zur Diagnostik und Therapie der behavioralen und psychologischen Symptome der Demenz (BPSD) [Recommendations for diagnosis and therapy of behavioral and psychological symptoms in dementia (BPSD)]. *Praxis, 103*(3), 135–148.

Schewior-Popp, S. (2005). *Lernsituationen planen und gestalten. Handlungsorientierter Unterricht im Lernfeldkontext*. Thieme.

Schewior-Popp, S. (2013). *Lernsituationen planen und gestalten. Handlungsorientierter Unterricht im Lernfeldkontext* (2. Aufl.). Thieme.

Schnelli, A., Ott, S., Zeller, A. & Mayer, H. (2021). Aggressive incidents in home care services and organizational support: A cross-sectional survey in Switzerland. *J Nurs Manag, 30*(6), 1600–1609. https://doi.org/10.1111/jonm.13508

Scholz, L. (2021). *Methoden-Kiste: Methoden für Schule und Bildungsarbeit. Bundeszentrale für politische Bildung*. https://www.bpb.de/system/files/dokument_pdf/methoden-kiste_aufl9_online.pdf

Schulz, M., Behrens, J. & Löhr, M. (2018). Adherence und der personzentrierte Aufbau interner Evidence. *PADUA, 13*(1), 13–20. https://doi.org/10.1024/1861-6186/a000410

Schüßler, I. (2021). Zur (Un-) Möglichkeit einer Wirkungsforschung in der Erwachsenenbildung: kritische Analysen und empirische Befunde. *REPORT-Zeitschrift für Weiterbildungsforschung, 35*(3), 53–65.

Sharma, T., Bamford, M. & Dodman, D. (2015). Person-centred care: an overview of reviews. *Contemporary Nurse, 51*(2–3), 107–120. https://doi.org/10.1080/10376178.2016.1150192

Stuart, F., Ramsey, L. & Lynch, J. (2021). Developing and supporting practice educators. In B. McCormack, T. McCance, C. Bulley, D. Brown, A. McMillan & S. Martin (Eds.), *Fundamentals of Person-Centred Healthcare Practice* (pp. 299–307). Wiley-Blackwell.

Tischler, V., Schneider, J., Morgner, C., Crawford, P., Dening, T., Brooker, D., Garabedian, C., Myers, T., Early, F., Shaughnessy, N., Innes, A., Duncan, K., Prashar, A., McDermott, O., Coaten, R., Eland, D. & Harvey, K. (2019). Stronger together: learning from an interdisciplinary dementia, arts and well-being network (DA&WN). *Arts Health, 11*(3), 272–277.

Titchen, A. & Hammond, K. (2017). Helping healhcare practitioners to flourish: critical companionship at work. I. In B. McCormack & T. McCance (Eds.), *Person-centred Practice in Nursing and Health Care: Theory and Practice* (pp. 162–171). Wiley Blackwell.

Titchen, A. & McCormack, B. (2020). *Dancing the Mandalas of Critical Creativity in Nursing and Health Care: A collection of new work, published papers, book chapters, creative media and Blog entries with weaving commentary*. Edinburgh:Division of Nursing, Queen Margaret University.

Tola, E. (2018). Genesungs- und Krankheitserfahrungswissen dem Fachwissen ebenbürtig vermitteln. *PADUA, 13*(1), 21–28. https://doi.org/10.1024/1861-6186/a000411

van Dijk, A.M., van Weert, J.C. & Droes, R.M. (2012). Does theatre improve the quality of life of people with dementia? *International Psychogeriatrics, 24*(3), 367–381. https://doi.org/10.1017/S1041610211001992

van Lieshout, F. (2017). Navigating organisational change: being a person-centred facilitator. In B. McCormack & T. McCance (Eds.), *Person-centred Practice in Nursing and Health Care: Theory and Practice* (pp. 172–179). Wiley Blackwell.

Wehrli, U. (2004). *Kunst aufzuräumen*. Kein & Aber.

Wildt, J. & Wildt, B. (2011). Lernprozessorientiertes Prüfen im „Constructive Alignment“. In B. Berendt, H.-P. Voss & J. Wildt (Eds.), *Neues Handbuch Hochschullehre, Teil H: Prüfungen und Leistungskontrollen. Weiterentwicklung des Prüfungssystems in der Konsequenz des Bologna-Prozesses* (pp. 1–46). Rabe.

Wilson, V., Dewing, J., Cardiff, S., Mekki, T.E., Øye, C. & McCance, T. (2020). A person-centred observational tool: devising the Workplace Culture Critical Analysis Tool®. *International Practice Development Journal, 10*(1), 1–15. https://doi.org/10.19043/ipdj.101.003

Wirtz, L., Wirtz, S. & Völker, D. (2021). *Unterrichtsmethoden für die Ausbildung in den Therapieberufen*. Urban und Fischer.

Zolnierek, C.D. (2014). An integrative review of knowing the patient. *Jounral of Nursing Scholarship, 46*(1), 3–10. https://doi.org/10.1111/jnu.12049

Autoren und Autorinnen

Herausgeber*in

Prof. Dr. Christoph von Dach (DNP, MSc. Pall. Care, RN). Dipl. Pflegefachmann HF, Dozent an der Berner Fachhochschule mit Schwerpunkt Advanced Practice, Pflegewissenschaftler, Projektleiter zuständig für Praxis- und Qualitätsentwicklungsprojekte Solothurner Spitäler AG, langjährige Erfahrung als Leiter Praxisentwicklung und in der Fazilitation von personzentrierter Pflege im Universitätsspital Zürich und den Solothurner Spitäler AG, Honorary Lecturer Queen Margaret University, Mitglied des Boards of Directors der person-centred International Community of Practice CIC (pcp ICoP CIC). Mitbegründer des D-A-CH Netzwerks für das deutschsprachige Europa und die Schweiz. Mitinitiator der Konsensuskonferenzen zur Übersetzung von Fachbegriffen von Practice Development in die deutsche Sprache.
E-Mail: christoph.vondach@bfh.ch

Univ.-Prof. Mag. Dr. Hanna Mayer. Diplomierte Gesundheits- und Krankenpflegerin, Studium der Pädagogik, Professorin für Pflegewissenschaft, langjährige Vorständin des Instituts für Pflegewissenschaft an der Universität Wien, nun Leiterin des Fachbereichs Pflegewissenschaft mit Schwerpunkt Person-Centred Care Research an der Karl Landsteiner Privatuniversität für Gesundheitswissenschaften, internationale Lehr- und Forschungstätigkeit mit den Schwerpunkten auf Person Centred Care, Care für the Eldery, Forschungsethik, Forschungsmethodologie (im Speziellen qualitative Forschung und theoriebasierte Evaluation) sowie Theorieentwicklung, Verfasserin international renommierter Lehrbücher für Pflegeforschung sowie zahlreicher Fachpublikationen. Mitbegründerin des D-A-CH Netzwerks für das deutschsprachige Europa und die Schweiz. Mitinitiatorin der Konsensuskonferenzen zur Übersetzung von Fachbegriffen von Practice Development in die deutsche Sprache.
E-Mail: hanna.mayer@kl.ac.at

Autor*innen

Corinne Auer, MSc. Dipl. Pflegefachfrau HF, Master in Pflegewissenschaften, Doktorandin am Centre for Person-centred Practice Research an der Queen Margaret University Edinburgh; langjährige Pflegeexpertin Onkologie und fachführende Pflegeexpertin Departement Innere Medizin am Stadtspital Zürich Triemli, Co-Facilitator im Basisseminar Praxisentwicklung in der Schweiz (PD-Foundation School CH); Schwerpunkte: Onkologische Pflege, Praxisentwicklung und personzentrierte Versorgung im Akutspital.
E-Mail: corinne.auer@stadtsptial.ch

Teresia Bartolomeoli, MScN. Master of Science in Pflege mit dem Schwerpunkt Advanced Nursing Practice für Personen mit chronischen Gesundheitsbeeinträchtigungen. Pflegeexpertin APN Stroke in der Klinik für Neurologie des Kantonsspitals St.Gallen. Schwerpunkte: lückenlosen Versorgung von Schlaganfallbetroffenen sowie deren Angehörigen und Ausbau der

Patientenedukation bezüglich der Sekundärprophylaxe nach zerebrovaskulären Ereignissen.
E-Mail: t.bartolomeoli@outlook.com

Dr. Shaun Cardiff. Studium der Pflegewissenschaft, Promotion in personzentriertem Leadership. Krankenpflegeausbildung in Großbritannien. Senior Lecturer Researcher an der Fontys University of Applied Sciences, Eindhoven, Niederlande, seit 2001, und Mitglied des Wissenszentrums Person-centredness in an Aging Society. Mitglied des Boards of Directors der person-centred International Community of Practice CIC (pcp ICoP CIC). Internationale Lehr- und Forschungstätigkeit mit den Schwerpunkten Person Centered Care, Führung, Aktionsforschung und (Co-)Autor zahlreicher internationaler Artikel und Lehrbücher.
E-Mail: s.cardiff@fontys.nl

Ana Cartaxo, MSc. Diplomierte Gesundheits- und Krankenpflegerin, Studium der Pflegewissenschaft und Statistik, Doktorandin an der Vienna Doctoral School of Social Sciences an der Universität Wien. Wissenschaftliche Mitarbeiterin (Prae Doc) am Fachbereich Pflegewissenschaft mit Schwerpunkt Person-centred Care an der Karl Landsteiner Privatuniversität für Gesundheitswissenschaften, Lektorin an der Universität Wien.
Lehr- und Forschungstätigkeit mit den Schwerpunkten Theorie und Praxis Vernetzung sowie Evidenzbasierte Pflege, Angewandte Statistik, Entwicklung und Messung von Pflegequalitätsindikatoren, Instrumentenentwicklung.
E-Mail: ana.cartaxo@kl.ac.at

Theresa Clement, BSc MSc. Examinierte Gesundheits- und Krankenpflegerin, Masterstudium Pflegewissenschaft an der Universität. Doktorandin an der Universität Wien. Wissenschaftliche Mitarbeiterin im Fachbereich Pflegewissenschaft mit Schwerpunkt Person-Centred Care Research an der Karl Landsteiner Privatuniversität für Gesundheitswissenschaften. Forschungstätigkeit mit den Schwerpunkten Person-centred Care und theoriebasierte Evaluation.
E-Mail: theresa.clement@kl.ac.at

Prof. Dr. rer. medic. Doris Eberhardt. Krankenschwester, Diplom-Pflegepädagogin (FH), Gesundheits- und Pflegewissenschaftlerin (MSc), Theaterpädagogin (BuT), arbeitete von 2013–2018 am Klinikum Neumarkt i.d.Opf. in der Stabsstelle Praxisentwicklung u.a. an der Implementierung einer personzentrierten Pflegepraxis, seit 2017 Professorin an der Technischen Hochschule Deggendorf. Aktuelle Arbeitsschwerpunkte liegen in den Bereichen Praxisentwicklung inkl. Person-Centred Care sowie Didaktik und Methodik, Leiterin des Bachelor-Studiengangs Pflegepädagogik
E-Mail: doris.eberhardt@th-deg.de

Thomas Falkenstein, BA MSc. Examinierter Gesundheits- und Krankenpfleger, Bachelorstudium Pflegepädagogik, Masterstudium Pflegewissenschaft, Universitätsassistent am Institut für Pflegewissenschaft an der Universität Wien
E-Mail: thomas.falkenstein@univie.ac.at

Dr. Irena Anna Frei. Diplom in allgemeiner Pflege, Pflegepädagogik, Organisationsentwicklung und Teamberatung sowie Promotion in Pflegewissenschaft an der Universität Edinburgh. Langjährige Erfahrung mit organisationalen Entwicklungsprozessen, Aufbau der Abteilung Praxisentwicklung Pflege am Universitätsspital Basel mit Fokus auf personzentrierte Praxis und Shared Leadership und Lehrbeauftragte am Institut für Pflegewissenschaft an der Universität Basel. Mitwirkung im Internationalen Collaborative für Praxisentwicklung (IPDC) und Umsetzung des Curriculums Praxisentwicklung in Seminaren für den deutschen Sprachraum. Seit 2019 pensioniert und engagiert als Mandatsbeauftragte in verschiedenen Institutionen und Stiftungen des Gesundheitswesens.
E-Mail: iafrei@bluewin.ch

Catherine Gassmann, MScN. Dozentin mit Schwerpunkt Advanced Practice Nursing/Advanced Nursing Practice, Leadership und Praxisentwicklung an der OST – Ostschweizer Fachhochschule. Advanced Practice Nurse mit den Schwerpunkten Onkologie-Pflege und häusliche Notfallpflege.
E-Mail: catherine.gassmann@ost.ch

Florian Grossmann, MSc. Pflegeexperte APN-CH, Fachleiter Pflege/MTT des Departements Akutmedizin am Universitätsspital Basel und Practice Development Facilitator. Schwerpunkt person-zentrierte Versorgung im Akutspital, insbesondere von älteren Menschen in Notfall- und Akutsituationen.
E-Mail: Florian.Grossmann@usb.ch

Stefan Gschwenter, BA, MA. Sozialwissenschaftler, beschäftigt sich vorwiegend mit quantitativen Methoden. Arbeitet als Wissenschaftlicher Mitarbeiter im Fachbereich Pflegewissenschaft mit Schwerpunkt Person-Centred Care Research an der Karl Landsteiner Privatuniversität für Gesundheitswissenschaften und forscht in der Pensionsversicherungsanstalt in Wien im Bereich der Rehabilitation. An der Fachhochschule Wiener Neustadt ist er als Dozent für Statistik tätig.
E-Mail: stefan.gschwenter@gmail.com

Kathrin Hirter, MSc. Diplomierte Pflegefachfrau mit Weiterbildungen Höhere Fachausbildung 1 und 2, Studium Personzentrierte Praxisentwicklung und Innovation; langjährige Pflegeexpertin, Praxisentwicklerin und Forscherin am Universitätsspital Inselspital Bern und Dozentin an verschiedenen Fachhochschulen. Mitarbeit beim Aufbau und Co-Leitung der Basisseminare Praxisentwicklung (PD-Foundation School CH) und des europäischen Advanced Facilitation Course gemäß Curriculum des International Practice Development Collaborative IPDC.
E-Mail: kathrin.hirter@bluewin.ch

Dr. Susanne Knüppel Lauener. Leiterin Praxisentwicklung Pflege am Universitätsspital Basel und Leiterin des Basisseminars für Praxisentwicklung in der Schweiz (PD-FoundationSchool gemäß Curriculum des International Practice Development Collaborative IPDC). Diplom in psychiatrischer Krankenpflege und Nachdiplom als Public Health Nurse. Master in Erziehungswissenschaften und Doktorat in Pflegewissenschaft. Langjährige Erfahrung als Dozentin und Forscherin. Schwerpunkte: Praxisentwicklung und personzentrierte Versorgung im Akutspital, qualitative Forschungsmethoden, Mental Health Care sowie ambulante und integrierte Gesundheitsversorgung.
E-Mail: Susanne.knueppel@usb.ch

Mag. Sabine Köck-Hódi. Studium der Pflegewissenschaft, langjährige wissenschaftliche Mitarbeiterin am Institut für Pflegewissenschaft an der Universität Wien mit Schwerpunktsetzung auf Personzentrierung, Lektorin für pflegespezifische Bachelor- und Masterstudiengänge sowie im Weiterbildungsbereich für mittleres und basales Pflegemanagement (Schwerpunkt Pflegeforschung), seit 2021 wissenschaftliche Mitarbeiterin der Fakultät Gesundheit (Bereich Allgemeine Gesundheits- und Krankenpflege) an der Fachhochschule Wiener Neustadt mit dem Fokus auf Pflegeforschung, Personzentrierung und Pflegeethik.
E-Mail: sabine.koeck-hodi@fhwn.ac.at

Prof. Dr. Jacqueline Martin, Rektorin Careum Hochschule Gesundheit. Diplomierte Pflegefachfrau in Critical Care (Intensiv-, und Notfallpflege); akademische Ausbildungen an der University of Maastricht (MNS, 2005), an der University of Ulster (PhD, 2012) und an der Universität Kaiserslautern in Kooperation mit der pädagogischen Hochschule Zentralschweiz in Luzern (MAS in Adult and Professional Education, 2011). 33 Jahre in verschiedenen Funktionen im Universitätsspital Basel tätig, zuletzt als Direktorin Pflege und Mitglied der Spitalleitung. Langjährige Lehrtätigkeit und Studiengangslei-

tung in Leadership Themen an verschiedenen Hochschulen; aktuell an der Careum Hochschule. Forschungsschwerpunkte sind Leadership und Praxis Entwicklung, sowie Arbeitsumgebungsfaktoren.
E-Mail: jacqueline.martin@careum-hochschule.ch

Nadine Saladin MScN. Diplomierte Pflegefachfrau und Pflegeexpertin mit Erfahrungen in unterschiedlichen Bereichen der Akutmedizin sowie der Langzeitpflege, Dozentin an der OST Ostschweizer Fachhochschule mit den Schwerpunkten Advanced Nursing Practice, Praxisentwicklung und Leadership.
E-Mail: nadine.saladin@ost.ch

Dr. phil. Angela Schnelli, MScN. Pflegefachfrau, Studium der Pflegewissenschaft an der Ostschweizer Fachhochschule, Doktorat in Pflegewissenschaft an der Universität Wien. Leitung Pflegeentwicklung Genossenschaft Alterszentrum Kreuzlingen, Leitung Fachstelle Spitexentwicklung Spitex Verband Thurgau. Pflegeexpertin im Bereich Dementia Care, Beratungs- und Lehrtätigkeit in der Schweiz und Österreich im Themenfeld Dementia Care
E-Mail: angela.schnelli@outlook.com

Mag. Maria Schwaighofer. Diplomierte Gesundheits- und Krankenschwester, Sonderausbildung für Intensivpflege, Lehrerin für Gesundheits- und Krankenpflege, Studium der Pflegewissenschaft, langjährige Lehrtätigkeit in der Gesundheits- und Krankenpflege, wissenschaftliche Mitarbeiterin und seit 2017 Leiterin des Bachelorstudiengangs der allgemeinen Gesundheits- und Krankenpflege, Leiterin des Lehrgangs für Praxisanleitung und Leiterin der Weiterbildung für das Basale und Mittlere Pflegemanagement an der Fachhochschule Wiener Neustadt
E-Mail: Maria.schweighofer@fhwn.ac.at

Gabriela Tarnutzer. Pflegfachfrau und Fachexpertin mit Schwerpunkt Alterspsychiatrie.
Tätig in stationären und zugehenden Bereichen psychiatrischer Kliniken und freiberuflich als Pflegeexpertin in Alters- und Pflegeheimen
E-Mail: gt@gabriela-tarnutzer.ch

Martin Wallner, BSc MA. Bachelorstudium Gesundheits- und Krankenpflege, Masterstudium Pflegewissenschaft, Stipendiat der Vienna Doctoral School of Social Sciences; Universitätsassistent am Institut für Pflegewissenschaft der Universität Wien; Wissenschaftlicher Mitarbeiter im Fachbereich Pflegewissenschaft mit Schwerpunkt Person-Centred Care Research an der Karl Landsteiner Privatuniversität für Gesundheitswissenschaften; Forschungstätigkeit mit den Schwerpunkten Person-Centred Care, Forschungsmethodologie (im Speziellen theoriebasierte Evaluation) und Theoriebildung.
E-Mail: martin.wallner@kl.ac.at

Sachwortverzeichnis

Anzeigen